全国中医药行业高等教育“十三五”规划教材
全国高等中医药院校规划教材（第十版）
配套教学用书

诊断学习题集

主　编　詹华奎（成都中医药大学）
副主编　王　玫（北京中医药大学）
王肖龙（上海中医药大学）
闫平慧（陕西中医药大学）
杨继兵（南京中医药大学）
蒋　茹（天津中医药大学）

中国中医药出版社
·北　京·

图书在版编目（CIP）数据

诊断学习题集/詹华奎主编 . —北京：中国中医药出版社，2018. 9

全国中医药行业高等教育“十三五”规划教材配套教学用书

ISBN 978-7-5132-5043-6

Ⅰ. ①诊…　Ⅱ. ①詹…　Ⅲ. ①中医诊断学-高等职业教育-习题集

Ⅳ. ①R241-44

中国版本图书馆 CIP 数据核字（2018）第 126702 号

中国中医药出版社出版

北京市朝阳区北三环东路 28 号易亨大厦 16 层

邮政编码　100013

传真　010-64405750

廊坊市晶艺印务有限公司印刷

各地新华书店经销

开本 787×1092　1/16　印张 26　字数 583 千字

2018 年 9 月第 1 版　2018 年 9 月第 1 次印刷

书号　ISBN 978-7-5132-5043-6

定价　79. 00 元

网址　www. cptcm. com

社 长 热 线　010-64405720

购 书 热 线　010-89535836

维 权 打 假　010-64405753

微信服务号　zgzyycbs

微商城网址　https://kdt. im/LIdUGr

官 方 微 博　http://e. weibo. com/cptcm

天猫旗舰店网址　https://zgzyycbs. tmall. com

如有印装质量问题请与本社出版部联系（010-64405510）

全国中医药行业高等教育“十三五”规划教材
全国高等中医药院校规划教材（第十版）
配套教学用书

《诊断学习题集》编委会

主　编　詹华奎（成都中医药大学）

副主编（以姓氏笔画为序）

王　玫（北京中医药大学）
王肖龙（上海中医药大学）
闫平慧（陕西中医药大学）
杨继兵（南京中医药大学）
蒋　茹（天津中医药大学）

编　委（以姓氏笔画为序）

王　虹（承德医学院）
古　联（广西中医药大学）
孙士玲（河南中医药大学）
李　潇（云南中医学院）
毕　榕（成都中医药大学）
刘维琴（贵阳中医学院）
周艳丽（黑龙江中医药大学佳木斯学院）
张凡雄（湖北中医药大学）
张晋岳（山西中医药大学）
张　嬿（成都中医药大学）
洪燕英（首都医科大学）
高燕鲁（山东中医药大学）
徐　毅（浙江中医药大学）
黄　涛（长春中医药大学）
梁文杰（河北中医学院）
隋博文（黑龙江中医药大学）
金　涛（上海中医药大学）
夏　婷（成都中医药大学）
谭庆晶（广西中医药大学）

前 言

为了全面贯彻落实《国家中长期教育改革和发展规划纲要（2010—2020年）》《关于医教协同深化临床医学人才培养改革的意见》，适应新形势下我国中医药行业高等教育教学改革和中医药人才培养的需要，在国家中医药管理局主持下，由国家中医药管理局教材建设工作委员会办公室、中国中医药出版社组织编写的“全国中医药行业高等教育‘十三五’规划教材”（即“全国高等中医药院校规划教材”第十版）出版后，我们组织原教材编委会编写了与上述规划教材配套的教学用书——习题集和实验指导，目的是使学生对学过的知识进行复习、巩固和强化，以便提升学习效果。

习题集与现行的全国高等中医药院校本科教学大纲一致，与全国中医药行业“十三五”规划教材内容一致。习题覆盖教材的全部知识点，对必须熟悉、掌握的“三基”知识和重点内容以变换题型的方法予以强化。内容编排与相应教材的章、节一致，方便学生同步练习，也便于与教材配套复习。题型与各院校各学科现行考试题型一致，同时注意涵盖国家执业中医师、中西医结合医师资格考试题型。命题要求科学、严谨、规范，注意提高学生分析问题、解决问题的能力，临床课程更重视临床能力的培养。为方便学生全面测试学习效果，每章节后均附有参考答案。

实验指导在全国高等中医药院校本科教学大纲的指导下，结合各高等中医药院校的实验设备和条件，本着求同存异的原则，仅提供基本实验原理、方法与操作指导，相关学科教师可在实际教学活动中结合本校的具体情况，灵活变通，选择相关内容，使学生在掌握本学科基本知识、基本原理的同时，具备一定的实验操作技能。

本套习题集和实验指导供高等中医药院校本科生、成人教育学生、执业医师资格考试人员等与教材配套学习和复习应考使用。请各高等中医药院校广大师生在使用过程中，提出宝贵的修改意见，以便今后不断修订提高。

国家中医药管理局教材建设工作委员会

中国中医药出版社

2016年9月

编写说明

根据《国家中长期教育改革和发展规划纲要（2010-2020年）》和《关于医教协同深化临床医学人才培养改革的意见》，适应新形势下我国中医药行业高等教育教学改革和中医药人才培养的需要，在国家中医药管理局主持下，由国家中医药管理局教材建设工作委员会办公室、中国中医药出版社组织编写的“全国中医药行业高等教育‘十三五’规划教材”（即“全国高等中医药院校规划教材”第十版）出版后，我们组织原教材编委会编写了与上述规划教材配套的教学用书，目的是使学生对学过的知识进行复习、巩固和强化，以便提升学习效果。

《诊断学习题集》是全国中医药行业高等教育“十三五”规划教材配套教学用书。其编写目的是帮助学生更好地掌握本学科的基本概念、基本理论和基本技能；帮助学生加深对诊断学知识点的理解、消化、吸收和掌握；帮助学生顺利通过诊断学课程的相关结业考试、执业医师资格考试和研究生入学考试。

本书以章为单位，每章分为习题和参考答案两部分。题型有A型选择题（在5个备选答案中，选出最佳答案）、B型选择题（先列出5个备选答案，接着提出多个问题。应试者从前面的备选答案中给每一个问题选配一个最合适、最正确的答案。每个备选答案可以选一次或几次，也可一次都不选）、多项选择题（5个备选答案中有两个或两个以上的答案是正确的，多选、少选均不得分）、填空题、名词解释、是非判断分析题、问答题和分析题。本书的内容编排与《诊断学》教材的章节一致，方便学生同步练习，也便于与教材配套复习。本书题型与各院校现行考试题型一致，同时涵盖国家中医、中西医结合执业医师资格考试题型。

书末附有5套模拟试题和参考答案，便于学生随时检验自己的学习情况，并可提高诊断学课程的应考能力和水平。

我们在编写时力求做到命题科学、严谨、规范，注意提高学生分析问题、解决问题的能力，重视临床能力的培养，加深学生对教材内容的理解，强化已学知识，帮助学生进一步提高认识能力，为今后从事中医、中西医结合临床工作打下坚实的基础。

考试命题是一项对科学性、规范化要求很高的工作，随着教材和教学内容的不断更新与发展，希望各高等中医药院校师生在使用本习题集时，不断总结经验，提出宝贵的修改意见，以使《诊断学习题集》不断修订、提高和完善。

编委会

2018 年 5 月

目 录

第一章　常见症状

习　题

一、选择题

（一） A 型题

1. 引起发热的病因甚多，临床上最常见的疾病是(　　)
   A. 感染发热性疾病
   B. 皮肤散热减少性疾病
   C. 体温调节中枢功能失常性疾病
   D. 心脏、肺、脾等内脏梗死或肢体坏死
   E. 组织坏死与细胞破坏性疾病
2. 下列哪项叙述是错误的(　　)
   A. 稽留热指体温维持在 39~40℃以上水平，达数天或数周，24 小时内体温波动范围不超过 2℃
   B. 弛张热指体温常在 39℃以上，波动幅度大，24 小时内波动范围超过 2℃，且都在正常水平以上
   C. 间歇热指体温升高达高峰后持续数小时，又迅速降至正常水平，无热期（间歇期）可持续 1 天至数天，如此高热期与无热期反复交替出现
   D. 波状热指体温逐渐上升达 39℃或以上，数天后又逐渐下降至正常水平，持续数天后又逐渐升高，如此反复多次
   E. 不规则热指发热体温曲线无一定规律性
3. 不属于感染性发热病因的是(　　)
   A. 细菌感染　　B. 真菌感染　　C. 大面积烧伤
   D. 支原体感染　　E. 病毒感染
4. 体温调节中枢功能障碍导致发热的病因是(　　)
   A. 溶血反应　　B. 白血病　　C. 安眠药中毒
   D. 广泛性皮炎　　E. 立克次体感染
5. 患者就诊时自认为发热，仅感乏力，无其他症状，护士测体温称在正常口腔温度范围，则体温值为(　　)
   A. 35℃以下　　B. 35~36. 3℃　　C. 39. 1~40℃

D. 36.3～37.2℃　　E. 38～39℃

6. 患者发热、畏寒、鼻塞流涕，护士测体温以口腔温度为准，认为其为中等度热，则体温值在(　　)

A. 37.3～38℃　　B. 38.1～39℃　　C. 39.1～40℃

D. 38～39℃　　E. 41℃以上

7. 夏季热之病因属于(　　)

A. 散热减少　　B. 产热过多　　C. 体温调节中枢功能失调

D. 自主神经功能性紊乱　　E. 心因性发热

8. 回归热可见于(　　)

A. 伤寒　　B. 败血症　　C. 风湿热

D. 布氏菌病　　E. 霍奇金病

9. 不伴有皮疹的发热的疾病是(　　)

A. 猩红热　　B. 麻疹　　C. 风疹

D. 水痘　　E. 急性胆囊炎

10. 先发热后昏迷常见于(　　)

A. 脑出血　　B. 巴比妥类药物中毒　　C. 流行性感冒

D. 急性肾盂肾炎　　E. 流行性乙型脑炎

11. 下列对疼痛概念表述不正确的是(　　)

A. 疼痛是一种消极的感觉，即使在病因诊断不明时也应积极消除

B. 疼痛是一种不愉快的感觉及情绪体验

C. 疼痛是一种心理与生理的综合现象

D. 疼痛是一种避危趋安的保护性反应

E. 各种损害均可产生痛觉

12. 下列哪项可引起痛感(　　)

A. 胃的饥饿收缩　　B. 棉签轻触皮肤　　C. 温水擦浴

D. 阳光下沐浴　　E. 外科手术挤压内脏

13. 下列哪一项不属于引起疼痛的损害性刺激(　　)

A. 刀割　　B. 棒击　　C. 言语伤害

D. 电流　　E. 生物活性物质

14. 下列哪一项不属于引头痛的常见病因(　　)

A. 感染　　B. 血管病变　　C. 安眠药中毒

D. 颅内占位性病变　　E. 颅脑外伤

15. 患者就诊时自述右胸疼痛，查体发现沿肋间分布成簇疱疹，局部皮肤潮红，分布不超过前正中线，初步诊断为带状疱疹，则其胸痛的特点为(　　)

A. 撕裂样　　B. 窒息感　　C. 压榨样

D. 阵发性灼痛或刺痛　　E. 酸痛

16. 下列不属于躯体痛的特点是(　　)

A. 定位准确，可在腹部的一侧
B. 疼痛感觉模糊
C. 可因咳嗽、体位变化而加重
D. 程度剧烈
E. 可有局部腹肌强直

17. 下列哪项不属于胸腔疾病引起的腹痛(　　)
A. 肺炎　B. 冠心病　C. 肺梗死
D. 肠炎　E. 胸膜炎

18. 属于阑尾炎的内脏痛是(　　)
A. 右下腹麦氏点压痛　B. 压痛　C. 反跳痛
D. 肌卫　E. 疼痛位置不确切，常有恶心感

19. 腹痛不伴有黄疸的是(　　)
A. 急性传染性肝炎　B. 急性胆囊炎　C. 急性溶血
D. 胰头癌　E. 尿路结石

20. 患者自诉左胸痛来诊，急查心酶谱及肌钙蛋白、D-二聚体等均正常，查心电图、全胸片均正常，医生经过详细问诊认为其不属于心绞痛。心绞痛的发作特点是(　　)
A. 压榨样痛　B. 含服硝酸甘油可缓解　C. 饱餐易诱发
D. 持续数分钟　E. 针刺样痛

21. 下列哪项疾病最常见咳嗽与咳痰(　　)
A. 中枢神经系统疾病　B. 呼吸道疾病　C. 胸膜疾病
D. 心血管疾病　E. 消化系统疾病

22. 属于急性咳嗽的是(　　)
A. 急性支气管炎　B. 慢性支气管炎　C. 上气道咳嗽综合征
D. 支气管扩张　E. 肺癌

23. 下列属于心血管疾病引起的是(　　)
A. 服 ACEI 导致的咳嗽　B. 气胸　C. 二尖瓣狭窄
D. 随意性咳嗽　E. 胃食管反流病

24. 不属于粉红色泡沫痰成因的是(　　)
A. 肺淤血
B. 肺水肿
C. 阿米巴原虫感染
D. 肺泡壁毛细血管通透性增加
E. 肺泡与小支气管内有浆液漏出

25. 婴幼儿呛咳首先要考虑(　　)
A. 慢性阻塞性肺疾病　B. 支气管内膜结核　C. 肺癌
D. 异物误吸　E. 肺结核

26. 不属于湿性咳嗽的是(　　)

A. 慢性支气管炎　B. 急性咽喉炎　C. 支气管扩张

D. 肺炎　E. 空洞型肺结核

27. 患者有长期吸烟史，近 5 年来每年冬春季咳嗽咳痰加重，持续数周或数月不等。近期咳嗽又剧，医生经详细问诊发现其晨起或夜间平卧时咳剧，尽管未摄全胸片，但已对引起咳嗽的病因初步有诊断线索。拟诊为(　　)

A. 咳嗽变异性哮喘　B. 冠心病　C. 百日咳

D. 慢性支气管炎　E. 气管异物

28. 患者有慢性支气管炎病史，有长期吸烟史，但近期咳嗽痰中间断带血，且为金属调样咳嗽，要高度考虑(　　)

A. 喉炎　B. 声带麻痹　C. 百日咳

D. 喉癌　E. 支气管肺癌

29. 痰呈分层现象见于(　　)

A. 肺水肿　B. 急性支气管炎　C. 弥漫性肺泡癌

D. 慢性阻塞性肺疾病　E. 肺脓肿

30. 吸烟者咳嗽伴体重下降，应考虑(　　)

A. 心功能不全　B. 肺栓塞　C. 支气管异物

D. 肺炎　E. 肺癌

31. 咯血最常见的病因是(　　)

A. 流行性出血热　B. 肺间质纤维化　C. 肺炎

D. 支气管内膜结核　E. 支气管扩张症

32. 患者咯鲜血近 1 周，医生根据其咯血特点认为其属于小量咯血的依据是(　　)

A. 每日咯血量在 100mL 以内

B. 每日咯血量在 100~500mL

C. 每日咯血量在 500mL 以上

D. 一次咯血量超过 100mL

E. 呕吐含血性胃内容物 50mL

33. 属于心血管疾病引起咯血的是(　　)

A. 肺结核　B. 支气管扩张症　C. 肺炎

D. 二尖瓣狭窄　E. 肺癌

34. 属于急性传染病引起咯血的是(　　)

A. 肺炎　B. 二尖瓣狭窄　C. 肾综合征出血热

D. 白血病　E. 系统性红斑狼疮

35. 属于自身免疫性疾病肺损害引起咯血的是(　　)

A. 血友病　B. 肺出血-肾炎综合征　C. 肺癌

D. 支气管内膜结核　E. 肾综合征出血热

36. 属于血液系统疾病引起咯血的是(　　)

A. 肺出血型钩端螺旋体病
B. 血小板减少性紫癜
C. 肺癌
D. 房间隔缺损致肺动脉高压
E. 空洞型肺结核

37. 患者，男，65 岁，有长期吸烟史，近 2 个月来消瘦，且咳嗽、胸痛，并有多次少量咯血，应高度怀疑的疾病是(　　)
A. 支气管肺癌　　B. 支气管扩张症　　C. 肺结核
D. 肺脓肿　　E. 急性左心衰

38. 有生食溪蟹史者，咯血应高度考虑(　　)
A. 肺结核　　B. 慢性支气管炎　　C. 钩端螺旋体病
D. 并殖吸虫病　　E. 肾综合征出血热

39. 患者，男，有长期卧床史，曾有双下肢深静脉血栓史。近 2 天来咯血，色暗红，伴胸痛，查 D-二聚体水平明显偏高，应高度考虑(　　)
A. 支气管扩张症　　B. 急性支气管炎　　C. 钩端螺旋体病
D. 肺梗死　　E. 肾综合征出血热

40. 咯血引起窒息时患者可有(　　)
A. 腹泻　　B. 头痛　　C. 心悸
D. 呕吐　　E. 濒死感

41. 下列引起呼吸困难的病因最多见的是(　　)
A. 呼吸系统疾病　　B. 心血管疾病　　C. 中毒
D. 血液病　　E. 神经精神因素

42. 在呼吸系统疾病中，突发呼吸困难（吸气或呼气）或（和）哮鸣音，下列哪种情况最多见(　　)
A. 膈肌运动受限　　B. 气道阻塞　　C. 胸廓疾病
D. 肺疾病　　E. 神经肌肉疾病

43. 下列不属于呼吸困难发生机制的是(　　)
A. 通气功能障碍
B. 通气/血流比例失调
C. 毛细血管通透性增加
D. 弥散障碍
E. 肺内动静脉分流增加

44. 不属于劳力性呼吸困难机制的是(　　)
A. 体力活动时回心血量增多
B. 体力活动时耗氧量增加
C. 肺组织弹性减弱及小支气管痉挛
D. 左心室充盈减少

E. 缺氧、二氧化碳潴留刺激呼吸中枢

45. 属于肺源性呼吸困难的疾病是(　　)

A. 喉头水肿　B. 左心衰竭　C. 右心衰竭

D. 代谢性酸中毒　E. 有机磷农药中毒

46. 睡眠可使哪一种疾病引起的呼吸困难减轻(　　)

A. 急性左心衰竭　B. 癔症　C. 肺癌

D. 大量胸腔积液　E. 大量气胸

47. 哪一项不是急性左心衰竭呼吸困难的机制(　　)

A. 大气道梗阻

B. 肺淤血使气体弥散功能降低

C. 肺泡张力增高，迷走神经反射兴奋呼吸中枢

D. 肺泡弹性减弱，扩张与收缩能力降低，肺活量减少

E. 肺循环压力升高对呼吸中枢的反射性刺激

48. 不属于肺源性呼吸困难中混合性呼吸困难的是(　　)

A. 重症肺炎　B. 气管异物　C. 弥漫性肺间质纤维化

D. 重症肺结核　E. 严重急性呼吸综合征

49. 属于呼气性呼吸困难的是(　　)

A. 急性喉炎　B. 喉头水肿　C. 胸膜增厚

D. 支气管哮喘　E. 一氧化碳中毒

50. 患者，男，40 岁，近半月来无明显诱因发热盗汗，不咳嗽，且出现渐进性右侧胸廓扩张受限，呼吸困难渐加重，诊断应考虑(　　)

A. 心肌炎　B. 心绞痛　C. 右侧肺炎

D. 右侧肋骨骨折　E. 右侧胸腔积液

51. 正常动脉血氧未饱和度为(　　)

A. 1%　B. 5%　C. 10%

D. 8%　E. 15%

52. 正常静脉内血氧未饱和度为(　　)

A. 30%　B. 60%　C. 50%

D. 40%　E. 20%

53. 下列疾病出现的发绀不属于肺性发绀的是(　　)

A. 重症肺炎　B. 右心衰竭　C. 阻塞性肺气肿

D. 肺间质纤维化　E. 大量胸腔积液

54. 下列疾病出现的发绀不属于周围性发绀的是(　　)

A. 血栓性静脉炎　B. 上腔静脉综合征　C. 法洛四联症

D. 下肢静脉曲张　E. 雷诺病

55. 下列疾病出现的发绀属于心性混血性发绀的是(　　)

A. 艾森门格综合征　B. 缩窄性心包炎　C. 右心衰竭

D. 重症休克　　E. 血栓闭塞性脉管炎

56. 发绀不易观察到的部位是(　　)

A. 皮肤较薄　　B. 色素较少　　C. 色素较多

D. 毛细血管丰富　　E. 距心脏较远

57. 当毛细血管中血液的脱氧血红蛋白超过多少时，皮肤黏膜可出现发绀(　　)

A. 50g/L　　B. 40g/L　　C. 60g/L

D. 70g/L　　E. 80g/L

58. 患者，女，45 岁，确诊为真性红细胞增多症，则其动脉血氧饱和度即使大于多少时仍有发绀(　　)

A. 60%　　B. 85%　　C. 70%

D. 75%　　E. 80%

59. 硫化血红蛋白血症形成的先决条件是(　　)

A. 患者同时有便秘或服用含硫的氨基酸药物

B. 老年人

C. 肺淤血

D. 食用亚硝酸盐

E. 使用大剂量维生素 C

60. 青少年时期发绀的常见原因是(　　)

A. 肺不张　　B. 血栓闭塞性脉管炎　　C. 风湿性心脏病

D. 先天性的心血管病　　E. 慢性阻塞性肺疾病

61. 心悸伴晕厥或抽搐最常见于 (　　)

A. 一度窦房传导阻滞

B. 心室颤动或阵发性室性心动过速、病态窦房结综合征

C. 甲状腺功能亢进症

D. 心脏神经官能症

E. 急性失血

62. 有关心悸的描述，下列正确的是(　　)

A. 心悸可以是糖尿病患者的突出特征

B. 心悸伴发甲状腺功能低下比伴发甲状腺功能亢进更常见

C. 甲状腺功能亢进症易出现心悸

D. 青年男子不规则的心悸常由室性心动过速引起

E. 焦虑者一般不易出现心悸

63. 不会引起心悸的物质是(　　)

A. 浓茶　　B. 生理盐水　　C. 咖啡

D. 麻黄碱　　E. 氨茶碱

64. 健康人什么情况下可出现心悸(　　)

A. 剧烈运动或精神过度紧张时

B. 贫血
C. 嗜铬细胞瘤
D. 甲状腺功能亢进症
E. 二尖瓣关闭不全

65. 下列属于心动过缓引起心悸发作的是(　　)
A. 窦性心动过速　B. 严重房室传导阻滞　C. 阵发性室上性心动过速
D. 室性心动过速　E. 房颤

66. 不属于甲状腺功能亢进症引起心悸的机制是(　　)
A. 基础代谢增加　B. 交感神经兴奋性增高　C. 组织缺氧
D. 心率加快　E. 心搏出量增加

67. β-受体功能亢进综合征与器质性心脏病鉴别应采用(　　)
A. 普萘洛尔（心得安）试验
B. 沙丁胺醇吸入试验
C. 酚红排泄试验
D. 卡托普利试验
E. 硝苯地平试验

68. 围绝经期综合征患者的心悸与哪些因素有关(　　)
A. 甲状腺素水平　B. 雌激素水平　C. 儿茶酚胺水平
D. 雄激素水平　E. 肾上腺皮质醇水平

69. 患者，男，41 岁，有支气管哮喘史 8 年，长期吸入短效 β 受体激动剂沙丁胺醇及糖皮质激素控制喘促症状，数周前开始出现心悸。最可能的原因是(　　)
A. 短效 β 受体激动剂沙丁胺醇剂兴奋交感神经
B. 糖皮质激素吸入致肾上腺皮质功能改变
C. 哮喘发作时交感神经兴奋
D. 哮喘发作时副交感神经兴奋
E. 接触过敏原

70. 患者，男，68 岁，有高血压病史，近期出现心悸，心脏彩超示左心室肥大。最可能的原因是(　　)
A. 二尖瓣关闭不全　B. 主动脉瓣关闭不全　C. 风湿性心脏病
D. 高血压性心脏病　E. 甲状腺功能亢进症

71. 下列哪项不会出现全身性水肿(　　)
A. 心源性水肿　B. 肝源性水肿　C. 营养不良性水肿
D. 肾源性水肿　E. 过敏性水肿

72. 患者，男，33 岁，近 2 年来经常间发四肢关节疼痛，近来感到乏力、纳差、心悸、气促，肝在肋下 2cm 触及，轻触痛。查血红蛋白 97g/L，尿蛋白（+），双下肢轻度浮肿。其原因最可能为（　　）
A. 肝硬化　B. 急性肾炎　C. 主动脉瓣狭窄致左心衰

D. 二尖瓣狭窄致右心衰 E. 营养不良

73. 为了鉴别诊断，在收集水肿患者病史时，下列哪项不重要(　　)
A. 水肿首先发生的部位
B. 水肿是否为凹陷性
C. 伴随水肿发生的症状
D. 水肿与体位改变有无关系
E. 水肿发生后尿量的变化

74. 患者，女，29 岁，怕冷，腹胀，经期延长，量多，全身肿胀，以经前为甚。B 超示甲状腺肿大、肝脏肿大及脂肪肝。其皮肤肿胀的原因是(　　)
A. 血管神经性水肿
B. 肝硬化
C. 甲状腺功能减退症
D. 淡漠型甲状腺功能亢进症
E. 营养不良

75. 全身性水肿伴胸腹水，下列哪项疾病不予考虑 (　　)
A. 肺心病心衰　B. 晚期肝硬化　C. 尿毒症
D. 肾病综合征　E. 席汉综合征

76. 尿毒症全身性水肿患者，下列哪项体征几乎不出现(　　)
A. 心脏收缩期杂音　B. 肾区叩击痛　C. 胸水体征
D. 心包积液体征　E. 肝-颈静脉回流征阳性

77. 患者重度水肿。查体：颈静脉怒张，二尖瓣区收缩期杂音 3/6 级，肝区触痛明显，双下肢肿胀发亮。化验：肝功能异常，血清蛋白 15g/L，尿蛋白（+）。下列哪项诊断不予考虑(　　)
A. 肾源性水肿　B. 肝源性水肿　C. 心源性水肿
D. 下腔静脉阻塞　E. 上腔静脉阻塞

78. 全身性水肿患者，下列哪项病因可不予考虑(　　)
A. 心力衰竭　B. 肾衰竭　C. 晚期肝硬化
D. 甲状腺功能减退症　E. 抗利尿激素分泌过多综合征

79. 肾源性水肿者，其水肿常先出现于(　　)
A. 下肢　B. 全身　C. 眼睑
D. 胸腔　E. 腹腔

80. 心源性水肿者，其水肿常先出现于(　　)
A. 人体的最低部位　B. 眼睑　C. 全身
D. 胸腔　E. 腹腔

81. 下列哪种病变导致的呕吐是由于刺激了化学感受器触发的(　　)
A. 急性胃炎　B. 肠梗阻　C. 急性心肌梗死
D. 泌尿系结石　E. 洋地黄中毒

82. 呕吐伴腹痛及肛门停止排便、排气见于(　　)
A. 急性肠炎　B. 急性肠梗阻　C. 急性胆囊炎
D. 急性肝炎　E. 急性肾盂肾炎
83. 喷射状呕吐多见于(　　)
A. 幽门梗阻　B. 肠梗阻　C. 急性腹膜炎
D. 颅内高压　E. 偏头痛
84. 呕吐隔餐、隔日食物并有酸腐气味见于(　　)
A. 慢性胃炎　B. 幽门梗阻　C. 肠梗阻
D. 慢性肠炎　E. 慢性胆囊炎
85. 呕吐伴贫血、水肿、高血压见于(　　)
A. 慢性胃炎　B. 慢性肝炎　C. 慢性胰腺炎
D. 慢性胆囊炎　E. 慢性肾炎
86. 呕吐伴右上腹绞痛，最常见于(　　)
A. 急性肝炎　B. 胆道梗阻　C. 肠梗阻
D. 泌尿系结石　E. 急性胃炎
87. 呕吐大量隔夜宿食可见于 (　　)
A. 急性胃炎　B. 慢性胃炎　C. 消化性溃疡
D. 急性肝炎　E. 幽门梗阻
88. 呕吐物含多量胆汁，提示梗阻平面在(　　)
A. 幽门以上　B. 十二指肠乳头以上　C. 十二指肠乳头以下
D. 贲门以上　E. 幽门以下
89. 患者，女，经常在乘坐轮船、汽车等时出现呕吐，并伴眩晕、眼球震颤，可见于(　　)
A. 脑震荡
B. 脑出血
C. 脑梗死
D. 与前庭器官疾病相关的晕动症
E. 眼病
90. 老年患者，长期便秘，本次就诊时已 1 周未排大便，无肛门排气现象，呕吐物多且有粪臭味。要考虑(　　)
A. 幽门梗阻　B. 十二指肠淤积症　C. 小肠梗阻
D. 胃潴留　E. 胃癌
91. 关于呕血，下列说法不正确的是(　　)
A. 出血方式为呕出
B. 病因最多见于消化性溃疡
C. 血中混有食物残渣、胃液
D. 酸碱反应为碱性

E. 出血前有上腹部不适、恶心、呕吐

92. 呕血最常见的疾病是(　　)

A. 消化性溃疡

B. 食管静脉曲张破裂出血

C. 急性出血性胃炎

D. 急性胃黏膜病变

E. 胃癌

93. 呕血是指(　　)

A. 屈氏韧带以上的消化器官出血

B. 幽门以上的消化器官出血

C. 十二指肠以上的消化器官出血

D. 结肠以上的消化器官出血

E. 小肠以上的消化器官出血

94. 下列关于呕血颜色的描述，正确的是(　　)

A. 出血量大时呈咖啡色

B. 出血速度快时呈咖啡色

C. 出血量大且出血速度快时呈鲜红色

D. 出血量小时呈鲜红色

E. 出血速度慢时呈鲜红色

95. 下列哪项不是能引起便血的小肠疾病(　　)

A. 小肠血管畸形　　B. 肠套叠　　C. 空肠溃疡

D. 回肠溃疡　　E. 阿米巴痢疾

96. 黏液脓血便伴里急后重，可见于(　　)

A. 消化性溃疡　　B. 急性细菌性痢疾　　C. 肠结核

D. 小肠血管畸形　　E. 结肠癌

97. 黑便伴蜘蛛痣和肝掌，可见于(　　)

A. 直肠癌　　B. 胃癌　　C. 溃疡性结肠炎

D. 肝硬化门脉高压　　E. 胆管癌

98. 下列哪项是能引起便血的小肠疾病(　　)

A. Crohn 病　　B. 急性细菌性痢疾　　C. 急性出血性坏死性肠炎

D. 阿米巴痢疾　　E. 十二指肠溃疡

99. 下列哪项是能引起便血的结肠疾病(　　).

A. Crohn 病　　B. 急性细菌性痢疾　　C. 急性出血性坏死性肠炎

D. 肠结核　　E. 十二指肠球部溃疡

100. 下列能鉴别咯血与呕血的是(　　)

A. 是否经口排出　　B. 是否为鲜红色　　C. 酸碱反应

D. 有无黑便　　E. 有无贫血

101. 慢性腹泻是指病程超过(　　)
A. 2 周　　B. 4 周　　C. 6 周
D. 2 个月　　E. 3 个月
102. 有关腹泻的叙述，不正确的是(　　)
A. 病程超过 2 个月者属于慢性腹泻
B. 腹泻的某些发病因素可互为因果
C. 变态反应可引起腹泻
D. 分泌性腹泻是由于胃肠黏膜分泌过多的液体所致
E. 渗出性腹泻黏膜组织学基本正常
103. 下列哪种疾病所致的腹泻可伴重度脱水(　　)
A. 霍乱　　B. 溃疡性结肠炎　　C. 吸收不良综合征
D. 慢性细菌性痢疾　　E. 肠结核
104. 腹泻伴皮疹或皮下出血可见于(　　)
A. Crohn 病　　B. 败血症　　C. 霍乱
D. 细菌性痢疾　　E. 溃疡性结肠炎
105. 属于典型分泌性腹泻的是(　　)
A. 吸收不良综合征　　B. 甲状腺功能亢进症　　C. 霍乱
D. 溃疡性结肠炎　　E. 服用硫酸镁
106. 下列哪种疾病所致的腹泻不属于渗出性腹泻(　　)
A. Crohn 病　　B. 肠结核　　C. 胃泌素瘤
D. 细菌性痢疾　　E. 溃疡性结肠炎
107. 下列引起腹泻的疾病中，属于肠道非感染性病变的是(　　)
A. 肠结核　　B. 血吸虫病　　C. 伤寒
D. 溃疡性结肠炎　　E. 慢性阿米巴痢疾
108. 右上腹痛伴黄疸及肝大，可见于(　　)
A. 肝癌　　B. 肝炎　　C. 脂肪肝
D. 肝硬化　　E. 血吸虫病
109. 上腹部进行性疼痛伴黄疸，可见于(　　)
A. 慢性胃炎　　B. 消化性溃疡　　C. 胆囊炎
D. 胰腺炎　　E. 胰腺癌
110. 下列哪项不能引起胆汁淤积性黄疸(　　)
A. 肝内胆管结石
B. 长期服用甲睾酮所致的黄疸
C. 毛细胆管型病毒性肝炎
D. 肝硬化
E. 妊娠期特发性黄疸
111. 下列哪种疾病可引起肝细胞性黄疸(　　)

A. 蚕豆病
B. 胆总管结石
C. 毛细胆管型病毒性肝炎
D. 原发性胆汁性肝硬化
E. 中毒性肝炎

112. 区别肝外或肝内胆管阻塞的部位，首选下列哪项检查(　　)
A. X 线检查　B. CT 检查　C. B 型超声波检查
D. ERCP 检查　E. PTC 检查

113. 全身黄疸，粪便呈白陶土色，提示(　　)
A. 胰头癌　B. 溶血性贫血　C. 钩端螺旋体病
D. 肝硬化　E. 重症肝炎

114. 血总胆红素、非结合胆红素增高，结合胆红素下降，粪便颜色加深，可见于(　　)
A. 溶血性黄疸　B. 肝细胞性黄疸　C. 胆汁淤积性黄疸
D. Roter 综合征　E. 核黄疸

115. 下列有助于鉴别肝细胞性黄疸和胆汁淤积性黄疸的是(　　)
A. 尿胆原定性和定量检查
B. 有无血红蛋白尿
C. 血中结合胆红素增高
D. 皮肤黏膜颜色
E. 尿胆红素阳性

116. 黄疸，尿呈酱油样，见于(　　)
A. 急性溶血　B. 急性肝炎　C. 肝硬化
D. 胰头癌　E. 胆道结石梗阻

117. 黄疸伴皮肤瘙痒，见于(　　)
A. 急性溶血　B. 慢性溶血　C. 中毒性肝炎
D. 肝硬化　E. 阻塞性黄疸

118. 黄疸伴寒战高热、右上腹绞痛，考虑(　　)
A. 急性肝炎　B. 急性梗阻性胆管炎　C. 急性溶血
D. 肝硬化　E. 钩端螺旋体病

119. 黄疸进行性加深，胆囊肿大、无压痛，首先考虑(　　)
A. 急性胆囊炎　B. 慢性胆囊炎　C. 胰头癌
D. 肝癌　E. 急性胰腺炎

120. 尿频、量多而无尿急、尿痛，常见于(　　)
A. 糖尿病　B. 膀胱炎　C. 泌尿系结核
D. 泌尿系结石　E. 附件炎

121. 男性老年患者，尿频伴排尿困难，首先考虑(　　)

A. 膀胱肿瘤　B. 前列腺增生症　C. 尿道结石
D. 前列腺炎　E. 肾结核

122. 女性患者，尿频、尿急，无发热，多次尿检及尿培养均未见异常，影像学检查泌尿系统无异常发现，应考虑(　　)
A. 感染性尿道综合征　B. 非感染性尿道综合征　C. 膀胱炎
D. 肾盂肾炎　E. 膀胱结核

123. 发热伴尿频、尿急、尿痛及肾区叩击痛，应考虑(　　)
A. 急性肾盂肾炎　B. 急性膀胱炎　C. 急性前列腺炎
D. 急性阑尾炎　E. 尿道综合征

124. 排尿开始时出现的疼痛，多见于(　　)
A. 尿崩症　B. 习惯性尿频　C. 尿道炎
D. 膀胱炎　E. 糖尿病

125. 下列哪项属皮肤黏膜出血的范畴(　　)
A. 皮肤黏膜自发性出血
B. 血管瘤破裂出血
C. 手术出血
D. 溃疡出血
E. 外伤出血

126. 下列哪项所致的出血，与血管异常有关(　　)
A. DIC　B. 血友病　C. 过敏性紫癜
D. 重症肝炎　E. 白血病

127. 下列哪项所致的出血，与凝血功能障碍有关(　　)
A. 脾功能亢进　B. 单纯性紫癜　C. 维生素 C 缺乏
D. 再生障碍性贫血　E. 严重肝功能不全

128. 下列哪项属血友病的特点(　　)
A. 女性多见　B. 家族史少见　C. 皮肤紫癜多见
D. 血肿多见　E. 关节腔出血少见

129. 下列哪项属原发性血小板减少性紫癜的特点(　　)
A. 男性多见　B. 家族史多见　C. 关节腔出血多见
D. 皮肤紫癜多见　E. 内脏出血罕见

130. 血小板疾病所致的出血，下列哪种表现罕见(　　)
A. 家族遗传　B. 病程反复　C. 皮肤紫癜
D. 内脏出血　E. 女性患者月经过多

131. 下列哪项不是类风湿关节炎关节痛的特点(　　)
A. 对称性　B. 游走性　C. 反复性
D. 时轻时重　E. 持续性

132. 下列哪项不属于风湿性疾病引起的关节痛的范畴(　　)

A. 自身免疫性疾病　B. 退行性病变　C. 感染相关性疾病
D. 晶体性关节病　E. 过敏性疾病

133. 下列哪项不是关节痛的常见病因(　　)
A. 家族遗传　B. 外伤　C. 感染
D. 自身免疫病　E. 血液病

134. 患者，男，30 岁，2 天前出现发热、腹痛腹泻、脓血便、里急后重、左下腹压痛，最可能的诊断是(　　)
A. 急性细菌性痢疾　B. 急性胰腺炎　C. 急性食物中毒
D. 阿米巴痢疾　E. 急性阑尾炎

135. 患者，男，65 岁，近半月来经常腹痛腹泻，粪便呈果酱样伴腥臭味，右下腹压痛明显，最可能的诊断是(　　)
A. 食物中毒　B. 阿米巴痢疾　C. 细菌性痢疾
D. 阑尾炎　E. 胰腺炎

136. 患者，女，56 岁，1 个月前出现巩膜黄染，呈进行性加深，皮肤瘙痒，消瘦明显，最可能的诊断是(　　)
A. 病毒性肝炎　B. 肝硬化　C. 胰头癌
D. 胆道蛔虫病　E. 胆石症

137. 患者，女，23 岁，月经量增多半月。体格检查：贫血貌，皮肤有散在出血点，肝脾未触及。实验室检查：血红蛋白 30g/L，白细胞 7×10^9/L，血小板 20×10^9/L，骨髓增生活跃，巨核细胞增多。最可能的诊断是(　　)
A. 急性白血病
B. 再生障碍性贫血
C. 特发性血小板减少性紫癜
D. 系统性红斑狼疮
E. 脾功能亢进

138. 关于眩晕，下列说法不正确的是(　　)
A. 患者感到自身或周围环境旋转或摇动
B. 一般无客观的平衡障碍
C. 一般无意识障碍
D. 可由全身性疾病引起
E. 可伴有耳鸣

139. 下列不属于周围性眩晕的是(　　)
A. 梅尼埃病　B. 迷路炎　C. 前庭神经元炎
D. 链霉素中毒　E. 延髓空洞症

140. 下列哪种疾病常伴有耳鸣、听力减退、眼球震颤(　　)
A. 梅尼埃病　B. 高血压　C. 前庭神经元炎
D. 屈光不正　E. 延髓空洞症

141. 前庭器官疾病，其呕吐的伴随症状为( )
A. 呕吐伴耳鸣
B. 呕吐伴眩晕、眼球震颤
C. 呕吐伴头痛
D. 呕吐伴发热
E. 呕吐伴黑便

142. 下列不属于中枢性眩晕的是( )
A. 延髓背外侧综合征 B. 小脑梗死 C. 前庭神经元炎
D. 后循环缺血 E. 延髓空洞症

143. 关于晕厥，下列说法不正确的是( )
A. 晕厥也称昏厥
B. 由一时性广泛性脑供血不足引起
C. 恢复缓慢
D. 一般为突然发作
E. 少有后遗症

144. 下列哪种疾病能导致晕厥( )
A. 脑动脉硬化 B. 偏头痛 C. 贫血
D. 低血糖 E. 以上皆可

145. 关于阿-斯综合征，下列说法不正确的是( )
A. 属于心源性晕厥
B. 发作时心输出量减少或心脏停搏
C. 可出现抽搐
D. 可有大小便失禁
E. 多出现低血糖

146. 出现低血糖时，多出现下列症状或体征，除外( )
A. 饥饿感 B. 恶心呕吐 C. 出汗
D. 血压升高 E. 晕厥

147. 青年女性，情绪激动后突发晕厥，伴面色苍白、呼吸急促、手足搐搦，首先应考虑( )
A. 低血糖 B. 换气过度综合征 C. 重症贫血
D. 急性左心衰竭 E. 脑出血

148. 心悸伴晕厥或抽搐，可见于( )
A. 病态窦房结综合征 B. 心肌炎 C. 心包炎
D. 克山病 E. 风湿热

149. 下列哪项病变不发生惊厥( )
A. 脑膜炎 B. 脑栓塞 C. 肝性脑病
D. 癫痫小发作 E. 癔症

150. 癫痫大发作的典型表现不包括( )
A. 意识丧失 B. 瞳孔缩小 C. 尿失禁
D. 呼吸暂停 E. 全身肌肉强直性痉挛

151. 关于抽搐，下列说法不正确的是( )
A. 属于不随意运动
B. 可有意识丧失
C. 常导致关节运动和强直
D. 都有全身成群的骨骼肌非自主性抽动
E. 与癫痫不完全相同

152. 手足搐搦症多由哪种因素导致( )
A. 低血钾 B. 高血钾 C. 低血钙
D. 高血钙 E. 以上均不是

153. 惊厥伴脑膜刺激征，见于( )
A. 尿毒症脑病 B. 脑膜炎 C. 癫痫
D. 肝性脑病 E. 以上均不是

154. 惊厥伴一侧肢体瘫痪，最可能的诊断是( )
A. 脑膜炎 B. 蛛网膜下腔出血 C. 脑血栓
D. 子痫 E. 以上均不是

155. 瞳孔缩小，可见于( )
A. 颠茄类中毒 B. 有机磷农药中毒 C. 酒精中毒
D. 氰化物中毒 E. 癫痫

156. 意识障碍伴瞳孔散大，可见于( )
A. 颠茄类中毒 B. 吗啡类中毒 C. 巴比妥类中毒
D. 有机磷农药中毒 E. 毒蕈中毒

157. 下列引起意识障碍的疾病中属脑血管疾病的是( )
A. 脑栓塞 B. 脑脓肿 C. 脑肿瘤
D. 外伤性颅内出血 E. 癫痫

158. 先昏迷后发热，常见于( )
A. 流行性乙型脑炎 B. 伤寒 C. 脑出血
D. 中毒性菌痢 E. 甲状腺功能亢进危象

159. 意识障碍最严重的表现为( )
A. 嗜睡 B. 昏睡 C. 意识模糊
D. 昏迷 E. 谵妄

160. 病理性的持续睡眠状态，可被唤醒，能正确回答问题的，称为( )
A. 嗜睡 B. 昏睡 C. 意识模糊
D. 昏迷 E. 谵妄

161. 患者处于沉睡状态，回答问题含糊不清，甚至答非所问，这种表现是( )

A. 意识模糊　B. 谵妄　C. 嗜睡
D. 昏迷　E. 嗜睡

162. 下列引起意识障碍的疾病中，哪项属颅内感染(　　)
A. 高血压脑病　B. 脑梗死　C. 脑血栓形成
D. 脑型疟疾　E. 癫痫

163. 中度昏迷与深度昏迷最有价值的鉴别要点是(　　)
A. 各种刺激无反应　B. 不能唤醒　C. 无自主运动
D. 深浅反射均消失　E. 大小便失禁

164. 对意识模糊的叙述，不正确的是(　　)
A. 患者嗜睡或似睡非睡
B. 时间、地点、人物定向障碍
C. 对外界感受迟钝
D. 瞳孔对光反射消失
E. 答非所问

165. 患者意识障碍，对各种强刺激均无反应，且一侧瞳孔散大，最可能是(　　)
A. 脑疝　B. 癫痫　C. 吗啡中毒
D. 桥脑出血　E. 有机磷农药中毒

166. 对于深度昏迷的描述，下列说法不正确的是(　　)
A. 任何强烈刺激均不能唤醒
B. 生命体征常有改变
C. 角膜反射可存在
D. 生理反射消失
E. 四肢呈迟缓状态

（二）B 型题

A. 稽留热　B. 弛张热　C. 间歇热
D. 不规则热　E. 波动热

1. 斑疹伤寒或伤寒高热期的热型是(　　)
2. 败血症的热型是(　　)
3. 疟疾的热型是(　　)
4. 支气管肺炎的热型是(　　)
5. 布鲁菌病的热型是(　　)
6. 结核病的热型是(　　)
7. 化脓性炎症的热型是(　　)

A. 病毒性肝炎　B. 淋巴瘤　C. 败血症
D. 妊娠高血压　E. 冠心病

8. 发热同时伴有肝脾肿大，见于(　　)

9. 发热同时伴有淋巴结肿大，见于(　　)
10. 发热同时伴有寒战，见于(　　)
    A. 闷痛　　B. 酸痛　　C. 撕裂样痛
    D. 濒死感　　E. 疼痛屏气时消失
11. 纵隔肿瘤的疼痛特点为(　　)
12. 肌痛的疼痛特点为(　　)
13. 主动脉夹层破裂的疼痛特点为(　　)
14. 急性心肌梗死的疼痛特点为(　　)
15. 急性胸膜炎的疼痛特点为(　　)
    A. 心前区　　B. 左上腹，肩胛间　　C. 右肩胛
    D. 腹股沟　　E. 脐
16. 冠心病引起的牵涉痛的部位在(　　)
17. 胆囊炎引起的牵涉痛的部位在(　　)
18. 胰腺炎引起的牵涉痛的部位在(　　)
19. 阑尾炎引起的牵涉痛的部位在(　　)
20. 肾脏疾病引起的牵涉痛的部位在(　　)
    A. 咳嗽声音嘶哑　　B. 咳嗽呈犬吠样　　C. 咳声无力
    D. 鸡鸣样哮吼　　E. 金属音调样咳嗽
21. 喉炎咳嗽的音色为(　　)
22. 极度衰弱咳嗽的音色为(　　)
23. 百日咳咳嗽的音色为(　　)
24. 支气管肺癌咳嗽的音色为(　　)
25. 喉头水肿咳嗽的音色为(　　)
    A. 厌氧菌感染　　B. 铜绿假单孢菌感染　　C. 白色念珠菌感染
    D. 肺炎链球菌感染　　E. 肺炎克雷伯杆菌感染
26. 黄绿色痰见于(　　)
27. 痰白黏，呈拉丝状见于(　　)
28. 砖红色胶冻样痰见于(　　)
29. 痰有腥臭味见于(　　)
30. 铁锈色痰见于(　　)
    A. 肺结核咯血机制
    B. 支气管扩张大咯血机制
    C. 血小板减少性紫癜咯血机制
    D. 动脉导管未闭咯血机制
    E. 血友病咯血机制
31. 肺动脉高压(　　)
32. 小动-静瘘破裂(　　)

33. 血小板减少(　　)
34. 毛细血管渗透性增高(　　)
35. 凝血因子缺乏(　　)
A. 血中混有黏液或脓性痰
B. 血痰相混
C. 粉红色泡沫痰
D. 痰中带血
E. 中等量以上咯血
36. 二尖瓣狭窄的咯血特点为(　　)
37. 急性左心衰竭的咯血特点为(　　)
38. 肺炎的咯血特点为(　　)
39. 浸润性肺结核的咯血特点为(　　)
40. 支气管炎的咯血特点为(　　)
A. 呼吸频率加快　B. 呼吸频率减慢　C. 呼吸节律不规则
D. 呼吸加深　E. 呼吸变浅
41. 高热的呼吸改变为(　　)
42. 安眠药中毒的呼吸改变为(　　)
43. 中枢性呼吸衰竭的呼吸改变为(　　)
44. 代谢性酸中毒的呼吸改变为(　　)
45. 呼吸肌麻痹的呼吸改变为(　　)
A. 胸廓活动受限　B. 神经肌肉疾病　C. 膈肌运动受限
D. 呼吸道梗阻　E. 肺部疾病
46. 肺水肿所致的呼吸困难属于(　　)
47. 膈肌麻痹所致的呼吸困难属于(　　)
48. 气胸所致的呼吸困难属于(　　)
49. 重症肌无力所致的呼吸困难属于(　　)
50. 气道异物所致的呼吸困难属于(　　)
A. 中心性发绀　B. 周围性发绀　C. 混合性发绀
D. 硫化血红蛋白血症　E. 高铁血红蛋白血症
51. 呼吸衰竭可引起(　　)
52. 氯酸钾中毒可引起(　　)
53. 艾森门格综合征可引起(　　)
54. 肢端发绀可引起(　　)
55. 体内生成硫化氢可引起(　　)
A. 肺性发绀　B. 心性混血性发绀　C. 淤血性周围性发绀
D. 缺血性周围性发绀　E. 混合性发绀
56. 法洛四联症属于(　　)

57. 肺间质纤维化属于( )
58. 上腔静脉综合征属于( )
59. 血栓闭塞性脉管炎属于( )
60. 心力衰竭属于( )

A. 心动过缓　B. 心动过速　C. 节律失常
D. 药物影响　E. 精神因素

61. 心悸伴焦虑、叹气样呼吸、失眠、耳鸣、记忆力减退与哪项相关( )
62. 长期服用肾上腺素后出现心悸与哪项相关( )
63. 严重房室传导阻滞者出现心悸与哪项相关( )
64. 心房颤动者出现心悸与哪项相关( )
65. 阵发性室上性心动过速者出现心悸与哪项相关( )

A. 心悸伴心前区疼痛　B. 心悸伴呼吸困难　C. 心悸伴面色苍白
D. 心悸伴发热　E. 心悸伴多汗、消瘦

66. 上述哪项符合感染性心内膜炎的表现( )
67. 上述哪项符合甲状腺功能亢进症的表现( )
68. 上述哪项符合心力衰竭的表现( )
69. 上述哪项符合心绞痛的表现( )
70. 上述哪项符合贫血的表现( )

A. 心源性水肿　B. 肝性水肿　C. 肾性水肿
D. 内分泌性水肿　E. 营养不良性水肿

71. 经前紧张综合征出现水肿属于( )
72. 慢性消耗性疾病出现水肿属于( )
73. 右心衰竭出现水肿属于( )
74. 肝硬化失代偿期出现水肿属于( )
75. 肾病综合征出现水肿属于( )

A. 组织炎症　B. 结缔组织病　C. 血管神经性水肿
D. 药物性水肿　E. 静脉和淋巴回流受阻

76. 丹毒所致水肿属于( )
77. 血栓性静脉炎所致水肿是因为( )
78. 服用硝苯地平后双下肢浮肿属于( )
79. 类风湿关节炎关节肿胀属于( )
80. 特发性单侧眼睑水肿属于( )

A. 消化道疾病　B. 前庭障碍性呕吐　C. 药物反应
D. 中毒　E. 精神因素

81. 一见食物即呕吐见于( )
82. 服用吗啡制剂所致呕吐属于( )
83. 误服有机磷农药所致呕吐属于( )

84. 慢性胃炎呕吐属于(　　)
85. 晕动病呕吐属于(　　)
A. 孕龄妇女晨间呕吐　B. 服药后呕吐　C. 乘车呕吐
D. 餐后集体呕吐　E. 呕吐隔夜宿食
86. 幽门梗阻呕吐特点为(　　)
87. 晕动病呕吐特点为(　　)
88. 早孕反应呕吐特点为(　　)
89. 药物副反应呕吐特点为(　　)
90. 食物中毒呕吐特点为(　　)
A. 食管贲门黏膜撕裂　B. 应激性溃疡　C. 消化性溃疡
D. 急性胆囊炎　E. 门静脉高压
91. 上消化道出血患者，既往有慢性、周期性、节律性上腹痛病史，出血原因多为(　　)
92. 既往健康者，今饮酒后出现剧烈呕吐，开始为胃内容物，后有鲜血，最可能的诊断是(　　)
93. 急性脑出血患者，呕吐咖啡色胃内容物，应考虑出现(　　)
94. 急性上消化道大出血患者，血常规检查：Hb 70g/L，WBC 3.5×10^9/L，N 0.71，L 0.29，PLT 80×10^9/L。哪种疾病的可能性大(　　)
A. 糊状或水样便　B. 果酱样便　C. 洗肉水样便
D. 米泔样便　E. 脓血便
95. 细菌性食物中毒粪便呈(　　)
96. 阿米巴痢疾腹泻时常呈(　　)
97. 急性出血性坏死性小肠炎腹泻时常呈(　　)
A. 分泌性腹泻　B. 渗透性腹泻　C. 吸收不良性腹泻
D. 渗出性腹泻　E. 动力性腹泻
98. 甲状腺功能亢进所致的腹泻属(　　)
99. 胃泌素瘤所致的腹泻属(　　)
100. 胰腺疾病引起的消化功能障碍导致的腹泻属(　　)
A. 血中结合胆红素增多
B. 血中非结合胆红素增多
C. 血中结合与非结合胆红素均增多
D. 尿胆红素阳性
E. 尿胆原阴性
101. 符合溶血性黄疸特点的是(　　)
102. 符合阻塞性黄疸表现的是(　　)
103. 符合肝细胞性黄疸表现的是(　　)
A. 四肢对称性紫癜伴关节痛、腹痛、血尿

B. 皮肤黏膜出血伴黄疸
C. 皮肤黏膜出血伴贫血
D. 皮肤黏膜出血伴发热
E. 紫癜伴广泛性出血

104. 上述哪项符合过敏性紫癜的特点( )
105. 上述哪项符合白血病的表现( )
106. 上述哪项符合再生障碍性贫血的表现( )

A. 不伴耳鸣及听力减退
B. 耳鸣及听力减退
C. 常持续 24 小时以上
D. 伴进行性耳聋、耳痛
E. 静止时加重

107. 良性发作性位置性眩晕( )
108. 前庭神经元炎( )
109. 梅尼埃病( )

A. 极短暂反复发作性眩晕
B. 短暂反复发作性眩晕
C. 急性、单次发作性眩晕
D. 急性发生，慢性进展的眩晕
E. 慢性进展性眩晕

110. 头颈部外伤性眩晕的表现为( )
111. 颅内占位性病变的表现为( )
112. 后循环缺血的表现为( )
113. 良性发作性位置性眩晕的表现为( )
114. 梅尼埃病的表现为( )

A. 晕厥伴面色苍白、血压下降、脉搏缓弱
B. 晕厥伴黑矇、复视、面部或肢体麻木、无力
C. 晕厥伴面色苍白、呼吸困难、发绀
D. 晕厥伴呼吸深快、手足麻木、抽搐
E. 反复发作伴多种躯体不适

115. 血管迷走神经性晕厥的伴随症状是( )
116. 心源性晕厥的伴随症状是( )
117. 脑血管性晕厥的伴随症状是( )

A. 劳累性晕厥，多为用力后诱发
B. 急剧转颈、低头、衣领过紧诱发的晕厥
C. 紧接于咳嗽后发生的晕厥
D. 从仰卧转为直立后发生的晕厥

E. 精神紧张、疼痛后发生的晕厥

118. 颈动脉窦性晕厥属(　　)

119. 咳嗽性晕厥属(　　)

120. 心源性晕厥属(　　)

A. 惊厥伴高热

B. 惊厥伴脑膜刺激征

C. 惊厥伴高血压

D. 惊厥伴瞳孔散大、意识丧失、大小便失禁

E. 惊厥伴肢体偏瘫

121. 颅内感染性疾病(　　)

122. 高血压脑病(　　)

123. 癫痫大发作(　　)

124. 蛛网膜下腔出(　　)

125. 脑血管疾病(　　)

A. 高血压脑病　B. 颅内高压症　C. 吗啡、巴比妥类中毒

D. 流行性脑脊髓膜炎　E. 重度休克

126. 意识障碍伴发热见于(　　)

127. 意识障碍伴呼吸缓慢见于(　　)

128. 意识障碍伴心动过缓见于(　　)

129. 意识障碍伴高血压见于(　　)

A. 昏睡　B. 嗜睡　C. 意识模糊

D. 轻度昏迷　E. 深度昏迷

130. 熟睡状态，不易唤醒，但在强烈刺激下可被唤醒，醒时答话含糊，见于(　　)

131. 意识大部分丧失，无自主运动，但角膜反射、瞳孔对光反射存在，见于(　　)

132. 能保持简单的精神活动，但定向力发生障碍，见于(　　)

133. 全身肌肉松弛，对各种刺激均无反应，深浅发射均消失，见于(　　)

134. 持续睡眠状态，可被唤醒，唤醒后能正确回答问题和做出各种反应，见于(　　)

（三）多项选择题

1. 下列哪些疾病可引起慢性低热(　　)

A. 内分泌疾病　B. 慢性感染　C. 恶性肿瘤

D. 伤寒　E. 肺炎链球菌肺炎

2. 急性感染性发热较常见于(　　)

A. 疟疾　B. 细菌感染　C. 布鲁菌病

D. 病毒感染　E. 风湿热

3. 无菌性坏死物质吸收导致的发热可见于(　　)

A. 大面积烧伤　B. 内脏出血　C. 创伤

D. 大手术后　　E. 药物热

4. 下列关于长期不明原因发热的说法正确的是(　　)

A. 以波状热和稽留热为主

B. 发热持续 3 周以上

C. 热程长短对诊断无价值

D. 体温超过 38.5℃

E. 完整的问诊、查体、辅助检查仍不能明确病因

5. 发热的临床分度有(　　)

A. 低热　　B. 中等度热　　C. 慢性发热

D. 高热　　E. 超高热

6. 引起疼痛的常见理化刺激，常见的是(　　)

A. 棒击　　B. 电流　　C. 高温

D. 强酸　　E. 强碱

7. 引起疼痛的生物活性物质刺激有(　　)

A. 缓激肽　　B. 组胺　　C. 钾离子

D. 5-羟色胺　　E. 刀割

8. 引起头痛的占位性病变有(　　)

A. 脑膜炎　　B. 脑肿瘤　　C. 硬膜下血肿

D. 颅内转移癌　　E. 脑包虫病

9. 胸痛患者在询问既往史时要注意(　　)

A. 有无心脏病、高血压病和动脉硬化史

B. 有无肺及胸膜疾病史

C. 有无传染性疾病史

D. 有无胸部手术史

E. 有无大量吸烟史

10. 腹痛的儿童要注意鉴别的疾病有 (　　)

A. 肠道蛔虫症　　B. 肠套叠　　C. 消化性溃疡

D. 铅中毒　　E. 恶性肿瘤

11. 咳嗽伴发热，可能的诊断是(　　)

A. 气管异物　　B. 心源性哮喘　　C. 呼吸道感染

D. 胸膜炎　　E. 气胸

12. 咳嗽伴胸痛，可能的诊断是(　　)

A. 肺炎　　B. 胸膜炎　　C. 肺癌

D. 气胸　　E. 支气管哮喘

13. 咳嗽伴干啰音，可能的诊断是(　　)

A. 肺炎　　B. 支气管哮喘　　C. 胸膜炎

D. 心源性哮喘　　E. 慢性阻塞性肺疾病

14. 咳嗽伴咯血，可能的诊断是(　　)
A. 肺结核　B. 支气管扩张症　C. 咳嗽变异性哮喘
D. 肺脓肿　E. 支气管肺癌
15. 咳嗽伴杵状指，可能的诊断是(　　)
A. 支气管扩张症　B. 慢性肺脓肿　C. 胃食管反流性咳嗽
D. 支气管肺癌　E. 大量胸腔积液
16. 肺部疾病引起咯血的有(　　)
A. 肺结核　B. 肺炎链球菌肺炎　C. 肺脓肿
D. 肺梗死　E. 并殖吸虫病
17. 青壮年咯血多见于(　　)
A. 肺结核
B. 支气管扩张症
C. 风湿性心脏病二尖瓣狭窄
D. 慢性支气管炎
E. 血小板减少性紫癜
18. 咯血伴皮肤黏膜出血多见于(　　)
A. 钩端螺旋体病　B. 肾综合征出血热　C. 血小板减少性紫癜
D. 白血病　E. 慢性阻塞性肺疾病
19. 咳血伴有消瘦可见于(　　)
A. 活动性肺结核　B. 支气管肺癌　C. 支气管扩张症
D. 并殖吸虫病　E. 肺梗死
20. 易被误诊为咯血的有(　　)
A. 后鼻腔出血　B. 呕血　C. 咽部出血
D. 牙龈出血　E. 支气管扩张症
21. 吸气性呼吸困难的表现有(　　)
A. 胸骨上窝吸气时明显凹陷
B. 锁骨上窝吸气时明显凹陷
C. 肋间隙吸气时明显凹陷
D. 呼气费力
E. 呼气延长
22. 端坐呼吸的发生机制是(　　)
A. 坐位时，重力作用使回心血量减少
B. 坐位时，膈肌下移，肺活量增加
C. 呼气时，气流在肺泡及细支气管的阻力增加
D. 坐位时，下肢组织回流减少，肺淤血减轻
E. 平卧位时，右心回心血量增加
23. 夜间阵发性呼吸困难可见于(　　)

A. 高血压心脏病
B. 冠状动脉粥样硬化性心脏病
C. 风湿性心瓣膜病
D. 慢性阻塞性肺疾病
E. 心肌炎

24. 肺内动静脉分流增加见于(　　)
A. 肺实变　B. 肺淤血　C. 肺不张
D. 肺内动-静脉瘘　E. 喉头水肿

25. 通气障碍导致呼吸困难的病因有(　　)
A. 气胸　B. 肋骨骨折　C. 喉头异物
D. 慢性阻塞性肺疾病　E. 支气管哮喘

26. 属于肺性发绀的有(　　)
A. 下肢静脉曲张　B. 休克　C. 肺水肿
D. 肺淤血　E. 自发性气胸

27. 属于淤血性发绀的有(　　)
A. 右心衰竭　B. 缩窄性心包炎　C. 血栓性静脉炎
D. 下肢静脉曲张　E. 肺炎

28. 急性低张力性缺氧表现为(　　)
A. 呼吸困难　B. 血性泡沫痰　C. 皮肤黏膜发绀
D. 皮肤黏膜黄疸　E. 骨折

29. 高铁血红蛋白血症发绀的表现为(　　)
A. 暂时性，急骤出现，病情严重
B. 注射硫代硫酸钠可消退
C. 注射大剂量维生素 C 可消退
D. 氧疗青紫不减
E. 注射亚甲蓝可消退

30. 全身性发绀时应询问的症状有(　　)
A. 心悸　B. 气急、咳嗽　C. 胸痛
D. 昏厥　E. 尿少

31. 心悸患者的常规检查可选择(　　)
A. 常规 12 导联心电图　B. 超声心动图　C. X 线胸片
D. 心肌坏死标志物　E. 血常规及血沉

32. 心悸的感觉是(　　)
A. 胸中间歇出现的“重击样”感觉
B. 胸中间歇出现的“颤动样”感觉
C. 心脏停搏感
D. 心脏漏跳感

E. 安静休息时更明显

33. 心悸病史的询问要点是(　　)

A. 消化系统疾病　B. 有无心脏病　C. 有无内分泌疾病

D. 有无贫血性疾病　E. 有无神经官能症

34. 心悸的发生与下列哪些因素有关(　　)

A. 心率改变　B. 心律改变　C. 心输出量改变

D. 心脏活动过度或失常　E. 紧张焦虑

35. 考虑甲状腺功能亢进症引起心悸者，应测定(　　)

A. 促甲状腺激素（TSH）

B. 肌钙蛋白

C. 血清三碘甲状腺原氨酸（T_3）

D. 降钙素原

E. 甲状腺素（T_4）

36. 水肿的产生机理包括(　　)

A. 钠、水潴留　B. 毛细血管滤过压升高　C. 毛细血管通透性增高

D. 血浆胶体渗透压增高　E. 淋巴液或静脉回流受阻

37. 下列哪些是参与水肿形成的重要介质(　　)

A. 去甲肾上腺素　B. 肾素　C. 心钠素

D. 血管紧张素Ⅱ　E. 醛固酮

38. 甲状腺功能减退症黏液性水肿的特点是(　　)

A. 有原发病特点　B. 有突眼征　C. 非凹陷性

D. 颜面明显　E. 下肢明显

39. 肾源性水肿的机制是(　　)

A. 肾小球滤过率下降

B. 肾实质缺血

C. 大量蛋白尿致低蛋白血症

D. 肾内前列腺素生成减少

E. 无醛固酮水平增高

40. 心源性水肿的机制是(　　)

A. 有效循环血量减少　B. 肾血流量减少　C. 继发性醛固酮增多症

D. 毛细血管滤过压增高　E. 大量蛋白尿致低蛋白血症

41. 胃源性呕吐的特点(　　)

A. 呕吐呈喷射性　B. 呕吐后轻松　C. 无恶心

D. 有先兆恶心　E. 呕吐不费力

42. 中枢性呕吐的特点(　　)

A. 呕吐呈喷射性　B. 呕吐后轻松　C. 无恶心

D. 有先兆恶心　E. 呕吐不费力

43. 喷射性呕吐的特点(　　)

A. 呕吐呈喷射性　　B. 呕吐后轻松　　C. 无恶心

D. 有先兆恶心　　E. 呕吐不费力

44. 下述可以引起呕吐的有(　　)

A. 青光眼　　B. 屈光不正　　C. 急性鼻窦炎

D. 急性中毒　　E. 令人嫌恶的景象或气味

45. 呕吐伴黄疸见于(　　)

A. 急性肝炎　　B. 肾衰竭　　C. 胆道梗阻

D. 急性中毒　　E. 急性溶血

46. 鉴别是否为呕血的要点有(　　)

A. 出血的量　　B. 是否伴有鼻流血　　C. 出血的方式

D. 是否伴有黑便　　E. 出血的颜色

47. 常见的可引起呕血的疾病有(　　)

A. 早孕反应　　B. 再生障碍性贫血　　C. 胃、十二指肠溃疡

D. 急性酒精中毒　　E. 胃癌

48. 关于便血的描述，下述说法正确的是(　　)

A. 成人小肠出血的病因多为小肠肿瘤和小肠血管瘤

B. Treitz 韧带以上消化道的出血引起的便血多为黑便

C. 红色血便或便鲜血表示出血部位在下消化道的可能性大

D. 便后滴血且大便与血液不混合是内外痔出血的一种常见表现

E. 出现黑便表示肯定存在上消化道部位的出血

49. 引起黑便的非上消化道出血的原因有(　　)

A. 服用含有色素的中药制剂（如陈香露白露片）

B. 服用含铁制剂

C. 进食含动物血的食物

D. 食用少量猪、牛、羊肉等食物

E. 服用含铋的药物

50. 便血伴有腹部肿块主要见于(　　)

A. Crohn 病　　B. 胃癌　　C. 溃疡性结肠炎

D. 肠结核　　E. 结肠癌

51. 呕吐物为咖啡色多见于(　　)

A. Mallory-Weiss 综合征　B. 十二指肠溃疡　　C. 胃溃疡

D. 妊娠呕吐　　E. 食管静脉曲张破裂出血

52. 红色血便伴有腹部绞痛可见于(　　)

A. 肠套叠

B. 过敏性紫癜

C. 急性出血性坏死性小肠炎

D. 胆道出血
E. 细菌性痢疾
53. 下列哪些可引起上消化道出血(　　)
A. 尿毒症　B. 肺心病　C. 结节性多动脉炎
D. 大面积烧伤　E. 脑出血
54. 下列关于急性腹泻的病因，正确的是(　　)
A. 急性肠炎　B. 毒蕈中毒　C. 砷中毒
D. 过敏性紫癜　E. 伪膜性肠炎
55. 下列符合引起腹泻的病因的是(　　)
A. 甲状腺功能亢进　B. 系统性红斑狼疮　C. 甲状腺功能低下
D. 肝硬化　E. 恶性小肠淋巴瘤
56. 符合急性感染性腹泻的是(　　)
A. 排便次数增多，可超过 10 次/天
B. 黏液便
C. 脓血便
D. 粪便呈果酱样
E. 里急后重
57. 对腹泻认识正确的是(　　)
A. 排便次数增多、粪便稀薄
B. 排便次数正常、粪便稀薄
C. 排便次数增多、粪便正常
D. 粪便可带有黏液、脓血或未消化的食物
E. 腹泻可表现为急性腹泻或慢性腹泻
58. 与黄疸形成有关的功能蛋白有(　　)
A. Y 蛋白　B. Z 蛋白　C. 碱性磷酸酶
D. 葡萄糖醛酸转移酶　E. ALT
59. 下列可出现以非结合胆红素增高为主的非溶血性黄疸有(　　)
A. 病毒性肝炎　B. Rotor 综合征　C. Gilbert 综合征
D. 旁路胆红素存在　E. Crigler-Najjar 综合征
60. 下述哪几种组合可能诊断为肝细胞性黄疸(　　)
A. ALT、AST 明显增高　B. 血清胆固醇明显增高　C. ALP、γ-GT 明显增高
D. 尿胆原明显增高　E. PT 明显延长
61. 下述描述正确的是(　　)
A. Y、Z 蛋白的缺乏可能造成血中非结合胆红素的增加
B. 与葡萄糖醛酸结合的胆红素称为结合胆红素，分单酯和双酯两种形式，其中以单酯为主要成分
C. 从粪中排出的尿胆素称为粪胆素

D. 旁路胆红素的增高反映了肝细胞功能障碍
E. 通过对 CB/TB 的比值来给黄疸分类应注意结合其他指标才可靠

62. 黄疸伴寒战、高热可见于( )
A. 急性梗阻性化脓性胆管炎
B. 急性溶血
C. 败血症
D. 钩端螺旋体病
E. 疟疾

63. 引起胆汁淤积性黄疸的疾病有( )
A. 蚕豆病 B. 胰头癌 C. 胆管癌
D. 中毒性肝炎 E. 原发性胆汁性肝硬化

64. 引起肝细胞性黄疸的疾病有( )
A. 钩端螺旋体病 B. 胰头癌 C. 病毒性肝炎
D. 肝癌 E. 肝硬化

65. 下列哪几项可引起非多尿性尿频( )
A. 神经源性膀胱 B. 尿路感染 C. 前列腺增生症
D. 尿路结核 E. 尿崩症

66. 尿频、尿急、尿痛伴发热见于( )
A. 肾盂肾炎 B. 阑尾炎 C. 神经源性膀胱
D. 急性盆腔炎 E. 肾结核

67. 皮肤黏膜出血伴血小板减少见于( )
A. 再生障碍性贫血 B. 过敏性紫癜 C. DIC
D. 肾综合征出血热 E. 溶血性尿毒症综合征

68. 皮肤黏膜出血与血管壁结构与功能异常有关的疾病是( )
A. 血管性假性血友病 B. 家族性单纯性紫癜 C. 维生素 C 缺乏症
D. 过敏性紫癜 E. 结缔组织疾病

69. 下列属变态反应和自身免疫所致关节痛的疾病有( )
A. 银屑病性关节炎 B. 药物过敏性关节炎 C. 强直性脊柱炎
D. 多发性肌炎 E. 系统性红斑狼疮

70. 风湿性关节炎可出现下列哪些表现( )
A. 累及双手腕关节 B. 可伴心脏炎 C. 在链球菌感染后出现
D. 常伴高热畏寒 E. 累及膝、踝、肩和髋等关节

71. 关于心血管疾病如高血压、低血压等所致眩晕的特点，下列说法正确的是( )
A. 一般无明显旋转感 B. 多伴有听力减退 C. 少有耳鸣
D. 无眼球震颤 E. 有原发病的表现

72. 关于前庭神经元炎，下列说法正确的是( )
A. 易复发

B. 多发生在发热或上呼吸道感染后
C. 持续时间较长
D. 发生突然，伴有恶心、呕吐
E. 一般无耳鸣或听力减退

73. 下列哪些不属于神经反射性晕厥(　　)
A. 直立性低血压　　B. 排尿性晕厥　　C. 颈动脉窦性晕厥
D. 高血压病　　E. 单纯性晕厥

74. 直立性低血压性晕厥可见于(　　)
A. 原发性自主神经调节失常综合征
B. 继发性自主神经调节失常综合征
C. 药物和酒精诱发的直立性低血压性晕厥
D. 血容量不足引发的晕厥
E. 某些长期站立于固定位置及长期卧床者发生的晕厥

75. 惊厥伴高血压见于（　　）
A. 中毒性痢疾　　B. 中毒性肺炎　　C. 子痫
D. 铅中毒　　E. 高血压脑病

76. 对于典型惊厥发作的描述，下列说法正确的是(　　)
A. 伴可意识丧失
B. 伴可意识模糊
C. 可有呼吸暂停
D. 发作半分钟可自行停止
E. 可反复发作或呈持续状态

77. 意识障碍有哪些表现(　　)
A. 嗜睡　　B. 意识模糊　　C. 昏迷
D. 谵妄　　E. 昏睡

78. 出现意识水平下降的意识障碍有(　　)
A. 意识模糊　　B. 昏迷　　C. 昏睡
D. 嗜睡　　E. 谵妄

79. 判断患者的意识程度可根据(　　)
A. 肢体活动　　B. 瞳孔大小及对光反射　　C. 语言应答反应
D. 疼痛刺激　　E. 角膜反射

80. 对于嗜睡的描述，下列说法正确的是(　　)
A. 能被唤醒　　B. 醒后回答问题正确　　C. 醒后回答问题不正确
D. 生理反射可消失　　E. 病理反射可存在

81. 下列疾病可引起意识障碍的有(　　)
A. 电解质紊乱　　B. 中暑　　C. 甲状腺危象
D. 中毒性菌痢　　E. 脑外伤

82. 对浅昏迷的描述，下列说法正确的是(   )
A. 任何强刺激均不能唤醒
B. 可有无意识的自发动作
C. 浅反射存在
D. 深反射消失
E. 生命体征常常有改变

83. 对于深昏迷的描述，下列说法正确的是(   )
A. 意识丧失
B. 浅反射消失
C. 深反射存在
D. 对强烈刺激有躲避有反应
E. 生命体征常有改变

二、填空题

1. 属于抗原-抗体反应导致发热的有________、________、________及________等。
2. 发热的临床过程分为三个阶段：________、________及________。
3. 必须注意，________、________、________的应用，可使热型变得不典型。
4. 按疼痛的表现形式，可分为________、________及________等。
5. 解释原发性头痛有两种学说：________、________。
6. 40 岁以上胸痛者，宜考虑________、________、________。
7. 长期慢性咳嗽，可见于________、________、________及________等。
8. 夜间咳嗽明显，可见于________、________、________。
9. 咳嗽伴有体重减轻，宜考虑________、________。
10. 咯血患者体检，要注意观察有无黄疸、贫血、全身皮肤黏膜出血、杵状指，________，________、________、________有无肿大，有无等。
11. 不明原因咯血的患者，应查________、________ 以为诊断提供诊断证据。
12. 大咯血常见于________、________、________。
13. 引起肺泡弥散障碍的疾病有肺炎、________、________、________、________、________等。
14. 呼吸困难体格检查时要重点观察呼吸频率、________和________的变化。
15. 吸气性呼吸困难也可见于气管疾病，如________、________、________。
16. 发绀伴有突起呼吸困难，可见于________、________等；伴有呼吸、心力衰竭和意识障碍常见于________、________、________、________或急性心功能不全等。
17. 发绀体格检查时要观察检查________、________的变化。
18. 硫化血红蛋白血症可用________ 检查；发绀型先天性心脏病需做 ________。
19. 心动过速时，舒张期________，心室充盈________，当心室收缩时，心室内压上升速率________，使心室肌与心瓣膜的________突然________，可引起心搏________

而感心悸。

20. 心动过缓时，舒张期________，心室充盈量（容量负荷）________，可引起心肌收缩增强而感心悸。

21. 过早搏动时，在一个________的代偿间歇之后的心室收缩往往________，会出现心悸。

22. 对水肿患者，我们要重视水肿出现的________、________、________，水肿是________或________，对称性或________，水肿与体位变化及活动的关系。

23. 对水肿患者，既往病史要重视有无________、________、________、________及结缔组织病史，有无药物过敏史及特殊用药史。

24. 呕吐过程为内脏与躯体的协调反射运动，先是幽门区________，胃窦部持续________，胃________，胃体与胃底张力________，继而贲门________，最后膈肌、肋间肌及腹肌突然________，腹压骤增，迫使胃内容物急速而猛烈地从胃经食管、口腔排出体外。

25. 若无恶心与呕吐的协调运动，胃内容物经食管、口腔溢出体外，称________；反食而再行咀嚼下咽者为________。这些都与呕吐不同，应予以鉴别。

26. 呕吐由延髓的两个位置相邻而功能不同的中枢控制：一是神经反射中枢，即________；二是________。

27. 上消化道指屈氏韧带以上的消化道，包括________、________、________。

28. 上消化道出血的病因很多，目前发病率排在前四位的疾病依次是________、________、________、________。

29. 评估出血量应参考呕血及便血量、血压及脉搏情况、贫血程度等。出血量达________以上大便潜血试验阳性；达________以上可出现黑便；胃内蓄积血量________可出现呕血；一次出血量不超过________时，一般无全身症状；出血量达________可出现急性失血性贫血的症状；出血量达________以上可出现周围循环衰竭。

30. 通常每日排便________以上或粪便总量超过________，其中含水量大于________，即可称为腹泻。

31. 腹泻的发生与肠蠕动过快、胃肠黏液分泌过多、肠黏膜炎性渗出及吸收不良有关，从病理生理角度可归纳为________、________、________、________、________。

32. 黄疸按病因学一般分为________、________、________、________ 4 种类型。

33. 溶血性黄疸以________胆红素升高为主；胆汁淤积性黄疸以________胆红素升高为主；肝细胞性黄疸以________胆红素升高为主。

34. 膀胱刺激征包括________、________、________。

35. 皮肤黏膜出血的病因繁多，按发生机制不同可分为________、________、________、________ 4 种类型。

36. 临床上 3 种常见的出血性疾病是________、________、________ 3 种。

37. ________、________、________、________、________、________等任何关节组成部分发生病变均可导致关节痛。

38. 眩晕主要由________、________、________及________病变引起。

39. 后循环缺血所致的眩晕，可由________、________及________所致。

40. 梅尼埃病以________、________及________为典型临床表现。

41. 眩晕伴有脑神经和（或）肢体神经定位体征者，考虑为________或________病变。

42. 眩晕伴眼球震颤可见于________、________。

43. 眩晕伴有耳鸣、听力减退者，考虑为________、________或________等。

44. 晕厥的病因大致分五类：________、________ 、________、________、________。

45. 心源性晕厥见于________、________等。

46. 情境性晕厥见于________、________及________等。

47. 颈动脉窦性晕厥的常见诱因有________、________、________等。

48. 抽搐伴有高血压可见于________、________、________、________。

49. 惊厥不伴意识障碍见于________、________、________、________。

50. 抽搐伴脑膜刺激征可见于________、________等。

51. 意识障碍的病因主要有________、__________、__________、__________、__________、__________、__________。

52. 脑膜刺激征常见于________及________。

53. 意识障碍伴瞳孔散大可见于________、________、________、________、________。

54. 意识障碍伴瞳孔缩小可见于________、________、________。

55. 意识障碍伴心动过缓可见于________、________、________、________。

56. 意识障碍伴高血压可见于________、________、________等。

57. 意识障碍根据程度不同可表现为________、________、________、________。

58. 意识障碍可有不同程度的表现，其中最轻的意识障碍为________；处于昏迷前期的意识障碍为________；可出现精神症状的意识障碍为________。

59. 意识障碍可表现为嗜睡、______、______、______。

60. 特殊类型的意识障碍有__________、__________。

61. 意识障碍包括__________和__________两大类。前者表现为______、______、______；后者包括____________、____________。

三、名词解释

1. 发热
2. 热型
3. 稽留热
4. 牵涉痛
5. 头痛

6. 急腹症
7. 干性咳嗽
8. 湿性咳嗽
9. 粉红色泡沫痰
10. 咯血
11. 大咯血
12. 医源性咯血
13. 呼吸困难
14. 三凹征
15. 端坐呼吸
16. 中心性发绀
17. 肠源性发绀
18. 混合性发绀
19. 心悸
20. 心脏神经官能症
21. 水肿
22. 营养不良性水肿
23. 球-管平衡
24. 象皮肿
25. 肝-颈静脉回流征阳性
26. 恶心
27. 呕吐
28. 呕血
29. 柏油样便
30. 腹泻
31. 黄疸
32. 隐性黄疸
33. 膀胱刺激征
34. 尿频
35. 皮肤黏膜出血
36. 急性关节痛
37. 眩晕
38. 前庭周围性眩晕
39. 前庭中枢性眩晕
40. 晕厥
41. 神经反射性晕厥
42. 心源性晕厥

43. 抽搐
44. 癔症性抽搐
45. 嗜睡
46. 谵妄
47. 意识障碍

四、是非判断分析题

1. 伤寒的常见热型为弛张热。
2. 急性发热的热程一般在 2 周内。
3. 肺炎链球菌肺炎的热型一般为弛张热。
4. 败血症一般为稽留热。
5. 痛风急性发作不会引起发热。
6. 关节疼痛的原因是由于高渗盐水或炎症作用于滑膜。
7. 外科手术挤压内脏时患者并不感觉疼痛的原因是内脏感觉纤维少，多为细纤维，痛阈高。
8. 打喷嚏或用力排便等可使颅内压降低，常使脑膜炎与脑肿瘤患者的头痛减轻。
9. 食管、膈或纵隔肿瘤引起的胸痛位于胸骨后，在进食或吞咽动作时减轻。
10. 尿毒症也可引起腹痛的原因是毒素刺激腹腔浆膜。
11. 上腹部烧灼感、反酸、餐后咳嗽者，多见于胃食管反流性咳嗽。
12. 鼻塞，经常有鼻后滴漏或需经常清喉，提示可能为上气道咳嗽综合征。
13. 痰中找到癌细胞，不一定能明确肺癌诊断。
14. 急性呼吸道炎症早期痰量会很多。
15. 痰微生物学检查对肺炎、肺结核等的诊断有重要帮助。
16. 咯血前常有咽痒、口发咸等先兆。
17. 引起咯血的原因很多，但以呼吸系统和循环系统疾病为主。
18. 问诊时要注意咯血的诱因、既往咯血史、全身情况、有无吸烟史等。
19. 诊断咯血不必要排除口腔、咽、鼻部出血情况。
20. 对出血性疾病的诊断，没有必要查凝血功能，更不必要查骨髓象。
21. 呼气性呼吸困难常有呼气费力、呼气时间延长，不伴有哮鸣音。
22. 心源性呼吸困难常由右心功能不全引起。
23. 夜间阵发性呼吸困难两肺底可有湿性啰音，可出现奔马律。
24. 重症颅脑疾病如脑出血、颅脑外伤可出现呼吸变慢而深。
25. 重度贫血一般不导致呼吸困难。
26. 临床所见的发绀，有相当部分不能确切反映动脉血氧饱和度下降的情况。
27. 引起发绀的基本原因是由于血液中脱氧血红蛋白绝对含量增多所致。
28. 心性混血性发绀是由于心与大血透之间存在异常通道。
29. 周围性发绀的部位不可通过按摩或加温使发绀消退。

30. 重度贫血患者如有血氧饱和度明显降低，发绀会更明显。

31. 隐匿性冠心病可无心悸。

32. 焦虑也会引起心悸。

33. 心悸与心脏病不能完全等同。

34. 甲状腺功能亢进症患者可出现心动过缓。

35. 心动过速会引起心悸，而心动过缓不会。

36. 当液体在体内组织间隙弥漫性分布时，称为全身性水肿。

37. 当液体积聚在局部组织间隙时，称为局部性水肿。

38. 心钠素分泌减少有利于近曲小管对钠、水的重吸收增加。

39. 肾小球滤过率增高，有利于近曲小管重吸收钠、水减少。

40. 水肿与月经周期有明显关系者，见于血管神经性水肿。

41. 神志不清者呕吐易误吸造成吸入性肺炎。

42. 呕吐可将胃内有害物质吐出而具有一定保护作用。

43. 胃源性呕吐常与进食有关。

44. 肝、胆、胰疾病所致呕吐也有恶心先兆，呕吐后有轻松感。

45. 呼吸系统疾病不会导致呕吐。

46. 有黑便的患者可无呕血，而呕血的患者几乎都有黑便。

47. 胰腺、胆道的出血不属于上消化道出血的范畴。

48. 下消化道出血，大便呈鲜红色或暗红色；如位置高，停留时间长，也可出现黑便。

49. 上消化道出血的患者都会表现为呕血或黑便。

50. 急性腹泻病程少于 4 周。

51. 慢性腹泻是指病程在 2 个月以上的腹泻或间歇期在 2~4 周的复发性腹泻。

52. 口服盐类泻药引起的腹泻为分泌性腹泻。

53. 甲状腺功能亢进导致的腹泻属于动力性腹泻。

54. 血清总胆红素浓度升高超过正常值即可致皮肤、黏膜、巩膜及其他组织和体液发生黄染。

55. 溶血性黄疸血清总胆红素增多，以结合胆红素为主，非结合胆红素基本正常或轻度增高。

56. 是否形成黄疸及黄疸的程度由循环血液中衰老红细胞破坏的数量决定。

57. 尿胆红素阳性见于溶血性黄疸。

58. 尿崩症、急性肾衰竭多尿期、原发性甲状旁腺功能亢进症、原发性醛固酮增多症，因肾脏排尿量增多属于多尿性尿频。

59. 膀胱及尿道结石属于非多尿性尿频，无尿急、尿痛。

60. 神经源性尿频的特点为尿频而每次尿量少，伴尿急、尿痛，常伴真性尿失禁。

61. 尿急、尿痛常同时出现。

62. 皮肤黏膜出血包括血管遭受外伤、手术、溃疡、肿瘤坏死等损伤和曲张的静脉、血管瘤等破裂所发生的局部出血。

63. 过敏性紫癜因血管壁结构与功能异常可致皮肤黏膜出血。

64. 皮肤黏膜出血表现为血液淤积于皮肤或黏膜下，形成红色或暗红色斑，压之可退色。

65. 凝血功能障碍引起的出血，男性及家族史多见。

66. 关节痛的病因复杂，由多种关节局部的病变所致。

67. 风湿性关节炎常累及双手腕关节、掌指关节、近端指间关节等小关节，呈对称性疼痛。

68. 非系统性眩晕是指前庭系统以外的全身或局部病变引起的眩晕。可有头晕眼花、站立不稳，无眼球震颤，通常伴恶心、呕吐。

69. 急性起病，发作极短暂（多为 1 分钟以内），反复发作性、持续数日至数周的眩晕，应考虑梅尼埃病。

70. 颈动脉窦性晕厥是由于急剧转颈、低头、衣领过紧等，颈动脉窦突然受压引起副交感神经抑制，交感神经兴奋而致晕厥。

71. 脑血管性晕厥是指供应脑部血液的血管发生闭塞，使脑灌注压急降而引起的晕厥。

72. 癫痫大发作表现为突然出现尖叫、倒地，意识丧失，全身骨骼肌强直，呼吸急促，发绀，眼球上窜，瞳孔缩小，对光反射消失，继而发生全身性阵挛性抽搐，常伴大小便失禁。一般数分钟后发作停止。

73. 局限性抽搐一般见于局限性癫痫，表现为单侧肢体某一部分如手指、足趾、某一肢体或一侧口角和眼睑的局限性抽搐，常无意识障碍。

74. 意识内容包括定向力、感知力、注意力、记忆力、思维、情感和行为等人类的高级神经活动，是对自身状态和客观环境做出理性的判断并产生复杂的反应，属大脑皮层下的功能。意识的维持涉及大脑皮层及皮层下脑区的结构和功能完整。

75. 去皮质综合征是一侧大脑皮质广泛损害而导致的皮质功能减退或丧失，皮质下及脑干功能仍然保存的一种特殊状态。

五、问答题

1. 发热的病因包括哪些？
2. 发热的问诊要点是什么？
3. 头痛常见的病因有哪些？
4. 胸痛常见的病因有哪些？
5. 腹痛常见的病因有哪些？
6. 引起咳嗽的常见病因？
7. 咳嗽的问诊要点？
8. 根据咳嗽病程可将其分为哪几类？
9. 咯血与呕血如何鉴别？

10. 如何估计咯血量?
11. 咯血的问诊要点?
12. 肺源性呼吸困难的特点?
13. 心源性呼吸困难的特点?
14. 呼吸困难的问诊要点?
15. 中心性发绀与周围性发绀如何鉴别?
16. 发绀的诊断要点?
17. 心悸的病因包括哪些?
18. 什么是β-肾上腺素能受体功能亢进综合征?
19. 水肿的病因有哪些?
20. 水肿的问诊要点有哪些?
21. 按发生机制不同，恶心与呕吐的病因有哪些?
22. 对于呕吐如何进行问诊?
23. 呕血与黑便的病因包括哪些?
24. 呕血与黑便患者应做哪些器械检查?
25. 急性腹泻的病因有哪些?
26. 简述腹泻时粪便性状对诊断的意义。
27. 简述肝细胞性黄疸的发生机制。
28. 胆汁淤积性黄疸有哪些临床表现?
29. 何为尿频、尿急、尿痛?
30. 引起尿急、尿痛的感染性病因有哪些?
31. 血小板数量减少引起皮肤黏膜出血的病因有哪些?
32. 关节痛的常见病因有哪些?
33. 前庭周围性眩晕可见于哪些疾病?
34. 前庭中枢性眩晕可见于哪些疾病?
35. 神经反射性晕厥的分类和临床表现有哪些?
36. 脑血管性晕厥的分类和临床表现有哪些?
37. 简述抽搐的问诊要点。
38. 抽搐的特点有哪些?
39. 意识障碍是如何分度的?
40. 颅脑非感染性意识障碍见于哪些疾病?
41. 去皮质综合征的临床表现及病变部位?

六、分析题

1. 患者，男，20岁。3天前淋雨后出现畏寒发热，一天中体温在38.5~39℃波动，伴鼻塞，流清涕，头痛，全身肌肉关节酸痛，乏力明显。检体：体温38.6℃，咽充血(++)，扁桃体Ⅰ度肿大，双肺呼吸音清，未闻及干湿罗音。血常规：白细胞计数8.6×

10^9/L，中性粒细胞 45.5%，淋巴细胞 51%。

该患者最可能的诊断是什么？为什么？

2. 患者，老年男性，63 岁，退休干部，因反复胸部闷痛不适 2 月余，加重 2 小时入院。2 个月前活动后出现左胸闷痛不适，范围约一拳大小，持续数分钟，休息后可缓解，未予重视和治疗。但症状反复出现，多在劳累后出现。2 小时前劳作后再次出现心前区闷痛，疼痛范围同前，性质较前剧烈，伴有汗出、头晕，胸痛放射至手臂及左肩部，休息后无缓解，故来医院就诊。

（1）该患者胸痛的可能病因是什么？为什么？

（2）为明确诊断，还需做哪些辅助检查？

3. 患者，男，20 岁，大学生。因发热、咳嗽、咳铁锈色样痰 8 天入院。既往身体健康。本次淋雨后出现发热，体温在 37.5~38.5℃，伴有寒战、咳嗽，咳痰量少，无盗汗。自服解热药及感冒药 5 天，症状无缓解，且痰量增多呈铁锈色，体温达到 40℃左右不退，遂来就诊。发病以来无咽痛，时有胸痛、气短，自觉乏力，食欲差。

（1）该患者发生咳嗽的可能诊断是什么？为什么？

（2）为明确诊断，还需要做哪些检查？

4. 患者，女，42 岁，商场营业员。因咯黄脓痰 1 个月，加重伴发热、咯血 5 天入院。1 个月前过度劳累后咳黄脓痰，无潮热盗汗。5 天前出现发热，体温在 37.5~38.5℃，同时间歇小量咯血，血色鲜红，量在 50mL 左右，为及时治疗遂来就诊。发病以来时气短，无心悸，无身体其他部位出血倾向，自觉乏力，食欲差。

（1）该患者发生咯血的可能诊断是什么？为什么？

（2）为明确诊断，还需要做哪些检查？

5. 患者，男，24 岁，篮球队队员，身高 192cm。既往身体健康。因呼吸困难 1 周入院。本次发病时患者右手做投篮动作，突然出现左胸针刺样疼痛，吸气时加剧，之后逐渐出现呼吸困难，活动及右侧卧位时加重，伴干咳，体温 36.8℃，无咯血，无鼻塞流涕，食欲可，二便正常。

（1）该患者发生呼吸困难的可能病因是什么？为什么？

（2）为明确诊断，体格检查时应重点检查哪些内容，为什么？

6. 患者，老年男性，74 岁。长期吸烟史，咳嗽、气喘、胸闷 6 年。近半年来常需吸氧（吸氧浓度 1.5L/min），否则会出现口唇及双手指青紫。

（1）该患者发生发绀的原因可能是什么？为什么？

（2）为明确诊断，还需做哪些辅助检查？

7. 患者，青年男性，18 岁。近年来经常出现阵发性心悸，诱因不明显，时发时止，平时可正常工作学习。曾在不发作时查心电图提示预激综合征，在发作时查心电图提示室上性心动过速，予维拉帕米控制。

（1）该患者发生心悸的原因可能是什么？为什么？

（2）为明确诊断，宜做哪些辅助检查？

8. 患者，男，12 岁。1 周前开始出现眼睑浮肿，继则颜面部浮肿，乏力，食欲差，有低热。尿量正常，但有血尿。追问病史，半月前有咽痛、发热、关节痛史。

（1）该患者发生水肿的原因可能是什么？为什么？

（2）为明确诊断，宜做哪些辅助检查？

9. 患者，女，28岁。因节食减肥，一见不想吃的食物则呕吐，呕吐不费力，能正常工作生活，全身状态正常。由家人送来就诊。

（1）该患者发生呕吐的原因可能是什么？为什么？

（2）为明确诊断，宜做哪些辅助检查？

10. 如何根据患者的临床表现估计上消化道出血量？

11. 腹泻的发生机制是什么？

12. 临床常见三种类型黄疸的鉴别要点是什么？

13. 论述病理性尿频的病因有哪些？

14. 皮肤黏膜出血的发生机制是什么？

15. 论述关节痛有哪些特点？

16. 患者，男，42岁。1小时前呕吐咖啡样液体400mL，急诊入院。患者有反复发作上腹部不适，以剑突下稍偏左为重，呈胀痛，进食后明显，餐前稍缓解，每年发作2~3次，否认肝炎病史。体格检查：心率90次/分，血压90/60mmHg，腹部平软，中上腹轻压痛，无反跳痛，肝脾未触及肿大，移动性浊音（-），肠鸣音10次/分，音调不高亢。

（1）该患者最可能的诊断是什么？

（2）问诊时应注意哪些问题？

17. 患者，女，15岁。阵发性腹痛、黑便1天。体格检查：双下肢可见散在的紫癜，双膝关节肿胀，活动受限，腹软，右下腹压痛。实验室检查：血红蛋白120g/L，白细胞$12×10^9$/L，血小板$110×10^9$/L；尿常规：尿蛋白（+），RBC（+），透明管型0~3个/高倍视野。

（1）该患者最可能的诊断是什么？

（2）诊断依据是什么？

18. 患者，男，62岁。肝炎病史30年。近期皮肤黄染，右上腹胀痛，疲乏无力，厌油腻。体格检查：心率88次/分，血压110/70mmHg，腹部平软，右上腹轻压痛，无反跳痛，肝脾肿大，移动性浊音（-）。

（1）该患者黄疸最可能的病因是什么？

（2）还应做哪些检查？

19. 周某，女，59岁。反复发作性头晕伴旋转感6年。患者于6年前无明显诱因于转头时出现头晕，有旋转感，伴恶心、呕吐，无意识障碍，无黑矇，无肢体活动障碍，持续20秒左右自行缓解。头晕与体位或头位变化有关，左侧卧位时好转，右侧转头时可诱发。每月发作1~6次不等，发作间歇期无不适。既往体健，无家族遗传病史。神经系统检查：未见明显异常，Rinne试验正常，Dix-Hallpike（+）。血液检查：未见异常。器械检查：脑MRI、颈椎MRI、心电图均未见异常。

（1）该患者的诊断可能是？

（2）诊断依据是什么？

20. 患者，男，34岁。夜间起床排尿时，突然自觉头晕、眼花、下肢发软，随即晕倒，持续约5分钟后恢复，发作后检查血压正常，心、肺及神经系统检查均无异常，心电图检查正常。

（1）该患者的诊断可能是什么？

（2）诊断依据是什么？

21. 患者，女，22岁。主因“发热、头痛2天，突发意识丧失伴四肢抽搐3小时”入院。患者于2天前因受凉出现发热、头痛，体温最高达39℃，就诊于当地社区诊所，诊断为“上感”，予以对症治疗，疗效欠佳。3小时前无明显诱因突发意识丧失，呼之不应，伴四肢痉挛性抽搐，口吐白沫，双眼上翻，上述症状持续2分钟左右自行缓解。既往体健。入院时查体：T 39.5℃，BP 120/60mmHg，P 99次/分；双肺听诊呼吸音清；双侧瞳孔等大等圆，直径约2.5mm，对光反射迟钝，四肢肌力5级，四肢肌张力适中，双巴氏征（-）。脑脊液检查：清亮，压力180mmH_2O，白细胞10×10^6/L，蛋白、糖及氯化物均在正常范围。

（1）该患者最有可能的临床诊断是什么？

（2）该患者有可能出现哪些体征？

22. 患者，男，78岁。主因“外伤后4小时，进行性意识障碍1小时”入院。患者于4小时前不慎摔伤，右侧额部着地，当时自觉伤处疼痛，无其他不适。1小时前患者突发意识不清，且呈进行性加重。查体：体温37.2℃，脉搏120次/分，呼吸20次/分，血压150/70mmHg。意识丧失，呼之不应，压眶上神经无反应，右侧瞳孔6mm，对光反射消失，左侧3mm，对光反射迟钝。双侧腱反射可对称引出，左侧巴氏征（+），右侧巴氏征（-）。辅助检查：头颅CT示慢性硬脑膜下血肿，右额叶广泛脑挫裂伤。

（1）患者目前的意识状态如何？

（2）判断依据是什么？

参考答案

一、选择题

（一）A型题

1. A 2. A 3. C 4. C 5. D 6. B 7. D 8. E 9. E 10. E 11. A 12. A 13. C 14. C 15. D 16. B 17. D 18. E 19. E 20. E 21. B 22. A 23. C 24. C 25. D 26. B 27. D 28. E 29. E 30. E 31. E 32. A 33. D 34. C 35. B 36. B 37. A 38. D 39. D 40. E 41. A 42. B 43. C 44. C 45. A 46. B 47. A 48. B 49. D 50. E 51. B 52. A 53. B 54. C 55. A 56. C 57. A 58. B 59. A 60. D 61. B 62. C 63. B 64. A 65. B 66. C 67. A 68. B 69. A 70. D 71. E 72. A 73. E

74. C 75. E 76. B 77. D 78. E 79. C 80. A 81. E 82. B 83. D 84. B 85. E 86. B 87. E 88. C 89. D 90. C 91. D 92. A 93. A 94. C 95. E 96. B 97. D 98. C 99. B 100. C 101. D 102. E 103. A 104. B 105. C 106. C 107. D 108. A 109. E 110. D 111. E 112. D 113. A 114. A 115. A 116. A 117. E 118. B 119. C 120. A 121. B 122. B 123. A 124. C 125. A 126. C 127. E 128. D 129. D 130. A 131. B 132. E 133. A 134. A 135. B 136. C 137. C 138. B 139. E 140. A 141. B 142. C 143. C 144. D 145. E 146. D 147. B 148. A 149. E 150. B 151. D 152. C 153. B 154. C 155. B 156. A 157. A 158. C 159. D 160. A 161. C 162. D 163. D 164. D 165. B 166. C

（二） B 型题

1. A 2. B 3. C 4. D 5. E 6. D 7. B 8. A 9. B 10. C 11. A 12. B 13. C 14. D 15. E 16. A 17. C 18. B 19. E 20. D 21. A 22. C 23. D 24. E 25. B 26. B 27. C 28. E 29. A 30. D 31. D 32. B 33. C 34. A 35. E 36. E 37. C 38. B 39. D 40. A 41. A 42. B 43. C 44. D 45. E 46. E 47. C 48. A 49. B 50. D 51. A 52. E 53. A 54. B 55. D 56. B 57. A 58. C 59. D 60. E 61. E 62. D 63. A 64. C 65. B 66. D 67. E 68. B 69. A 70. C 71. D 72. E 73. A 74. B 75. C 76. A 87. E 78. D 79. B 80. C 81. E 82. C 83. D 84. A 85. B 86. E 87. C 88. A 89. B 90. D 91. C 92. A 93. B 94. E 95. A 96. B 97. C 98. E 99. A 100. C 101. B 102. A 103. C 104. A 105. C 106. D 107. A 108. C 109. B 110. D 111. E 112. C 113. A 114. B 115. A 116. C 117. B 118. B 119. C 120. A 121. A 122. C 123. D 124. B 125. E 126. D 127. C 128. B 129. A 130. A 131. D 132. C 133. E 134. B

（三） 多项选择题

1. ABC 2. BD 3. ABCD 4. BDE 5. ABDE 6. BCDE 7. ABCD 8. BDE 9. ABDE 10. ABD 11. CD 12. ABCD 13. BDE 14. ABDE 15. ABD 16. ABCDE 17. ABC 18. ABCD 19. ABCD 20. ABCD 21. ABC 22. ABDE 23. ABCE 24. ABCD 25. ABCDE 26. CDE 27. ABCD 28. ABC 29. ABCDE 30. ABCDE 31. ABCDE 32. ABCDE 33. BCDE 34. ABCDE 35. ACE 36. ABCE 37. BCDE 38. BCDE 39. ABCDE 40. ABCD 41. BD 42. CE 43. AC 44. ABCDE 45. ACE 46. ACDE 47. BCDE 48. ABCD 49. ABCDE 50. ABDE 51. BCE 52. ABCDE 53. ABCDE 54. ABCDE 55. ABDE 56. ABCE 57. ADE 58. ABD 59. ABD 60. AE 61. ACE 62. ABCDE 63. BCE 64. ACDE 65. ABCD 66. ABDE 67. ACDE 68. ABCDE 69. ABCDE 70. BCE 71. ACDE 72. BCDE 73. BCE 74. ABCDE 75. CE 76. ABCE 77. ABCDE 78. AE 79. ABCD 80. AB 81. ABCDE 82. ABC 83. ABE

二、填空题

1. 风湿热；药物热；血清病；结缔组织病。
2. 体温上升；高热持续期；体温下降。
3. 抗生素；解热药；糖皮质激素。
4. 局部痛；放射痛；扩散痛及牵涉痛。
5. 血管学理论；神经学理论。
6. 心绞痛；心肌梗死；肺癌。
7. 慢性支气管炎；支气管扩张症；慢性肺脓肿；空洞性肺结核。
8. 左心衰竭；咳嗽变异性哮喘；肺结核。
9. 肺结核；肺癌。
10. 心肺有否异常体征；肝；脾；淋巴结；体重减轻。
11. 胸部 CT；纤维支气管镜。
12. 空洞型肺结核；支气管扩张症；肺脓肿。
13. 重症肺结核；肺气肿；弥漫性肺间质纤维化；肺水肿；急性呼吸窘迫综合征。
14. 节律；深度。
15. 气管异物；气管恶性肿瘤；气管腔外受压。
16. 急性呼吸道梗阻；气胸；化学物质中毒；休克；急性肺部感染。
17. 皮肤；黏膜。
18. 分光镜；超声心动图。
19. 缩短；不足；增快；紧张度；增加；增强。
20. 延长；增加。
21. 较长；强而有力。
22. 时间；发展速度；蔓延情况；全身性；局部性；非对称性。
23. 心；肝；肾；内分泌。
24. 关闭；收缩；逆蠕动；减低；开放；收缩。
25. 反食；反刍。
26. 呕吐中枢；化学感受器触发带。
27. 食管；胃；十二指肠。
28. 消化性溃疡；食管与胃底静脉曲张破裂；急性胃黏膜病变；胃癌。
29. 5mL；50mL；250~300mL；400mL；500~800mL；800~1000mL。
30. 3 次；200g；80%。
31. 分泌性腹泻；渗透性腹泻；渗出性腹泻；动力性腹泻；吸收不良性腹泻。
32. 溶血性黄疸；肝细胞性黄疸；胆汁淤积性黄疸；先天性非溶血性黄疸。
33. 非结合；结合；血清结合及非结合。
34. 尿频；尿急；尿痛。
35. 血管壁结构与功能异常；血小板数量与功能异常；凝血功能障碍；抗凝及纤维

蛋白溶解异常。

36. 血管疾病；血小板疾病；凝血功能异常。

37. 关节面；关节软骨；关节囊；关节腔；滑液；韧带。

38. 迷路；前庭神经；脑干；小脑。

39. 大动脉狭窄或闭塞引起的低灌注；血栓形成；动脉源性栓塞。

40. 反复发作性眩晕；波动性感音神经性耳聋；耳鸣。

41. 后颅窝；颅底。

42. 脑干病变；梅尼埃病。

43. 梅尼埃病；内耳药物中毒；桥小脑角肿瘤。

44. 神经反射性晕厥；直立性低血压性晕厥；心源性晕厥；脑血管性晕厥；心理性假性晕厥。

45. 心律失常性晕厥；器质性心脏病或心肺疾患所致的晕厥。

46. 排尿性晕厥；吞咽性晕厥；咳嗽性晕厥。

47. 急剧转颈；低头；衣领过紧。

48. 高血压脑病；高血压脑出血；妊娠高血压综合征；颅内高压。

49. 低钙抽搐；癔症性抽搐；破伤风；狂犬病。

50. 各种脑膜炎；蛛网膜下腔出血。

51. 重症急性感染；颅内感染性疾病；内分泌与代谢障碍；脑血管疾病；水、电解质平衡紊乱；外源性中毒；物理性及缺氧性损害。

52. 脑膜炎；蛛网膜下腔出血。

53. 颠茄类中毒；酒精中毒；氰化物中毒；癫痫；低血糖状态。

54. 吗啡类中毒；巴比妥类中毒；有机磷杀虫剂中毒。

55. 颅内高压症；房室传导阻滞；吗啡类中毒；毒蕈中毒。

56. 高血压脑病；脑血管意外；尿毒症。

57. 嗜睡；意识模糊；昏睡；昏迷。

58. 嗜睡；昏睡；谵妄。

59. 意识模糊；昏睡；昏迷。

60. 去皮质综合征；无动性缄默症。

61. 觉醒障碍；意识内容障碍；嗜睡；昏睡；昏迷；意识模糊；谵妄状态。

三、名词解释

1. 发热——由于致热原的作用使体温调定点上移而引起调节性体温升高（超过正常范围0.5℃）时，称之为发热。临床上把体温超过正常水平统称为发热。

2. 热型——不同时间测得的体温数值分别记录在体温单上，将各体温数值点连接起来的曲线，称为热型。

3. 稽留热——体温持续在39~40℃以上，达数日或数周，24小时内体温波动范围不超过1℃。见于肺炎链球菌肺炎、伤寒和斑疹伤寒高热期。

4. 牵涉痛——指深部疼痛（尤其是内脏痛）扩散到远离脏器的体表，为一特殊的扩散痛。

5. 头痛——指局限于头颅上半部的疼痛（包括眉弓、耳轮上缘和枕外隆突连线以上），主要有额、顶、颞及枕部的疼痛。

6. 急腹症——一类以急性腹痛为突出表现，需要早期诊断和紧急处理的腹部疾病。其特点为发病急、进展快、变化多、病情重，如延误诊断或治疗不当，将会给患者带来生命危险。

7. 干性咳嗽——指咳嗽无痰或痰量甚少。

8. 湿性咳嗽——指有痰的咳嗽。

9. 粉红色泡沫痰——见于急性左心功能不全时患者由于肺淤血及肺水肿而出现咯该性质痰。

10. 咯血——指喉部以下的呼吸器官出血，经咳嗽动作从口腔排出。

11. 大咯血——咯血量超过 500mL 或一次咯血超过 100mL 者。

12. 医源性咯血——抗凝治疗过量等引起的肺出血。

13. 呼吸困难——是指患者主观上感到空气不足，呼吸费力；客观上表现为呼吸频率、节律与深度的异常，严重时出现鼻翼扇动、发绀、端坐呼吸及辅助呼吸肌参与呼吸活动。

14. 三凹征——严重吸气性呼吸困难时出现呼吸肌极度紧张，胸骨上窝、锁骨上窝、肋间隙在吸气时明显凹陷。见于各种原因引起的喉、气管、大支气管的狭窄与梗阻。

15. 端坐呼吸—— 心功能不全患者常表现为平卧时呼吸困难加重，端坐位时减轻，而被迫采取端坐位或半卧位以减轻呼吸困难的程度。

16. 中心性发绀——发绀的特点是全身性的，除四肢与面颊外，亦见于黏膜（包括舌及口腔黏膜）与躯干的皮肤，但皮肤温暖。它是由于心、肺疾病导致 SaO_2 降低引起的。

17. 肠源性发绀——食用含有大量硝酸盐的变质蔬菜或腌菜后，经肠道细菌将硝酸盐还原为亚硝酸盐，导致高铁血红蛋白血症，称为肠源性发绀，临床上表现为患者皮肤和黏膜呈咖啡色，类似于发绀的颜色。

18. 混合性发绀——中心性发绀与周围性发绀并存。可见于心力衰竭。

19. 心悸——患者自觉心跳或心慌，常伴有心前区不适感。

20. 心脏神经官能症——心脏本身并无器质性病变，是由自主神经功能紊乱所引起。多见于青年女性。

21. 水肿——人体组织间隙有过多的液体积聚，使组织肿胀。

22. 营养不良性水肿——见于慢性消耗性疾病、长期营养物质摄入减少、蛋白质丢失性胃肠病、重度烧伤或冻伤、慢性酒精中毒等，导致低蛋白血症或维生素 B_1 缺乏。

23. 球-管平衡——无论肾小球滤过率或增或减，近球小管的重吸收率始终占肾小球滤过率的 65%~70%，这种定比重吸收的现象称为球-管平衡。

24. 象皮肿——是晚期丝虫病因淋巴回流受阻引起该处淋巴系统引流区域的局限性水肿，以下肢最常见。表现为患部皮肤粗糙、增厚，如皮革样，并起皱褶。

25. 肝-颈静脉回流征阳性——右心衰竭引起肝淤血肿大时，压迫右上腹部可观察到颈静脉怒张或怒张加重，称为肝-颈静脉回流征阳性。

26. 恶心——恶心为上腹部不适，紧迫欲呕的感觉。

27. 呕吐——是指胃或部分小肠内容物逆流，经食管从口腔排出体外的一种现象。

28. 呕血——上消化道出血，血液经口腔呕出。

29. 柏油样便——幽门以下的出血常无呕血，血液经肠道时，血红蛋白中的铁与肠内硫化物结合成硫化铁而表现为黑便，更由于附有黏液而发亮，呈柏油样，故又称柏油样便。

30. 腹泻——是指排便次数增多，粪质稀薄或带黏液、脓血及未消化食物。

31. 黄疸——血清总胆红素浓度升高致皮肤、黏膜、巩膜黄染。

32. 隐性黄疸——总胆红素在 17.1~34.2μmol/L，虽然浓度升高，但无皮肤、黏膜、巩膜黄染。

33. 膀胱刺激征——尿频、尿急、尿痛统称为膀胱刺激征。

34. 尿频——正常成人白天排尿 4~6 次，夜间 0~2 次。单位时间内排尿次数增多为尿频。

35. 皮肤黏膜出血——因机体止血或凝血功能障碍所引起的全身或局限性皮肤黏膜自发性出血或损伤后难以止血。

36. 急性关节痛——关节及其周围组织的急性炎症所引起的疼痛。

37. 眩晕——是人体对位向（空间定向感觉）的主观体会错误，是一种并不存在的自身或外界物体的运动性或位置性幻觉或错觉，患者主观感觉自身或外界物体成旋转、摆动、直线、倾斜或升降等运动。一般无意识障碍。眩晕常伴有眼球震颤、平衡失调及恶心、呕吐、出汗、面色苍白、脉搏徐缓、血压下降等自主神经功能失调的表现。

38. 前庭周围性眩晕——是指内耳前庭感受器和内听道内前庭神经颅外段病变所引起的眩晕。

39. 前庭中枢性眩晕——是前庭神经颅内段、前庭神经核、核上纤维、内侧纵束、大脑皮质及小脑的前庭代表区病变所引起的眩晕。大部分中枢性眩晕的病灶位于后颅窝。

40. 晕厥——是指一过性全脑血液低灌注导致的短暂意识丧失，特点为发生迅速、一过性、自限性，并能够完全恢复。晕厥是最常见的“非癫痫样”意识状态改变的原因。

41. 神经反射性晕厥——主要是通过血管迷走神经反射，导致心脏抑制，全身血管扩张，心输出量降低，血压下降，引起脑灌注不足所致的晕厥发作。

42. 心源性晕厥——由于急性心搏出量骤减，随即脑灌注急降而出现的晕厥，可发生于卧位、体力活动时或活动后。发生迅速，无任何预兆，与直立体位无关。

43. 抽搐——指一块肌肉或一组肌肉快速、重复性、阵挛性或强直性、无意识地收缩。抽搐大多是全身性的，当抽搐表现为肌群的强直性或阵挛性或二者兼有的收缩时，称惊厥。抽搐或惊厥发作时大多伴意识障碍，少数可不伴意识障碍。

44. 癔症性抽搐——在情绪激动或受暗示下，往往在白天、有人的场合发作，突然发作，徐徐地倒下，四肢不规则的抽动或僵直呈角弓反张，或双手抓头发、捶胸或辗转翻滚，常伴有呻吟、哭泣、自语、吼叫等精神症状，意识范围缩小呈朦胧状态，瞳孔对光反射正常，无遗尿及外伤，发作数十分钟或时断时续数小时，全身肌肉才松弛下来，进入昏睡或逐渐清醒，可有概括性的回忆。

45. 嗜睡——最轻的意识障碍，是一种病理性嗜睡，患者陷入持续的睡眠状态，可被唤醒，并能正确回答和做出各种反应，但当刺激去除后很快又再入睡。

46. 谵妄——是一种以兴奋性增高为主的高级神经中枢急性活动失调状态。临床表现为意识模糊、定向力丧失、感觉错乱、躁动不安、言语杂乱。

47. 意识障碍——是指人对周围环境及自身状态的识别和觉察能力出现障碍。可表现为嗜睡、意识模糊、昏睡、昏迷。

四、是非判断分析题

1. 答：错误。伤寒的常见热型是稽留热。

2. 答：正确。符合急性发热的定义分类。

3. 答：错误。肺炎链球菌肺炎在高热持续期热型亦为稽留热。

4. 答：错误。败血症热型特点为弛张热。

5. 答：错误。在急性发作期的痛风患者可以有发热，与引起痛风的尿酸盐结晶可激活炎症细胞，使之释放致热原细胞因子作于下丘脑体温调节中枢，进而致产热增加有关。

6. 答：正确。关节炎时关节腔内炎症产物分泌增加，刺激滑膜引起疼痛。

7. 答：正确。符合内脏神经解剖学特点。

8. 答：错误。恰恰相反，打喷嚏或用力排便会使颅内压增高而使头痛加剧。

9. 答：错误。上述动作会加重疼痛。

10. 答：正确。尿毒症时其毒性代谢产物不能正常通过泌尿系统排出而在血循环潴留并进入浆膜腔内，可刺激腹膜感觉神经纤维引起腹痛。

11. 答：正确。进食时胃酸分泌增多，而胃食管反流时胃酸可反流致咽部甚至进入气道，刺激口咽及气道黏膜上的咳嗽感受器，诱发咳嗽反射。

12. 答：正确。上述特征是上气道咳嗽综合征的主要特点。

13. 答：错误。呼吸道组织或分泌物中找到癌细胞，是肺癌诊断的确诊条件。

14. 答：错误。呼吸道炎症早期一般分泌物尚未增加，随着炎症反应增强，毛细血管通透性增加或刺激黏膜腺体分泌增加时痰量可增多。

15. 答：正确。痰的微生物学检查阳性对上述疾病的诊断及治疗非常重要。

16. 答：正确。这是常见的咯血前的先兆症状。

17. 答：正确。从发生率角度看排名在前列的主要是这两大系统疾病。

18. 答：正确。对咯血的患者问诊必须全面，既要抓住重点，也要不放过任何线索。

19. 答：错误。临床上口腔、鼻咽部出血亦是从口腔排出，必须做好鉴别诊断排除上述可能。

20. 答：错误。出血性疾病往往与导致造血功能异常的凝血功能障碍及血液系统疾病相关，故上述检查是不可省的。

21. 答：错误。呼气性呼吸困难以小气道病变为主，由于小气道分泌物增多或气道痉挛，常出现呼气相的哮鸣音。

22. 答：错误。心源性呼吸困难往往是由急性左心功能不全致肺淤血引起。

23. 答：正确。左心衰竭肺淤血时最典型的体征就是两肺底湿啰音及心尖部闻及舒张期奔马律。

24. 答：正确。由于上述疾病可导致脑水肿，呼吸中枢因颅内压增高及供血减少的影响会出现上述呼吸节律改变的现象，往往是病情危重的表现之一。

25. 答：错误。重度贫血时由于红细胞减少，红细胞总体的携氧能力大大下降，会加重呼吸器官做功，故加重呼吸困难。

26. 答：正确。如严重贫血者，即使 SaO_2 有明显下降，也难发现发绀。因为血红蛋白量少，即使部分被还原，也达不到使呈皮肤青紫色的临界值。

27. 答：正确。大部分发绀是由上述原因导致。

28. 答：正确。正是由于上述异常存在，才会使体循环动脉血与静脉血相混合，部分静脉血未进行氧合，即通过这样的异常通道分流混入体循环动脉血中，如分流量超过心输出量的1/3，即引起发绀。

29. 答：错误。上述特点正是与中心性发绀的鉴别要点。

30. 答：错误。如严重贫血者，即使 SaO_2 有明显下降，也难发现发绀。因为血红蛋白量少，即使部分被还原，也达不到使皮肤呈青紫色的临界值。

31. 答：正确。隐匿性冠心病患者有时心悸等症状缺如，但心电图可有心肌缺血的表现。

32. 答：正确。焦虑人群可出现多系统症状，其中最常见的就是心悸。

33. 答：正确。一部分健康人或在某些生理状态下均可出现心悸，故出现心悸症状要仔细分析，不能将其与心脏病等同。

34. 答：错误。甲状腺功能亢进时由于基础代谢率增加，往往会引起心率加快、心输出量增加。

35. 答：错误。心动过速与心动过缓均会引起心悸症状。

36. 答：正确。符合全身性水肿的分类定义。

37. 答：正确。符合局部性水肿的分类定义。

38. 答：正确。心钠素具有利钠作用，如分泌减少，会使近曲小管对钠、水的重吸收增加。

39. 答：错误。肾小球滤过率增高会使近曲小管对钠、水的重吸收增加。

40. 答：错误。血管神经性水肿属变态反应，患者大部分有对药物、食物或周围环境过敏史，而前者属经前紧张综合征。

41. 答：正确。神志不清患者呕吐时常由于吞咽功能不协调而出现误吸呕吐物进入气道的现象。

42. 答：正确。这是呕吐反射的重要保护作用，有时不慎进食有毒物质时可主要使用催吐的办法排出毒物。

43. 答：正确。进食不洁食物时常会引起胃肠反应，其中就有呕吐。

44. 答：错误。上述疾病尽管有呕吐先兆，但呕吐后无轻松感。

45. 答：错误。如支气管炎等剧烈咳嗽时，或下叶肺炎、胸膜炎刺激膈肌时患者也可出现呕吐症状。

46. 答：正确。呕血与黑便均是上消化道出血的主要症状，呕血的同时有部分血液进入肠道可以形成黑便。上消化道若出血量大、速度快，大量呕血均伴有黑便，但如果出血量少则可仅出现黑便而不一定伴有呕血。

47. 答：错误。上消化道指屈氏韧带以上的消化道，包括食管、胃、十二指肠，但因胰腺和胆囊通过胆总管与十二指肠相通。胆道感染、胆石症、胆道肿瘤可引起胆道出血。胰腺癌、急性重症胰腺炎也可引起上消化道出血，但均少见。

48. 答：正确。便血是消化道出血时血液由肛门排出，大便呈鲜红色或暗红色。便血多提示下消化道出血。下消化道出血如位置高（如高位小肠出血），停留时间长，也可出现黑便。

49. 答：错误。呕血与黑便是上消化道出血的主要表现，但少数急性上消化道大出血的患者，早期无呕血及黑便，而表现为急性周围循环衰竭，如头昏、乏力、心悸、口渴、出冷汗、心率加快、血压下降等，应及时做相关检查，早期做出诊断。

50. 答：错误。腹泻按病程临床上分为急性腹泻和慢性腹泻两大类。急性腹泻起病急骤，病程少于 2 周。

51. 答：正确。慢性腹泻是指病程在 2 个月以上的腹泻或间歇期在 2~4 周的复发性腹泻。

52. 答：错误。分泌性腹泻是因为胃、肠道分泌大量黏液，超过肠黏膜吸收能力，使分泌到肠腔的水、电解质增多，从而导致的腹泻。口服盐类泻药属于渗透性腹泻，是由肠内容物渗透压增高，影响肠腔内水与电解质的吸收所致。

53. 答：正确。甲状腺功能亢进导致的腹泻属于动力性腹泻，是因肠蠕动亢进引起肠内食糜在肠道中停留的时间过短，未被充分吸收所致。

54. 答：错误。血清总胆红素浓度正常范围为 5~17μmol/L。总胆红素浓度在17. 1~34. 2μmol/L 时，无肉眼黄疸，称为隐性黄疸或亚临床黄疸；浓度超过 34. 2μmol/L，方可出现皮肤、黏膜、巩膜等黄染，称为显性黄疸。

55. 答：错误。溶血性黄疸因红细胞破坏增多，非结合胆红素形成增多，如果超出了肝细胞的摄取、结合与排泄能力，最终会出现血中非结合胆红素潴留，超出正常水平。此时血清结合胆红素也可能有轻度增加，但其百分比与正常血清结果相似。总胆红素的浓度通常小于85.5μmol/L。非结合胆红素增多，结合胆红素的形成会代偿性增多，排泄到肠道的结合胆红素也相应增多，从而使尿胆原的形成增多。

56. 答：错误。正常人每天生成的胆红素，其中80%~85%来源于循环血液中衰老红细胞，另外的15%~20%的胆红素来源于其他途径。生成胆红素的原料主要是血红蛋白的血红素。是否形成黄疸及黄疸程度与胆红素代谢有关，过程包括非结合胆红素的来源与形成、运输，肝细胞对非结合胆红素的摄取、结合及排泄，胆红素的肠-肝循环及排泄。

57. 答：错误。胆汁淤积性黄疸患者血清结合胆红素明显增多，尿胆原减少或消失，尿胆红素阳性；肝细胞性黄疸患者血清结合及非结合胆红素均增多，尿中尿胆原通常增多，尿胆红素阳性；溶血性黄疸患者血清总胆红素增多，以非结合胆红素为主，结合胆红素基本正常或轻度增高，尿胆原增多，尿胆红素阴性。

58. 答：正确。此类疾病的共同特点是多饮、多尿，属于多尿性尿频。

59. 答：错误。膀胱及尿道结石的特点是每次尿量少，但排尿次数多，常伴有尿急、尿痛，尿液镜检可见炎性细胞。

60. 答：错误。神经源性尿频见于癔症、神经源性膀胱，其特点为尿频而每次尿量少，不伴尿急、尿痛，尿液镜检无炎性细胞，常伴真性尿失禁。

61. 答：正确。尿路及其邻近器官感染与非感染性因素均可引起尿急和尿痛，仅有尿急无尿痛则可能为精神因素所致。

62. 答：错误。皮肤黏膜出血是指因机体止血或凝血功能障碍所引起的全身或局限性皮肤黏膜自发性出血或损伤后难以止血。是出血性疾病的主要表现，此类出血不包括血管遭受外伤、手术、溃疡、肿瘤坏死等损伤和曲张的静脉、血管瘤等破裂所发生的局部出血。

63. 答：正确。正常情况下，血管壁破损时，局部小血管在神经反射的调解下发生反射性收缩，使小血管变窄，血流变慢，以利于初期止血。血管内皮细胞损伤后，其下胶原纤维暴露，与血液中凝血因子接触，启动内源性凝血途经；受损的内皮细胞释放组织因子，以及血小板释放的ADP和血栓素A_2等，使血小板黏附于血管破损处，发挥止血作用。当毛细血管壁存在先天性缺陷或受损伤时则不能正常地收缩发挥止血作用，而致皮肤黏膜出血。

64. 答：错误。皮肤黏膜出血表现为血液瘀积于皮肤或黏膜下，形成红色或暗红色斑，压之不退色。

65. 答：正确。凝血功能障碍引起的出血男性及家族史多见，且常有肝脏病史，常表现有软组织血肿、关节腔出血、内脏出血及手术或外伤后出血不止，皮肤紫癜较罕见。

66. 答：错误。引起关节痛的病因复杂，既可以是关节局部的病变，也可以是全身疾病的局部表现，如外伤、感染、变态反应和自身免疫、退行性关节病及血液病等。

67. 答：错误。风湿性关节炎常累及膝、踝、肩和髋等四肢大关节，呈游走性疼痛。类风湿关节炎常累及双手腕关节、掌指关节、近端指间关节，呈对称性疼痛，也可累及踝、膝和髋关节。

68. 答：错误。非系统性眩晕是指前庭系统以外的全身或局部病变引起的眩晕。可有头晕眼花、站立不稳，无眼球震颤，通常不伴恶心、呕吐。

69. 答：错误。急性起病，发作短暂（多为20分钟至数小时），反复发作性、持续数日至数周的眩晕，应考虑梅尼埃病。

70. 答：错误。颈动脉窦性晕厥是由于急剧转颈、低头、衣领过紧等，颈动脉窦突然受压引起交感神经抑制，副交感神经兴奋而致晕厥。

71. 答：正确。脑血管性晕厥是指供应脑部血液的血管发生一过性闭塞，使脑灌注压急降而引起的晕厥。

72. 答：错误。癫痫大发作表现为突然出现尖叫、倒地，意识丧失，全身骨骼肌强直，呼吸暂停，发绀，眼球上窜，瞳孔散大，对光反射消失，继而发生全身性阵挛性抽搐，常伴大小便失禁。一般数分钟后发作停止。

73. 答：正确。局限性抽搐一般见于局限性癫痫，表现为单侧肢体某一部分如手指、足趾、某一肢体或一侧口角和眼睑的局限性抽搐，常无意识障碍。

74. 答：错误。意识内容包括定向力、感知力、注意力、记忆力、思维、情感和行为等人类的高级神经活动，是对自身状态和客观环境做出理性的判断并产生复杂的反应，属大脑皮层的功能。意识的维持涉及大脑皮层及皮层下脑区的结构和功能完整。

75. 答：错误。去皮质综合征是双侧大脑皮质广泛损害而导致的皮质功能减退或丧失，皮质下及脑干功能仍然保存的一种特殊状态。

五、问答题

1. 答：发热的病因包括：①感染性发热。②非感染性发热：无菌坏死物质吸收、抗原-抗体反应、内分泌与代谢障碍、皮肤散热减少、体温调节中枢功能失常、自主神经功能紊乱。

2. 答：发热的问诊要点有：①发热特点，如起病的缓急、患病的时间与季节、发热的病程、程度（热度高低）、频度（间歇性或持续性）、病因与诱因、体温变化的规律及热型等。②诊治经过。③患病以来的一般情况。④流行病学资料。⑤职业接触史及特殊个人史。⑥伴随症状及体征。

3. 答：①颅内疾病：感染、血管病变、占位性病变、颅脑外伤等。②颅外疾病：颈椎病及其他颈部疾病、神经痛、头面五官病变引起的头痛。③全身性疾病：急性感染、心血管疾病、内源性及外源性中毒，以及中暑、低血糖、贫血、肺性脑病、系统性红斑狼疮、月经期及绝经期头痛等。④神经症：如神经衰弱及癔症性头痛等。

4. 答：引起胸痛的病因主要为胸部疾病，其中以心脏疾病为多见。主要有胸壁疾病 、心血管疾病、呼吸系统疾病以及食管疾病、纵隔疾病、腹部疾病以及过度通气综合征等。

5. 答：①腹部疾病：腹膜炎、腹腔器官炎症、空腔脏器梗阻或扩张、脏器扭转或破裂、腹腔或脏器包膜牵拉、化学性刺激、肿瘤压迫与浸润。②胸腔疾病的牵涉痛：疼痛可牵涉腹部，类似急腹症。③全身性疾病：如尿毒症时毒素刺激腹腔浆膜引起腹痛。少数糖尿病酮症酸中毒可引起腹痛，酷似急腹症。铅中毒时则引起肠绞痛。④其他原因：如荨麻疹时胃肠黏膜水肿，腹型过敏性紫癜时的肠管浆膜下出血等。

6. 答：①呼吸道疾病。②胸膜疾病。③心血管疾病。④中枢性因素。⑤药物因素：见于服用血管紧张素转换酶抑制剂的部分患者。⑥胃-食管反流疾病。

7. 答：主要问诊内容包括：①发病年龄与性别。②咳嗽的性质（分为干性咳嗽及湿性咳嗽）。③咳嗽出现的时间与节律。④咳嗽的音色。⑤痰的性质与量。⑥伴随症状及体征。⑦其他：注意有否特殊职业史，有粉尘、化学物质、鸟粪及动物接触史；注意有否吸烟史；注意有否 ACEI 类服药史及手术史等。

8. 答：临床上根据咳嗽病程可分为三大类：①急性咳嗽：发病少于 3 周。②亚急性咳嗽：发病在 3~8 周。③慢性咳嗽：持续时间在 8 周以上。

9. 答：

	咯血	呕血
病史	肺结核、支气管扩张、肺癌、心脏病等	消化性溃疡、肝硬化等
出血前症状	喉部痒感、胸闷、咳嗽等	上腹部不适、恶心、呕吐等
出血方式	咯出	呕出，可为喷射状
出血颜色	鲜红	棕黑色或暗红色，有时鲜红色
血内混有物	泡沫和（或）痰	食物残渣、胃液
黑便	无（如咽下血液时可有）	有，可在呕血停止后仍持续数日
酸碱反应	碱性	酸性

10. 答：咯血量的估计：每日咯血量在 100mL 以内者，属小量咯血；咯血量在 100~500mL 者，属中等量咯血；咯血量超过 500mL 或一次咯血大于 100mL 者，属大量咯血。

11. 答：咯血的问诊要点：①确定是否为咯血。②咯血的量及其性状。③伴随症状及体征。④其他：了解患者年龄、居住地，有无心、肺、血液系统疾病，有无结核病接触史等有助于诊断。要注意咯血诱因、既往咯血史、全身情况、有无吸烟史等。

12. 答：肺源性呼吸困难的特点主要有：

①吸气性呼吸困难：吸气显著困难，气道高度狭窄时呼吸肌极度紧张，胸骨上窝、锁骨上窝、肋间隙在吸气时明显凹陷。

②呼气性呼气困难：呼气显著费力，呼气时间延长而缓慢，伴有广泛哮鸣音。

③混合性呼吸困难：吸气与呼气均感费力，呼吸频率浅而快，常伴有呼吸音异常（减弱或消失），可有病理性呼吸音。

13. 答：主要由左心衰竭引起。临床上主要有 3 种表现形式，分别为劳力性呼吸困难、端坐呼吸、夜间阵发性呼吸困难。

14. 答：呼吸困难的问诊要点：①发病情况。②发病诱因。③伴随症状及体征。④询问既往基础病，以及有无特殊服药物史、毒物摄入史及外伤史等。

15. 答：

	临床特点	分类	常见病因
中心性发绀	全身性，除四肢与面颊外，亦见于黏膜（包括舌及口腔黏膜）与躯干的皮肤，但皮肤温暖	肺性发绀	由呼吸功能衰竭导致
周围性发绀	常见于肢体末梢与下垂部位（如肢端、耳垂与鼻尖）且皮温低，若加温或按摩使其温暖，发绀可消退	心性混血性发绀	发绀型先天性心脏病（如法洛四联症、艾生曼格综合征等）
		淤血性周围性发绀	如右心衰竭、缩窄性心包炎、局部静脉病变（血栓性静脉炎、上腔静脉综合征、下肢静脉曲张）等
		缺血性周围性发绀	常见于重症休克、血栓闭塞性脉管炎、雷诺病等

16. 答：发绀的诊断要点：①发病年龄与起病时间。②发绀部位及特点。③有关药物或化学物质摄入史。④伴随症状。⑤体格检查：生命体征、皮肤黏膜检查、心肺体征等。⑥辅助检查：血气分析、超声心动图等。

17. 答：①健康人。②器质性心脏病。③心律失常。④其他疾病。⑤饮食及药物影响。⑥心脏神经官能症。⑦β 受体功能亢进综合征。⑧围绝经期综合征。

18. 答：是指机体内源性儿茶酚胺分泌正常而 β 受体对其刺激过度敏感致使心率增快、心收缩力增强和心搏量增多等心功能亢进的状态。病因未完全明确，在过劳、高度紧张、精神创伤等应激情况下易诱发。除心悸、胸闷、头晕外，尚可有心电图的一些改变，如窦性心动过速、轻度 ST 段下移及 T 波平坦或倒置，易与器质性心脏病相混淆。两者可通过普萘洛尔（心得安）试验鉴别。在应用普萘洛尔后，β 受体功能亢进综合征的心电图可恢复正常，提示其改变为功能性。

19. 答：全身性水肿的病因有：①心源性水肿。②肾源性水肿。③肝源性水肿。④营养不良性水肿。⑤内分泌性水肿。⑥其他因素性水肿。

局部性水肿的病因有：①局部组织炎症。②局部静脉回流受阻。③淋巴回流受阻。④血管神经性水肿。

20. 答：①水肿特点。②既往病史。③伴随症状及体征：水肿伴呼吸困难、发绀；水肿伴蛋白尿、高血压、血尿；水肿伴肝脏肿大；水肿伴肝掌、蜘蛛痣、脾大、腹壁静脉曲张；水肿伴消瘦、体重减轻；水肿伴乏力、颜面水肿，眉毛、头发稀疏，舌色淡、肥大，反应迟钝，神志淡漠。

21. 答：①反射性呕吐：消化系统疾病，呼吸系统疾病，心脏、血管系统疾病，泌尿生殖系统疾病，其他如青光眼、屈光不正等。②中枢性呕吐：中枢神经系统疾病，全身性疾病，药物反应与中毒。③前庭障碍性呕吐。④神经性呕吐。

22. 答：①呕吐时的情况。②呕吐与进食的关系。③呕吐的特点。④呕吐物的性质。⑤伴随症状及体征。

23. 答：①消化系统疾病：食管疾病、胃及十二指肠疾病及肝、胆、胰的疾病。

②血液系统疾病。③感染性疾病。④结缔组织病。⑤其他：尿毒症、慢性肺源性心脏病、呼吸衰竭等。

24. 答：①上消化道内镜检查：是当前诊断上消化道出血的首选方法；②腹部超声检查：对排除肝、胆、胰的疾病有帮助；③X 线钡餐检查：出血停止数天后进行；④选择性动脉造影：经内镜检查诊断仍不明确时选用。

25. 答：①急性肠道疾病：如急性肠道炎症、细菌性食物中毒及相关性小肠、结肠炎；②急性中毒：如植物性中毒、动物性中毒、化学性中毒；③全身性疾病：如急性感染、变态反应性疾病、内分泌性疾病、药物副作用、尿毒症、移植物抗宿主病等。

26. 答：腹泻时，粪便的性状对病因的诊断有一定帮助。如细菌性食物中毒粪便呈糊状或水样；急性细菌性痢疾、溃疡性结肠炎粪便呈脓血样；霍乱粪便呈米泔样；阿米巴痢疾粪便呈果酱样且有特殊腥臭味；急性出血性坏死性肠炎粪便呈洗肉水样且有特殊腥臭味；胰腺炎或吸收不良综合征粪便量多且含大量脂肪及泡沫，气多而臭；肠易激综合征腹泻间歇期粪便呈羊粪样且表面附有大量黏液。

27. 答：肝细胞广泛性损害引起肝细胞对胆红素的摄取、结合及排泄能力下降，血中非结合胆红素潴留。未受损的肝细胞仍能将非结合胆红素转变为结合胆红素，只是转化能力较正常低，结合胆红素部分可从损伤的肝细胞反流入血中，部分由于肝内小胆管阻塞而反流入血中，故血中结合胆红素也增多，剩下的部分仍经胆道排入肠道。

28. 答：黄疸深而色泽暗，甚至呈黄绿色或褐绿色。大便颜色变浅或呈白陶土色。胆酸盐反流入血，刺激皮肤可引起瘙痒，刺激迷走神经可引起心动过缓。胆石症、胆管炎等引起的肝外梗阻者，常有发热、腹痛、呕吐等症状，黄疸来去迅速。胰头癌及壶腹周围癌，常缺乏特征性临床表现，但可有乏力、纳差、消瘦等，黄疸常进行性加重。

29. 答：正常成人白天排尿 4~6 次，夜间 0~2 次。单位时间内排尿次数增多为尿频。尿急是患者一有尿意即难以控制，急欲排尿。尿痛是指患者排尿时尿道内疼痛或有烧灼感，甚至会阴部及耻骨上区疼痛。

30. 答：①上尿路感染：如肾盂肾炎、肾结核、肾积脓。②下尿路感染：如急性膀胱炎、尿道炎、膀胱结核等，尿急症状特别明显。③邻近器官感染：急性前列腺炎常有尿急，慢性前列腺炎常伴排尿困难、尿线细和尿流中断，其他还可见附件炎、阑尾炎、精囊炎等。

31. 答：①生成减少：如急性白血病、再生障碍性贫血、感染或放疗及化疗后的骨髓抑制等。②破坏增多：如特发性血小板减少性紫癜、药物性免疫性血小板减少性紫癜、脾功能亢进等。③消耗过多：如弥散性血管内凝血（DIC）、血栓性血小板减少性紫癜、溶血性尿毒综合征等。

32. 答：主要病因有外伤、感染、变态反应和自身免疫因素、退行性关节病、代谢性骨病、骨关节肿瘤、血液系统疾病等。

33. 答：常见的前庭周围性眩晕有良性阵发性位置性眩晕、梅尼埃病、前庭神经元炎、耳毒性药物损害等。

34. 答：常见的前庭中枢性眩晕有后循环缺血、听神经瘤、小脑病变、中枢神经药物中毒、多发性硬化。

35. 答：①血管迷走神经性晕厥：多见于年轻体弱女，情绪紧张、饥饿、妊娠、恐惧、疲劳、疼痛、失血、医疗器械检查可诱发。一旦晕厥发生而卧倒，神志也可恢复。②颈动脉窦性晕厥：是由于急剧转颈、低头、衣领过紧等，颈动脉窦突然受压，引起交感神经抑制，副交感神经兴奋而致。③情境性晕厥：是与某些特殊情境（如排尿、吞咽、排便、咳嗽、打喷嚏）相关联的神经调节性晕厥。常见的有排尿性晕厥、吞咽性晕厥、咳嗽性晕厥。

36. 答：脑血管性晕厥是指供应脑部血液的血管发生一过性闭塞，使脑灌注压急降而引起的晕厥。

①脑血管窃血综合征：发生于上肢血管闭塞，脑血管系统血流产生分流，分流同时供应脑和上肢。当上肢循环需求量增加如单侧上肢运动时引起脑干灌注不足导致意识丧失。椎-基底动脉窃血的症状包括眩晕、复视、视物模糊、基底神经功能障碍、晕厥和猝倒症。

②短暂脑缺血发作（TIA）：椎-基底动脉系统缺血和严重双侧颈动脉缺血时可引起晕厥，多伴有神经系统定位体征或症状，如瘫痪、眼球运动障碍，一般以眩晕为主。

37. 答：①发病年龄，有无家族史及反复发作史。②发作情况，有无诱因及先兆、意识丧失及大小便失禁，发作时肢体抽动次序及分布。③既往史。④伴随症状及体征。

38. 答：抽搐的特点有：①常为一组肌肉或多组肌肉同时产生收缩，有时在面部或肢体对称部位出现。②振幅较大且不局限，多由一处向他处蔓延。③频率不等，无节律性。④伴有躯体不适感及其他异常感觉，睡眠时消失。⑤客观检查无明显异常所见。

39. 答：意识障碍分度如下：

（1）嗜睡：最轻的意识障碍，是一种病理性嗜睡，患者陷入持续的睡眠状态，可被唤醒，并能正确回答和做出各种反应，但当刺激去除后很快又再入睡。嗜睡能保持简单的精神活动，但定向力发生障碍。

（2）昏睡：熟睡状态，不易唤醒，但在强烈刺激下可被唤醒，醒时答话含糊。

（3）昏迷：是严重的意识障碍，表现为意识的中断或完全丧失，按程度可分为3个阶段。①浅昏迷：患者意识完全丧失，可有较少的无意识自发动作，但角膜反射、瞳孔对光反射存在。②中度昏迷：对周围事物及各种刺激均无反应，对于剧烈刺激可出现防御反应，角膜反射减弱，瞳孔对光反射迟钝，眼球无转动。③深昏迷：全身肌肉松弛，对各种刺激无反应，深、浅发射均消失

40. 答：颅脑非感染性意识障碍见于：①脑血管疾病：脑缺血、脑出血、蛛网膜下腔出血、脑栓塞、脑血栓形成、高血压脑病等。②颅内占位性疾病：脑肿瘤、脑脓肿。③颅脑损伤：脑震荡、脑挫裂伤、外伤性颅内血肿、颅骨骨折等。④癫痫发作。

41. 答：双侧大脑皮质广泛损害导致皮质功能减退或丧失，而皮质下结构的功能仍然存在。患者表现双眼凝视或无目的活动，无任何自发言语，呼之不应，貌似清醒，实无意识。存在觉醒-睡眠周期，但时间是紊乱的。患者缺乏随意运动，但原始反射活动保留。情感反应缺乏，偶有无意识哭叫或自发性强笑。四肢腱反射亢进，病理反射阳

性。大小便失禁，腺体分泌亢进。觉醒时交感神经功能亢进，睡眠时副交感神经功能占优势。患者表现为特殊的身体姿势，双前臂屈曲和内收，腕及手指屈曲，双下肢伸直，足跖屈。

六、分析题

1. 答：

（1）最可能的诊断是上呼吸道感染。

（2）诊断依据主要有：①有淋雨史。②典型的上呼吸道感染症状：畏寒发热、鼻塞、流清涕、头痛、全身肌肉关节酸痛、乏力。③相应体征：体温 38.6℃，咽充血（++），扁桃体 I 度肿大。④血常规检查：白细胞计数 8.6×10^9/L（正常），中性粒细胞 45.5%（正常），淋巴细胞 51%（升高）。

2. 答：

（1）通过对患者的问诊，推断可能的病因为稳定型心绞痛导致的胸骨后疼痛。患者因为劳累，导致心脏负荷增加，使心率增快，心肌张力和心肌收缩力增加，导致心肌氧耗量增加，但由于冠状动脉狭窄或闭塞，心脏供血不能满足心肌对血液、血氧的需求，引起心肌急剧的、暂时的缺血缺氧，即引起心绞痛，但休息或含服硝酸甘油后可缓解。

（2）为明确诊断，还应做下述辅助检查：①心电图检查：心绞痛发作时，绝大多数患者可出现暂时性心肌缺血引起的 ST 段移位。②实验室检查：血糖、血脂检查可了解冠心病危险因素；血清心肌损伤标志物可与急性心肌梗死相鉴别，包括心肌肌钙蛋白 I 或 T、肌酸激酶及其同工酶。③多层螺旋 CT 冠状动脉成像：用于判断冠脉管腔狭窄程度和管壁钙化情况，对判断管壁内斑块分布范围和性质也有一定意义。④必要时可行冠状动脉造影检查。

3. 答：

（1）可能的诊断是肺炎。通过问诊可明确，患者既往无呼吸系统疾病，本次发病为淋雨后出现，以初起低热、以后中等以上发热为特征；咳嗽初以少痰、后以铁锈色痰为特征，不伴咽痛，时有胸痛。考虑下呼吸道感染的可能性大。

（2）为明确诊断，还需要做下述检查：①体格检查：考虑患者呼吸系统感染可能性大，因此应重点注意患者肺部体征，尤其是肺部听诊，是否有呼吸音的改变及啰音。②实验室检查：血常规、血沉可进一步证实感染性疾病。③影像学检查：肺部 X 线或 CT 检查可明确诊断并了解病变部位及范围。

4. 答：

（1）该患者发生咯血的可能诊断要考虑是由支气管或肺部疾病引起的，其中感染性疾病可能性大。由于本次发病主要表现有黄脓痰、发热等呼吸道感染的症状，要注意与支气管扩张症、肺结核、肺癌等鉴别。

（2）为明确诊断，还需要做血常规加超敏 C 反应蛋白、血沉、胸部 HRCT、痰培养加药敏试验、细菌学检查，必要时做纤维支气管镜检查以助鉴别诊断。

5. 答：

（1）该患者发生呼吸困难的可能病因是气胸。患者瘦长体型，该体型患者肺尖处易出现肺大疱。患者右手做投篮动作，右侧胸廓运动幅度骤然增大，有可能引起右侧胸膜腔内压力改变，使脏层胸膜所附属的肺尖处肺大疱牵拉破裂引起气胸。

（2）为明确诊断，体格检查时应重点检查气管位置是否居中，因在发生气胸时气管会向患侧偏移；其次可通过语音震颤、叩诊音、呼吸音变化、语音传导等变化帮助鉴别。

6. 答：

（1）存在低氧血症的可能。一方面由于长期吸烟导致慢性支气管炎、慢性阻塞性肺气肿，肺泡中氧的弥散功能障碍而出现发绀；另一方面随着病情进展，出现肺动脉高压、慢性肺源性心脏病，亦可导致发绀。

（2）为明确诊断，还需做胸部 CT、肺功能、心电图、超声心动图、动脉血气分析等检查。

7. 答：

（1）该患者心悸的最可能病因是预激综合征导致房室旁路存在，进而出现室上性心动过动过速的可能。

（2）为鉴别诊断，应进一步检查 24 小时动态心电图、心脏彩超、电生理等检查，明确房室旁路位置，并建议择期行心脏射频消融术。

8. 答：

（1）要高度怀疑溶血性链球菌感染导致的急性肾小球肾炎。患者本次发病前半月有上呼吸道咽部感染史，而其常见为溶血性链球菌感染。此后出现肾炎综合征的表现，如低热、眼睑及颜面浮肿、尿血等。

（2）应查血液补体 C_3 了解有否下降；查尿常规了解蛋白尿情况；查 B 超了解有否泌尿系结石；还需查肾功能，必要时做肾活检。

9. 答：

（1）可能是神经性呕吐，与厌食有关。其呕吐特点为无恶心、呕吐不费力、全身状态较好。

（2）为明确诊断，宜做好鉴别诊断。如做呕吐物检查，血、尿、粪常规检查，肝肾功能检查，生化及内分泌激素检查，必要时查上消化道内镜等。

10. 答：评估出血量应参考呕血及便血量、血压及脉搏情况、贫血程度等。出血量达 5mL 以上大便潜血试验阳性；达 50mL 以上可出现黑便；胃内蓄积血量 250~300mL 可出现呕血；一次出血量不超过 400mL 时，一般无全身症状；出血量达 500~800mL 可出现急性失血性贫血的症状，如头昏、口渴、乏力、皮肤苍白、心悸、出冷汗；出血量达 800~1000mL 以上可出现周围循环衰竭。患者由平卧位改为坐位时出现血压下降（下降幅度大于 15~20mmHg）、心率加快（上升幅度大于 10 次/分），已提示血容量明显不足；如果收缩压低于 90mmHg、心率大于 120 次/分，伴有面色苍白、四肢湿冷、脉搏细弱、烦躁不安或神志不清，说明已进入休克状态，属严重大量出血。

11. 答：①分泌性腹泻：胃、肠道分泌大量黏液，超过肠黏膜吸收能力，使分泌到肠腔的水、电解质增多，从而导致腹泻。②渗透性腹泻：由肠内容物渗透压增高，影响肠腔内水与电解质的吸收所致。③渗出性腹泻：肠道感染性或非感染性炎症引起的血浆、黏液、脓血等炎性渗出物增多而致腹泻。④动力性腹泻：因肠蠕动亢进引起食糜在肠道中停留的时间过短，未被充分吸收所致。⑤吸收不良性腹泻：因肠黏膜吸收面积减少或吸收障碍所致的腹泻。

12. 答：

	溶血性黄疸	肝细胞性黄疸	胆汁淤积性黄疸
病史	有溶血因素可查，有类似发作史	肝炎或肝硬化病史，肝炎接触史，输血、服药史	结石者反复腹痛伴黄疸，肿瘤者常伴腹痛、消瘦
症状与体征	贫血、血红蛋白尿、脾肿大	肝区胀痛或不适，消化道症状明显，肝脾肿大	黄疸波动或进行性加深，胆囊肿大，皮肤瘙痒
STB	＜85.5μmol/L	＜171μmol/L	不完全性梗阻 171~342μmol/L 完全性梗阻＞342μmol/L
胆红素测定	STB ↑，UCB↑	STB ↑，UCB↑，CB↑	STB ↑，CB↑
CB/STB	＜20%	20%~50%	＞50%
尿胆红素	(-)	(+)	(++)
尿胆原	增加	轻度增加	减少或消失
ALT、AST	正常	明显增高	可增高
ALP	正常	可增高	明显增高
其他	有溶血的实验室表现	肝功能实验室检查结果异常	影像学发现胆道梗阻病变

13. 答：

（1）多尿性尿频：肾脏排尿量增多，常见于糖尿病、尿崩症、急性肾衰竭多尿期、原发性甲状旁腺功能亢进症、原发性醛固酮增多症、精神性多饮等。

（2）非多尿性尿频：①炎症性尿频：如膀胱炎、尿路感染、前列腺炎、尿路结核、膀胱及尿道结石；②膀胱容量减少性尿频：见于膀胱受压、结核或严重炎症后的膀胱纤维性挛缩、膀胱占位等病变；③下尿路梗阻性尿频：如前列腺增生症、尿道狭窄、尿道口息肉、尿道旁腺囊肿、处女膜伞等；④神经源性尿频：见于癔症、神经源性膀胱；⑤尿道综合征：如感染性尿道综合征、非感染性尿道综合征，多见于已婚的中青年女性，常由于尿道外口解剖异常、泌尿系感染以及局部化学性、机械性刺激等因素所引起。

14. 答：

（1）血管壁结构与功能异常：血管内皮细胞损伤后，其下胶原纤维暴露，与血液中凝血因子接触，启动内源性凝血途经。受损的内皮细胞释放组织因子，在血小板释放的 ADP 和血栓素 A_2 等作用下，使血小板黏附于血管破损处，发挥止血作用。当毛细血管壁存在先天性缺陷或受损伤时，则不能正常地收缩发挥止血作用，而致皮肤黏膜出血。

（2）血小板数量与功能异常：血小板在止血过程中的作用：①黏附于血管损伤处，进而被激活释放 ADP 和血栓素 A_2（TXA_2），收缩血管及诱导血小板聚集。②形成血小板血栓，修复受损血管。③活化的血小板释放血小板第 3 因子（PF_3），形成凝血酶原激活物，参与凝血反应。④在一定的条件下，激活Ⅺ及Ⅻ因子，启动内源性凝血系统。如果血小板的数量与功能出现异常，必然导致止血及凝血功能障碍，引起皮肤黏膜出血。

（3）凝血功能障碍：是在内源性或外源性凝血途径启动后所进行的一系列凝血因子相继酶解激活的过程，最终生成凝血酶，形成纤维蛋白凝块。凝血因子在凝血的连锁反应中彼此相关，整个凝血过程迅速连续进行并受到精细调节。因此，任何凝血因子或任何凝血环节出现障碍，均可导致凝血功能障碍，从而导致皮肤黏膜的出血。

（4）抗凝及纤维蛋白溶解异常：循环血液中抗凝物质增多，纤维蛋白溶解功能过强，则可影响机体正常止血而致出血。

15. 答：关节痛的特点有以下几个方面：

（1）关节痛的部位：①化脓性关节炎多发于大关节和单关节。②结核性关节炎最常发生于脊柱，其次为髋、膝关节。③风湿性关节炎常累及膝、踝、肩和髋等四肢大关节，呈游走性疼痛。④类风湿关节炎常累及双手腕关节、掌指关节、近端指间关节，呈对称性疼痛，也可累及踝、膝和髋关节。⑤强直性脊柱炎常首发于髋、膝、踝和肩关节，逐渐出现胸肋或颈椎疼痛。⑥骨关节炎多累及负重关节或活动频繁的关节，如手指远端和近端指间关节、膝、足、脊柱及髋关节。

（2）关节痛的性质与程度：①急性外伤、化脓性关节炎及痛风起病急骤，疼痛剧烈，呈烧灼、切割样疼痛或跳痛。②骨关节恶性肿瘤，初发病时为间歇性轻痛，继而呈持续性剧痛；良性肿瘤则多表现为间歇性隐痛。③类风湿关节炎、系统性红斑狼疮等结缔组织病的关节痛程度较轻，呈酸痛、胀痛。

（3）关节痛的持续时间：①急性外伤性关节痛、化脓性关节炎发病急，病程较短。②反复发作的慢性关节痛，常难以陈述确切的起病时间，病程较长。

（4）诱因、加重与缓解因素：急性外伤性关节痛和慢性外伤性关节炎均有明确的外伤史。慢性外伤性关节炎常反复发作，常因活动过多、过度负重和天气寒冷等刺激诱发，药物及物理治疗后缓解。风湿性关节炎常在链球菌感染后出现。骨关节炎常在关节过度负重、活动过多以及天气湿冷时疼痛；夜间卧床休息后因静脉回流不畅、骨内压力增高而发生晨间疼痛，起床活动后静脉回流改善，疼痛缓解，但如活动过多，疼痛又会加重。痛风性关节炎常在饮酒、劳累或高嘌呤饮食后急发。

16. 答：

（1）胃溃疡合并上消化道出血。

（2）问诊时应注意：①确定是否是上消化道出血：根据病史确定是否是上消化道出血，呕血应与咯血及口、鼻、咽喉部位出血鉴别。②估计出血量：评估出血量应参考呕血及便血量、血压及脉搏情况、贫血程度等。出血量达 5mL 以上大便潜血试验阳性；达 50mL 以上可出现黑便；胃内蓄积血量 250～300mL 可出现呕血；一次出血量不超过

400mL 时，一般无全身症状；出血量达 500~800mL 可出现急性失血性贫血的症状，如头昏、口渴、乏力、皮肤苍白、心悸、出冷汗；出血量达 800~1000mL 以上可出现周围循环衰竭。③判断出血是否停止：注意患者是否反复呕血；失血表现经充分补液未见明显好转，或好转后是否再次恶化；红细胞及血红蛋白浓度及红细胞比容是否继续降低；补液与尿量充足情况下血尿素氮是否再次升高。

17. 答：

（1）过敏性紫癜。

（2）依据：①过敏性紫癜表现为四肢或臂部有对称性、高出皮肤的紫癜，可伴有痒感、关节痛及腹痛，累及肾脏时可有血尿。②过敏性紫癜因血管壁结构与功能异常，当毛细血管壁存在先天性缺陷或受损伤时则不能正常地收缩发挥止血作用，而致皮肤黏膜出血，故血液检查血小板数量及红细胞、血红蛋白数量正常。

18. 答：

（1）该患者为肝细胞性黄疸。肝炎病史 30 年，有肝功能减退表现，肝脾肿大。

（2）为明确病因，确定黄疸的类型还应重点检查肝功能、肝炎病毒、甲胎蛋白，以及腹部肝、胆、胰、脾超声、X 线、经十二指肠镜逆行胰胆管造影（ERCP）、经皮肝穿刺胆管造影、CT 等检查。

19. 答：

（1）良性位置性眩晕。

（2）诊断依据：①急性起病；②发作过程极短暂（常不超过 1 分钟）；③反复发作性、持续数周至数月的眩晕；④Dix-Hallpike（+）。

20. 答：

（1）排尿性晕厥。

（2）诊断依据：①患者为男性；②夜间起床排尿时发生；③晕厥持续时间短；④除外其他系统疾病。

21. 答：

（1）病毒性脑膜炎。

（2）该患者有可能出现脑膜刺激征。

22. 答：

（1）患者处于深昏迷状态。

（2）依据：①意识障碍。②右侧瞳孔改变。③肢体无自主活动。④左侧巴氏征（+）。

第二章 问 诊

习 题

一、选择题

（一） A 型题

1. 下列哪项属现病史的内容（ ）
   A. 生育史　B. 习惯与嗜好　C. 本次发病到就诊的时间
   D. 曾患过的疾病　E. 职业及工作条件
2. 下列哪项是医学术语（ ）
   A. 心跳　B. 心悸　C. 饱肚
   D. 拉肚子　E. 气不止
3. 下列哪项属于既往史的内容（ ）
   A. 发病时间　B. 预防注射　C. 血吸虫疫水接触史
   D. 病因与诱因　E. 工业毒物接触史
4. 下列哪项属于生育史的内容（ ）
   A. 受教育程度　B. 计划生育状况　C. 工业毒物接触情况
   D. 饮食的规律　E. 业余爱好
5. 下列哪种疾疾不是遗传性疾病（ ）
   A. 血友病　B. 白化病　C. 糖尿病
   D. 精神病　E. 慢性支气管炎
6. 有关主诉的描述，下列说法错误的是（ ）
   A. 患者感受最主要的疾苦或最明显的症状或体征
   B. 可初步反映病情轻重与急缓
   C. 本次就诊最主要的原因
   D. 尽可能用患者自己的言辞
   E. 主诉并非现病史的主要表述
7. 问诊时应避免下列哪项内容（ ）
   A. 一般由主诉开始
   B. 先由简易问题开始
   C. 先进行过渡性交流

D. 医生的态度要诚恳友善
E. 使用特定意义的医学术语

8. 下列内容不属于一般项目的是(　　)
A. 姓名、性别　B. 习惯、嗜好　C. 出生地、住址
D. 年龄、籍贯　E. 民族、婚姻

9. 数年前亦患过肺炎应写入(　　)
A. 主诉　B. 个人史　C. 家族史
D. 既往史　E. 现病史

10. 仅通过问诊不能基本确定诊断的是(　　)
A. 白血病　B. 消化性溃疡　C. 胆道蛔虫症
D. 慢性支气管炎　E. 心绞痛

11. 对患者不正确的态度是(　　)
A. 和蔼　B. 体贴　C. 耐心
D. 粗暴　E. 亲切

12. 下述主诉内容不正确的是(　　)
A. 活动后心慌、气短 2 年，加重伴下肢水肿 6 天
B. 转移性右下腹痛 2 小时
C. 头痛、头晕间作 2 个月
D. 发现胆囊结石 2 个月
E. 哮喘发作 1 周

13. 不属于疾病诱因的是(　　)
A. 进食不洁饮食　B. 剧咳　C. 饱餐
D. 淋雨　E. 劳累

14. 不属于症状缓解或加重因素的是(　　)
A. 休息　B. 停止吸烟　C. 持续腹痛
D. 健侧卧位　E. 患侧卧位

15. 鉴别是否为风湿性心脏病，应着重询问(　　)
A. 饮食偏嗜
B. 血压情况
C. 心性胸闷症状
D. 既往反复咽痛、游走性关节痛史
E. 呕吐情况

16. 不应写入现病史的是(　　)
A. 慢性阻塞性肺疾病患者的历年发作及治疗情况
B. 现患肺炎宜详细写入其数年前患肺炎情况
C. 腹泻患者的体重减轻情况
D. 心梗患者的类似上腹痛发作特点

E. 慢性肝硬化患者有否出血倾向

17. 问诊既往史时一开始常问(　　)

A. 你怎么不舒服

B. 你为什么来医院看病

C. 你病情为什么这么糟糕才来看

D. 你过去的健康状况如何

E. 你身体到底有哪些病

18. 患者，女，30 岁。发热、咳嗽、咳脓痰 3 天。查胸部 CT 提示右下肺炎。查血常规：RBC 2.35×10^{12}/L，Hb 89g/L，WBC 1.2×10^{9}/L，N 82%。有子宫肌瘤史 2 年，B 超提示子宫内 4 个肌瘤，最大 4.5cm×3.5cm。目前仍有阴道小量出血。现病史提示疾病为(　　)

A. 贫血　　B. 子宫肌瘤　　C. 阴道不规则出血

D. 肺炎　　E. 上呼吸道感染

19. 患者，男，48 岁。长期酗酒史。近 2 个月来呕吐鲜血夹胃内容物，B 超提示肝硬化，胃镜提示食管胃底静脉曲张破裂出血。问诊时应围绕什么进行问诊(　　)

A. 酗酒　　B. 性别　　C. 年龄

D. 呕血　　E. 器械检查结果

（二） B 型题

A. 现病史　　B. 既往史　　C. 个人史

D. 婚姻史　　E. 家族史

1. 过敏史属于(　　)
2. 配偶健康情况属于(　　)
3. 遗传病史属于(　　)
4. 疫水接触史属于(　　)

A. 一般性提问　　B. 直接提问　　C. 直接选择性提问

D. 强迫选择性提问　　E. 重复提问

5. “你今天来，有哪里不舒服?”属于(　　)
6. “腹痛的部位有变化吗?”属于(　　)
7. “你什么时候开始胸痛的?”属于(　　)
8. “你腹痛的部位在哪里?”“你再回答一下你腹痛的部位。”属于(　　)
9. “什么原因让你来医院?”属于(　　)
10. “腹痛是持续的吗?”“腹痛是刺痛吗?”属于(　　)

（三） 多项选择题

1. 下列哪些属于个人史的内容(　　)

A. 出生地、居留地区及时间

B. 疫水接触史

C. 烟酒嗜好

D. 初潮年龄

E. 生育次数

2. 下列哪些属于月经史的内容(　　)

A. 末次月经日期

B. 人工或自然流产的次数

C. 经血的量和色

D. 月经周期和经期天数

E. 月经初潮的年龄

3. 关于主诉的叙述，下列说法正确的是(　　)

A. 咽痛、发热 2 天

B. 畏寒、发热、右胸痛、咳嗽、食欲不振、头昏、乏力 3 天

C. 活动后心悸、气促 2 年，下肢水肿 10 天

D. 患糖尿病 1 年，多饮、多食、多尿、消瘦明显 2 个月

E. 经检查白血病复发，要求入院化疗

4. 下列哪些属于生育史的内容(　　)

A. 妊娠与生育次数

B. 人工或自然流产次数

C. 有无死产、手术产、产褥热

D. 结婚年龄

E. 计划生育状况

5. 下列哪些属于现病史的内容(　　)

A. 预防接种史　　B. 病因与诱因　　C. 手术外伤史

D. 主要症状的特点　　E. 起病的情况与患病的时间

6. 特定意义的医学术语包括下列哪几种(　　)

A. 鼻衄　　B. 潜血　　C. 谵妄

D. 里急后重　　E. 间歇跛行

7. 正确的问诊方法应该是(　　)

A. 态度要诚恳友善、认真耐心、亲切可信

B. 要有目的、有层次、有顺序地询问

C. 要善于引导患者回到主题

D. 对患者回答不确切和不满意时要耐心启发患者思考回忆

E. 要避免诱问、逼问、重复提问

8. 问诊中的一般项目包括(　　)

A. 诊治经过

B. 工作单位、职业、婚姻

C. 姓名、性别、年龄、民族

D. 病史陈述者、可靠程度

E. 住址、入院日期、记录日期

9. 问诊内容包括(　　)

A. 一般项目　　B. 主诉、现病史　　C. 既往史、系统回顾

D. 个人史、婚姻史　　E. 月经史、家族史

10. 不属于正常医患之间会谈适当距离的是(　　)

A. 约一个手臂的长度或1m

B. 15m

C. 3. 5m

D. 7m

E. 6m

二、填空题

1. 问诊的内容一般应包括____、____、____、____、____、____、____、____、____。

2. 主诉应用一两句话进行概括，应包括____和____。

3. 问个人史中的居住地时，应注意其是否到过____和____。

4. 现病史中主要症状的特点，包括主要症状出现的____、____、____、____、____。

5. 家族史中应询问____的健康及疾病情况，特别应询问____、____。

三、名词解释

1. 主诉

2. 现病史

3. 医患关系

四、是非判断分析题

1. 仪表与礼节可以影响问诊的成功率。

2. 问诊环境应尽可能让患者舒适。

3. 让患者自由叙述是问诊的基本原则。

4. 否定式提问是常用的提问方式。

5. 暗示性提问是临床迫不得已情况下可采用的。

五、问答题

1. 现病史包括哪些内容?

2. 如何理解医学人文关怀的重要性?

3. 学习问诊方法与技巧的意义是什么？

六、分析题

患者，女，52岁。多关节疼痛伴发热2个月。3个月前有慢性腹泻史。查体：体温37.5~38.5℃，左骶髂关节压痛，双膝关节肿胀、压痛，右浮髌试验阳性，右踝关节红肿、触痛，各关节主被动运动均引起疼痛。各关节X线检查无异常，肝、胆、脾、胰、双肾、子宫、附件均正常。血常规：WBC $13.3\times10^9/L$，N 80%；大便潜血（+）；ESR 132mm/h 阳性，抗“O”阴性，RF阴性；关节液镜检白细胞（++++），脓细胞（+）。

（1）上述内容中哪一项属于既往史？

（2）就此案例谈谈问诊的内容有哪些？你准备继续重点询问哪些内容？

参考答案

一、选择题

（一） A型题

1. C 2. B 3. B 4. B 5. E 6. E 7. E 8. B 9. D 10. A 11. D 12. E 13. B 14. C 15. D 16. B 17. D 18. D 19. D

（二） B型题

1. B 2. D 3. E 4. C 5. A 6. C 7. B 8. E 9. A 10. D

（三） 多项选择题

1. ABC 2. ACDE 3. ACE 4. ABCE 5. BDE 6. ABCDE 7. ABCDE 8. BCDE 9. ABCDE 10. BCDE

二、填空题

1. 一般项目；主诉；现病史；既往史；系统回顾；个人史；婚姻史；月经史及生育史；家族史。

2. 主要症状的性质；持续时间。

3. 传染病疫源地；地方病流行区。

4. 部位；性质；持续时间；程度；缓解和加剧的因素。

5. 双亲、兄弟姐妹及子女；有无患同样疾病者；有无与遗传有关的疾病及传染病。

三、名词解释

1. 主诉——为患者感受最主要的痛苦或最明显的症状或（和）体征（一个或数个），也就是本次就诊最主要的原因及其持续时间。

2. 现病史——是病史中的主要部分，它记述患者患病后的全过程，即发生、发展、演变和诊治经过，一般记录与主诉相关的问题。

3. 医患关系——是围绕人类健康目的而建立起来的一种医生与患者之间的特殊人际关系。

四、是非判断分析题

1. 答：正确。端庄的仪表，彬彬有礼的态度，友善的举止，有助于发展与患者的和谐关系，使患者感到温暖亲切，获得患者的信任，甚至能使患者讲出原想隐瞒的敏感事情。

2. 答：正确。有利于患者放松，消除紧张，无拘束地回答医生的询问。

3. 答：正确。可以使患者有主动、自由表达自己的可能，便于全面了解患者的思想情感。

4. 答：错误。因为这是一种有偏见的提问，仅能片面地得到医师希望得到的回答。

5. 答：错误。暗示性提问的错误在于“先入为主”，即医师在提问前就已经有一个假定的诊断，提问只是为了证实其正确性。

五、问答题

1. 答：现病史包括起病情况与患病时间、主要症状的特点、病因和诱因、病情的发展与演变、伴随症状、诊治经过、病程中的一般情况。

2. 答：医学人文关怀，不能不提起特鲁多医生的名言：“有时，去治愈；常常，去帮助；总是，去安慰。”它告诉人们，医生的职责不仅仅是治疗、治愈，更多的是帮助、安慰，即人文关怀。“去治愈”需要丰富的科学知识和实践积累。“治愈”是“有时”的，不是无限的，医学不能治愈一切疾病，不能治愈每一个患者。而患者也不要盲目相信医学的“本事”，对医学产生不切实际的幻想。就算“治愈”了，医生也应该客观地评估其成效。通过医学的帮助，人们才能够找回健康、保持健康、传承健康。安慰，是一种人性的传递，是在平等基础上的情感表达。安慰也是医学的一种责任，它饱含着深深的情感，决不能敷衍了事。可以说，这句名言明确了医学是饱含人文关怀的科学。抽去医学的人文性，就抛弃了医学的本质。

3. 答：

（1）学习问诊时，先预习本章内容，结合前面症状学，再联系本书前期基础课程的知识，按照问诊的内容进行学习。如问诊的重要性、问诊的方法及注意事项、问诊的内容（一般项目、主诉、现病史、既往史、系统回顾、个人史、婚姻史、月经与生育史、家族史）。问诊技巧包括仪表和礼节、问诊环境、尊重患者、交谈技巧、注意形体语言等。在通读后有时间一定要多看实例及临床书籍，对常见疾病有一初步印象后，在将来临床实践中进一步提高。

（2）结合老师在课堂上给出的问诊实例进行分析。

（3）课后复习，可以进行小组讨论，围绕如何运用问诊技巧及如何分析才能全面地收集到有关患者疾病的信息进行，必要时可以在老师带领下进入病房采集病史。

六、分析题

答：

（1）既往史主要是慢性腹泻史。

（2）问诊的内容包括一般项目、主诉、现病史、既往史、系统回顾、个人史、婚姻史、月经与生育史、家族史。上述病历内容尚不全面，准备围绕关节疼痛这一主要线索，详细问诊现病史、既往史、系统回顾、个人史中尚不全面的内容。

第三章 基本检查法

习 题

一、选择题

(一) A 型题

1. 在所有体格检查方法中，使用器械最少、得到体征最多的是( )
   A. 视诊 B. 触诊 C. 叩诊
   D. 听诊 E. 嗅诊
2. 生理情况下不出现的叩诊音是( )
   A. 浊音 B. 清音 C. 实音
   D. 过清音 E. 鼓音
3. 叩击被少量含气组织覆盖的实质脏器时产生( )
   A. 清音 B. 浊音 C. 实音
   D. 鼓音 E. 过清音
4. 肝、脾、肾、子宫和腹腔肿物的检查，应当采用( )
   A. 浅部触诊 B. 深部滑行触诊 C. 双手触诊
   D. 深压触诊 E. 冲击触诊
5. 生理情况下见于心脏、肝脏，病理状态下见于大量胸腔积液或肺实变的叩诊音是( )
   A. 清音 B. 实音 C. 浊音
   D. 鼓音 E. 过清音
6. 大量腹水而肝脾难以触及时，应当采用的触诊方法是( )
   A. 浅部触诊 B. 深部滑行触诊 C. 触诊
   D. 深压触诊 E. 冲击触诊
7. 空洞型肺结核的叩诊音是( )
   A. 清音 B. 浊音 C. 实音
   D. 鼓音 E. 过清音
8. 确定胸膜粘连或增厚、气胸、大量胸水或腹水等采用的叩诊方法是( )
   A. 直接叩诊法 B. 直接叩击法 C. 间接叩诊法
   D. 间接叩击法 E. 指指叩诊法

9. 呕吐物呈浓烈的酸味，见于(　　)

A. 急性胰腺炎　B. 急性胆囊炎　C. 幽门梗阻

D. 肠梗阻　E. 急性胃肠炎

10. 呼气有明显的氨味，见于(　　)

A. 糖尿病酮症酸中毒　B. 尿毒症　C. 肝性脑病

D. 支气管扩张　E. 有机磷农药中毒

11. 听诊器听诊的范围不包括(　　)

A. 咳嗽音　B. 血管杂音　C. 主动脉瓣关闭不全的杂音

D. 皮下捻发音　E. 肌束颤动音

12. 痰液有恶臭味，见于(　　)

A. 慢性支气管炎　B. 支气管扩张　C. 肺结核

D. 肺癌　E. 肺梗死

（二） B 型题

A. 头颈部蜘蛛痣　B. 双眼突出　C. 颈静脉搏动

D. 外观不洁，头发凌乱　E. 皮疹

1. 提示甲状腺功能亢进症的是(　　)
2. 提示三尖瓣关闭不全的是(　　)
3. 提示精神状态异常的是(　　)

A. 浅部触诊　B. 深部滑行触诊　C. 双手触诊

D. 深压触诊　E. 冲击触诊

4. 适用于胆囊压痛检查的是(　　)
5. 适用于腹部深部包块和胃肠病变检查的是(　　)
6. 适用于关节、软组织等检查的是(　　)

A. 实音　B. 过清音　C. 浊音

D. 鼓音　E. 清音

7. 气胸的叩诊音是(　　)
8. 肺炎的叩诊音是(　　)
9. 肺气肿的叩诊音是(　　)

A. 刺激性蒜味　B. 烂苹果味　C. 氨味

D. 浓烈的酒味　E. 肝臭味

10. 有机磷中毒患者可出现(　　)
11. 糖尿病酮症酸中毒患者可出现(　　)
12. 肝性脑病患者可出现(　　)

（三） 多项选择题

1. 正常人胸部可以叩出的叩诊音包括(　　).

A. 清音　　B. 浊音　　C. 鼓音
D. 过清音　　E. 实音

2. 医师进行体格检查时的注意事项包括(　　)
A. 站在卧位患者的右侧
B. 按一定的顺序进行
C. 完全暴露被检查部位
D. 在一个体位做尽可能多的检查
E. 检查应有条不紊、重点突出

3. 直接叩诊法适用于检查(　　)
A. 气胸　　B. 胸膜广泛增厚　　C. 大量胸水
D. 大量腹水　　E. 大量心包积液

4. 灯光下难以辨认而必须在自然光线下进行辨认的皮肤改变包括(　　)
A. 黄疸　　B. 色素沉着　　C. 弹性减退
D. 皮疹　　E. 色素脱失

5. 下列异常气味的临床意义中，正确的有(　　)
A. 粪便有腐败性臭味见于细菌性痢疾
B. 新鲜尿液有浓烈的氨味见于膀胱炎
C. 呕吐物有粪臭味见于肠梗阻
D. 痰液呈血腥味见于肺脓肿
E. 酸性汗味见于风湿热

6. 听诊内容包括(　　)
A. 心脏杂音　　B. 呼吸音　　C. 血管杂音
D. 肠鸣音　　E. 骨擦音

7. 适用于双手触诊的是(　　)
A. 肝脏检查　　B. 脾脏检查　　C. 肾脏检查
D. 子宫检查　　E. 胆囊检查

8. 叩诊适用于检查(　　)
A. 肺下界　　B. 肺尖宽度　　C. 心界大小
D. 肝脏边界　　E. 腹水的有无

二、填空题

1. 体格检查的基本检查方法有________、________、________、________和________五种。

2. 体格检查时，如患者为卧位，检查者应站在患者的________，一般用________进行检查。

3. 听诊器的体件有两种类型：一是________，适用于听取________的声音；另一种是________，适用于听________的声音。

4. 呼气味呈刺激性蒜味见于________，烂苹果味见于________，氨味见于________。

5. 手的感觉以________较为敏感，________最为敏感。

6. 根据叩诊的手法和目的的不同，可分为________和________。

三、名词解释

1. 体征
2. 体格检查
3. 触诊
4. 直接叩诊法
5. 过清音

四、是非判断分析题

视诊能提供重要的临床诊断线索。它使用器械最少，但是得到的体征却最多。

五、问答题

1. 触诊检查的注意事项有哪些？
2. 叙述间接叩诊的检查方法。
3. 钟形体件与膜形体件在应用上有何区别？

六、分析题

1. 如何通过嗅诊鉴别尿毒症和肝性脑病？

2. 患者，男，68岁。主因间断咳嗽、咳痰、喘憋13年，加重5天就诊。患者13年前无明显诱因咳嗽、咳白痰，每年冬季出现，无发热、胸痛。近5年来出现喘憋、胸闷等，活动后加重，休息后缓解。5天前着凉后上述症状加重就诊。

（1）患者可能的诊断是什么？为什么？

（2）对患者进行胸部叩诊时会出现什么叩诊音？为什么？

参考答案

一、选择题

（一） A型题

1. A 2. D 3. B 4. C 5. B 6. E 7. D 8. A 9. C 10. B 11. A 12. B

（二） B型题

1. B 2. C 3. D 4. D 5. B 6. A 7. D 8. C 9. B 10. A 11. B 12. E

（三）多项选择题

1. ABCE 2. ABD 3. ABCDE 4. AD 5. BCE 6. ABCDE 7. ABCD 8. ABCDE

二、填空题

1. 视诊；触诊；叩诊；听诊；嗅诊。
2. 右侧；右手。
3. 钟形体件；低调；膜形体件；高调。
4. 有机磷农药中毒；糖尿病酮症酸中毒；尿毒症。
5. 指腹和掌指关节掌面的皮肤；指腹皮肤。
6. 直接叩诊法；间接叩诊法。

三、名词解释题

1. 体征——体格检查时的异常发现，称为体征。

2. 体格检查——是医师运用自己的眼、耳、鼻、手等感官，或借助于简单的诊断工具如听诊器、叩诊锤、血压计等，来了解患者身体状况的一种最基本的检查方法。

3. 触诊——是医师通过手接触被检查部位时的感觉来进行判断的一种体格检查方法。可以进一步补充视诊所不能确定的体征。

4. 直接叩诊法——用右手拇指以外的四指掌面直接拍击被检查部位，借拍击的音响和指下的震动感来判断病变情况的方法，称为直接叩诊法。

5. 过清音——介于鼓音与清音之间，是一种病态叩诊音。正常成人不会出现，常提示肺组织含气量增多、弹性减弱，常见于肺气肿。

四、是非判断分析题

答：正确。视诊是医师用视觉来观察患者全身或局部表现的诊断方法。临床经验和医学知识丰富的医师通过对患者的视诊，能看到疾病的实质。例如，观察到患者颈部瘢痕可考虑是否患过淋巴结核，面色苍白或发绀提示是否有贫血或心肺功能衰竭，看到颈静脉怒张可以考虑右心衰竭或上腔静脉阻塞综合征。观察患者外表是否清洁整齐、头发是否梳理、指甲是否修剪等，可对患者的精神状态提供有用的诊断信息。所以在体格检查中视诊最直观，使用器械最少，得到的体征却最多，常能提供重要的诊断资料和线索。

五、问答题

1. 答：①检查前医师应向患者讲清检查目的和配合事项。检查时手要温暖、轻柔，避免患者精神和肌肉紧张，以致配合不好而影响检查结果。②检查时医师与患者都应采取适宜的位置方能达到检查目的。如检查腹部时，医师应站在患者的右侧，面向患者，以便随时观察患者的面部表情；患者取仰卧位，双手置于体侧，双腿稍屈曲，腹肌放松；检查肝脏、脾脏或肾脏，有时也可嘱患者取侧卧位。③检查下腹部时，应嘱患者先排尿，以免将充盈的膀胱误认为腹腔包块，有时还应排净大便。④触诊时要手脑并用，边触摸边思索，密切结合解剖部位和毗邻关系，以明确病变的性质和来自何种脏器。

2. 答：叩诊时左手中指第二指节紧贴于叩诊部位，其余手指稍微抬起，勿与体表接触；右手各指自然弯曲，以右手中指指端叩击左手中指第二指骨的前端。叩击方向应与叩诊部位的体表垂直。主要以活动腕关节与指掌关节进行叩诊，避免肘关节及肩关节参加活动。叩击动作要灵活、短促、富有弹性。叩击后右手中指应立即抬起，以免影响音响的振幅与频率。在一个部位每次只需连续叩击二三下，如没听清，可再连续叩击二三下。叩击用力要均匀适中，使产生的音响一致，才能正确判断叩诊音的变化。叩击力量的轻重，应根据不同的检查部位，病变组织的性质、范围大小、位置深浅等具体情况而定。叩诊时还应注意对称部位的比较与鉴别，除注意音响的变化外，还应注意不同病灶的振动所引起的指下感觉差异，两者互相配合，即使在周围环境不太安静的情况下，也能获得比较满意的叩诊效果。

3. 答：听诊器由耳件、体件及软管三部分组成。体件分为两种类型：一是钟形体件，适用于听取低调声音，如二尖瓣狭窄的舒张中晚期隆隆样杂音，使用时注意轻轻接触听诊部位，以免绷紧的皮肤将低调声音过滤掉而影响听诊效果；另一种是膜形体件，适用于听诊高调的声音，如主动脉瓣关闭不全的舒张期杂音，使用时应紧贴听诊部位的皮肤。

六、分析题

1. 答：嗅诊尿毒症患者呼气中有氨味，是由于尿毒症时体内尿素含量增高，在细菌尿素酶的作用下，尿素可分解产生过多的氨所致。肝性脑病患者的嗅诊有肝臭味，是由于肝功能严重受损时，机体内含硫氨基酸代谢中间产物（如甲硫醇、乙硫醇及二甲硫化物等）不能被肝脏代谢，经肺呼出或经皮肤散发出一种特征性气味。

2. 答：

（1）患者可能的诊断是慢性支气管炎并发阻塞性肺气肿。诊断依据：患者有慢性咳嗽、咳痰史，常于冬季出现。早期症状不明显，劳累时感觉气促、喘憋等呼吸困难，随着病情发展，呼吸困难逐渐加重。当慢性支气管炎并发阻塞性肺气肿时，患者在原有的咳嗽、咳痰等症状的基础上出现逐渐加重的呼吸困难。根据患者的症状及进行性的病程发展，支持该患者的诊断。

（2）对患者进行胸部叩诊检查时可出现过清音。原因是：肺气肿是终末细支气管远端的气道弹性减退，过度膨胀、充气和肺容积增大的病理状态，使肺泡含气量增多而肺组织的弹性减弱，所以叩诊音介于清音和鼓音之间，为过清音。轻度肺气肿体征多无明显异常。肺气肿加重时视诊可见胸廓前后径增大，呈桶状胸，呼吸运动减弱；触诊时语颤减弱；叩诊为过清音，心脏浊音界缩小，肝浊音界下降；听诊时呼吸音减弱，呼气延长，可闻及干、湿啰音，心音遥远。重度肺气肿患者，可出现发绀，当合并肺心病右心衰竭时还可出现颈静脉怒张、肝大、腹水、凹陷性水肿等体征。

第四章 一般检查

习 题

一、选择题

（一）A 型题

1. 关于腋测法测体温，下列说法正确的是(　　)
   A. 腋测法测体温安全、简便，不易产生交叉感染
   B. 腋测法为体腔外测量，欠可靠
   C. 正常值为 35~37℃
   D. 冬季老年危重患者，为避免受凉，体温计可放在腋下隔一层内衣进行测量
   E. 高热患者，腋下测量体温只需 5 分钟
2. 为了解血压变异性和血压昼夜规律，指导治疗和评价降压药物疗效，常选择(　　)
   A. 直接血压测定　B. 自我测量血压　C. 诊所偶测血压
   D. 动态血压监测　E. 电子血压计测量
3. 上肢血压高于或等于下肢血压，见于(　　)
   A. 动脉粥样硬化　B. 主动脉缩窄　C. 主动脉瓣狭窄
   D. 高血压病　E. 甲状腺功能亢进症
4. 一般判断成人正常发育的指标，正确的是(　　)
   A. 头长为身高的 1/10
   B. 胸围等于身高的 1/2
   C. 两上肢展开的长度略小于身高
   D. 坐高小于下肢的长度
   E. 体型应为正力型
5. 判断营养状态最简便而迅速的方法是观察(　　)
   A. 皮肤弹性　B. 毛发的多少　C. 皮下脂肪充实程度
   D. 肌肉的发育情况　E. 指甲有无光泽
6. 恶病质见于(　　)
   A. 病危者　B. 极度消瘦者　C. 被动体位者
   D. 高热昏迷者　E. 典型无力型者

7. 眼裂增大，眼球突出，目光闪烁，呈惊恐貌，兴奋不安，烦躁易怒。见于(　　)

A. 二尖瓣狭窄　B. 严重脱水　C. 震颤麻痹
D. 甲状腺功能亢进症　E. 肾功能衰竭终末期

8. 强迫仰卧位见于(　　)

A. 胸膜炎　B. 胸腔积液　C. 心力衰竭
D. 气胸　E. 急性腹膜炎

9. 下肢伸直并外旋，举步时将患侧骨盆抬高以提起下肢，然后以髋关节为中心，脚尖拖地，向外划半个圆圈跨前一步。这种步态见于(　　)

A. 脑性瘫痪　B. 震颤麻痹　C. 腓总神经麻痹
D. 小脑疾病　E. 急性脑血管疾病

10. 皮肤黏膜呈樱桃红色见于(　　)

A. 库欣综合征　B. 真性红细胞增多症　C. 猩红热
D. 阿托品中毒　E. 一氧化碳中毒

11. 不属于皮肤或黏膜下出血的是(　　)

A. 瘀点　B. 紫癜　C. 瘀斑
D. 血肿　E. 蜘蛛痣

12. 鼻咽癌所致的转移性淋巴结肿大容易转移到(　　)

A. 颌下　B. 颈部　C. 左锁骨上窝
D. 右锁骨上窝　E. 腋下

13. 检查皮肤弹性时，常选择的部位是(　　)

A. 手背或前臂内侧部位　B. 面颊　C. 上腹部
D. 颈前　E. 胫前

14. 女性患者，双下肢皮肤见多个红色点状改变，直径不超过 2mm，压之不退色，不凸出表面。应诊断为(　　)

A. 玫瑰疹　B. 小红痣　C. 斑疹
D. 蜘蛛痣　E. 瘀点

15. 患者，女，15 岁，低热、关节痛半个月，检查发现左肘关节附近外侧肱骨股骺端可扪及一豌豆大小、圆形、质硬、无压痛的小结节，与皮肤无粘连，将皮肤绷紧触之易发现。该皮下结节可能属于(　　)

A. 猪带绦虫囊尾蚴结节　B. 风湿小结　C. 结节性多动脉炎
D. Osler 小结　E. 痛风结节

（二）B 型题

A. 侏儒症　B. 呆小症　C. 巨人症
D. 佝偻病　E. “阉人”征

1. 发育成熟前脑垂体前叶功能亢进，可导致(　　)

2. 小儿患甲状腺功能减低，可导致( )
   A. 贫血面容 B. 肾病面容 C. 二尖瓣面容
   D. 满月面容 E. 黏液性水肿面容
3. 面色晦暗，双颊紫红，口唇轻度发绀，属于( )
4. 面色苍白，眼睑、颜面浮肿，舌质淡，边缘有齿痕，属于( )
   A. 强迫蹲位 B. 强迫停立位 C. 辗转体位
   D. 角弓反张位 E. 强迫坐位
5. 心绞痛患者的常见体位是( )
6. 心肺功能不全患者的常见体位是( )
   A. 蹒跚步态 B. 醉酒步态 C. 共济失调步态
   D. 慌张步态 E. 剪刀步态
7. 帕金森病患者的典型步态是( )
8. 小脑肿瘤患者的典型步态是( )

（三）多项选择题

1. 生命体征是评价生命活动存在与否及其质量的指标，包括( )
   A. 体温 B. 脉搏 C. 呼吸
   D. 血压 E. 意识状态
2. 体温低于正常称体温过低，见于( )
   A. 周围循环衰竭 B. 慢性消耗性疾病 C. 严重营养不良
   D. 甲状腺功能减退 E. 大出血后
3. 皮肤苍白可见于( )
   A. 贫血 B. 主动脉瓣关闭不全 C. 雷诺病
   D. 休克 E. 白癜风
4. 皮下出血常见于( )
   A. 造血系统疾病 B. 内分泌系统疾病 C. 重症感染
   D. 某些血管损害性疾病 E. 毒物或药物中毒
5. 发现患者淋巴结肿大时，检查应注意( )
   A. 部位、大小、数目
   B. 硬度、压痛、活动度
   C. 有无粘连
   D. 局部皮肤有无红肿、瘢痕、瘘管
   E. 寻找引起淋巴结肿大的原发病灶
6. 毛发稀少的原因包括( )
   A. 脂溢性皮炎 B. 斑秃 C. 席汉综合征
   D. 应用某些抗癌药物 E. 甲状腺功能减退症
7. 体温测量中常见误差的原因有( )

A. 检查前未将温度计的水银柱甩到35℃以下
B. 测量前用热水漱口
C. 不能将温度计夹紧
D. 温度计附近有使局部体温变冷的物体
E. 测量前用热毛巾擦拭腋部

8. 非凹陷性水肿常见于( )
A. 心源性水肿 B. 肾源性水肿 C. 象皮肿
D. 肝源性水肿 E. 黏液性水肿

9. 全身淋巴结肿大，常见的疾病是( )
A. 传染性单核细胞增多症
B. 淋巴结结核
C. 淋巴细胞白血病
D. 淋巴瘤
E. 系统性红斑狼疮

10. 脉压增大见于( )
A. 主动脉瓣关闭不全 B. 甲状腺功能亢进症 C. 严重贫血
D. 休克 E. 心力衰竭

11. 双上肢血压差大于10mmHg，见于( )
A. 血栓闭塞性脉管炎 B. 主动脉缩窄 C. 先天性动脉畸形
D. 髂动脉或股动脉栓塞 E. 多发性大动脉炎

12. 局限性淋巴结肿大见于( )
A. 非特异性淋巴结炎 B. 淋巴瘤 C. 系统性红斑狼疮
D. 转移性淋巴结肿大 E. 淋巴结结核

二、填空题

1. 口腔温度的正常值为________；肛门温度的正常值为________；腋下温度的正常值为________。

2. 脉压________称为脉压增大；脉压________称为脉压减小。

3. 蜘蛛痣出现部位多在________分布区，其发生一般认为与________增多有关。

4. 左锁骨上窝淋巴结肿大，多为________癌肿转移；右锁骨上窝淋巴结肿大，多为____癌肿转移。

5. 发绀是皮肤黏膜呈________。主要因单位容积血液中________增多所致。

6. 未使用降压药物的情况下，非同日3次测量血压，收缩压________和（或）舒张压________，即为高血压。

三、名词解释

1. 脉搏绝对不齐

2. 细脉
3. 低血压
4. 面具面容
5. 黄染
6. 荨麻疹
7. 肝掌
8. 凹陷性水肿

四、是非判断分析题

1. 正常脉搏均匀规则，间隔时间相等，即节律规整，故触诊儿童、青少年脉搏时如发现节律不规则，属病理现象。

2. 一侧大量胸腔积液患者侧卧于患侧，可以减轻疼痛，且有利于健侧代偿呼吸以减轻呼吸困难。

3. 白癜风属常染色体隐性遗传性疾病。临床表现为皮肤呈白色或淡红色，毛发很白或为淡黄色，虹膜及瞳孔呈浅红色，并且羞明。

五、问答题

1. 简述汞柱式血压计间接测量血压的方法。
2. 简述局限性及全身性淋巴结肿大的临床意义。
3. 简述浅表淋巴结的检查方法。
4. 简述意识状态的检查方法。

六、分析题

1. 发热、贫血、甲状腺功能亢进为什么会出现脉压增大？

2. 患者，男，8 岁。间歇性跛行 1 年就诊。查体：右上肢血压 150/110mmHg，左上肢血压 154/112mmHg，左下肢血压 90/70mmHg，右下肢血压 94/72mmHg；左背中部听到收缩期杂音；桡动脉脉搏较足背动脉脉搏明显增强。

该患者最可能的诊断是什么？

参考答案

一、选择题

（一） A 型题

1. A　2. D　3. B　4. B　5. C　6. B　7. D　8. E　9. E　10. E　11. E　12. B　13. A　14. E　15. B

（二）B型题

1. C 2. B 3. C 4. B 5. B 6. E 7. D 8. C

（三）多项选择题

1. ABCD 2. ABCDE 3. ABCD 4. ACDE 5. ABCDE 6. ABCDE 7. ABCDE 8. CE 9. ACDE 10. ABC 11. ACE 12. ADE

二、填空题

1. 36.3～37.2℃；36.5～37.7℃；36～37℃。

2. ＞40mmHg；＜30mmHg。

3. 上腔静脉；雌激素。

4. 腹腔脏器；胸腔脏器。

5. 青紫色；还原血红蛋白。

6. ≥140mmHg；≥90mmHg。

三、名词解释

1. 脉搏绝对不齐——心房颤动时，脉搏节律完全无规律，同时有脉搏强弱不一和脉搏短绌，称为脉搏绝对不齐。

2. 细脉——心搏量减少、脉压减少、周围动脉阻力增大时，脉搏减弱而振幅低，称为细脉。见于心力衰竭、休克、主动脉瓣狭窄等。

3. 低血压——血压低于90/60mmHg，称为低血压。见于休克、急性心肌梗死、心力衰竭、心包填塞、肾上腺皮质功能减退等。

4. 面具面容——面肌运动减少，面部呆板、无表情，不眨眼，双目凝视，似面具样。常见于震颤麻痹。

5. 黄染——皮肤黏膜呈不正常的黄色，黏为黄染。皮肤黄染主要见于因胆红素浓度增高引起的黄疸。

6. 荨麻疹——为边缘清楚的红色或苍白色的瘙痒性皮肤损害。出现得快，消退也快，消退后不留痕迹。见于各种异性蛋白性食物或药物过敏。

7. 肝掌——慢性肝病患者手掌大、小鱼际处常发红，加压后退色，称为肝掌。一般认为与雌激素增多有关。

8. 凹陷性水肿——用手指按压被检查部位皮肤（通常是胫骨前缘）3～5秒，手指按压后凹陷不能很快恢复者，称为凹陷性水肿。

四、是非判断分析题

1. 答：错误。某些正常儿童、青少年和成年人，表现为吸气时脉搏增快，呼气时减慢，屏住呼吸则变整齐，称为呼吸性窦性心律不齐，属生理现象。

2. 答：正确。一侧大量胸腔积液或胸膜炎时患者侧卧于患侧，可以减轻疼痛，且有利于健侧代偿呼吸以减轻呼吸困难，系强迫侧卧位。

3. 答：错误。白癜风为多形性大小不等的色素脱失斑片，发生后可逐渐扩大，但进展较慢，无自觉症状，也不引起生理功能改变。白化症属常染色体隐性遗传性疾病，临床表现为皮肤呈白色或淡红色，毛发很白或为淡黄色，虹膜及瞳孔呈浅红色，并且羞明。

五、问答题

1. 答：裸露右上臂，肘部置于与右心房同一水平。首诊时要测量双上臂血压，以后通常测量较高读数一侧。让受检者脱下该侧衣袖，露出手臂并外展45°。将袖带紧贴缚于上臂，袖带下缘距肘窝横纹约2.5cm，松紧适宜。检查者先于肘窝处触及肱动脉搏动，再将听诊器体件置于肱动脉上（体件不应塞于袖带内），轻压听诊器体件。旋紧与袖带相连的橡皮球充气旋钮，然后用橡皮球将空气打入袖带，充气过程中应同时听诊肱动脉搏动音，观察汞柱上升高度。待动脉音消失，再将汞柱升高30mmHg后，松开充气旋钮使气囊缓慢（2~6mmHg/s）放气，心率较慢时放气速率也较慢，获取舒张压读数后快速放气至零。测血压时双眼平视汞柱凸面的垂直高度，根据听诊结果读出血压值。按照Korotkoff的5期法，当听到第一个声音时所示的压力值是收缩压（第1期）；最终声音消失为第5期，即舒张压。相隔1~2分钟重复测量，重复测量时应将汞柱下降到“0”点后再向袖带内打气。取两次读数的平均值记录，如果两次测量的收缩压或舒张压相差超过5mmHg，则应再次测量，取三次读数的平均值。记录方法是收缩压/舒张压，如120/70mmHg；若仅有变音而无声音消失，记录为120/70mmHg，变音。

2. 答：局限性淋巴结肿大见于：①非特异性淋巴结炎：多有触痛，表面光滑，无粘连，质不硬。②淋巴结结核：常发生在颈部血管周围，多发性，质地较硬，大小不等，可互相粘连或与邻近组织、皮肤粘连，移动性稍差，晚期破溃后形成瘘管，愈合后可形成不规则瘢痕。③转移性淋巴结肿大：恶性肿瘤转移所致的淋巴结肿大，质硬或有橡皮样感，一般无压痛，表面光滑或有突起，与周围组织粘连而不易推动。

全身性淋巴结肿大常见于传染性单核细胞增多症、淋巴细胞白血病、淋巴瘤和系统性红斑狼疮。

3. 答：触诊是检查淋巴结的主要方法，常采用双手或单手触诊法，由浅入深进行滑动触诊，并注意使局部皮肤或组织放松。检查者将食、中、环三指并拢，指腹平放于被检查部位的皮肤上进行滑动触诊。这里所说的滑动是指腹按压的皮肤与皮下组织之间的滑动。滑动的方式应取相互垂直的多个方向或转动式滑动。这有助于淋巴结与肌肉和血管结节的区别。

4. 答：检查意识状态，主要检查患者对周围环境和对自身所处状况的认识能力。检查者可通过与患者交谈来了解其思维、反应、情感活动、计算、记忆力、注意力、定向力等方面的情况。对较为严重者应同时做痛觉试验（如重压患者眶上缘）、瞳孔对光反射、角膜反射、腱反射等，以判断有无意识障碍及其程度。对昏迷患者，重点注意生命体征，尤其是呼吸的频率和节律，瞳孔大小，眼底有无视乳头水肿、出血，有无偏瘫、锥体束征、脑膜刺激征等。

六、分析题

1. 答：脉压是收缩压和舒张压的差值。收缩压的高低取决于心排血量的高低，而舒张压的高低取决于外周阻力的高低。

发热和甲状腺功能亢进时基础代谢率增加，必然导致心排血量的增加，因而收缩压增高。而发热和甲状腺功能亢进时机体散热加强，外周小血管扩张而外周血管阻力降低，故舒张压降低。

贫血时心排出量增加以满足机体代谢的需要，故收缩压增高。但贫血时血液携带氧的能力降低，机体处于缺氧状态，在缺氧的情况下，全身微动脉、毛细血管前括约肌扩张以增加动脉血，即增加氧的供应，此时外周阻力下降，因而舒张压降低。发热、甲状腺功能亢进、贫血时收缩压均增高而舒张压降低，故脉压增大。

2. 答：最可能的诊断是主动脉缩窄。主动脉缩窄常发生在主动脉弓至降主动脉起始部。患者上肢血压增高而下肢血压降低，与正常情况下肢血压比上肢血压高 20～40mmHg 相反。虽然上肢血压升高达到高血压的标准，亦不能考虑为原发性高血压或继发性高血压。因为同时在后背中部听到收缩期杂音，提示降主动脉发生了缩窄。主动脉缩窄可使上肢血压增高而下肢血压降低，同时也可以解释上肢脉搏强而有力而下肢脉搏减弱。

第五章 头部检查

习 题

一、选择题

（一） A 型题

1. 婴幼儿前囟常在出生后多长时间内闭合（　　）
   A. 6 个月　　B. 6~8 个月　　C. 12~18 个月
   D. 24 个月　　E. 3 岁以内
2. 患儿头部膨大呈圆形，颜面相对较小，颈静脉明显充盈，见于何种情况（　　）
   A. 先天性梅毒　　B. 脑积水　　C. 小儿佝偻病
   D. 痴呆症　　E. 甲状腺功能减退症
3. 小儿左右前额突出，头顶平坦，此种头颅的形态称之为（　　）
   A. 小颅　　B. 巨颅　　C. 方颅
   D. 尖颅　　E. 脑积水
4. 严重主动脉瓣关闭不全时可出现下列哪种体征（　　）
   A. 落日现象　　B. 方颅畸形　　C. De Musset 征
   D. Graefe 征　　E. Joffroy 征
5. 角膜边缘出现黄色或棕褐色环，环外缘较清晰，内缘较模糊，称为凯-费环。见于下列哪种情况（　　）
   A. 铁代谢障碍　　B. 钙代谢障碍　　C. 锌代谢障碍
   D. 铜代谢障碍　　E. 镁代谢障碍
6. 正常人瞳孔直径是（　　）
   A. 2~3mm　　B. 3~4mm　　C. 4~5mm
   D. 2~5mm　　E. 3~6mm
7. 下列哪种情况可以导致瞳孔缩小（　　）
   A. 视神经萎缩　　B. 濒死状态　　C. 应用阿托品后
   D. 有机磷农药中毒　　E. 青光眼绝对期
8. 被检查者两眼同时注视一个近处（1m 以外）目标，当目标逐渐移至眼前约 10cm 处时，两眼同时产生瞳孔缩小，此种反射称为（　　）
   A. 直接对光反射　　B. 间接对光反射　　C. 聚合反射

D. 近反射　　E. 调节反射

9. 患者一侧瞳孔正常，一侧瞳孔呈不规则形状，常见于哪种疾病(　　)

A. 应用阿托品　　B. 有机磷农药中毒　　C. 糖尿病酮症酸中毒
D. 甲状腺功能亢进症　　E. 虹膜炎

10. 外耳道有脓性分泌物，耳痛伴有畏寒、发热等全身症状，见于(　　)

A. 痛风　　B. 急性中耳炎　　C. 颅底骨折
D. 脑膜炎　　E. 外耳道异物

11. 外耳道长期溢脓并有恶臭味，常见于(　　)

A. 颅底骨折　　B. 外耳道疖肿　　C. 急性中耳炎
D. 急性乳突炎　　E. 胆脂瘤

12. 查体时鼻梁部皮肤出现红色斑块，病损处高出皮面且向两侧面颊扩展，称之为蝶形红斑。见于何种疾病(　　)

A. 痤疮　　B. 系统性红斑狼疮　　C. 酒渣鼻
D. 蛙状鼻　　E. 蝶窦炎

13. 某患者鼻部外伤后出现塌陷，考虑为鼻骨骨折，临床上称之为(　　)

A. 蛙状鼻　　B. 蝶形红斑　　C. 鞍鼻
D. 鼻中隔穿孔　　E. 酒渣鼻

14. 患者44岁，反复出现左侧鼻腔出血，伴有鼻塞，下列哪种疾病的可能性最大(　　)

A. 鼻咽癌　　B. 血小板减少　　C. 白血病
D. 血友病　　E. 维生素K缺乏

15. 检查口腔时，在相当于第二磨牙的颊黏膜处出现直径约1mm的灰白色小点，周围有红色晕圈，可见于(　　)

A. 鹅口疮　　B. 麻疹早期　　C. Addison病
D. 核黄素缺乏　　E. 慢性铅中毒

16. 口腔检查时见舌体小，呈红色或粉红色，舌面光滑、无苔，称之为(　　)

A. 草莓舌　　B. 镜面舌　　C. 牛肉舌
D. 地图舌　　E. 毛舌

17. 患者口腔有烂苹果味，常见于(　　)

A. 牙龈炎　　B. 牙周炎　　C. 尿毒症
D. 糖尿病酮症酸中毒　　E. 有机磷农药中毒

18. 患者出现左侧颜面疼痛、红肿，伴有发热。查体：体温38℃，左侧颜面可见以耳垂为中心的红肿，触诊有压痛，边界不清楚。考虑哪种疾病可能性大(　　)

A. 腮腺混合瘤　　B. 腮腺恶性肿瘤　　C. 牙龈炎
D. 急性咽炎　　E. 流行性腮腺炎

19. 患者，男，54岁。出现右侧鼻孔持续性鼻塞3个月，逐渐加重，鼻咽部有血性分泌物，伴有耳鸣、右侧颈部包块，应考虑(　　)

A. 肥大鼻息肉　B. 慢性萎缩性鼻炎　C. 鼻咽癌
D. 上颌窦炎　E. 急性鼻炎

20. 患者，女，35 岁。感冒后出现鼻塞、头痛，流脓黄涕，早晨起床时症状轻，傍晚时加重。考虑哪种疾病的可能性大(　　)
A. 急性鼻炎　B. 急性额窦炎　C. 急性筛窦炎
D. 急性上颌窦炎　E. 鼻中隔偏曲

21. 患者，女，20 岁。口唇与皮肤交界处发生成簇的小水疱，半透明，初发时有痒或刺痛感，1 周左右即结痂，愈后不留瘢痕。引起这种疱疹的原因是(　　)
A. 单纯疱疹病毒感染
B. 人乳头瘤病毒感染
C. B 族维生素缺乏
D. 风疹病毒感染
E. 血管神经性水肿

22. 关于腮腺的描述，下列说法错误的是(　　)
A. 腮腺位于耳屏、下颌角、颧弓所构成的三角区内
B. 正常腮腺体薄而软，触诊时摸不出腺体的轮廓
C. 腺体肿大时可见到以耳垂为中心的隆起，并可触到边缘不明显的包块
D. 腮腺导管开口相当于上颌第一磨牙相对的颊黏膜上
E. 腮腺导管位于颧骨下 1.5cm 处，横过咀嚼肌表面

23. 正常成人的头围是(　　)
A. < 40cm　B. < 45cm　C. < 48cm
D. < 53cm　E. 53cm 或以上

24. 单侧上睑下垂见于(　　)
A. 动眼神经麻痹　B. 面神经麻痹　C. 先天性上睑下垂
D. 重症肌无力　E. 视神经萎缩

25. 双侧上睑下垂见于(　　)
A. 动眼神经麻痹　B. 面神经麻痹　C. 外伤
D. 重症肌无力　E. 视神经萎缩

26. 检查结膜时，翻转眼睑的要领，错误的是(　　)
A. 用食指和拇指捏住上睑中部的边缘
B. 嘱被检查者向前看
C. 此时食指和拇指轻轻向前下方牵拉
D. 然后食指向下压迫睑板上缘
E. 同时与拇指配合将睑缘向上捻转即可将眼睑翻开

(二) B 型题

A. 小颅　B. 巨颅　C. 方颅

D. 尖颅　　E. 成年后头颅增大

1. 小儿缺钙导致佝偻病时，可出现(　　)
2. 小儿先天性中脑导水管狭窄，导致脑积水，可见(　　)
3. 患者30岁，患脑垂体前叶功能亢进症，可见(　　)

A. 瞳孔缩小　　B. 瞳孔扩大　　C. 两侧瞳孔大小不等
D. 瞳孔呈不规则形　　E. 两侧瞳孔不等大且变化不定

4. 毒蕈中毒时出现(　　)
5. 虹膜炎症粘连时出现(　　)
6. 脑疝时出现(　　)

A. 眼球突出　　B. 眼球凹陷　　C. 麻痹性斜视
D. 复视　　E. 眼球震颤

7. 患者自诉头痛，左侧眼睑下垂，瞳孔缩小，同时左侧面部无汗。查肺部CT示：肺尖支气管癌。查体时眼部可见(　　)
8. 患者出现头晕、视物旋转，伴有明显耳鸣、听力减退，查体可见(　　)
9. 甲状腺功能亢进症患者查体可见(　　)

A. 先天性梅毒　　B. 系统性红斑狼疮　　C. 铅中毒
D. 萎缩性牙周病　　E. 鹅口疮

10. 齿龈的游离缘出现灰褐色点线可能为(　　)
11. 口腔出现无痛性黏膜溃疡可见于(　　)
12. 中切牙切缘呈月牙形凹陷伴牙间隙过宽，称为哈钦森齿，见于(　　)

A. 氨味　　B. 大蒜味　　C. 烂苹果味
D. 组织坏死臭味　　E. 肝臭味

13. 尿毒症患者口腔有(　　)
14. 有机磷农药中毒者口腔有(　　)
15. 糖尿病酮症酸中毒者口腔有(　　)

（三）多项选择题

1. 眼球运动受以下哪些神经支配(　　)

A. 视神经　　B. 动眼神经　　C. 滑车神经
D. 展神经　　E. 面神经

2. 下列哪些属于瞳孔的神经反射(　　)

A. 角膜反射　　B. 瞳孔直接对光反射　　C. 瞳孔间接对光反射
D. 眼球震颤　　E. 调节反射

3. 镜面舌可见于下列哪些疾病(　　)

A. 缺铁性贫血　　B. 糙皮病　　C. 慢性萎缩性胃炎
D. 恶性贫血　　E. 猩红热

4. 甲状腺功能亢进症常可查到以下哪些眼部体征(　　)

A. Graefe 征　　B. Stellwag 征　　C. Mobius 征
D. Joffroy 征　　E. 霍纳综合征

5. 单侧鼻腔反复出血可见于以下哪些疾病(　　)
A. 鼻腔感染　　B. 鼻咽癌　　C. 肾综合征出血热
D. 鼻中隔偏曲　　E. 再生障碍性贫血

6. 眼睑的检查项目有(　　)
A. 注意两侧眼睑是否对称
B. 是否有眼睑水肿
C. 是否有上睑下垂
D. 是否有眼睑闭合不全
E. 是否有睑内翻或外翻

7. 查鼻旁窦压痛时需要查以下哪些鼻旁窦(　　)
A. 额窦　　B. 蝶窦　　C. 筛窦
D. 上颌窦　　E. 鼻中隔

8. 眉毛外 1/3 过于稀疏或脱落，可见于(　　)
A. 重症肌无力　　B. 黏液性水肿　　C. 甲状腺功能减退症
D. 脑垂体前叶功能减退症 E. 肾炎

9. 角膜软化可见于(　　)
A. 小儿营养不良　　B. 严重沙眼　　C. 维生素 A 缺乏
D. 角膜感染　　E. 老年人

10. 小儿出现前囟凹陷，可见于(　　)
A. 脑膜炎　　B. 颅内出血　　C. 脱水
D. 极度消瘦　　E. 佝偻病

二、填空题

1. 严重主动脉瓣关闭不全时可出现与______________一致的点头运动。

2. 凯-费环为角膜边缘出现的黄色或棕褐色环，环外缘__________，环内缘________，是铜代谢障碍的结果，见于______________。

3. 青光眼或眼内肿瘤时，瞳孔呈________形。

4. 检查瞳孔聚合反射时，被检查者两眼同时注视________以外的目标，将目标逐渐移至眼前约________处。

5. 检查眼球运动时，医师左手置于被检查者的________，使头部不随眼球转动，右手指尖放在受检查者两眼正前方________处，受检者两眼随指尖方向移动。

6. 双侧眼球出现一系列有规律的快速往返运动，称为__________，以________方向往返运动多见。

三、名词解释

1. De Musset 征

2. 凯-费环
3. 聚合反射
4. 蝶形红斑
5. 草莓舌
6. 麻疹黏膜斑
7. 哈钦森齿
8. 鼻翼扇动

四、是非判断分析题

1. 胆红素代谢障碍时，出现血液中胆红素浓度升高，导致巩膜黄染的现象，称为黄疸。黄疸时巩膜出现均匀一致的黄染，离角膜边缘越远越明显。位于内眦部、角膜上方的巩膜黄染均为黄疸。

2. 患者出现左侧眼球凹陷，同侧眼睑下垂，瞳孔缩小，伴有左侧颜面无汗，称为霍纳综合征。

3. 患者，男，50 岁，家属代诉半小时前发现患者于家中意识不清。查体：双侧瞳孔缩小，直径约 1.5mm，对光反射迟钝，口鼻分泌物多，口腔内可闻及明显的大蒜味，听诊双肺可闻及湿啰音。患者既往有糖尿病病史。考虑患者为糖尿病酮症酸中毒。

五、问答题

1. 简述瞳孔对光反射的检查方法。
2. 简述眼球运动的检查方法。
3. 简述扁桃体肿大的临床分度。

六、分析题

1. 为什么严重主动脉瓣关闭不全时会出现 De Musset 征？

2. 患者，男，40 岁。出现鼻塞、头痛，流黄脓涕，早晨起床时症状重，傍晚时减轻。

该患者最可能的诊断是什么？应进行何种查体？

参考答案

一、选择题

（一） A 型题

1. C　2. B　3. C　4. C　5. D　6. D　7. D　8. E　9. E　10. B　11. E　12. B　13. C　14. A　15. B　16. B　17. D　18. E　19. C　20. D　21. A　22. D　23. E　24. A　25. D　26. B

（二）B型题

1. C 2. B 3. E 4. A 5. D 6. C 7. B 8. E 9. A 10. C 11. B 12. A 13. A 14. B 15. C

（三）多项选择题

1. BCD 2. BCE 3. ACD 4. ABCD 5. ABD 6. ABCDE 7. ACD 8. BCD 9. AC 10. CD

二、填空题

1. 颈动脉搏动。
2. 较清晰；较模糊；肝豆状核变性。
3. 椭圆。
4. 1m；10cm。
5. 头顶；30~40cm。
6. 眼球震颤；水平。

三、名词解释

1. De Musset 征——严重主动脉瓣关闭不全时出现与颈动脉搏动节律一致的点头运动，称为 De Musset 征。

2. 凯-费环——角膜边缘出现黄色或棕褐色环，环外缘较清晰，内缘较模糊，是铜代谢障碍的结果，称为凯-费环。见于肝豆状核变性。

3. 聚合反射——嘱被检查者两眼同时注视一个近处（正前方 1m 以外）的目标，将目标逐渐移至眼前约 10cm 处时，双眼球向内聚合，称为聚合反射。

4. 蝶形红斑——鼻梁部皮肤出现红色斑块，病损处高出皮面且向两侧面颊扩展，称为蝶形红斑。

5. 草莓舌——舌乳头肿胀、发红似草莓，称为草莓舌。见于猩红热或长期发热的患者。

6. 麻疹黏膜斑——在相当于第二磨牙的颊黏膜处出现直径约 1mm 的灰白色小点，周围有红色晕圈，称为麻疹黏膜斑。是麻疹早期的特征。

7. 哈钦森齿——中切牙切缘呈月牙形凹陷伴牙间隙过宽，称为哈钦森齿。见于先天性梅毒。

8. 鼻翼扇动——鼻孔吸气时开大，呼气时回缩，称为鼻翼扇动。常见于大叶性肺炎、支气管哮喘、心源性哮喘等引起的呼吸困难。

四、是非判断分析题

1. 答：错误。胆红素代谢障碍时，血液中胆红素浓度升高，是导致巩膜黄染的机制。但黄疸时巩膜出现均匀一致的黄染，离角膜巩膜交界处越远颜色越深。黄染多位于角膜上方的巩膜。眼内眦部出现的黄色斑块，呈不均匀分布，为脂肪沉着所致。

2. 答：正确。单侧眼球凹陷，同侧眼睑下垂，瞳孔缩小，伴有同侧颜面无汗或血管扩张，称为霍纳综合征。常见于脑血管疾病、颅内占位性病变、肺尖支气管癌、颈椎病、臂丛神经损伤、甲状腺和纵隔肿瘤、淋巴结结核等。

3. 答：错误。患者意识不清。查体：双侧瞳孔缩小，直径约 1.5mm，对光反射迟钝，口鼻分泌物多，听诊双肺可闻及湿啰音，口腔内有明显的大蒜味。考虑为有机磷农药中毒所致的可能性大。

五、问答题

1. 答：用手电光线照射瞳孔，瞳孔立即缩小，移开光线后瞳孔迅速复原，称为对光反射。对光反射可分为直接对光反射和间接对光反射。用手电光线照射瞳孔，该瞳孔立即缩小，移开光线后该瞳孔迅速复原，称为直接对光反射；用手掌立于鼻背部以隔开双眼，当手电光线照射一侧瞳孔时，观察对侧瞳孔立即缩小，移开光线后瞳孔迅速复原，称为间接对光反射。

2. 答：医师左手置于受检者头顶，使头部不能随眼球转动，右手指尖放在受检者两眼正前方 30~40cm 处，嘱受检者两眼注视指尖，随医师之间移动方向运动。一般按受检者的左侧→左上→左下，右侧→右上→右下的顺序进行检查，同时注意眼球运动的幅度、两眼是否同步及其灵活性、持久性，并询问受检者有无复视。

3. 答：扁桃体肿大临床分为 3 度：Ⅰ度为扁桃体肿大但未超过咽腭弓；Ⅱ度肿大为扁桃体超过咽腭弓，但未达到咽后壁中线；Ⅲ度肿大为扁桃体达到或超过咽后壁中线。

六、分析题

1. 答：严重主动脉瓣关闭不全时出现与颈动脉搏动节律一致的点头运动，称为 De Musset 征。其原因为头部的重量主要由颈椎承担，而两侧颈总动脉也起到一定的支撑作用，即“3 点确定 1 个平面”。严重主动脉瓣关闭不全时，收缩压明显增高，舒张压明显降低，心脏收缩时，主动脉内压力很高，颈总动脉绷直，头上抬；心脏舒张时，主动脉内压力很低，颈总动脉塌陷，不能承受头部重量而下垂。因此形成与颈动脉搏动节律一致的点头运动。

2. 答：考虑为急性额窦炎。因额窦位于两侧眼眶内侧上方，额窦下方有开口与鼻腔相连，当患者夜间卧位时，相当于放倒的瓶子，当急性额窦炎时，额窦内有渗出的炎性液体潴留，所以患者晨起时鼻塞、头痛、流黄脓涕的症状较重。起床后额窦开口向下，相当于瓶口朝下，额窦内渗出的脓性液体引流充分。患者白天脓涕较多，经一天引流，所以傍晚时症状明显减轻。可按压患者额窦区，检查是否有额窦区压痛。

第六章 颈部检查

习 题

一、选择题

（一） A 型题

1. 脑膜刺激征可见于(　　)
   A. 脑膜炎　B. 重症肌无力　C. 颈椎骨质增生
   D. 颈肌痉挛　E. 颈部软组织扭伤
2. 患者出现左侧锁骨上窝淋巴结肿大，触诊质硬，边界不清，表面光滑，无触痛。考虑以下哪种疾病的可能性大(　　)
   A. 非特异性淋巴结炎　B. 肝脏肿瘤转移　C. 肺癌颈部淋巴结转移
   D. 淋巴结结核　E. 化脓性扁桃体炎淋巴结转移
3. 下列哪种疾病不会引起颈静脉怒张(　　)
   A. 上腔静脉阻塞综合征　B. 右心功能不全　C. 缩窄性心包炎
   D. 心包积液　E. 肝硬化
4. 在安静状态下出现明显的颈动脉搏动，常见的疾病不包括(　　)
   A. 主动脉瓣关闭不全　B. 高血压　C. 缩窄性心包炎
   D. 甲状腺功能亢进症　E. 严重贫血
5. 在颈部胸锁乳突肌前缘听到收缩期杂音，应考虑(　　)
   A. 右心功能不全　B. 颈动脉狭窄　C. 心包积液
   D. 主动脉瓣关闭不全　E. 锁骨下动脉狭窄
6. 如在甲状腺侧叶表面听诊时可以听到连续性加强的血管杂音，可见于(　　)
   A. 甲状腺功能减退症　B. 颈动脉狭窄　C. 颈静脉怒张
   D. 甲状腺功能亢进症　E. 甲状腺结节
7. 患者，男，35 岁。近 1 个月出现声音嘶哑，伴有左侧眼球内陷，左侧眼睑下垂。甲状腺触诊可见多发结节，质地较硬，呈不规则形，边界不清。考虑哪种疾病的可能性大(　　)
   A. 甲状腺功能亢进症　B. 桥本甲状腺炎　C. 单纯甲状腺肿
   D. 甲状腺囊肿　E. 甲状腺癌
8. 查体患者出现气管向左侧移位，下列哪种疾病的可能性最大(　　)

A. 右侧大量胸腔积液　B. 右侧肺不张　C. 右侧胸膜粘连
D. 左侧气胸　E. 右侧肺纤维化

9. 年轻女性，被诊断为青春期甲状腺功能亢进症，下列哪项不符合其特征(　　)
A. 甲状腺轻度肿大　B. 表面光滑　C. 质地柔软
D. 质地较硬　E. 无任何症状

10. 触诊时，触及气管随心脏每次搏动向下拽动，称为气管牵拽，见于(　　)
A. 左侧肺不张　B. 右侧胸腔积液　C. 主动脉弓动脉瘤
D. 主动脉瓣关闭不全　E. 胸膜粘连

11. 甲状腺肿大超过胸锁乳突肌外缘属于(　　)
A. Ⅰ度肿大　B. Ⅱ度肿大　C. Ⅲ度肿大
D. Ⅳ度肿大　E. Ⅴ度肿大

12. 肿大的甲状腺与颈前其他包块最主要的鉴别点是(　　)
A. 甲状腺表面光滑
B. 甲状腺位于甲状软骨下方
C. 肿大的甲状腺多位于胸锁乳突肌以内
D. 肿大的甲状腺可随吞咽动作上下移动
E. 甲状腺肿大，质地不太硬

13. 一小儿在玩耍时，突然出现烦躁不安，口唇发绀，双手托颈部，颜面青紫，不能说话。考虑可能的原因为(　　)
A. 自发性气胸　B. 急性支气管炎　C. 呼吸衰竭
D. 大量胸腔积液　E. 气管异物

14. 患者，女，25 岁。心悸伴多汗、消瘦 1 个月，食欲亢进。查体：心率快，约 110 次/分，节律规整。对该患者颈部检查最可能出现的是(　　)
A. 甲状腺肿大有结节感，不规则，质地硬
B. 甲状腺结节性肿大，无震颤及杂音
C. 甲状腺肿大，质地柔软，触诊有震颤，听诊可闻及血管杂音
D. 有明显的颈静脉怒张
E. 有气管牵拽征

（二）B 型题

A. 头部不能抬起　B. 颈部疼痛伴活动受限　C. 颈部强直
D. 斜颈　E. 颈静脉怒张

1. 各种脑膜炎、蛛网膜下腔出血可见哪种体征(　　)
2. 重症肌无力、进行性肌萎缩可见哪种体征(　　)
3. 先天性颈肌挛缩可见哪种体征(　　)

A. 颈静脉怒张　B. 颈静脉搏动　C. 颈静脉狭窄
D. 锁骨下动脉狭窄　E. 颈动脉搏动

4. 于锁骨上窝处听到杂音，提示(　　)

5. 半卧位时可见颈静脉明显充盈，提示(　　)

6. 严重主动脉瓣关闭不全，可见(　　)

A. 甲状腺功能亢进症　B. 桥本甲状腺炎　C. 甲状腺癌

D. 单纯性甲状腺肿　E. 甲状旁腺腺瘤

7. 甲状腺肿大明显，可为弥漫性，也可为结节性，无震颤及杂音，可能为(　　)

8. 肿大的甲状腺质地柔软，可触及震颤，或听诊时能听到“嗡鸣”样血管杂音，可见于(　　)

9. 甲状腺呈弥漫性对称性肿大，也可呈结节性肿大，边界清楚，表面光滑，质地坚韧，甲状腺后可触及颈动脉搏动，可能为(　　)

10. 肿大的甲状腺有结节感，不规则，质地硬，触不到颈动脉搏动，可能性最大的诊断为(　　)

（三）多项选择题

1. 关于颈静脉的检查，下列说法正确的有(　　)

A. 正常人平卧位时稍见充盈，充盈的水平仅限于锁骨上缘至下颌角距离的下2/3以内

B. 取30°~45°的半卧位时，颈静脉充盈度超过正常水平，称为颈静脉怒张

C. 颈静脉怒张一般不会见于右心衰竭

D. 颈静脉怒张可见于缩窄性心包炎

E. 正常人于立位或坐位时颈外静脉常不显露

2. 关于颈部姿势和运动，以下正确的有(　　)

A. 正常人坐位时，颈部转动、屈伸自如

B. 颈肌外伤可导致斜颈

C. 颈部强直为脑膜受刺激的特征

D. 严重消耗性疾病晚期，患者头不能抬起

E. 先天性斜颈的患者健侧胸锁乳突肌粗短

3. 下列关于甲状腺的描述正确的有(　　)

A. 甲状腺位于甲状软骨下方

B. 甲状腺表面光滑，质地柔软

C. 甲状腺重量为15~25g

D. 甲状腺紧贴在气管两侧，中间以峡部相连

E. 检查甲状腺时应注意肿大甲状腺的大小、是否对称、硬度，有无压痛，表面是否光滑，有无结节、震颤及心血管杂音

4. 下列关于甲状腺的检查正确的有(　　)

A. 视诊时可嘱患者双手放于枕后，头向后仰，观察甲状腺的大小及对称性

B. 触诊甲状腺有两种方法，即从前面触诊甲状腺和从后面触诊甲状腺

C. 正常甲状腺不易触及

D. 触及肿大时，应嘱被检查者做吞咽动作，如触及包块随吞咽动作上下移动，则证明触及的包块为肿大的甲状腺

E. 触及甲状腺肿大时，将听诊器直接放在肿大的甲状腺上进行听诊

5. 导致气管向健侧移位的疾病包括(　　)

A. 大量胸腔积液　　B. 气胸　　C. 单侧甲状腺肿大

D. 肺不张　　E. 胸膜粘连

二、填空题

1. 颈部每侧可分为__________个三角区，胸锁乳突肌内缘、下颌骨下缘和前正中线之间的区域称为______________。

2. 正常人颈部伸屈和转动自如。查体时颈部强直可见于__________、________等疾病，是__________的表现之一。

3. 见到颈部血管搏动时应鉴别是颈动脉搏动还是颈静脉搏动。颈动脉搏动的特点是______________，颈静脉搏动的特点是____________________。

4. 患者，女，30岁，怀孕7个月，体检时发现甲状腺轻度肿大，表面光滑，质地柔软，无任何症状。考虑可能为______________。

5. 桥本甲状腺炎与甲状腺癌查体时可借助于____________________相鉴别。

6. 患者，女，37岁，患风心病二尖瓣狭窄，1周后感冒出现呼吸困难、咳嗽、水肿。查体发现颈静脉怒张。其最可能是发生______________。

三、名词解释

1. 肝-颈静脉回流征
2. Oliver 征
3. 斜颈
4. 颈静脉怒张
5. 颈前三角
6. 颈后三角

四、是非判断分析题

1. 颈部见到血管搏动，应鉴别是颈动脉搏动还是颈静脉搏动。颈动脉搏动为膨胀性，柔和而弥散，搏动感明显。

2. 甲状腺肿大呈对称性或非对称性，质地柔软，可触及震颤，听诊可闻及连续性血管杂音。考虑为甲状腺功能亢进症，主要为缺碘所致。

五、问答题

1. 简述甲状腺肿大的临床分度。
2. 简述气管移位的检查方法。

六、分析题

1. 患者被诊断为甲状腺癌，颈部可触及不规则结节，质地较硬，活动度差，边界不清，后出现声音嘶哑，触诊未触及颈动脉搏动。

为什么触不到颈动脉搏动？为什么出现声音嘶哑？

2. 患者，男，19岁，于用力抬重物时突然出现右侧胸痛，伴有呼吸困难、汗出、咳嗽。

考虑可能的诊断是什么？查体可见哪些典型的体征？

参考答案

一、选择题

（一）A型题

1. A　2. B　3. E　4. C　5. B　6. D　7. E　8. A　9. D　10. C　11. C　12. D　13. E　14. C

（二）B型题

1. C　2. A　3. D　4. D　5. A　6. E　7. D　8. A　9. B　10. C

（三）多项选择题

1. DE　2. ABCD　3. ABCDE　4. ABCDE　5. ABC

二、填空题

1. 两；颈前三角。
2. 各种脑膜炎；蛛网膜下腔出血；脑膜刺激征。
3. 为膨胀性，强劲而有力，搏动感明显；柔和而弥散，触诊无搏动感，压迫颈外静脉下段后搏动消失。
4. 生理性甲状腺肿大。
5. 触诊腺体后缘有否颈总动脉搏动。
6. 右心功能不全。

三、名词解释

1. 肝-颈静脉回流征——肝淤血肿大时，用手压迫肝脏可使颈静脉怒张更加明显，称为肝-颈静脉回流征。见于右心衰竭、肺动脉高压、心包积液、缩窄性心包炎等。

2. Oliver征——主动脉弓动脉瘤时，由于心脏收缩时瘤体膨大将气管压向后下，因而可触及气管随心脏每次搏动向下拽动。

3. 斜颈——头部向一侧固定偏斜，称为斜颈。常见于先天性颈肌挛缩、颈肌外伤、瘢痕挛缩。

4. 颈静脉怒张——正常人立位或坐位时颈外静脉常不显露，平卧位可稍见充盈，充盈的水平仅限于锁骨上缘至下颌角距离的下 2/3 以内。若取 30°~45°的半卧位时，颈静脉充盈度超过正常水平，称为颈静脉怒张。

5. 颈前三角——胸锁乳突肌内缘、下颌骨下缘和前正中线之间的区域，称为颈前三角。

6. 颈后三角——胸锁乳突肌后缘、锁骨上缘和斜方肌前缘之间的区域，称为颈后三角。

四、是非判断分析题

1. 答：错误。颈部见到血管搏动时，应鉴别是颈动脉搏动还是颈静脉搏动。颈动脉搏动时血管搏动为膨胀性，强劲而有力，搏动感明显；颈静脉搏动柔和而弥散，触诊无搏动感，压迫颈外静脉下段后搏动消失。

2. 答：错误。甲状腺肿大呈对称性或非对称性，质地柔软，可触及震颤，听诊可闻及连续性血管杂音，是甲状腺功能亢进症的体征，但不是由缺碘所致。缺碘为单纯性甲状腺肿的主要原因。

五、问答题

1. 答：甲状腺肿大临床分为 3 度：不能看出肿大但能触及者为Ⅰ度；既能看到又能触到，但在胸锁乳突肌以内者为Ⅱ度；超过胸锁乳突肌外缘者为Ⅲ度。

2. 答：检查时让患者取舒适的坐位或仰卧位，使颈部处于自然正中位置。医师将食指和环指分别置于两侧胸锁关节上，然后将中指置于气管之上，观察中指是否在食指和环指中间；或可将中指置于气管与两侧胸锁乳突肌之间的间隙，据两侧间隙是否等宽来判断气管有无偏移。

六、分析题

1. 答：甲状腺癌时，常将颈动脉包裹在癌组织内，故在腺体后缘不能触及颈动脉的搏动。当癌组织波及喉返神经时可出现声音嘶哑。

2. 答：

（1）根据患者用力抬重物时突然出现右侧胸痛，伴有呼吸困难、汗出、咳嗽的病史及症状，考虑可能的诊断为自发性气胸。

（2）查体时典型的体征可能有：

视诊：患侧胸廓饱满，肋间隙增宽，呼吸运动减弱或消失。

触诊：气管可被推向健侧，触觉语颤减弱或消失。

叩诊：患侧为鼓音，心脏可向健侧移位。右侧气胸时肝上界下移，左侧气胸时心浊音界叩不出。

听诊：患侧呼吸音减弱或消失，听觉语颤减弱或消失。

第七章 胸部检查

习 题

一、选择题

（一） A 型题

1. 胸骨角标志的是(　　)
   A. 支气管分叉　B. 心室上缘　C. 第 3 肋骨
   D. 上纵隔区域　E. 第 1 胸椎
2. 桶状胸可见于(　　)
   A. 肺不张　B. 肺结核　C. 肺萎缩
   D. 瘦长体型　E. 阻塞性肺气肿
3. 佝偻病患者可以出现的胸廓病理性改变是(　　)
   A. 扁平胸　B. 桶状胸　C. 肋间隙增宽
   D. 鸡胸　E. 胸廓凹陷
4. 肋间隙膨隆见于(　　)
   A. 大量胸腔积液　B. 肺不张　C. 肺萎缩
   D. 胸膜外伤　E. 局部产气杆菌感染
5. 男性乳房发育，考虑的疾病是(　　)
   A. 尿毒症　B. 肝硬化　C. 肾上腺皮质功能减退
   D. 肢端肥大症　E. 甲状腺功能减退症
6. 下列不属于乳房肿块触诊内容的是(　　)
   A. 部位　B. 大小　C. 硬度
   D. 搏动感　E. 压痛及活动度
7. 可出现库斯莫尔呼吸的是(　　)
   A. 肝硬化　B. 糖尿病酮症酸中毒　C. 甲状腺功能亢进症
   D. 心力衰竭　E. 颅内高压
8. 可出现呼吸过缓的是(　　)
   A. 疼痛　B. 贫血　C. 甲状腺功能亢进症
   D. 心力衰竭　E. 颅内高压
9. 可出现呼吸过速的是(　　)

A. 胸膜炎　B. 黏液性水肿　C. 镇静剂过量
D. 麻醉剂过量　E. 颅内高压

10. 可出现潮式呼吸的是(　　)
A. 脑疝前期　B. 黏液性水肿　C. 甲状腺功能亢进症
D. 气胸　E. 颅脑损伤

11. 可出现间停呼吸的是(　　)
A. 神经衰弱　B. 忧郁症　C. 老年人
D. 颅内高压　E. 深睡时

12. 下列引起触觉语颤减弱的是(　　)
A. 大叶性肺炎实变期　B. 肺癌　C. 肺结核空洞
D. 压迫性肺不张　E. 气胸

13. 下列引起触觉语颤增强的是(　　)
A. 阻塞性肺气肿　B. 大量胸腔积液　C. 肺结核空洞
D. 阻塞性肺不张　E. 气胸

14. 下列引起肺上界变窄的是(　　)
A. 肺气肿　B. 气胸　C. 肺尖结核
D. 肺空洞　E. 肺大疱

15. 下列引起肺上界增宽的是(　　)
A. 肺气肿　B. 肺癌　C. 胸膜肥厚
D. 肺纤维化　E. 肺萎缩

16. 下列引起肺下界上移的是(　　)
A. 肺气肿　B. 腹腔脏器下垂　C. 肺下叶实变
D. 消瘦　E. 肺萎缩

17. 下列引起肺下界下移的是(　　)
A. 肺气肿　B. 肺下叶实变　C. 胸腔积液
D. 气胸　E. 阻塞性肺不张

18. 下列不会引起肺下界移动度减少的是(　　)
A. 肺气肿　B. 肺空洞　C. 胸腔积液
D. 气胸　E. 腹腔脏器下垂

19. 下列肺脏病变叩诊为浊音或实音的是(　　)
A. 肺气肿　B. 肺空洞　C. 肺炎
D. 气胸　E. 支气管哮喘发作

20. 下列肺脏病变叩诊为鼓音的是(　　)
A. 肺气肿　B. 肺炎　C. 胸腔积液
D. 气胸　E. 支气管哮喘发作

21. 下列肺脏病变叩诊为过清音的是(　　)
A. 肺气肿　B. 肺炎　C. 肺结核

D. 气胸　　E. 肺肿瘤

22. 正常肺泡呼吸音的听诊部位是(　　)
A. 右肺尖　　B. 腋窝下部　　C. 肩胛间区
D. 喉部　　E. 胸骨上窝

23. 正常支气管呼吸音的听诊部位是(　　)
A. 乳房下部　　B. 腋窝下部　　C. 右肺尖
D. 胸骨上窝　　E. 胸骨角

24. 正常支气管肺泡呼吸音的听诊部位是(　　)
A. 右肺尖　　B. 腋窝下部　　C. 肩胛下区
D. 喉部　　E. 乳房下部

25. 下列引起肺泡呼吸音增强的是(　　)
A. 肺气肿　　B. 贫血　　C. 胸腔积液
D. 气胸　　E. 胸膜增厚

26. 下列引起肺泡呼吸音减弱的是(　　)
A. 肺气肿　　B. 运动　　C. 发热
D. 代谢性酸中毒　　E. 甲状腺功能亢进

27. 下列出现病理性支气管呼吸音的是(　　)
A. 大叶性肺炎实变期　　B. 支气管哮喘发作　　C. 肺气肿
D. 阻塞性肺不张　　E. 气胸

28. 下列属于干啰音听诊特点的是(　　)
A. 吸气、呼气均可闻及，呼气时明显
B. 性质不变
C. 部位恒定
D. 持续时间短
E. 音调较低

29. 两肺布满湿啰音的疾病是(　　)
A. 肺结核　　B. 急性肺水肿　　C. 支气管扩张
D. 支气管哮喘　　E. 心源性哮喘

30. 下列引起听觉语音增强的是(　　)
A. 肺空洞　　B. 肺气肿　　C. 大量胸腔积液
D. 阻塞性肺不张　　E. 气胸

31. 大叶性肺炎实变期可出现的体征有(　　)
A. 触觉语颤减弱　　B. 叩诊呈浊音或实音　　C. 肺泡呼吸音增强
D. 听觉语音减弱　　E. 气管偏向患侧

32. 慢性阻塞性肺气肿可出现的体征有(　　)
A. 桶状胸　　B. 触觉语颤增强　　C. 双肺叩诊呈鼓音
D. 病理性支气管呼吸音　　E. 听觉语音增强

33. 胸腔积液可出现的体征有(　　)
A. 桶状胸　B. 触觉语颤增强　C. 气管偏向健侧
D. 患侧呼吸音增强　E. 听觉语音增强
34. 阻塞性肺不张可出现的体征有(　　)
A. 气管偏向患侧　B. 触觉语颤增强　C. 患侧胸廓饱满
D. 叩诊呈过清音　E. 听觉语音增强
35. 压迫性肺不张可出现的体征有(　　)
A. 肋间隙变窄　B. 触觉语颤增强　C. 气管偏向患侧
D. 叩诊呈清音　E. 听觉语音减弱
36. 支气管哮喘可出现的体征有(　　)
A. 端坐呼吸　B. 呼吸运动增强　C. 双肺叩诊呈浊音
D. 触觉语颤增强　E. 听觉语音增强
37. 气胸可出现的体征有(　　)
A. 桶状胸　B. 触觉语颤增强　C. 患侧叩诊呈鼓音
D. 呼吸音增强　E. 听觉语音增强
38. 下列可出现乳头内陷的是(　　)
A. 发育异常　B. 乳管内乳头状瘤　C. 乳腺囊性增生
D. 内分泌紊乱　E. 妊娠或哺乳期
39. 下列可出现抽泣样呼吸的是(　　)
A. 疼痛　B. 代谢性酸中毒　C. 神经衰弱
D. 麻醉剂过量　E. 颅内高压
40. 有关肺上界，下列叙述不正确的是(　　)
A. 反映肺尖的宽度　B. 左侧比右侧稍窄　C. 肺气肿时增宽
D. 肺尖结核时变窄　E. 正常 4~6cm
41. 正常人心尖搏动范围的直径为(　　)
A. 1.0~1.5cm　B. 2.0~2.5cm　C. 3.0~3.5cm
D. 4.0~4.5cm　E. 5.0~5.5cm
42. 下列哪项属于临界高血压(　　)
A. 18.1/11.4kPa（136/86mmHg）
B. 18.6/12.0kPa（140/90mmHg）
C. 21.3/10.6kPa（160/80mmHg）
D. 21.3/12.6kPa（160/95mmHg）
E. 22.6/13.3kPa（170/110mmHg）
43. 右心室肥大时心尖搏动的位置为(　　)
A. 向右下移位　B. 向左下移位　C. 向左移位
D. 向右移位　E. 向上移位
44. 正常心尖搏动位置在(　　)

A. 胸骨左缘第5肋间锁骨中线内0.5~1.0cm处
B. 胸骨左缘第5肋间锁骨中线外0.5~1.5cm处
C. 胸骨左缘第5肋间锁骨中线内1.5~2.0cm处
D. 胸骨左缘第5肋间锁骨中线外1.5~2.0cm处
E. 胸骨左缘第5肋间锁骨中线内2.0~2.5cm处

45. 负性心尖搏动可见于(　　)
A. 肺气肿　B. 右心室肥大　C. 左心室肥大
D. 大量心包积液　E. 粘连性心包炎

46. 心尖搏动在第6肋间左锁骨中线外2cm处，其原因为(　　)
A. 左心室扩大　B. 右心室扩大　C. 右位心
D. 正常人左侧卧位　E. 右心房及肺动脉段扩大

47. 水冲脉临床上主要见于(　　)
A. 缩窄性心包炎　B. 二尖瓣狭窄　C. 二尖瓣关闭不全
D. 主动脉瓣狭窄　E. 主动脉瓣关闭不全

48. 剑突下搏动常见于(　　)
A. 左心室肥大　B. 右心室肥大　C. 右位心
D. 胸腔积液　E. 腹水

49. 心尖部触及舒张期震颤，最常见于(　　)
A. 室间隔缺损　B. 动脉导管未闭　C. 二尖瓣狭窄
D. 主动脉瓣狭窄　E. 肺动脉瓣狭窄

50. 左心室增大时可出现(　　)
A. 胸骨上窝搏动　B. 剑突下搏动　C. 负性心尖搏动
D. 抬举性心尖搏动　E. 胸骨左缘第3~4肋间隙搏动

51. 检查心脏震颤常用(　　)
A. 全手掌　B. 第2~4指指腹　C. 手掌尺侧
D. 手掌桡侧　E. 第2~3指指尖

52. 关于心脏震颤，下列说法错误的是(　　)
A. 触到震颤可肯定有器质性心脏病
B. 常见于某些先天性心脏病及心脏瓣膜狭窄时
C. 其产生机制与心脏杂音相似
D. 有震颤一定能听到杂音，反之亦然
E. 在一定条件下，杂音越响，震颤越强

53. 关于心率的叙述，下列说法正确的是(　　)
A. 正常成人心率范围为60~90次/分
B. 检查心率时用听诊器在心尖部听取第一心音计数
C. 女性心率稍慢
D. 老年人心率稍快

E. 婴幼儿心率超过 150 次/分，称心动过速

54. 心浊音界呈靴形，常见于(　　)

A. 心包积液　B. 二尖瓣狭窄　C. 扩张性心肌病

D. 肺心病　E. 主动脉瓣关闭不全

55. 一患者胸骨右缘第 2 肋间隙触及收缩期震颤，提示(　　)

A. 室间隔缺损　B. 动脉导管未闭　C. 肺动脉瓣狭窄

D. 主动脉瓣狭窄　E. 主动脉瓣关闭不全

56. 大量心包积液患者，坐位时心浊音界呈(　　)

A. 梨形　B. 靴形　C. 烧瓶形

D. 普大形　E. 心底部增宽

57. 二尖瓣狭窄患者叩诊心界呈梨形，是由于(　　)

A. 左、右心室均增大

B. 左心房与右心室增大

C. 右心房与右心室增大

D. 左心房及肺动脉段扩大

E. 右心房及肺动脉段扩大

58. 胸骨右缘第 2 肋间听诊区为(　　)

A. 二尖瓣听诊区　B. 三尖瓣听诊区　C. 肺动脉瓣听诊区

D. 主动脉瓣听诊区　E. 主动脉瓣第二听诊区

59. 正常成人的心率范围为(　　)

A. 50~80 次/分　B. 60~90 次/分　C. 60~100 次/分

D. 70~80 次/分　E. 70~90 次/分

60. 一般能听到几个心音(　　)

A. 1 个　B. 2 个　C. 3 个

D. 4 个　E. 5 个

61. 第一心音增强可见于下列何种情况(　　)

A. 心室肥大　B. 心肌炎　C. 心肌病

D. 二尖瓣关闭不全　E. 主动脉瓣关闭不全

62. 关于舒张早期奔马律的叙述，下列说法正确的是(　　)

A. 反映左心室舒张期压力负荷过重

B. 由 S_1、S_2 及病理性 S_4 构成的节律

C. 也称房性奔马律

D. 听诊最清晰的部位在胸骨下端右缘

E. 常见于心力衰竭、急性心肌梗死

63. 第一心音减弱不出现于下列何种情况(　　)

A. 心肌炎　B. 心肌病　C. 心肌梗死

D. 二尖瓣狭窄　E. 二尖瓣关闭不全

64. 二尖瓣脱垂时，心脏听诊可闻及(　　)
A. 大炮音　B. 枪击音　C. 鸽鸣音
D. 二尖瓣开放拍击音　E. 收缩中晚期喀喇音
65. 第一心音的产生主要是由于(　　)
A. 半月瓣关闭　B. 主动脉瓣关闭　C. 肺动脉瓣关闭
D. 房室瓣开放　E. 房室瓣关闭
66. 第二心音分裂，下列说法错误的是(　　)
A. 健康青少年可出现生理性分裂
B. 二尖瓣狭窄时可出现持续性分裂
C. 房间隔缺损时可出现固定分裂
D. 主动脉瓣狭窄时可出现反常分裂
E. 左束支传导阻滞时吸气末分裂音明显
67. 完全性房室传导阻滞时，听诊可出现(　　)
A. 开瓣音　B. 枪击音　C. 大炮音
D. 喀喇音　E. 鸟鸣音
68. 二尖瓣狭窄患者心脏听诊时，下列哪项最具有特征性(　　)
A. 心尖部舒张期隆隆样杂音
B. 开瓣音
C. S_1增强
D. P_2 分裂
E. Graham-Steell 杂音
69. 一侧脉搏消失见于下列何种情况(　　)
A. 休克　B. 心包压塞　C. 心力衰竭
D. 急性心肌梗死　E. 多发性大动脉炎
70. 二尖瓣杂音听诊更清晰的体位是(　　)
A. 坐位　B. 立位　C. 平卧位
D. 左侧卧位　E. 右侧卧位
71. 动脉导管未闭时杂音的性质为(　　)
A. 机器样　B. 吹风样　C. 隆隆样
D. 叹气样　E. 乐音样
72. 主动脉瓣关闭不全时杂音的性质为(　　)
A. 机器样　B. 吹风样　C. 隆隆样
D. 叹气样　E. 乐音样
73. 下列哪种疾病与 Austin-Flint 杂音有关(　　)
A. 主动脉瓣狭窄　B. 主动脉瓣关闭不全　C. 二尖瓣狭窄
D. 二尖瓣关闭不全　E. 肺动脉瓣狭窄
74. 患者，男，10 岁，诊为重症心肌炎，心脏听诊可出现哪项体征(　　)

A. 开瓣音　B. 喀喇音　C. 钟摆律
D. S_1增强　E. P_2减弱

75. 做 Valsalva 动作时，可使下列哪种杂音增强(　　)
A. 二尖瓣狭窄
B. 二尖瓣关闭不全
C. 特发性肥厚型主动脉瓣下狭窄
D. 主动脉瓣狭窄
E. 主动脉瓣关闭不全

76. 心包积液时可出现(　　)
A. 水冲脉　B. 交替脉　C. 重搏脉
D. 奇脉　E. 迟脉

77. 正常成人的脉压标准为(　　)
A. 1.5~2.0kPa（11~15mmHg）
B. 2.6~3.5kPa（20~26mmHg）
C. 4.0~5.3kPa（30~40mmHg）
D. 5.3~6.5kPa（40~49mmHg）
E. 6.0~7.3kPa（45~55mmHg）

78. 正常成人的血压标准为(　　)
A. 收缩压<18.6kPa（140mmHg），舒张压<12.0kPa（90mmHg）
B. 收缩压≤18.8kPa（141mmHg），舒张压<12.1kPa（91mmHg）
C. 收缩压≤18.6kPa（140mmHg），舒张压≤12.0kPa（90mmHg）
D. 收缩压<21.3kPa（160mmHg），舒张压<12.6kPa（95mmHg）
E. 收缩压≤21.3kPa（160mmHg），舒张压≤12.6kPa（95mmHg）

79. 急性心肌梗死时可出现(　　)
A. 水冲脉　B. 交替脉　C. 重搏脉
D. 脉搏短绌　E. 脉搏消失

80. 枪击音主要见于(　　)
A. 肾动脉狭窄　B. 腹主动脉狭窄　C. 髂动脉狭窄
D. 主动脉瓣关闭不全　E. 多发性大动脉炎

81. 毛细血管搏动征的检查部位是(　　)
A. 舌尖　B. 耳垂　C. 睑结膜
D. 指甲末端　E. 手指末端

82. 患者，女，62 岁。劳力性心悸、气促 1 年。昨晚凌晨 2 时突起呼吸困难，不能平卧，咳吐大量粉红色泡沫痰。查体：唇发绀，心尖区触及舒张期震颤，心尖区闻及舒张期隆隆样杂音，第一心音增强，肺部布满大量哮鸣音及湿啰音。该患者的诊断为(　　)
A. 二尖瓣狭窄伴急性右室功能衰竭

B. 二尖瓣狭窄伴肺部感染
C. 二尖瓣关闭不全伴心力衰竭
D. 二尖瓣脱垂伴心力衰竭
E. 二尖瓣狭窄伴急性肺水肿

（二）B型题

A. 支气管炎　B. 支气管哮喘　C. 消耗性疾病
D. 佝偻病　E. 胸腔积液

1. 桶状胸见于(　　)
2. 扁平胸见于(　　)
3. 鸡胸见于(　　)

A. 局限性干啰音　B. 肺底干啰音　C. 局限性湿啰音
D. 两肺底湿啰音　E. 两肺湿啰音

4. 左心衰竭可闻及(　　)
5. 支气管扩张症可闻及(　　)
6. 支气管局部结核可闻及(　　)

A. 阻塞性肺气肿　B. 胸腔积液　C. 肺水肿
D. 阻塞性肺不张　E. 大叶性肺炎

7. 气管移向患侧见于(　　)
8. 气管移向健侧见于(　　)
9. 触觉语颤增强见于(　　)

A. 潮式呼吸　B. 叹息样呼吸　C. 间停呼吸
D. 抽泣样呼吸　E. 库斯莫尔呼吸

10. 尿毒症代谢性酸中毒患者可出现的呼吸是(　　)
11. 神经衰弱患者可出现的呼吸是(　　)
12. 老年人深睡时可出现的呼吸是(　　)

A. 胸骨右缘第2肋间收缩期杂音
B. 胸骨左缘3、4肋间舒张期杂音
C. 胸骨左缘第2肋间舒张期杂音
D. 心尖区收缩期杂音
E. 胸骨下端近剑突右侧舒张期杂音

13. 二尖瓣关闭不全可出现(　　)
14. 主动脉瓣关闭不全可出现(　　)
15. 主动脉瓣狭窄可出现(　　)

A. 主动脉瓣狭窄　B. 肺动脉高压　C. 二尖瓣关闭不全
D. 甲状腺功能亢进　E. 三尖瓣关闭不全

16. 增加左心前负荷的是(　　)

17. 增加右心后负荷的是(　　)
18. 增加全心前负荷的是(　　)
A. 二尖瓣狭窄　B. 二尖瓣关闭不全　C. 主动脉瓣狭窄
D. 主动脉瓣关闭不全　E. 三尖瓣关闭不全
19. 感染性心内膜炎最常见的是(　　)
20. 二尖瓣狭窄最常合并的是(　　)
21. 可出现第二心音逆分裂的是(　　)
A. 劳力性呼吸困难　B. 肝-颈静脉回流征阳性　C. 脉搏短绌
D. 大炮音　E. 第二心音固定分裂
22. 右心功能不全时可出现(　　)
23. 左心功能不全时可出现(　　)

（三）多项选择题

1. 胸骨角标志的是(　　)
A. 支气管分叉　B. 心房上缘　C. 第2肋骨
D. 上下纵隔分界　E. 第4胸椎
2. 桶状胸可见于(　　)
A. 肺不张　B. 肺结核　C. 肺气肿
D. 矮胖体型　E. 老年人
3. 佝偻病患者可以出现的胸廓改变是(　　)
A. 串珠肋　B. 肋膈沟　C. 漏斗胸
D. 鸡胸　E. 扁平胸
4. 肋间隙膨隆见于(　　)
A. 大量胸腔积液　B. 气胸　C. 严重肺气肿
D. 胸膜外伤　E. 局部产气杆菌感染
5. 男性乳房发育考虑的疾病是(　　)
A. 睾丸功能下降　B. 肝硬化　C. 肾上腺皮质功能亢进
D. 甲状腺功能减退症　E. 甲状腺功能亢进症
6. 乳房肿块触诊的内容包括(　　)
A. 部位　B. 大小　C. 硬度
D. 外形　E. 压痛及活动度
7. 可出现库斯莫尔呼吸的疾病是(　　)
A. 尿毒症　B. 糖尿病酮症酸中毒　C. 甲状腺功能亢进症
D. 心力衰竭　E. 颅内高压
8. 可出现呼吸过速的是(　　)
A. 疼痛　B. 贫血　C. 甲状腺功能亢进症
D. 心力衰竭　E. 颅内高压

9. 可出现呼吸过缓的是(　　)
A. 深睡时　B. 黏液性水肿　C. 镇静剂过量
D. 胸膜炎　E. 颅内高压
10. 可出现潮式呼吸的是(　　)
A. 疼痛　B. 黏液性水肿　C. 镇静剂过量
D. 心力衰竭　E. 颅内高压
11. 可出现间停呼吸的是(　　)
A. 运动　B. 黏液性水肿　C. 镇静剂过量
D. 脑外伤　E. 颅内高压
12. 下列引起触觉语颤增强的是(　　)
A. 大叶性肺炎实变期　B. 肺癌　C. 肺结核空洞
D. 阻塞性肺不张　E. 气胸
13. 下列引起触觉语颤减弱的是(　　)
A. 肺气肿　B. 胸壁水肿　C. 肺结核空洞
D. 阻塞性肺不张　E. 气胸
14. 下列引起肺上界增宽的是(　　)
A. 肺气肿　B. 气胸　C. 肺尖结核
D. 肺纤维化　E. 肺大疱
15. 下列引起肺上界变窄的是(　　)
A. 肺大疱　B. 胸膜增厚　C. 肺尖结核
D. 肺纤维化　E. 肺气肿
16. 下列引起肺下界上移的是(　　)
A. 肺气肿　B. 腹腔脏器下垂　C. 胸腔积液
D. 膈肌麻痹　E. 阻塞性肺不张
17. 下列引起肺下界下移的是(　　)
A. 肺气肿　B. 腹腔脏器下垂　C. 胸腔积液
D. 气胸　E. 肺萎缩
18. 下列引起肺下界移动度减少的是(　　)
A. 肺气肿　B. 腹腔脏器下垂　C. 胸腔积液
D. 气胸　E. 肺不张
19. 下列肺脏叩诊呈浊音或实音的是(　　)
A. 肺气肿　B. 肺炎　C. 胸腔积液
D. 气胸　E. 肺肿瘤
20. 下列肺脏叩诊呈鼓音的是(　　)
A. 肺气肿　B. 肺炎　C. 胸腔积液
D. 气胸　E. 肺空洞
21. 下列肺脏叩诊呈过清音的是(　　)

A. 肺气肿　B. 肺炎　C. 支气管哮喘发作时
D. 气胸　E. 肺肿瘤

22. 正常肺泡呼吸音的听诊部位是(　　)
A. 乳房下部　B. 腋窝下部　C. 肩胛下区
D. 喉部　E. 胸骨上窝

23. 正常支气管呼吸音的听诊部位是(　　)
A. 乳房下部　B. 腋窝下部　C. 右肺尖
D. 喉部　E. 胸骨上窝

24. 正常支气管肺泡呼吸音的听诊部位是(　　)
A. 右肺尖　B. 腋窝下部　C. 肩胛间区
D. 喉部　E. 胸骨角

25. 下列引起肺泡呼吸音增强的是(　　)
A. 肺气肿　B. 贫血　C. 胸腔积液
D. 支气管哮喘　E. 甲状腺功能亢进症

26. 下列引起肺泡呼吸音减弱的是(　　)
A. 发热　B. 代谢性酸中毒　C. 胸腔积液
D. 气胸　E. 肺气肿

27. 下列出现病理性支气管呼吸音的是(　　)
A. 大叶性肺炎实变期　B. 肺癌　C. 肺结核空洞
D. 阻塞性肺不张　E. 气胸

28. 下列属于干啰音听诊特点的是(　　)
A. 吸气、呼气均可闻及　B. 吸气末明显　C. 性质易变
D. 部位不定　E. 音调较低

29. 下列属于湿啰音听诊特点的是(　　)
A. 吸气、呼气均可闻及　B. 吸气末明显　C. 性质易变
D. 部位恒定　E. 数个水泡音可同时存在

30. 下列引起听觉语音增强的是(　　)
A. 大叶性肺炎实变期　B. 肺气肿　C. 肺结核空洞
D. 阻塞性肺不张　E. 气胸

31. 大叶性肺炎实变期可出现的体征有(　　)
A. 触觉语颤增强　B. 叩诊呈浊音　C. 病理性支气管呼吸音
D. 听觉语音减弱　E. 肺泡呼吸音增强

32. 慢性阻塞性肺气肿可出现的体征有(　　)
A. 桶状胸　B. 触觉语颤增强　C. 双肺叩诊呈过清音
D. 呼气延长　E. 听觉语音减弱

33. 胸腔积液可出现的体征有(　　)
A. 气管向患侧移位　B. 触觉语颤增强　C. 叩诊呈浊音

D. 呼吸音减弱 E. 听觉语音减弱

34. 阻塞性肺不张可出现的体征有( )

A. 气管偏向患侧 B. 触觉语颤增强 C. 叩诊呈浊音

D. 呼吸音减弱 E. 听觉语音增强

35. 压迫性肺不张可出现的体征有( )

A. 气管移向健侧 B. 触觉语颤增强 C. 患侧叩诊呈浊音

D. 呼吸音减弱 E. 听觉语音增强

36. 支气管哮喘可出现的体征有( )

A. 端坐呼吸

B. 触觉语颤减弱

C. 双肺叩诊呈浊音

D. 呼气延长、两肺散在哮鸣音

E. 听觉语音减弱

37. 气胸可出现的体征有( )

A. 桶状胸 B. 触觉语颤增强 C. 叩诊呈鼓音

D. 呼吸音减弱或消失 E. 听觉语音减弱或消失

38. 心尖搏动向左移位的情况有( )

A. 法洛四联症 B. 肺动脉瓣狭窄 C. 二尖瓣狭窄

D. 主动脉瓣关闭不全 E. 二尖瓣关闭不全

39. 使心尖搏动向患侧移位的因素有( )

A. 胸膜粘连 B. 肺气肿 C. 肺不张

D. 胸腔积液 E. 心包炎

40. 触及震颤时应注意( )

A. 部位及来源 B. 心动周期中的时相 C. 临床意义

D. 是否为器质性 E. 影响因素

41. 胸骨左缘第 2 肋间收缩期搏动，可见于( )

A. 少数正常青年人体力活动时

B. 肺动脉扩张

C. 肺动脉高压

D. 二尖瓣狭窄

E. 动脉导管未闭

42. 使心尖搏动向健侧移位的因素有( )

A. 气胸 B. 胸腔积液 C. 胸膜粘连

D. 肺不张 E. 胸膜心包粘连

43. 心音强度的影响因素有( )

A. 胸壁厚度 B. 肺含气量 C. 心室收缩力

D. 瓣膜位置及活动性 E. 心脏大小

44. 心尖搏动位置上移的情况有(　　)
A. 瘦长体型　　B. 矮胖体型及妊娠妇女　　C. 大量腹水
D. 人工气腹　　E. 巨大卵巢囊肿
45. 心脏叩诊要注意(　　)
A. 肺气肿时要重叩
B. 胸壁厚者要适当重叩
C. 叩右界时要先叩出肝上界
D. 叩左界时从心尖搏动处叩起
E. 叩心界是叩心脏绝对浊音界
46. 叩诊时发现心界缩小的可能原因是(　　)
A. 肺气肿　　B. 缩窄性心包炎　　C. 手法不正确
D. 左肺门肿块　　E. 胸腔积液
47. 关于心浊音界的组成，下列说法正确的是(　　)
A. 心左界第 2 肋间处相当于主动脉
B. 心左界第 3 肋间处为左心耳
C. 心右界第 2 肋间相当于升主动脉和上腔静脉
D. 心右界第 3 肋间为右心室
E. 心左界第 4、5 肋间为左心室
48. 第一心音增强的因素有(　　)
A. 二尖瓣狭窄　　B. 高热　　C. 贫血
D. 甲状腺功能亢进症　　E. 主动脉瓣关闭不全
49. 心浊音界向两侧移位见于(　　)
A. 大量心包积液　　B. 充血性心力衰竭　　C. 扩张性心肌病
D. 联合瓣膜病变　　E. 高血压
50. 剑突下异常搏动可见于(　　)
A. 二尖瓣狭窄　　B. 主动脉瓣狭窄　　C. 主动脉瓣关闭不全
D. 肺动脉瓣狭窄　　E. 腹主动脉瘤
51. 关于心脏触诊，下列说法正确的是(　　)
A. 主动脉瓣狭窄可于胸骨左缘第 2 肋间触及收缩期震颤
B. 主动脉瓣关闭不全可扪及抬举性心尖搏动
C. 二尖瓣狭窄可扪及心尖区舒张期震颤
D. 动脉导管未闭可扪及胸骨右缘第 2 肋间连续性震颤
E. 心力衰竭时心尖搏动增强
52. 触诊心尖搏动增强、范围增宽见于(　　)
A. 主动脉瓣关闭不全　　B. 主动脉瓣狭窄　　C. 二尖瓣关闭不全
D. 二尖瓣狭窄　　E. 正常儿童
53. 奔马律与下列哪些因素有关(　　)

A. 心肌顺应性降低　B. 心室舒张期负荷过重　C. 心室阻力负荷过重
D. 主动脉粥样硬化　E. 心室舒张末期压力增高

54. 关于心前区震颤的叙述，下列说法正确的有(　　)
A. 狭窄越重震颤越强
B. 有震颤不一定能听到杂音
C. 听到杂音一定可扪及震颤
D. 触及震颤可肯定心脏有器质性病变
E. 产生机制与杂音相同

55. 奔马律的出现可能提示(　　)
A. 心率超过 100 次/分　B. 心力衰竭　C. 重症心肌炎
D. 扩张性心肌病　E. 高血压心脏病

56. 与器质性心脏病肯定有关的体征是(　　)
A. 主动脉瓣第二听诊区收缩期震颤
B. 心尖区舒张期奔马律
C. 心率 100 次/分
D. 心尖区 2/6 级收缩期杂音
E. 心尖搏动清晰可见

57. 关于心脏视诊，下列说法正确的有(　　)
A. 二尖瓣狭窄可见心尖搏动向右移位
B. 二尖瓣关闭不全可见心尖搏动向左下移位
C. 主动脉瓣关闭不全可见心尖搏动向左下移位
D. 严重二尖瓣狭窄晚期可见剑突下搏动
E. 胸骨左缘第 2 肋间搏动可见于二尖瓣狭窄

58. 心包摩擦音与下列哪些因素有关(　　)
A. 甲状腺功能低下症　B. 尿毒症　C. 急性心肌梗死
D. 系统性红斑狼疮　E. 感染性心包炎

59. 闻及心前区连续性杂音要考虑下列哪些情况(　　)
A. 动脉导管未闭　B. 主、肺动脉间隔缺损　C. 冠状动-静脉瘘
D. 主动脉瘤破裂入右室　E. 主动脉狭窄并主动脉瓣关闭不全

60. 属于功能性心脏杂音的有(　　)
A. Austin-Flint 杂音　B. Graham-Steell 杂音　C. 贫血性心脏病
D. 二尖瓣脱垂综合征　E. 发热

61. 低血压的常见原因有(　　)
A. 大面积心肌梗死　B. 失血性休克　C. 急性心脏压塞
D. 体质性低血压　E. 直立性低血压

62. 关于血压的说法，正确的是(　　)
A. 以 3 次非同日测压为标准

B. BP≥140/90mmHg 为高血压

C. BP<90/(60~50)mmHg 为低血压

D. 高血压 95%以上为原发性

E. 测压前至少休息 5 分钟

63. 多次测量双侧上肢血压差别显著，原因可能为(　　)

A. 多发性大动脉炎

B. 先天性动脉畸形

C. 一侧上肢动脉粥样硬化

D. 一侧上肢动脉狭窄或阻塞

E. 测量误差

64. 关于水冲脉的检查方法，下列说法错误的是(　　)

A. 握紧患者的手　B. 将其前臂抬起　C. 握紧患者手腕掌面

D. 将其前臂高举过头　E. 感知犹如水冲的脉搏

65. 支持二尖瓣狭窄的体征有(　　)

A. 第一心音增强　B. 闻及开瓣音　C. 心影呈梨形

D. 双颊暗红　E. 心尖区闻及收缩期隆隆样杂音

66. 房颤时的体征有(　　)

A. S_1强弱不等

B. 心律绝对不齐

C. 原有的心尖区舒张期杂音变明显

D. 脉搏短绌

E. 可闻及房性奔马律

67. 以下哪些病变常可闻及舒张早期奔马律(　　)

A. 急性左心衰竭　B. 急性心肌梗死　C. 三尖瓣狭窄

D. 肺动脉瓣狭窄　E. 扩张型心肌病晚期

68. 产生杂音的机制有(　　)

A. 大血管通道狭窄或瘤样扩张

B. 瓣膜关闭不全

C. 瓣膜狭窄

D. 异常通道或异物

E. 心腔内结构异常

69. 听诊 S_1减弱可见于(　　)

A. 主动脉瓣狭窄　B. 二尖瓣狭窄　C. 急性心肌梗死

D. 二尖瓣关闭不全　E. 急性左心衰竭

70. 深吸气时，下列哪些杂音增强(　　)

A. 二尖瓣关闭不全　B. 主动脉瓣关闭不全　C. 二尖瓣狭窄

D. 肺动脉瓣关闭不全　E. 三尖瓣关闭不全

71. 二尖瓣狭窄引起的杂音的特点有( )

A. 出现于舒张期，呈隆隆样

B. 向左腋下传导

C. 为递增型杂音

D. 左侧卧位时加强

E. 可伴有震颤

72. 患者，男，73 岁。反复劳累后胸闷、气促 2 年余。近 1 个月来出现夜间阵发性呼吸困难。1 小时前突起胸闷，呼吸困难，咳粉红色泡沫痰。查体可发现( )

A. S_1增强

B. 心尖区舒张早期奔马律

C. 双肺底闻及湿啰音

D. 心率 110 次/分

E. 奇脉

73. 患者，女，63 岁。突发心悸 1 小时。心电图检查：各导联无 P 波，代之以细小的 f 波，心室率 120 次/分。听诊可有( )

A. 第一心音强弱不等 B. 第二心音反常分裂 C. 心律绝对不齐

D. 有大炮音 E. 脉搏短绌

74. 患者，女，15 岁。乏力、心悸、活动后气促半年。查体：心尖区 4/6 级收缩期吹风样杂音，向左腋下传导，其他瓣膜区无杂音。该患者还可能出现哪些体征( )

A. P_2亢进分裂 B. 心界向左下扩大 C. S_1减弱

D. 开瓣音 E. 心尖区舒张期震颤

二、填空题

1. 胸部体表横的标志，通常前胸壁以________为标志，背部以________或________为标志。

2. 乳房皮肤表皮水肿隆起，毛囊及毛囊孔明显下陷，皮肤呈________，多为________被乳腺癌堵塞后局部皮肤出现淋巴性水肿所致。

3. 成人胸廓前后径较横径（左右径）短，前后径与横径之比约为________。

4. 潮式呼吸的特点是呼吸由____________，再由____________，直至呼吸____________，再开始上述周期性呼吸。

5. 触觉语颤传导有两个主要条件，即____________；____________。

6. 在胸部右锁骨中线上，自上而下轻叩时，第 4 肋间隙为________，第 5 肋间隙为________，第 6 肋间隙为__________。__________的交界（一般在第 6 肋骨）即为肺下界。

7. 啰音按性质可分为__________和____________。

8. 呼吸类型可分为____________、______________。

9. 触觉语颤增强常见于__________、__________、__________。

10. 正常胸部叩诊音包括________、________、________、________。

11. 平静呼吸时右肺下界在右锁骨中线、腋中线、肩胛线分别为________、____、________。肺下界移动度为________。

12. 正常呼吸音主要包括________、________、________。

13. 正常心尖搏动位于第__肋间左锁骨中线内侧____________，搏动范围直径为____________。

14. 心包摩擦感在心脏收缩期和舒张期均可触及，但以____、________、________更明显。

15. 心脏左、右缘被肺遮盖的部分，叩诊呈____________，而不被肺遮盖的部分叩诊呈____________，____________通常反应心脏的实际大小。

16. 房颤的特点为____________、____________、____________。

17. 第一心音的产生主要是由于________、________关闭引起，标志________开始；第二心音的产生主要是由于________、________关闭引起，标志________开始。

18. 完全性左束支传导阻滞可导致第二心音________，房间隔缺损可导致第二心音________。

19. 舒张早期奔马律是由于心室舒张期负荷过重，提示有严重器质性心脏病，常见于__________、__________、__________。

20. 舒张期额外心音包括__________、__________、__________和__________。

21. 连续性杂音最常见于____________。

22. 剑突下搏动可能是____________收缩期搏动，也可能由____________搏动产生。

23. 周围血管征包括________、________、________、________、________。

24. 水冲脉常见的原因是__________、__________、__________、__________。

25. 正常脉压为____________。

26. 二尖瓣狭窄的特征性杂音是____________。

三、名词解释

1. 库斯莫尔呼吸
2. 潮式呼吸
3. 间停呼吸
4. 叹息样呼吸
5. 触觉语颤
6. 胸膜摩擦感
7. 病理性支气管呼吸音
8. 湿啰音

9. 干啰音
10. 支气管呼吸音
11. 肺泡呼吸音
12. 支气管肺泡呼吸音
13. 扁平胸
14. 桶状胸
15. 痰鸣音
16. 心尖搏动
17. 负性心尖搏动
18. 震颤
19. 心包摩擦感
20. 靴形心
21. 梨形心
22. 钟摆律
23. 奔马律
24. 心包叩击音
25. 开瓣音
26. 心音分裂
27. 心脏杂音
28. 额外心音
29. 水冲脉
30. 奇脉
31. 交替脉
32. 毛细血管搏动征

四、是非判断分析题

1. 乳房检查时触摸到肿块不一定是乳腺癌。
2. 阻塞性肺不张和压迫性肺不张均属于肺泡含气量减少，故具有相似的临床体征。
3. 捻发音可出现在正常人，所以无特殊的临床意义。

五、问答题

1. 乳腺良性和恶性肿块如何鉴别？
2. 触觉语颤检查异常有何临床意义？
3. 简述正常肺下界的位置及其改变的临床意义。
4. 肺下界移动度如何检查？判断其是否正常的标准是什么？
5. 简述病理性肺泡呼吸音的临床意义。
6. 病理性支气管呼吸音常见的原因有哪些？请分别说明其产生机制。

7. 简述干、湿啰音的临床意义。
8. 大叶性肺炎患者胸部检查有哪些体征？
9. 气胸患者胸部检查有哪些体征？
10. 试述慢性阻塞性肺气肿患者临床常见的胸部阳性体征。
11. 心脏各瓣膜听诊区的名称及部位。
12. 心脏震颤是怎样产生的？有何临床意义？
13. 如何鉴别右室肥大或腹主动脉瘤所引起的剑突下搏动？
14. 心脏震颤常见于哪些疾病？其发生的时期、部位及疾病的关系如何？
15. 试述心音的产生机制及临床意义。
16. 如何区别 S_1 与 S_2？
17. 第二心音增强或减弱的临床意义是什么？
18. 第二心音分裂是如何产生的？有何特点及临床意义？
19. 开瓣音是如何产生的？有何特点及临床意义？
20. 心脏杂音强度如何分级？
21. 如何鉴别器质性与功能性杂音？
22. 舒张早期奔马律是如何产生的？有何特点及临床意义？
23. 简述心脏杂音的产生机制。
24. 试述奇脉的产生机制及临床意义。
25. 典型心包积液患者，视、触、叩、听诊有哪些临床体征？
26. 典型主动脉瓣关闭不全患者，视、触、叩、听诊有哪些临床体征？

六、分析题

1. 分析酸中毒大呼吸产生的原因及临床意义。

2. 患者，女，35 岁。反复发作性咳嗽、喘憋 5 年，加重 3 天收入院。患者 5 年前受凉后出现咳嗽、气促，无发热，当地医院给予“氨茶碱、头孢类抗生素”治疗缓解。以后常于春季喘憋发作，可自行缓解。近 3 天出现咳嗽、喘息、被迫坐位，平喘药物可缓解。

（1）该患者最可能的诊断是什么？为什么？

（2）该患者在胸廓及肺部检查时，会出现哪些体征？

3. 患者，男，55 岁。患者于就诊前 2 小时搬重物时突然感到胸骨后疼痛，压榨性，有濒死感，休息与口含硝酸甘油均不能缓解，伴大汗、恶心，呕吐过 2 次，呕吐物为胃内容物，二便正常。查体：T 37.3℃，P 102 次/分，R 20 次/分，BP 90/56mmHg，急性痛苦病容，平卧位，颈静脉无怒张；心界不大，心律不齐，心尖部有 S_4，其余听诊区未闻及异常杂音；双肺呼吸音清，无干湿啰音；腹平软，肝、脾未触及，双下肢不肿。既往无高血压或心脏病病史，无药物过敏史，吸烟 20 余年，每天 1 包。心电图示：ST 段在Ⅱ、Ⅲ、aVF 导联升高超过 0.1mV，T 波倒置。

（1）该患者最可能的诊断是什么？为什么？

（2）为明确诊断，还需要进一步做什么检查？

4. 患者，女，45岁。劳累后心悸、气促6年，加重2年，发热伴下肢水肿3天。6年前，劳累后感到心悸、气促。2年前，因受凉咳嗽、心悸、气促加重，咯稀薄白色泡沫样痰，有时痰中带血，色鲜红。3天前，受凉后发热、咳嗽、咽痛、全身酸困，体温波动在37.5~39℃，心悸，气促，下肢水肿。

查体：唇指发绀，半卧位。咽轻度充血，扁桃体Ⅰ度肿大。颈软，颈静脉怒张。两肺底可闻及细湿啰音。心前区弥散性心脏搏动，心脏浊音界向左扩大，心率108次/分，节律绝对不齐，第一心音强弱不等，$P_2>A_2$，P_2亢进。心尖部闻及4/6级粗糙吹风样收缩期杂音，向左腋下传导，以及隆隆样舒张中晚期杂音，局限，无明显传导。肝肿大，边缘钝，表面光滑，有轻压痛，肝-颈静脉回流征阳性。双下肢膝以下明显凹陷性水肿。

检查：白细胞12.4×10^9/L，中性粒细胞70%，杆状核2%。血沉40mm/h。尿常规：蛋白（±），红细胞0~2/HP。X线胸透：心影普遍增大，食管钡餐检查见左房段有显著压迹。心电图：左房肥大，呈二尖瓣型P波，双侧心室肥大，心房颤动，心房率590次/分，心室率108次/分。

请对以上病案提出诊断，并说出诊断依据。

参考答案

一、选择题

（一）A型题

1. A 2. E 3. D 4. A 5. B 6. D 7. B 8. E 9. A 10. E 11. D 12. E 13. C 14. C 15. A 16. E 17. A 18. B 19. C 20. D 21. A 22. B 23. D 24. A 25. B 26. A 27. A 28. A 29. B 30. A 31. B 32. A 33. C 34. A 35. B 36. A 37. C 38. A 39. E 40. B 41. B 42. A 43. C 44. A 45. E 46. A 47. E 48. B 49. C 50. D 51. C 52. D 53. E 54. E 55. D 56. C 57. D 58. D 59. C 60. B 61. A 62. E 63. D 64. E 65. E 66. E 67. C 68. A 69. E 70. D 71. A 72. D 73. B 74. C 75. C 76. D 77. C 78. A 79. B 80. D 81. D 82. E

（二）B型题

1. B 2. C 3. D 4. D 5. C 6. A 7. D 8. B 9. E 10. E 11. B 12. A 13. D 14. B 15. A 16. C 17. B 18. D 19. B 20. D 21. C 22. B 23. A

（三）多项选择题

1. ABCDE 2. CDE 3. ABCD 4. ABC 5. ABCE 6. ABCDE 7. AB 8. ABCD 9. ABCE 10. CDE 11. CDE 12. ABC 13. ABDE 14. ABE 15. BCD 16. CDE

17. AB　18. ACDE　19. BCE　20. DE　21. AC　22. ABC　23. DE　24. ACE　25. BE
26. CDE　27. ABC　28. ACD　29. ABDE　30. AC　31. ABC　32. ACDE　33. CDE
34. ACD　35. ABCE　36. ABDE　37. CDE　38. ABC　39. AC　40. ABC　41. ABC
42. AB　43. ABCD　44. BCDE　45. BC　46. AC　47. BCE　48. ABCD　49. ABCD
50. ADE　51. BC　52. ABC　53. ABCE　54. DE　55. BCDE　56. AB　57. BCDE
58. BCDE　59. ABCD　60. ABCE　61. ABCDE　62. ABCDE　63. ABD　64. AB
65. ABCD　66. ABD　67. ABE　68. ABCDE　69. ACDE　70. DE　71. ACDE　72. BCD
73. ACE　74. ABC

二、填空题

1. 胸骨角；脊柱棘突；肩胛下角。
2. 橘皮样；浅表淋巴管。
3. 1∶1.5。
4. 浅慢逐渐变为深快；深快逐渐变为浅慢；停止片刻。
5. 气管和支气管必须畅通；胸膜的脏层及壁层必须接近。
6. 清音；浊音；实音；浊音与实音。
7. 干啰音；湿啰音。
8. 胸式呼吸；腹式呼吸。
9. 肺实变；肺空洞；压迫性肺不张。
10. 清音；浊音；实音；鼓音。
11. 第6肋骨；第8肋骨；第10肋骨；6~8cm。
12. 支气管呼吸音；肺泡呼吸音；支气管肺泡呼吸音。
13. 5；0.5~1.0cm；2.0~2.5cm。
14. 收缩期；坐位稍前倾；呼气末。
15. 浊音；实音；相对浊音界。
16. 心律绝对不规则；第一心音强弱不等；脉搏短绌。
17. 二尖瓣；三尖瓣；收缩期；主动脉瓣；肺动脉瓣；舒张期。
18. 逆分裂；固定分裂。
19. 心力衰竭；重症心肌炎；扩张性心肌病。
20. 奔马律；开瓣音；心包叩击音；肿瘤扑落音。
21. 动脉导管未闭。
22. 右心室；腹主动脉。
23. 点头征；水冲脉；枪击音；杜氏双重杂音；毛细血管搏动征。
24. 甲状腺功能亢进症；严重贫血；主动脉瓣关闭不全；动脉导管未闭。
25. 30~40mmHg。
26. 心尖部舒张中晚期隆隆样杂音。

三、名词解释

1. 库斯莫尔呼吸——严重代谢性酸中毒时，患者可出现节律匀齐、深而大的呼吸，患者不感呼吸困难，称为库斯莫尔（Kussmaul）呼吸，又称酸中毒大呼吸。见于糖尿病酮症酸中毒、尿毒症等。

2. 潮式呼吸——又称陈-施（Cheyne-Stokes）呼吸，是一种周期性的呼吸异常。呼吸由浅慢逐渐变为深快，然后再由深快转为浅慢，随之出现呼吸暂停5~30秒，如此周而复始，形成似潮水涨落的节律，故称为潮式呼吸。

3. 间停呼吸——又称比奥（Biot's）呼吸，表现为有规律的深度相等的呼吸几次后，突然停止呼吸，间隔一段时间后又开始呼吸，即周而复始的间停呼吸。

4. 叹息样呼吸——在一段正常呼吸节律中插入一次深大呼吸，并常伴有叹息声，此多为功能性改变，见于神经衰弱、精神紧张或抑郁症。

5. 触觉语颤——简称语颤，检查者将双手掌或手掌尺侧缘平贴于患者胸壁两侧的对称部位，让患者用低声调拉重复发“yi”长音，此时检查者手掌所感觉到的震动，称为触觉语颤。

6. 胸膜摩擦感——胸膜有炎症时，因纤维蛋白沉着于两层胸膜，使其表面变得粗糙，呼吸时脏层和壁层胸膜相互摩擦而引起振动。检查者的手贴胸壁有皮革相互摩擦的感觉，故称为胸膜摩擦感。

7. 病理性支气管呼吸音——在正常肺泡呼吸音分布的区域内听到了支气管呼吸音，亦称管状呼吸音。见于大叶性肺炎、肺结核空洞。

8. 湿啰音——是由于吸气时气体通过呼吸道内的分泌物，如渗出液、痰液、血液、黏液和脓液等，形成的水泡破裂所产生的声音，故又称水泡音。

9. 干啰音——是由于气管、支气管或细支气管狭窄或部分阻塞，空气吸入或呼出时发生湍流所产生的声音。

10. 支气管呼吸音——为呼吸气流流经声门、气管或主支气管形成湍流所产生的声音，如同将舌抬起经口呼气所发出的“哈——”音。其特点为音强而调高。

11. 肺泡呼吸音——为呼吸气流在细支气管和肺泡内进出所致。其特点为音调较低，音响较弱。

12. 支气管肺泡呼吸音——又称混合呼吸音，兼有支气管呼吸音和肺泡呼吸音的特点。表现为吸气音和肺泡呼吸音的吸气音相似，但音调较高且较响亮。

13. 扁平胸——为胸廓呈扁平状，前后径不及左右径的一半。见于瘦长体型者，亦可见于慢性消耗性疾病，如肺结核等。

14. 桶状胸——为胸廓前后径增加，有时与左右径几乎相等，甚或超过左右径，故呈圆桶状。肋骨的斜度变小，与脊柱的夹角常大于45°，肋间隙增宽且饱满，腹上角增大，且呼吸时改变不明显。见于严重肺气肿的患者。

15. 痰鸣音——昏迷或濒死的患者，因无力将气管内的分泌物咳出，呼吸时可出现大湿啰音，有时不用听诊器也能听到，称为痰鸣音。

16. 心尖搏动——心脏收缩时，心尖冲击心前区胸壁对应部位，使局部肋间组织向外搏动。

17. 负性心尖搏动——心脏收缩时，心尖搏动与正常相反，呈现内陷，称为负性心尖搏动。见于右心室显著肥大、粘连性心包炎。

18. 震颤——是用手触及的一种微细的震动感，又称猫喘，为器质性心血管病的特征性体征之一。

19. 心包摩擦感——当心包膜发生炎症时，心包膜纤维素性渗出致表面粗糙，在心脏搏动时两层粗糙的心包膜互相摩擦产生振动，传至胸壁，可在心前区触及的一种连续振动感。

20. 靴形心——主动脉瓣关闭不全、高血压心脏病均可导致左心室肥大，心左界向左下扩大，心腰加深近似直角，使心浊音界呈靴形，也称主动脉型心。

21. 梨形心——二尖瓣狭窄时左心房及肺动脉扩张，胸骨左缘第 2、3 肋间心浊音界向外扩大，心腰饱满或膨出，心浊音界呈梨形。

22. 钟摆律——心肌严重受损时，第一心音失去原有的低钝性质，而与第二心音相似，且多有心率增快，舒张期缩短，几与收缩期相等，极似钟摆声，故称为钟摆律。

23. 奔马律——由出现在 S_2之后的病理性 S_3或 S_4与原有的 S_1、S_2组成的节律，在心率加快时（>100 次/分）极似马奔跑时的蹄声，故称奔马律，是心肌严重损害的体征。

24. 心包叩击音——缩窄性心包炎时，在 S_2之后的 0.1 秒出现的一个较响的短促声音，是由于心室舒张期快速充盈阶段受到心包缩窄的阻碍而被迫骤然停止，使心室壁振动所致。

25. 开瓣音——二尖瓣狭窄时的心室舒张早期，血液自左心房迅速流入左心室，房室瓣开放突然停止而产生振动，于是在 S_1之后出现一个高调清脆的附加音，即开瓣音，也称二尖瓣开放拍击音。

26. 心音分裂——因左右心室活动较正常不同步的时距明显加大，听诊时出现一个心音分成两个部分的现象，称为心音分裂。

27. 心脏杂音——是指除心音和额外心音之外，由心室壁、瓣膜或血管壁振动产生的异常声音。

28. 额外心音——指在原有心音之外，额外出现的附加心音，多为病理性。

29. 水冲脉——脉搏骤起骤落，如潮水冲涌，故名水冲脉。是由于脉压增大所致。

30. 奇脉——是指平静吸气时脉搏明显减弱或消失的现象，又称为吸停脉。

31. 交替脉——是一种节律正常而强弱交替的脉搏。多因心肌受损，心室收缩强弱交替所致。

32. 毛细血管搏动征——用手指轻压患者指甲末端，或以干净玻片轻压患者口唇，如出现红白交替的、与患者心搏一致的节律性微血管搏动现象，是由于脉压增大所致。

四、是非判断分析题

1. 答：正确。乳房肿块常见于乳腺癌、乳房纤维腺瘤、乳管内乳头状瘤、乳房肉瘤、乳房囊性增生病、乳管堵塞等。乳房的良性肿块一般较小，形状规则，表面光滑，边界清楚，质不硬，无粘连而活动度大。乳房的恶性肿瘤以乳腺癌最常见，肿块形状不规则，表面凹凸不平，边界不清，压痛不明显，质坚硬。恶性肿瘤肿块早期可活动，晚期因与皮肤及深部组织粘连而固定，常伴有皮肤“橘皮样”、乳头内陷、血性分泌物、腋窝等处淋巴结转移。

2. 答：错误。阻塞性肺不张是由支气管阻塞所致；压迫性肺不张多因肺组织受到外部压迫所致，见于大量或中等量胸腔积液、大量心包积液、心脏过度肥大及肺内肿瘤等。两种肺不张是由不同病因引起的，所以临床表现也不尽相同。面积较大的阻塞性肺不张可出现患侧胸廓下陷，肋间隙变窄，呼吸动度减弱或消失，气管移向患侧，触觉语颤减弱或消失，叩诊呈浊音或实音，听诊呼吸音消失，听觉语音减弱或消失。胸腔积液等因素引起的压迫性肺不张表现为患侧胸廓饱满，气管向健侧移位，触觉语颤可增强，叩诊呈浊音，听诊可闻及病理性支气管呼吸音及听觉语音增强。

3. 答：错误。捻发音是由未展开的或液体稍增多而互相粘合的肺泡，在吸气时被气流冲开而产生的细小爆裂音。一般老年人、深睡或长期卧床者，深吸气时可在肺底听到捻发音，在数次深呼吸或咳嗽后则可消失，此种情况下无临床意义。但当捻发音持续存在，不消失，则多为病理性的，临床可见于肺炎或肺结核早期、肺淤血、纤维性肺泡炎等，应引起注意。

五、问答题

1. 答：良性肿块一般较小，形状规则，表面光滑，边界清楚，质不硬，无粘连而活动度大。恶性肿瘤以乳腺癌最常见，多见于中年以上的妇女，肿块形状不规则，表面凹凸不平，边界不清，压痛不明显，质坚硬，早期恶性肿瘤可活动，但晚期可与皮肤及深部组织粘连而固定，易向腋窝等处淋巴结转移，皮肤可呈“橘皮样”改变，可有乳头内陷及血性分泌物。

2. 答：触觉语颤减弱或消失主要见于：①肺泡内含气量增多，如肺气肿；②支气管阻塞，如阻塞性肺不张；③大量胸腔积液或气胸；④胸膜高度增厚粘连；⑤胸壁皮下气肿。

触觉语颤增强主要见于：①肺泡内有炎症浸润，因肺组织实变使语颤传导良好，如大叶性肺炎实变期、大片肺梗死等；②接近胸膜的肺内巨大空腔，声波在空洞内产生共鸣，尤其是当空洞周围有炎性浸润并与胸壁粘连时，则更有利于声波传导，使语颤增强，如空洞型肺结核、肺脓肿等。

3. 答：正常两侧肺下界大致相同，平静呼吸时位于锁骨中线第 6 肋间，腋中线第 8 肋间，肩胛线第 10 肋间。肺下界改变的生理情况：由于体型、发育情况的不同而有所差异，如矮胖者的肺下界可上升一肋间隙，瘦长者可下降一肋间隙。肺下界改变的病理情况：肺下界降低见于肺气肿、腹腔内脏下垂；肺下界上升见于肺不张、腹内压升高使膈上升，如鼓肠、腹水、气腹、肝脾肿大、腹腔内巨大肿瘤及膈肌麻痹等。

4. 答：检查方法：首先在平静呼吸时，于肩胛线上叩出肺下界的位置，嘱被检者深吸气后在屏住呼吸的同时，沿该线继续向下叩诊，当由清音变为浊音时，即为肩胛线上肺下界的最低点。当被检者恢复平静呼吸后，同样先于肩胛线上叩出平静呼吸时的肺下界，再嘱被检者深呼气并屏住呼吸，然后再由下向上叩诊，直至浊音变为清音时，即为肩胛线上肺下界的最高点。最高至最低两点间的距离即为肺下界的移动范围。双侧锁骨中线和腋中线的肺下界可由同样的方法叩得。正常人肺下界的移动范围为6~8cm。

5. 答：

肺泡呼吸音减弱或消失：与进入肺泡内的空气量减少、气流速减慢或声音传导障碍有关，可在局部、单侧或双肺出现。常见于：①胸廓活动受限，如胸痛、肋软骨骨化和肋骨切除等；②呼吸肌疾病，如重症肌无力、膈肌瘫痪和膈肌升高等；③支气管阻塞，如阻塞性肺气肿、支气管狭窄等；④压迫性肺膨胀不全，如胸腔积液或气胸等；⑤腹部疾病，如大量腹水、腹部巨大肿瘤等。

肺泡呼吸音增强：与呼吸运动及通气功能增强，使进入肺泡的空气流量增多、流速加快有关。常见于：①机体需氧量增加，引起呼吸深长和增快，如运动、发热或代谢亢进等；②缺氧兴奋呼吸中枢，导致呼吸运动增强，如贫血等；③血液酸度增高，刺激呼吸中枢，使呼吸深长，如酸中毒等。一侧肺泡呼吸音增强，见于一侧肺部病变引起肺泡呼吸音减弱，此时健侧肺可发生代偿性肺泡呼吸音增强。

6. 答：①肺组织实变：主要是炎症性肺实变。发炎的肺泡内充满渗出物及炎性细胞，气体无法进入肺泡则肺泡呼吸音不能形成；实变的肺组织传导声音的能力增强，使支气管呼吸音经畅通的气管、支气管以及实变的肺组织传导到胸壁表面而能听到。常见于大叶性肺炎实变期、肺结核（大块渗出性病变），也见于肺脓肿、肺肿瘤及肺梗死。②肺内大空洞：当肺内大空洞与支气管相通，气流进入空洞产生漩涡振动或支气管呼吸音的音响在空腔内产生共鸣而增强，再加上空腔周围实变的肺组织有利于声波传导，因此，可以听到支气管呼吸音。常见于肺结核、肺脓肿、肺癌形成空洞时。③压迫性肺不张：在胸腔积液、肺部肿块等情况下，肺组织受压发生肺不张，肺组织致密且支气管畅通。支气管呼吸音可通过畅通的支气管、致密的肺组织传导到体表而听到。见于中等量胸腔积液的上方、大量心包积液时的左肩胛下区域以及肺肿块的周围。

7. 答：干啰音是支气管有病变的表现。如两肺都出现干啰音，见于急性或慢性支气管炎、支气管哮喘、支气管肺炎、心源性哮喘等。局限性干啰音是由局部支气管狭窄所致，常见于支气管局部结核、肿瘤、异物或黏稠分泌物附着。局部而持久的干啰音见于肺癌早期或支气管内膜结核。湿啰音是肺与支气管有病变的表现。湿啰音两肺散在性分布，常见于支气管炎、支气管肺炎、血行播散型肺结核、肺水肿；两肺底分布，多见于肺淤血、肺水肿及支气管肺炎；一侧或局限性分布，常见于肺炎、肺结核（多在肺上部）、支气管扩张症（多在肺下部）、肺脓肿、肺癌及肺出血等。

8. 答：大叶性肺炎患者胸部检查可发现：①视诊：两侧胸廓对称，呼吸动度可呈局限性减弱或消失。②触诊：气管居中，触觉语颤增强。③叩诊：呈浊音或实音。④听诊：肺泡呼吸音消失，可闻及病理性支气管呼吸音、响亮的湿啰音、增强的听觉语音及支气管语音。

9. 答：气胸患者胸部检查可发现：①视诊：患侧胸廓饱满，肋间隙增宽，呼吸动度减弱或消失。②触诊：气管向健侧移位，触觉语颤减弱或消失。③叩诊：患侧呈鼓音，心脏向健侧移位，右侧气胸时肝上界下移，左侧气胸时心浊音界叩不出。④听诊：患侧呼吸音减弱或消失，听觉语音减弱或消失。

10. 答：慢性阻塞性肺气肿患者胸部阳性体征为：①视诊：胸廓呈桶状，肋间隙增宽，呼吸动度减弱。②触诊：气管居中，触觉语颤减弱。③叩诊：双肺叩诊呈过清音，肝浊音界和肺下界下移，肺下界移动度减小。④听诊：肺泡呼吸音普遍减弱，呼气延长，听觉语音减弱。

11. 答：①二尖瓣听诊区位于心尖部。②肺动脉瓣听诊区位于胸骨左缘第 2 肋间。③主动脉瓣听诊区位于胸骨右缘第 2 肋间。④主动脉瓣第二听诊区位于胸骨左缘第 3、4 肋间。⑤三尖瓣区听诊位于胸骨体下端近剑突偏右或偏左处。

12. 答：心脏震颤是由于血流经狭窄的瓣膜口或异常通道流至较宽广的部位产生漩涡，使瓣膜、心壁或血管壁产生振动传至胸壁所致。如触及震颤则可肯定心脏有器质性病变，常见于某些先天性心脏病及心脏瓣膜狭窄病变。

13. 答：嘱患者深吸气，如搏动增强则为右室搏动，搏动减弱则为腹主动脉瘤；或以手指平放于剑突下，指端指向剑突，从剑突下向后上方加压，如搏动冲击指尖且吸气时增强，则为右室搏动，如搏动冲击掌面且吸气时减弱，则为腹主动脉瘤。

14. 答：心脏震颤常见于二尖瓣狭窄、主动脉瓣狭窄、肺动脉瓣狭窄、动脉导管未闭、室间隔缺损等。其发生的时期、部位及疾病的关系见下表：

心脏各种震颤的临床意义

时期	部位	疾病
收缩期	胸骨右缘第 2 肋间	主动脉瓣狭窄
收缩期	胸骨左缘第 2 肋间	肺动脉瓣狭窄
收缩期	胸骨左缘第 3、4 肋间	室间隔缺损
舒张期	心尖部	二尖瓣狭窄
连续性	胸骨左缘第 2 肋间	动脉导管未闭

15. 答：①第一心音（S_1）：主要是由心室开始收缩时二、三尖瓣突然关闭振动所产生，其他如心室壁和血管壁的振动、半月瓣的开放、心室肌收缩、心房收缩终末部分也参与S_1的形成。S_1标志着心室收缩期的开始。②第二心音（S_2）：一般认为主要是由于心室开始舒张时主动脉瓣和肺动脉瓣突然关闭引起瓣膜振动所产生，其他如血流加速和对大血管壁冲击引起的振动、房室瓣开放、心室肌舒张、乳头肌和腱索的振动也参与S_2的形成。S_2标志着心室舒张期的开始。③第三心音（S_3）：是由于心室快速充盈时，血流冲击心室壁引起室壁（包括乳头肌和腱索）振动所致。可见于部分正常儿童及青少年。④第四心音（S_4）：一般认为与心房收缩有关。正常人听不到。

16. 答：S_1与S_2区别如下：①S_1音调较低（55~58Hz），S_2音调较高（62Hz）。②S_1强度较响，S_2强度较S_1为低。③S_1性质较钝，S_2性质较S_1清脆。④S_1历时较长（持续约

0.1秒)，S_2历时较短（0.08秒）。⑤S_1与心尖搏动同时出现，S_2在心尖搏动之后出现。⑥S_1在心尖部听诊最清晰，S_2在心底部听诊最清晰。

17. 答：①S_2增强：主动脉瓣区第二心音（A_2）增强是由于主动脉内压力增高所致。主要见于高血压、主动脉粥样硬化等。肺动脉瓣区第二心音（P_2）增强是由于肺动脉内压力增高所致。主要见于二尖瓣狭窄、二尖瓣关闭不全、左心衰竭及伴有左至右分流的先天性心脏病等。②S_2减弱：A_2减弱是由于主动脉内压力降低所致。主要见于主动脉瓣狭窄、主动脉瓣关闭不全、主动脉瓣粘连或钙化等。P_2减弱是由于肺动脉内压力降低所致。主要见于肺动脉瓣狭窄、肺动脉瓣关闭不全等。

18. 答：S_2分裂是由于主、肺动脉瓣关闭时间明显不同步所产生的。临床常见情况有以下几种：①生理性分裂：见于大多数正常人，尤其是儿童和青少年。深吸气末可听到S_2分裂，呼气时消失。②持续性分裂：是S_2分裂的最常见类型，是由于某些疾病使右室排血时间延长，肺动脉瓣关闭明显迟于主动脉瓣关闭，或主动脉瓣关闭时间提前。前者常见于完全性右束支传导阻滞、肺动脉瓣狭窄、二尖瓣狭窄等；后者常见于二尖瓣关闭不全、室间隔缺损等。③固定分裂：是指分裂几乎不受吸气、呼气的影响，分裂的两个成分的时距相对固定。常见于房间隔缺损。④反常分裂；又称逆分裂，是指主动脉瓣关闭迟于肺动脉瓣，即P_2在前、A_2在后，吸气时分裂变窄，呼气时变宽。见于完全性左束支传导阻滞、主动脉瓣狭窄等。

19. 答：开瓣音又称二尖瓣开放拍击音，是二尖瓣狭窄的重要体征之一。由于心室舒张早期血液自左心房快速经过狭窄的二尖瓣口流入左心室，弹性尚好的二尖瓣迅速开放到一定程度又突然停止，引起瓣叶振动所产生的声音。其听诊特点是：①音调较高，②响亮、清脆、短促，呈拍击音。③听诊部位在心尖部及其内侧。④呼气时增强。它的出现表示瓣膜尚具有一定的弹性，常作为二尖瓣分离术适应证的参考条件。

20. 答：心脏杂音强度一般分为6级：1级杂音很弱，须在安静环境下仔细听诊才能听到；2级杂音较易听到，不太响亮；3级中等响亮，不太注意听时也可听到的杂音；4级杂音响亮，常伴有震颤；5级杂音很强，且有传导，但听诊器离开胸壁即听不到，震颤明显；6级杂音震耳，听诊器离胸壁一定距离也能听到，震颤强烈。

21. 答：功能性与器质性杂音的鉴别如下表：

鉴别点	功能性杂音	器质性杂音
年龄	儿童、青少年多见	不定
部位	肺动脉瓣区和（或）心尖部	不定
性质	柔和，吹风样	粗糙，吹风样，常呈高调
持续时间	短促	较长，常为全收缩期
强度	一般为3/6级以下	常在3/6级以上
震颤	无	3/6级以上常伴有
传导	局限，传导不远	沿血流方向传导较远而广

22. 答：舒张早期奔马律又称室性奔马律、第三心音奔马律，其产生是由于舒张期

心室负荷过重，心肌张力减低，室壁顺应性减退，在舒张早期心房血液快速注入心室时，引起已过度充盈的心室壁产生振动所致。其听诊特点为：①音调较低。②强度较弱。③出现在 S_2之后。④听诊最清楚部位：左室奔马律在心尖部，右室奔马律在胸骨下端左缘。⑤左室奔马律呼气末明显，吸气时减弱；右室奔马律吸气时明显，呼气时减弱。舒张早期奔马律的出现反映心室功能低下，心肌功能严重障碍，常见于心力衰竭、急性心肌梗死、心肌炎、扩张性心肌病、高血压心脏病、大量左向右分流的先天性心脏病等。

23. 答：心脏杂音的产生机制：①血流加速，见于剧烈运动、发热、贫血、甲状腺功能亢进等。②血液黏稠度降低，见于中、重度贫血。③瓣膜口狭窄或关闭不全，见于二尖瓣狭窄或关闭不全、主动脉瓣狭窄或关闭不全等。④异常通道，见于室间隔缺损、动脉导管未闭等。⑤心脏内漂浮物，见于乳头肌或腱索断裂。⑥血管腔扩大或狭窄，见于主动脉缩窄、缩窄性大动脉炎、肾动脉狭窄等。

24. 答：正常人吸气时回心血量增加，肺循环容纳血量亦增加，左室排出量变化不大，故吸气呼气时脉搏强弱无明显变化。但当大量心包积液、缩窄性心包炎时，心室舒张受限，吸气时肺循环血容量虽增加，但体静脉回流受限，右室排入肺循环血量减少，使左室排出量明显减少，导致脉搏明显减弱甚至消失。

25. 答：典型心包积液时，体检可发现：

视诊：颈静脉怒张，心尖搏动减弱或消失，心前区饱满。

触诊：心尖搏动减弱或消失，心尖搏动在心浊音界内侧，奇脉。

叩诊：心浊音界向两侧扩大，并随体位改变而变化。

听诊：心音遥远，心率增快。

26. 答：典型主动脉瓣关闭不全时，体检可发现：

视诊：心尖搏动向左下移位，明显颈动脉搏动，点头运动，毛细血管搏动征。

触诊：心尖搏动向左下移位，呈抬举性搏动，有水冲脉。

叩诊：心浊音区呈靴形。

听诊：主要体征为主动脉瓣第 2 听诊区听到叹气样舒张期杂音，呈递减型，可沿胸骨左缘向下传导到心尖，可有 Austin-Flint 杂音、射枪音和杜氏双重杂音。

六、分析题

1. 答：严重代谢性酸中毒时，患者出现节律匀齐，呼吸深而大，而患者不感觉呼吸困难，称为库斯莫尔呼吸，又称酸中毒大呼吸。原因是代谢性酸中毒时，血中 H^+浓度升高，刺激颈动脉体化学感受器，反射性兴奋延髓呼吸中枢，使呼吸的深度增加，CO_2排出增多，血浆 HCO_3^- 浓度降低，酸中毒获得一定程度的代偿。临床上见于尿毒症酸中毒、糖尿病酮症酸中毒等疾病。

2. 答：

（1）该患者最可能的诊断是支气管哮喘。支气管哮喘是以变态反应为主的慢性气道炎症性疾病，这种炎症可引起气道广泛的可逆性阻塞。发作时出现支气管平滑肌痉挛、黏膜水肿及腺体分泌增加。常有过敏原接触史，继而出现喘息、气急、胸闷或咳嗽等症状，多于春季发作，可自行缓解或治疗后缓解。

（2）该患者进行胸部体格检查时可能出现的阳性体征：

视诊：端坐呼吸，唇指发绀，双侧胸廓饱满，呼吸运动减弱，呼气性呼吸困难。

触诊：气管居中，触觉语颤减弱，呼吸动度减弱。

叩诊：双肺叩诊呈过清音，肝浊音界和肺下界下移，肺下界移动度减小。

听诊：两肺满布哮鸣音，呼气音延长，听觉语音减弱。

3. 答：

（1）诊断：冠状动脉粥样硬化性心脏病，急性下壁心肌梗死，心功能Ⅰ级。诊断依据：①患者体力活动后感到胸骨后疼痛，压榨性，有濒死感，持续 2 小时不缓解，休息与口含硝酸甘油均无效（持续时间长、服药不能缓解，可与心绞痛相鉴别）。②查体：T 37.3℃，P 102 次/分，R 20 次/分，BP 90/56mmHg，急性痛苦病容，平卧位，颈静脉无怒张；心界不大，心律不齐，心尖部有 S_4，其余听诊区未闻及异常杂音；双肺呼吸音清，无干湿啰音；腹平软，肝、脾未触及，双下肢不肿。T 37.3℃，发热与心肌坏死有关；颈静脉无怒张，双下肢不肿，双肺呼吸音清，无干湿啰音，提示暂无急性心衰。③辅助检查：心电图示急性下壁心肌梗死（ST 段在Ⅱ、Ⅲ、aVF 导联，可定位下壁；T 波倒置，提示心肌缺血）。④既往史：既往无高血压或心脏病病史，无药物过敏史，有吸烟史（危险因素）。

（2）进一步检查：继续心电图检查，观察其动态变化。化验心肌酶谱。凝血功能检查，以备溶栓抗凝治疗。化验血脂、血糖、肾功。恢复期做运动核素心肌显像、Holter、超声心动图检查，找出高危因素，做冠状动脉造影与介入性治疗。

4. 答：

（1）诊断：慢性心瓣膜疾病，二尖瓣狭窄及关闭不全，全心扩大，心房颤动，全心衰竭，心功能Ⅳ级，上呼吸道感染。

（2）诊断依据：①二尖瓣狭窄及关闭不全：心尖部闻及 4/6 级粗糙吹风样收缩期杂音，向左腋下传导，以及隆隆样舒张中晚期杂音，局限。②X 线胸透：心影普遍增大，食管钡餐检查见左房段有显著压迹。③心电图：左房肥大，呈二尖瓣型 P 波，双侧心室肥大，心房颤动，心室率 108 次/分。节律绝对不整齐。④全心扩大、全心衰竭：弥散性心脏搏动，心脏浊音界向左扩大。左心衰竭：6 年前劳累后感到心悸、气促，短时间休息可缓解。2 年前因受凉咳嗽、心悸、气促加重，咳稀薄白色泡沫样痰，有时痰中带血，色鲜红；呼吸 32 次/分，唇指发绀，半卧位；呼吸音粗糙，两肺底可闻及细湿啰音。$P_2>A_2$，P_2亢进。右心衰竭：颈静脉怒张，肝肿大，有轻压痛，肝-颈静脉回流征阳性，双下肢膝以下明显凹陷性水肿。⑤心功能Ⅳ级：休息时仍感严重心力衰竭症状。⑥上呼吸道感染：3 天前受凉后发热、咳嗽、咽痛、全身酸困，体温波动在 37.5～39℃，咳嗽，咯稀薄白色泡沫样痰；咽轻度充血，扁桃体Ⅰ度肿大；白细胞 12.4×10^9/L，中性粒细胞 70%。

第八章 腹部检查

习 题

一、选择题

(一) A 型题

1. 下列引起腹部外形改变的因素关系中，下列哪一项是错误的(　　)
   A. 右上腹膨隆——原发性肝癌
   B. 蛙状腹——腹内积气
   C. 弥漫性腹部膨隆——巨大腹块
   D. 下腹部隆起——早期妊娠
   E. 全腹膨隆，有肠型——肠梗阻
2. 健康成年人腹部平坦的标准是(　　)
   A. 剑突与耻骨联合的水平面
   B. 以腹上角为准的水平面
   C. 仰卧时前腹壁与肋缘至耻骨间大致位于同一水平面
   D. 以脐为准的水平面
   E. 以上均不是
3. 腹部视诊内容不包括(　　)
   A. 腹部外形　B. 腹部包块　C. 呼吸运动
   D. 腹壁皮肤　E. 腹壁静脉
4. 下列哪一项不是引起全腹膨隆的原因(　　)
   A. 大量腹水　B. 气腹　C. 急性肝坏死
   D. 腹内巨大包块　E. 胃肠胀气
5. 腹部膨隆、脐凹陷常见于(　　)
   A. 晚期妊娠　B. 腹内巨大包块　C. 高度肥胖
   D. 大量腹水　E. 腹内积气
6. 尖凸型腹见于下列哪种疾病(　　)
   A. 严重营养不良　B. 肝硬化　C. 腹膜癌转移
   D. 心力衰竭　E. 肾衰竭
7. 下列哪种疾病不能使脐膨出(　　)

A. 肥胖体质　B. 心力衰竭　C. 肾病综合征
D. 肝硬化门静脉高压　E. 缩窄性心包炎

8. 蛙腹常见于(　　)
A. 腹膜转移瘤　B. 肝硬化　C. 心功能不全
D. 心包炎　E. 肾病综合征

9. 下列哪一项是引起全腹膨隆的原因(　　)
A. 腹腔内炎症包块　B. 大量腹水　C. 腹内肿瘤
D. 腹内脏器肿大　E. 以上均不是

10. 下列哪一项是引起下腹部膨隆的原因(　　)
A. 大量腹水
B. 尿潴留、便秘
C. 妊娠、尿潴留、子宫肌瘤
D. 妊娠、化脓性阑尾炎
E. 巨大卵巢囊肿

11. 在鉴别腹壁包块与腹内包块时，下列哪项是正确的(　　)
A. 腹内包块触诊较软，腹壁包块触诊较硬
B. 仰卧抬头时，腹壁包块更加明显
C. 侧卧时，腹内包块明显可见
D. 双合触诊
E. 平位时，腹内包块明显可见

12，舟状腹的常见原因是(　　)
A. 晚期肝硬化　B. 胃癌晚期　C. 结核性腹膜炎
D. 肠结核　E. 心力衰竭

13. 下列哪一项是腹式呼吸减弱的原因(　　)
A. 结核性胸膜炎　B. 胸部外伤　C. 肺炎
D. 急性腹膜炎　E. 急性胃肠炎

14. 下列哪一项是引起腹壁静脉曲张的原因(　　)
A. 肾囊肿　B. 心功能不全　C. 肝硬化门静脉高压
D. 结核性腹膜炎　E. 心肌炎

15. 腹壁静脉曲张，其血流方向向上，最可能的诊断是(　　)
A. 健康成年人　B. 肝硬化门静脉高压　C. 下腔静脉阻塞
D. 上腹静脉阻塞　E. 胸导管梗阻

16. 腹壁紫纹见于下列哪种情况(　　)
A. 妊娠　B. 消瘦　C. 大量腹水
D. 单纯肥胖　E. 肾上腺皮质功能亢进或长期服用激素

17. 胃型常见于下列哪种情况(　　)
A. 慢性胃炎　B. 幽门梗阻　C. 肠结核

D. 胃痉挛　　E. 胃肠穿孔

18. 肠型及蠕动波常见于(　　)

A. 肠结核　　B. 肠穿孔　　C. 肠梗阻

D. 克罗恩病　　E. 溃疡性结肠炎

19. 关于麦氏点的描述，下列哪一项是正确的(　　)

A. 两髂前上棘连线与通过耻骨结节所做垂直线交点

B. 右侧腹直肌外缘平脐处

C. 右髂前上棘至脐连线的 1/2 处

D. 右髂前上棘至脐连线的中外 1/3 交界处

E. 左、右髂前上棘连线的右 1/3 处

20. 肝右叶癌可引起哪种腹部外形改变(　　)

A. 中腹部膨隆　　B. 右上腹膨隆　　C. 左上腹膨隆

D. 下腹部膨隆　　E. 以上均不是

21. 腹部触诊的注意事项，下列哪项正确(　　)

A. 患者半卧位，两腿对称屈起

B. 患者平卧位，缓慢做胸式呼吸

C. 患者卧位，双手放于胸前，做腹式呼吸

D. 患者仰卧位，两上肢平伸放于躯干两侧，双腿屈曲，平静状态下做腹式呼吸

E. 患者侧卧位，平静呼吸

22. 板状腹常见于(　　)

A. 结核性腹膜炎

B. 慢性盆腔炎

C. 大量腹水

D. 胃肠穿孔致急性腹膜炎

E. 不完全性肠梗阻

23. 肝淤血肿大，触诊质地与下列哪一项符合(　　)

A. 触之如颊　　B. 触之如唇　　C. 触之如额

D. 触之如鼻尖　　E. 触之如头顶

24. Murphy 征阳性见于下列哪种疾病(　　)

A. 急性胆囊炎　　B. 急性肝炎　　C. 急性胰腺炎

D. 急性阑尾炎　　E. 肠梗阻

25. 库瓦西耶征见于下述哪种疾病(　　)

A. 肝癌　　B. 胃癌　　C. 胆囊癌

D. 胰头癌　　E. 肾癌

26. 右上腹触及囊性包块，Murphy 征阳性，见于(　　)

A. 肝癌　　B. 胰头癌　　C. 急性胆囊炎

D. 结肠癌　　E. 右肾上腺癌

27. 黄疸患者右上腹触及一无痛性囊性包块，最有可能的疾病是(　　)

A. 肝脓肿　　B. 肝硬化　　C. 急性胆囊炎

D. 胰头癌　　E. 肝癌

28. 转移性右下腹痛，常见于(　　)

A. 右侧输尿管结石　　B. 急性胆囊炎　　C. 急性阑尾炎

D. 盲肠肿瘤　　E. 肠梗阻

29. 患者，男，67 岁，近 3 日无尿，下腹渐膨隆，并可触及一囊性球形包块。应考虑下列哪种疾病(　　)

A. 肾结核　　B. 输尿管结石　　C. 腹主动脉瘤

D. 尿潴留　　E. 结肠癌

30. 消瘦患者，体检右上腹触及一包块，质硬，表面不平，压痛。应考虑下列哪种疾病(　　)

A. 胆囊癌　　B. 胆囊结石　　C. 肝癌

D. 肝硬化　　E. 急性肝炎

31. 患者左上腹触及一包块，随呼吸上下移动，有切迹，无压痛。应考虑下列哪种疾病(　　)

A. 肝左叶癌　　B. 结肠脾曲肿瘤　　C. 左肾上腺肿瘤

D. 脾肿大　　E. 胰腺癌

32. 患者，男，30 岁，饮酒及高脂饮食后 2 小时出现左上腹痛，向左背部放射，阵发性加剧，伴恶心、呕吐，呕吐物为胃内容物，左上腹肌紧张、压痛。应考虑下列哪种疾病(　　)

A. 幽门梗阻　　B. 消化性溃疡　　C. 急性胰腺炎

D. 脾破裂出血　　E. 肠梗阻

33. 液波震颤阳性，提示腹水量为(　　)

A. 500mL 以上　　B. 1000mL 以上　　C. 1500mL 以上

D. 2500mL 以上　　E. 3000mL 以上

34. 腹部触及一包块，下列哪一项描述正确(　　)

A. 注意包块的部位、大小、形态、质地、压痛、活动度、有无搏动及与腹壁的关系

B. 注意包块的大小、有无血管杂音、硬度、活动度及压痛

C. 注意包块有无移动性浊音、部位、大小、形态、质地、压痛

D. 注意包块有无振水音、大小、部位、压痛及与腹壁的关系

E. 注意有无蠕动波、波动感、部位、压痛及腹痛

35. 蛙状腹最常见于(　　)

A. 肝硬化　　B. 心功能不全　　C. 缩窄性心包炎

D. 肾病综合征　　E. 腹膜转移瘤

36. 下列哪项属于腹膜刺激征(　　)

A. 全腹压痛
B. 腹部压痛、肠鸣音消失
C. 腹膨隆、腹肌紧张
D. 腹部压痛、呼吸运动减弱
E. 腹肌紧张、压痛、反跳痛

37. 腹壁静脉曲张，其血流方向向下，最可能的诊断为(　　)
A. 上腔静脉阻塞　B. 下腔静脉阻塞　E. 门静脉阻塞
D. 胸导管阻塞　E. 正常老年人

38. 大量腹水的体征不包括(　　)
A. 腹部膨胀呈蛙腹　B. 波动感　C. 振水音
D. 腹胀及双下肢浮肿　E. 脐膨出

39. 触诊肝脏质地为质韧时，描述如下(　　)
A. 触之如唇　B. 触之如颊　C. 触之如鼻尖
D. 触之如额　E. 触之如头顶

40. 肝浊音界缩小见于(　　)
A. 急性肝炎　B. 急性肝坏死　C. 肝癌
D. 肝脓肿　E. 肝囊肿

41. 肠鸣音活跃是指其每分钟听诊大于(　　)
A. 3 次　B. 5 次　C. 7 次
D. 10 次　E. 15 次

42. 上腹部听到振水音可见于(　　)
A. 胃溃疡　B. 幽门梗阻　C. 急性胃肠炎
D. 慢性胃炎　E. 肝硬化

43. 肝脏浊音区消失常见于(　　)
A. 肝癌　B. 肝淤血　C. 急性肝坏死
D. 肝囊肿　E. 急性胃穿孔

44. 肝浊音界下移见于(　　)
A. 饱餐之后　B. 腹部大手术后数日　C. 全内脏转位
D. 间位结肠　E. 肺气肿

45. 肝浊音界上移，见于下列哪种疾病(　　)
A. 肝癌
B. 右肺纤维化、右下肺不张
C. 肺气肿
D. 肝硬化
E. 肝囊肿

46. 腹部叩诊鼓音区缩小见于(　　)
A. 胃穿孔　B. 胃肠胀气　C. 人工气腹

D. 高度脾肿大　　E. 间位结肠

47. 腹部叩诊鼓音区扩大见于(　　)

A. 胃穿孔　　B. 肠梗阻　　C. 大量腹水
D. 巨脾　　E. 尿潴留

48. 成人匀称体型肝上界在右锁骨中线、右腋中线、右肩胛线上分别是(　　)

A. 第6、8、10肋间　　B. 第5、7、9肋间　　C. 第4、6、8肋间
D. 第5、7、10肋间　　E. 第5、8、9肋间

49. 肝脏浊音区扩大常见于哪种疾病(　　)

A. 急性肝炎　　B. 晚期肝硬化　　C. 右侧肺气肿
D. 胃穿孔　　E. 气腹

50. 蜘蛛痣的形成与下列哪项有关(　　)

A. 雄激素增高　　B. 雌激素增高　　C. 肾素增高
D. 肾上腺皮质激素增高　　E. 甲状腺素增高

51. 下腔静脉阻塞引起的腹壁静脉曲张可表现为(　　)

A. 曲张静脉主要分布在右侧腹壁
B. 曲张静脉主要分布在左侧腹壁
C. 曲张静脉主要分布在脐部并向四周放射
D. 曲张静脉主要分布在两侧腹壁
E. 曲张静脉主要分布在下腹部

52. 门静脉高压时患者曲张的腹壁静脉血流方向为(　　)

A. 脐上、脐下均向上
B. 脐上、脐下均向下
C. 脐上向上，脐下向下
D. 脐上向下，脐下向上
E. 无一定方向

53. 腹腔内出血，出现脐周蓝色斑，称为(　　)

A. Cullen 征　　B. Murphy 征　　C. Courvoisier 征
D. Horner 征　　E. Joffrey 征

54. 腹部产生反跳痛的原因(　　)

A. 腹膜壁层已受炎症累及
B. 腹腔过度充血
C. 肠黏膜层炎症
D. 急性消化道出血
E. 腹腔内淋巴结炎

55. 脾脏高度肿大时，脾脏的大小为(　　)

A. 脾缘超过左肋下 3m 以上
B. 脾缘超过左肋下 5m 以上

C. 脾缘达到脐平
D. 脾缘超过脐平
E. 脾缘到达盆腔

56. 中输尿管压痛位于(　　)
A. 髂前上棘水平腹直肌外缘上
B. 第 10 肋间隙前端
C. 脐平腹直肌外缘
D. 两髂前上棘连线的外 1/3 处
E. 腰大肌与第 12 肋交界点

57. 左锁骨上触及肿大坚硬的淋巴结，常见于(　　)
A. 肺癌　B. 胃癌　C. 甲状腺癌
D. 淋巴瘤　E. 乳腺癌

58. 腹部膨隆伴有移动性浊音，见于(　　)
A. 胃肠胀气　B. 胃肠道大出血　C. 幽门梗阻
D. 肝硬化腹水　E. 巨大卵巢囊肿

59. 判断肠鸣音减弱或消失必须持续腹部听诊(　　)
A. 30~50 秒　B. 1~2 分钟　C. 2~3 分钟
D. 3~5 分钟　E. 5~10 分钟

60. 餐后几小时进行振水音检查方有意义(　　)
A. 2~3 小时　B. 4~5 小时　C. 6~8 小时
D. 9~10 小时　E. 12 小时以上

61. 青年高血压患者，脐部右上方听到一粗糙收缩期杂音，首先考虑(　　)
A. 腹主动脉瘤
B. 高血压引起的动脉硬化
C. 肝癌的血管征
D. 高血压心脏病的杂音传导
E. 肾动脉狭窄

62. 正常人腹部体检可能触及的脏器除外(　　)
A. 乙状结肠　B. 盲肠　C. 胃大弯
D. 腹主动脉　E. 肝脏右叶

63. 全腹膨隆呈“蛙腹”，可见于多种疾病，但除外下列哪项(　　)
A. 肝硬化　B. 麻痹性肠梗阻　C. 肾病综合征
D. 缩窄性心包炎　E. 心功能不全

64. 十二指肠球部溃疡并发急性穿孔时的体征，不包括(　　)
A. 腹壁板样强直
B. 明显压痛、反跳痛
C. 肝浊音界缩小或消失

D. 上腹部可见肠型或胃型
E. 肠鸣音减弱或消失

65. 肠鸣音亢进见于如下疾病，但除外(　　)
A. 低血钾　　B. 急性肠炎　　C. 机械性肠梗阻
D. 服用泻剂　　E. 胃肠道大出血

66. 肝区叩击痛阳性见于下列哪种疾病(　　)
A. 肝癌　　B. 肝脓肿　　C. 肝硬化
D. 肝囊肿　　E. 脂肪肝

67. 患者，女，67 岁，排尿困难 1 年，加重 2 周，无浮肿。查体：下腹膨隆，叩诊呈浊音，浊音不随体位改变。下列哪种疾病的可能性较大(　　)
A. 肝硬化腹水　　B. 结核性腹膜炎　　C. 肝硬化癌变
D. 尿潴留　　E. 化脓性阑尾炎

68. 急性阑尾炎最主要的症状为(　　)
A. 上腹部疼痛　　B. 脐周疼痛　　C. 转移性右下腹痛
D. 发冷、发热　　E. 恶心、呕吐、便秘或腹泻

69. 肠鸣音亢进的特点是(　　)
A. 金属音　　B. 摩擦音　　C. 捻发音
D. 咕噜声　　E. 乐鸣音

70. 急性胃肠炎时(　　)
A. 肠鸣音减弱　　B. 肠鸣音活跃　　C. 肠鸣音亢进
D. 肠鸣音消失　　E. 以上都不是

71. 机械性肠梗阻时(　　)
A. 肠鸣音活跃　　B. 肠鸣音亢进　　C. 肠鸣音减弱
D. 肠鸣音消失　　E. 肠鸣音正常

72. 麻痹性肠梗阻时(　　)
A. 肠鸣音活跃　　B. 肠鸣音亢进　　C. 肠鸣音减弱
D. 肠鸣音消失　　E. 肠鸣音正常

73. 腹膜炎时(　　)
A. 肠鸣音活跃　　B. 肠鸣音亢进　　C. 肠鸣音减弱
D. 肠鸣音消失　　E. 肠鸣音正常

74. 低血钾时(　　)
A. 肠鸣音活跃　　B. 肠鸣音亢进　　C. 肠鸣音减弱
D. 肠鸣音消失　　E. 肠鸣音正常

75. 在中腹部听到收缩期喷射性杂音见于(　　)
A. 腹主动脉瘤　　B. 肾动脉瘤　　C. 肾动脉狭窄
D. 肝癌　　E. 髂动脉狭窄

76. 在左、右上腹部听到收缩期杂音见于(　　)

A. 腹主动脉瘤　B. 腹主动脉狭窄　C. 肾动脉狭窄
D. 肠系膜上动脉狭窄　E. 肠系膜下动脉狭窄

77. 下述哪项是消化性溃疡的主要症状(　　)
A. 慢性节律性上腹痛　B. 反酸嗳气　C. 流涎、恶心呕吐
D. 食欲不振、体重下降　E. 失眠和焦虑

78. 消化性溃疡急性穿孔时(　　)
A. 腹痛非常剧烈
B. 有腹膜炎的症状和体征
C. 可伴有休克的表现
D. 半数可出现气腹
E. 以上均可出现

79. 下述哪项最能代表门静脉高压的临床表现(　　)
A. 脾肿大　B. 腹壁静脉曲张　C. 痔核
D. 食管下段静脉曲张　E. 腹水

80. 肝硬化最突出的临床表现是(　　)
A. 腹水　B. 脾大　C. 黄疸
D. 食管下段静脉曲张　E. 肝掌、蜘蛛痣及肝功能异常

81. 诊断急性阑尾炎的重要依据是(　　)
A. Murphy 征阳性
B. 麦氏点有显著而固定的压痛和反跳痛
C. 上腹部压痛
D. 脐周压痛
E. 右下腹疼痛

82. 上消化道出血最常见的原因是(　　)
A. 急性糜烂性出血性胃炎
B. 消化性溃疡
C. 肝硬化食管下段及胃底静脉曲张破裂出血
D. 胃癌出血
E. 胆道出血

（二） B 型题

A. 肋脊角　B. 肋腰角　C. 上输尿管点
D. 中输尿管点　E. 季肋点

1. 脐水平线上腹直肌外缘(　　)
2. 第 12 肋与腰肌外缘形成的夹角(　　)

A. 胆囊点　B. 麦氏点　C. 上输尿管点
D. 中输尿管点　E. 肋脊点

3. 右腹直肌外缘与右肋弓下缘交界处( )
4. 右髂前上棘与脐连线中、外 1/3 交点处( )
A. 右上腹膨隆 B. 左上腹膨隆 C. 舟状腹
D. 蛙腹 E. 下腹膨隆
5. 肿瘤晚期可见( )
6. 肝硬化失代偿期，大量腹水可见( )
A. 以鼻呼吸为主
B. 以胸式呼吸为主
C. 以口呼吸为主
D. 腹式呼吸减弱或消失，以胸式呼吸为主
E. 以腹式呼吸为主
7. 急性腹膜炎患者呼吸运动表现为( )
8. 成年女性呼吸运动表现为( )
A. 板状腹 B. 舟状腹 C. 尖凸腹
D. 左上腹膨隆 E. 胃型及蠕动波
9. 急性弥漫性腹膜炎时可见( )
10. 幽门梗阻时可见( )
A. 右上腹包块
B. 左上腹包块，有切迹
C. 右下腹包块
D. 左下腹包块
E. 上腹部包块
11. 脾肿大时可见( )
12. 乙状结肠肿瘤时可见( )
A. 右下腹压痛 B. 右上腹压痛 C. 全腹压痛
D. 左上腹压痛 E. 上腹部压痛
13. 腹膜炎时可见( )
14. 阑尾炎时可见( )
A. 明显黄疸，Murphy 征阳性，但触不到胆囊
B. 胆囊肿大具有实体感，无压痛
C. 胆囊不肿大，无压痛
D. 胆囊肿大，呈囊性感，无压痛
E. 明显黄疸，胆囊肿大，无压痛（Courvoisier 征阳性）
15. 急性胆囊炎时可见( )
16. 胰头癌时可见( )
A. 腹部叩诊鼓音范围缩小
B. 腹部叩诊鼓音范围扩大

C. 腹部叩诊鼓音范围移动
D. 腹部叩诊鼓音范围出现在肝浊音区
E. 腹部叩诊鼓音范围出现在两侧腰部

17. 麻痹性肠梗阻时可出现(　　)
18. 胃穿孔时可出现(　　)

A. 肝浊音区上升，肝区叩痛阴性
B. 肝浊音区下降，肝区叩痛阴性
C. 肝区叩诊鼓音，肝区叩痛阴性
D. 肝绝对浊音界下移，肝区叩痛阴性
E. 肝浊音区上升，肝区叩痛阳性

19. 肺气肿时叩诊表现为(　　)
20. 肝脓肿时叩诊表现为(　　)

A. 左上腹部浊音区扩大，可触及切迹
B. 下腹部浊音区扩大，不移动，尺压试验阳性
C. 下腹部可叩及浊音区，叩诊时有尿意
D. 下腹部浊音区扩大、居中，具有充实感
E. 下腹部叩诊浊音区呈凹形

21. 巨大卵巢囊肿时叩诊表现为(　　)
22. 腹水时叩诊表现为(　　)

A. 肠鸣音亢进　　B. 肠鸣音减弱　　C. 肠鸣音消失
D. 肠鸣音正常　　E. 肠鸣音活跃

23. 老年性便秘时可表现为(　　)
24. 机械性肠梗阻时可表现为(　　)

A. 疼痛-进食-缓解，无间歇性
B. 进食-疼痛-缓解，多无夜间痛
C. 疼痛-进食-缓解，多有夜间痛
D. 进食-疼痛-疼痛，多有夜间痛
E. 以上都不是

25. 十二指肠球部溃疡的临床特点是(　　)
26. 胃溃疡的临床特点是(　　)

A. 慢性发作性上腹痛
B. 腹水
C. 转移性右下腹痛
D. 剧烈的阵发性腹部绞痛
E. 急性弥漫性腹膜炎

27. 急性阑尾炎时表现为(　　)
28. 消化性溃疡时表现为(　　)

A. 白色腹纹　　B. 紫纹　　C. 玫瑰疹
D. 斑片状色素沉着　　E. 斑痕

29. 肾上腺皮质功能亢进或长期服用糖皮质激素者可见(　　)
30. 妊娠后期或肥胖者可见(　　)

A. 肝浊音界上移　　B. 肝浊音界下移　　C. 肝浊音界扩大
D. 肝浊音界缩小　　E. 肝浊音界消失

31. 人工气腹时可见(　　)
32. 肝硬化时可见(　　)

A. 腹肌紧张　　B. 压痛　　C. 腹部包块
D. 压痛、反跳痛　　E. 波动感

33. 腹膜炎时可见(　　)
34. 腹腔积液时可见(　　)

A. Grey-Turner 征　　B. Murphy 征　　C. Courvoisier 征
D. Graefe 征　　E. Stellwag 征

35. 出血坏死性胰腺炎时可见(　　)
36. 胰头癌时可见(　　)

A. 振水音阳性　　B. 肠型　　C. 肠鸣音消失
D. 右上腹反跳痛　　E. 脐下压痛

37. 幽门梗阻时可见(　　)
38. 机械性肠梗阻时可见(　　)

（三） 多项选择题

1. 腹部膨隆的病理状况包括(　　)

A. 大量腹水　　B. 急性腹膜炎　　C. 足月妊娠
D. 腹内炎症包块　　E. 腹内巨大肿物

2. 腹式呼吸增强可见于(　　)

A. 癔症性呼吸　　B. 膈麻痹　　C. 足月妊娠
D. 急性腹痛　　E. 胸腔积液

3. 弥漫性肝肿大见于(　　)

A. 肝炎　　B. 肝淤血　　C. 脂肪肝
D. 肝脓肿　　E. 早期肝硬变

4. 急性阑尾炎时可出现下列哪些体征(　　)

A. 直肠指诊可有明显的局部触痛
B. 阑尾周围脓肿时，可触及压痛明显的包块
C. Mc Burney 点有显著而固定的压痛及反跳痛
D. 盲肠后位的阑尾炎，腰大肌征阳性
E. 肠鸣音减弱

5. 急性弥漫性腹膜炎的体征有(　　)
A. 腹肌紧张　B. 腹部压痛　C. 反跳痛
D. 腹式呼吸减弱或消失　E. 肠鸣音活跃

6. 测量已触及包块大小，应包括(　　)
A. 上下（纵长）　B. 左右（横宽）　C. 前后径（深厚）
D. 可以实物比喻　E. 斜径

7. 膀胱胀大可见于(　　)
A. 尿道梗阻　B. 脊髓病　C. 昏迷
D. 腰椎或骶椎麻醉后　E. 急性膀胱炎

8. 关于 Murphy 征的检查方法，下列叙述正确的是(　　)
A. 医生以左手掌平放于患者右肋下部
B. 医生以拇指指腹钩压于右肋下胆囊处
C. 在吸气过程中，发炎的胆囊下移时碰到用力按压的拇指，引起疼痛，此为胆囊触痛
D. 如因剧烈疼痛而致吸气中止，称 Murphy 征阳性
E. 如因剧烈疼痛而致呼气中止，称 Murphy 征阳性

9. 左肋缘下可能触到的需与脾相鉴别的其他包块是(　　)
A. 增大的左肾　B. 肿大的肝左叶　C. 胰尾部囊肿
D. 结肠脾曲肿物　E. 降结肠

10. 中度脾肿大常见于(　　)
A. 肝硬变　B. 疟疾后遗症　C. 慢性淋巴细胞白血病
D. 淋巴瘤　E. 慢性溶血性贫血

11. 关于腹部压痛、反跳痛，下列叙述正确的有(　　)
A. 胃溃疡时，常剑突下疼痛
B. 十二指肠溃疡时，多剑突下偏右侧疼痛
C. 急性胆囊炎时，右上腹胆囊点压痛
D. 阑尾炎时，脐至右髂前上棘连线内 1/3 处压痛
E. 弥漫性腹膜炎时，可出现全腹压痛、反跳痛

12. 脾脏触诊内容包括(　　)
A. 大小　B. 质地　C. 表面情况
D. 有无压痛　E. 有无摩擦感

13. 易误判为肝下缘的其他腹腔内容物包括(　　)
A. 横结肠下缘　B. 十二指肠　C. 右肾下极
D. 腹直肌腱划　E. 胰腺

14. 使脾向下移位的因素包括(　　)
A. 内脏下垂　B. 左侧胸腔积液　C. 肺气肿
D. 阻塞性肺不张　E. 左侧肺实变

15. 触及肝脏时，应详细描述的内容包括(　　)
A. 大小　B. 质地　C. 压痛
D. 表面形态和边缘　E. 搏动
16. 腹部振水音可见于(　　)
A. 幽门梗阻
B. 胃酸分泌过多
C. 胃扩张
D. 正常人餐后 6~8 小时以上
E. 正常人饮入过多液体时
17. 腹部包块的常见原因有(　　)
A. 实质脏器的病理性肿大
B. 空腔脏器的扩张
C. 炎症性包块
D. 肿瘤
E. 肠蛔虫病
18. 肾区叩击痛见于(　　)
A. 肾炎　B. 肾盂肾炎　C. 肾结石
D. 肾结核　E. 肾周围炎
19. 胃泡鼓音区（Traube 区）明显缩小或消失可见于(　　)
A. 脾肿大　B. 左侧胸腔积液　C. 心包积液
D. 肝左叶肿大　E. 左下肺炎
20. 肝浊音界扩大见于(　　)
A. 肝癌　B. 肝脓肿　C. 急性肝坏死
D. 肝淤血　E. 多囊肝

二、填空题

1. 腹壁紫纹常见于______________。
2. 幽门梗阻时可出现________型和______________。
3. 肠梗阻时可见________型和______________。
4. 蛙腹常见于__________。
5. 板状腹多见于__________。
6. 全腹紧张，呈揉面感，常见于__________和__________。
7. 呕吐大量隔日食物，体检发现振水音阳性，多见于__________。
8. Courvoisier 征阳性见于__________。
9. 移动性浊音阳性时，腹水多在__________ mL 以上。
10. 墨菲征阳性常见于__________。
11. 麦氏点压痛常见于__________。

12. 腹壁静脉曲张，血流方向向上，见于________。

13. 腹壁静脉曲张，血流方向都向下，见于________。

14. 腹壁静脉曲张，血流方向以脐为水平，脐以上血流向上，脐以下血流向下，见于________。

15. 腹膜刺激征包括________、________、________。

16. 右上腹痛、发热患者，肝区叩击痛阳性，最常见于________。

17. 轻度脾肿大，小于肋下________；中度肿大为________；高度肿大为________。

18. 肝脏质软，如触________；肝脏质韧，如触________；肝脏质硬，如触________。

19. 叩诊时，正常肝上界在____锁骨中线上第________肋间。

20. 肝脏浊音区消失常见于________。

21. 正常肠鸣音为________次/分；肠鸣音亢进为________次/分；肠鸣音消失为________分钟未闻及肠鸣音。

22. 反跳痛的出现，提示炎症已累及________。

23. 液波震颤，提示腹腔内游离液体为________ mL。

24. 黄疸患者右上腹触及一无痛囊性包块，最有可能的疾病是________。

25. 急性出血性胰腺炎时，血液渗出进入腹壁皮下，可见________呈青紫色，称为Grey-Turner征阳性；________呈青紫色，称为Cullen征阳性。

26. 机械性肠梗阻患者，肠鸣音明显________，呈________音调。麻痹性肠梗阻患者，肠鸣音________。

27. 餐后________小时以上仍有振水音，提示为病理性。

三、名词解释

1. 舟状腹
2. 蛙状腹
3. 球状腹
4. 腹膜刺激征
5. 反跳痛
6. 板状强直（板状腹）
7. 揉面感
8. 麦氏点
9. 墨菲征（Murphy sign）
10. 库瓦西耶征（Courvoisier sign）
11. 振水音
12. 移动性浊音

四、是非判断分析题

1. 腹部体检时发现振水音都是病理性的。
2. 腹壁静脉曲张，血流方向都向上，提示上腔静脉阻塞。
3. 腹部膨隆可为生理性或病理性。
4. 腹部紫纹可见于肥胖和妊娠。
5. 胁腹部呈青紫色，称为 Cullen 征阳性。
6. 脐部呈青紫色，称为 Grey-Turner 征阳性。
7. 反跳痛的出现，提示炎症已累及腹膜壁层。
8. 肠鸣音消失为 3~5 分钟未闻及肠鸣音。
9. 腹膜刺激征包括腹痛、压痛、反跳痛。
10. 胆囊点位于右侧腹直肌外缘与肋弓交界处。
11. 麦氏点位于右髂前上棘与脐连线内 1/3 与中 1/3 交界处。阑尾病变时此处有压痛。
12. 正常成人的肝脏在右肋弓下缘，一般触不到，可触及者多在肋弓下 1cm 以内。剑突下如能触及肝左叶，多在 3cm 以内。
13. 肝脏本身的扩张性搏动见于二尖瓣关闭不全。
14. 正常胆囊不能触及。
15. 脾脏轻度肿大，是指深吸气时脾脏在肋下不超过 5cm 者。
16. 可触及的结肠部分有横结肠、乙状结肠、盲肠。
17. 正常情况下，腹部叩诊大部分区域为鼓音。
18. 肠鸣音活跃是指肠鸣音达每分钟 5 次以上。
19. 上输尿管点位于脐水平线上腹直肌外缘。
20. 中输尿管点位于两侧髂前上棘水平腹直肌内缘。

五、问答题

1. 简述腹壁静脉血流方向确定方法及其临床意义。
2. 简述肝脏触诊的主要内容。
3. 腹部异常包块的触诊要点有哪些？
4. 简述腹部正常可触及的结构。
5. 简述急性弥漫性腹膜炎时的腹部体征。
6. 简述肠梗阻患者的临床体征。
7. 简述肝硬化患者的临床体征。
8. 简述急性胰腺炎患者的临床体征。
9. 简述急性胆囊炎患者的临床体征。
10. 简述急性阑尾炎患者的临床体征。
11. 简述幽门梗阻患者的临床体征。

六、分析题

1. 患者，男，67 岁。因“腹胀、纳差 1 个月，加重 1 周”就诊。腹胀持续存在，餐后加重，逐步缓解，纳差，近 1 周加重伴尿少。门诊体检发现双下肢水肿、蜘蛛痣、肝掌。腹部 B 超发现大量腹水、脾肿大。既往有乙型肝炎病史 30 余年。

（1）该患者腹部体格检查会有哪些体征？

（2）该患者最可能的诊断是什么？

（3）如果腹水常规提示白细胞 750，中性粒细胞 75%，则为何种类型腹水？

2. 患者，男，37 岁。因“反复发作性腹痛 2 周，加重伴发热 1 天”入院。患者皮肤、巩膜黄染，尿色如茶。血总胆红素（TB）196μmol/L，结合胆红素（CB）166μmol/L，ALT 59U/L，ALB 34g/L。

（1）简述黄疸的分类，并判断患者为何种类型黄疸？

（2）患者血液中 ALP、γ-GT 会出现何种改变？

（3）如何和其他类型黄疸相鉴别？

3. 患者，女，31 岁。因“腹胀、少尿 1 周，加重 1 天”入院。腹胀、少尿逐步加重，尿量逐步减少，伴上下肢水肿，就诊时加重。腹部 B 超提示“大量腹水”。既往有肺结核病史，间断治疗 2 个月，未复查。

（1）该患者腹部检查会有哪些体征？

（2）如果腹部穿刺液呈草绿色；血常规提示 WBC 9×10^9，L 81%；胸水涂片找到抗酸杆菌。此为何种类型腹水？

（3）若查该患者红细胞沉降率（ESR）、腹水穿刺液腺苷脱氢酶（ADA）可能会出现何种改变？

（4）该患者最可能的诊断是什么？

参考答案

一、选择题

（一）A 型题

1. B 2. C 3. B 4. C 5. C 6. C 7. A 8. B 9. B 10. C 11. B 12. B 13. D 14. C 15. C 16. E 17. B 18. C 19. D 20. B 21. D 22. D 23. D 24. A 25. D 26. C 27. D 28. C 29. D 30. C 31. D 32. C 33. E 34. A 35. A 36. E 37. A 38. C 39. C 40. B 41. D 42. B 43. E 44. E 45. B 46. D 47. A 48. D 49. A 50. B 51. D 52. C 53. A 54. A 55. D 56. A 57. B 58. D 59. D 60. C 61. E 62. C 63. B 64. D 65. A 66. B 67. D 68. C 69. A 70. B 71. B 72. D 73. C 74. C 75. A 76. C 77. A 78. E 79. D 80. A 81. B 82. B

（二） B 型题

1. C　2. B　3. A　4. B　5. C　6. D　7. D　8. B　9. A　10. E　11. B　12. D　13. C　14. A　15. A　16. E　17. B　18. D　19. B　20. E　21. B　22. E　23. B　24. A　25. C　26. B　27. C　28. A　29. B　30. A　31. E　32. D　33. D　34. E　35. A　36. C　37. A　38. B

（三） 多项选择题

1. ABDE　2. AE　3. ABCE　4. BCD　5. ABCD　6. ABCD　7. ABCD　8. ABCD　9. ABCD　10. ABCDE　11. ABCE　12. ABCDE　13. ACD　14. ABC　15. ABCDE　16. ACE　17. ABCDE　18. ABCDE　19. ABCD　20. ABDE

二、填空题

1. 皮质醇增多症。
2. 胃；胃蠕动波。
3. 肠；肠蠕动波。
4. 大量腹水。
5. 急性腹膜炎。
6. 结核性腹膜炎；癌性腹膜炎。
7. 幽门梗阻。
8. 胰头癌。
9. 1000。
10. 急性胆囊炎。
11. 急性阑尾炎。
12. 下腔静脉梗阻。
13. 上腔静脉梗阻。
14. 门静脉高压。
15. 肌紧张；压痛；反跳痛。
16. 肝脓肿。
17. 3cm；3cm 至脐水平线之间；超过脐水平线或前正中线。
18. 口唇；鼻尖；前额。
19. 右；5。
20. 胃肠穿孔。
21. 4~5；大于 10；3~5。
22. 腹膜壁层。
23. 3000~4000。
24. 胰头癌。

25. 胁腹皮肤；脐周皮肤。

26. 亢进；金属；减弱或消失。

27. 6~8。

三、名词解释

1. 舟状腹——全腹凹陷严重者，前腹壁几乎贴近脊柱，全腹呈舟状，称为舟状腹。见于恶性肿瘤、结核等慢性消耗性疾病晚期。

2. 蛙腹——腹腔内大量积液的患者，仰卧位时液体因重力作用下沉于腹腔两侧，使腹部外形呈宽而扁状，称为蛙腹。常见于肝硬化门静脉高压症、重度右心衰竭、缩窄性心包炎、肾病综合征、结核性腹膜炎、腹膜转移癌等。

3. 球状腹——多为胃肠道内积气。大量积气可致全腹膨隆，腹部呈球形，变换体位时其形状无明显改变，见于各种原因所致的肠梗阻或肠麻痹。

4. 腹膜刺激征——腹痛患者，腹壁紧张，同时伴有压痛和反跳痛，称为腹膜刺激征，又称腹膜炎三联征，是急性腹膜炎的重要体征。

5. 反跳痛——检查到腹部压痛后，手指稍停片刻，使压痛趋于稳定，然后突然将手抬起，此时如患者感觉腹痛骤然加剧，并伴有痛苦表情，称为反跳痛。反跳痛的出现，提示炎症已累及腹膜壁层。

6. 板状强直（板状腹）——急性弥漫性腹膜炎时，因炎症刺激腹膜引起腹肌反射性痉挛，腹壁常有明显紧张，甚至强直硬如木板，称为板状强直，见于胃肠穿孔及实质脏器破裂。

7. 揉面感——结核性腹膜炎时，因炎症发展缓慢，对腹膜刺激不强，且有腹膜增厚，肠管和肠系膜粘连，故全腹紧张，触之犹如揉面的柔韧之感，不易压陷，称为面团感或揉面感。此征还见于癌性腹膜炎。

8. 麦氏点——麦氏（Mc Burney）点，又称阑尾点，位于右髂前上棘与脐连线外1/3与中1/3交界处。阑尾病变时此处有压痛，如急性阑尾炎。

9. 墨菲征（Murphy sign）——急性胆囊炎时，医师将左手掌平放于患者右胸下部，先以左手拇指指腹用适度压力钩压右肋下部胆囊点处（患者感到疼痛，为胆囊触痛征阳性），同时嘱患者缓慢深吸气，胆囊下移时碰到用力按压的拇指引起疼痛而使患者突然屏气，即墨菲征阳性。

10. 库瓦西耶征（Courvoisier sign）——胰头癌压迫胆总管导致阻塞，出现黄疸进行性加深，胆囊显著肿大，但无压痛，称为库瓦西耶征阳性。

11. 振水音——患者仰卧，医师用耳凑近患者上腹部或将听诊器膜形体件放于此处，然后用稍弯曲的手指连续迅速冲击患者上腹部，如听到胃内液体与气体相撞击的声音，称为振水音。见于各种原因所致的幽门梗阻、胃潴留。

12. 移动性浊音——腹腔内较多液体存留时多潴积于腹腔低处，故在此处叩诊呈浊音。如患者仰卧位，腹中部由于含气的肠管集聚而叩诊呈鼓音，两侧腹部因腹水积聚叩诊呈浊音。检查者自腹中部脐水平面开始向患者左侧叩诊，发现浊音时，板指固定不动，嘱患者右侧卧位，再度叩诊，如呈鼓音，表明浊音移动，称移动性浊音，表明腹腔内游离腹水在 1000mL 以上。

四、是非判断分析题

1. 答：错误。一般餐后 6~8 小时腹部体检发现振水音是病理性的。
2. 答：错误。腹壁静脉曲张，血流方向都向上，提示下腔静脉阻塞。
3. 答：正确。
4. 答：错误。腹部紫纹多见于皮质醇增多症。
5. 答：错误。脐部呈青紫色，称为 Cullen 征阳性。
6. 答：错误。胁腹部呈青紫色，称为 Grey-Turner 征阳性。
7. 答：正确。
8. 答：正确。
9. 答：错误。腹膜刺激征包括肌紧张、压痛、反跳痛。
10. 答：正确。
11. 答：错误。麦氏点位于右髂前上棘与脐连线外 1/3 与中 1/3 交界处。
12. 答：正确。
13. 答：错误。肝脏本身的扩张性搏动见于三尖瓣关闭不全。
14. 答：正确。
15. 错；脾脏轻度肿大，是指深吸气时脾脏在肋下不超过 3cm 者。
16. 答：正确。
17. 答：正确。
18. 答：错误。肠鸣音活跃是指肠鸣音达每分钟 10 次以上。
19. 答：正确。
20. 答：错误。中输尿管点位于两侧髂前上棘水平腹直肌外缘。

五、问答题

1. 答：正常时，脐水平线以上的腹壁静脉血流自下而上经胸壁静脉和腋静脉而进入上腔静脉，脐水平线以下的腹壁静脉血流自上而下经大隐静脉而进入下腔静脉。腹壁静脉一般不显露，或者有时隐约可见腹壁静脉显露，但不迂曲。当门静脉循环障碍或上、下腔静脉回流受阻导致侧支循环形成时，腹壁静脉扩张迂曲，称为腹壁静脉曲张。

门静脉高压：由于闭锁的脐静脉再度开放，血流从脐静脉进入腹壁浅静脉，腹壁曲张的浅静脉血流方向正常，呈水母头状。

上腔静脉阻塞：上腹壁或胸壁曲张的浅静脉，血流转向下方由下腔静脉回流。

下腔静脉阻塞：曲张的浅静脉多分布在腹壁的两侧，有时在股外侧及臀部。脐以下的腹壁浅静脉血流方向转向上方进入上腔静脉。

2. 答：①大小：记录肝脏大小，在平静呼吸时测量右锁骨中线上肋弓下缘至肝下缘的垂直距离，并注明以叩诊法叩出的肝上界位置。②质地：肝脏质地一般分为质软、质韧（中等硬度）和质硬三级。③表面形态及边缘。④压痛。⑤搏动。⑥肝区摩擦感。

3. 答：触诊异常肿块时，需注意：

①部位：腹部包块多源于该区脏器的病变。

②大小：应准确测量包块的纵径、横径和前后径。前后径难以测出时可粗略估计，然后以厘米（cm）表示（如 3cm×5cm×2cm），以便进行动态观察；也可用公认大小的实物比喻，如鸡蛋大小。

③形态：应注意包块的形态、轮廓、表面和边缘。如规则圆形且表面光滑者多为良性；不规整、表面凹凸不平及坚硬者多为恶性。

④质地：实质性包块，质地可能柔软、中等硬或坚硬，见于炎症、结核和肿瘤。如为囊性，触之柔软，见于脓肿或囊肿等。

⑤压痛：炎性包块压痛明显，如肝炎、肝脓肿、阑尾周围脓肿，而肿瘤的压痛则轻微或不明显。

⑥搏动：触及腹中线附近膨胀性搏动的包块时，应考虑腹主动脉或其分支的动脉瘤。而腹主动脉附近的包块，可因传导而触及搏动，应予鉴别。

⑦移动度：肝、胆囊、胃、脾、肾或其包块，可随呼吸而上下移动。肝和胆囊的移动度最大，不易用手固定。如肿块能用手推动者，可能源于胃、肠或肠系膜。游走肾及带蒂的包块，移动范围广且距离大。局部脓肿、炎性包块及腹膜外的肿瘤，一般不能移动。

触及包块还应确定与邻近皮肤、腹壁和脏器的关系。

4. 答：正常腹部可触到的结构包括腹直肌肌腹与腱划、腹主动脉 、腰椎椎体与骶骨岬、横结肠、乙状结肠、盲肠。

5. 答：当腹膜受到细菌感染或化学物质如胃、肠、胰液及胆汁等刺激时，即可引起腹膜急性炎症，称为急性腹膜炎。临床上以细菌感染所致急性腹膜炎最为严重。

视诊：呈急性危重病容，表情痛苦，强迫体位，腹式呼吸明显减弱或消失，当腹腔内炎性渗出液增多或肠管发生麻痹明显扩张时，可见腹部膨隆。

触诊：出现典型腹膜刺激征——腹壁紧张、压痛及反跳痛。急性弥漫性腹膜炎呈板状腹；局限性腹膜炎局部形成脓肿，或炎症与周围大网膜和肠管粘连成团时，触诊时可在局部扪及有明显压痛的肿块。

叩诊：鼓肠或有气腹时，肝浊音区缩小或消失；腹腔有多量渗液时，可叩出移动性浊音。

听诊：肠鸣音减弱或消失。

6. 答：肠梗阻是肠内容物在肠道通过受阻所产生的一种常见的急腹症。临床主要表现为腹痛、腹胀、呕吐及排便、排气停止。腹痛是最主要的症状。

视诊：呈痛苦重病面容，眼球凹陷呈脱水貌，呼吸急促，腹部膨隆，小肠梗阻可见脐周不规则呈梯形多层排列的肠型和蠕动波，结肠梗阻可见腹部周边明显膨隆。

触诊：腹部有压痛，绞窄性肠梗阻患者腹肌紧张且伴压痛，可出现反跳痛。

叩诊：当腹腔有渗液时，出现移动性浊音。

听诊：机械性肠梗阻患者可听到肠鸣音明显亢进，呈金属音调。麻痹性肠梗阻患者肠鸣音减弱或消失。

7. 答：肝硬化代偿期以乏力、纳差为主要表现，失代偿期主要表现为门静脉高压，出现脾肿大、侧支循环形成和腹水。

视诊：面色萎黄，颈部及上胸部可见毛细血管扩张、蜘蛛痣，并可见肝掌。晚期面色灰暗，缺少光泽，皮肤、巩膜可有黄染，大量腹水时腹部膨隆呈蛙状腹，脐突出，甚至形成脐疝，腹部可见静脉曲张，男性常有乳房发育。

触诊：早期肝脏轻度肿大，质地偏硬，表面光滑，压痛不明显。脾脏可触及。晚期肝脏缩小而不能触及，腹壁紧张度增加，脾脏轻中度肿大。大量腹水时液波震颤阳性，下肢出现浮肿。

叩诊：早期肝浊音区轻度扩大，晚期肝浊音区缩小。如有腹水，则移动性浊音阳性。

听诊：肠鸣音可减弱，脐周腹壁静脉曲张处可听到静脉连续性潺潺声。

8. 答：急性胰腺炎是多种病因导致胰腺组织自身消化所致的胰腺水肿、出血及坏死等炎性损伤。临床以急性上腹痛及血淀粉酶升高为特点。

视诊：患者呈急性病容，表情痛苦，少数患者因胰酶及坏死组织液穿过筋膜与肌层，渗入腹壁皮下，可见胁腹皮肤呈青紫色，称为 Grey-Turner 征阳性；脐周皮肤呈青紫色，称为 Cullen 征阳性。部分有胆总管下端梗阻、肝损伤或以胰头病变为主者可出现黄疸。

触诊：上腹部有明显腹壁紧张、压痛或反跳痛。出现弥漫性腹膜炎时，则全腹有典型的腹膜刺激征。当胰腺及胰周围大片坏死、渗出或并发脓肿时，上腹部可触及包块。

叩诊：由于炎症渗出，可叩出移动性浊音。

听诊：肠麻痹患者肠鸣音减弱或消失。

9. 答：急性胆囊炎是由于胆囊管阻塞、化学性刺激和细菌感染引起的急性胆囊炎症性疾病。患者一般中度发热。有轻度或显著黄疸时，常提示合并胆总管结石或肝功能损害。

视诊：多呈急性病容，常取右侧卧位，腹式呼吸受限，呼吸表浅而不规则。

触诊：右上腹部稍膨隆，右肋下胆囊区有腹壁紧张、压痛及反跳痛，Murphy 征阳性。伴胆囊积脓或胆囊周围脓肿者，于右上腹部可触及包块。如引起胆囊穿孔或胆汁性腹膜炎，可出现急性弥漫性腹膜炎的表现。

叩诊：右肋下胆囊区有叩击痛。

听诊：肠鸣音无明显变化。

10. 答：急性阑尾炎是指阑尾的急性炎症性病变，是外科最常见的急腹症。其主要症状是转移性右下腹痛。

视诊：急性病容，腹式呼吸减弱。

触诊：右下腹 Mc Burney 点（阑尾点）有显著而固定的压痛，有时伴有反跳痛。如无明显压痛，可做诊断性试验：①结肠充气试验：患者仰卧位，右手加压其左下腹降结肠区，再用左手挤压近侧结肠，如患者诉右下腹痛，称为结肠充气征（Rovsing sign）阳性。这是由于结肠内气体倒流传至盲肠和阑尾，刺激发炎的阑尾所致；②腰大肌试验：患者左侧卧位，两腿伸直，当右下肢被动向后过伸时发生右下腹痛，称为腰大肌征（iliopsoas sign）阳性。此征提示炎症阑尾位于盲肠后位。低位或盆腔内阑尾炎症时，肛指检查可有直肠右前壁触痛或触及肿块。

叩诊：右下腹可有叩击痛。

听诊：肠鸣音无明显变化。

11. 答：幽门梗阻多由消化性溃疡，尤其是十二指肠球部溃疡引起幽门反射性痉挛、充血、水肿或瘢痕收缩所致。患者主要症状为上腹胀痛，餐后加重，反复呕吐大量发酵的隔日食物（宿食），呕吐后感觉舒适。严重呕吐可致水、电解质紊乱。

视诊：一般表现为消瘦和脱水，严重者出现恶病质，可见上腹部膨隆、胃蠕动波、胃型及逆蠕动波。

触诊：上腹部紧张度增加。

叩诊：上腹部浊音或实音。

听诊：可出现振水音。

六、分析题

1. 答：

（1）该患者腹部体格检查主要体征如下：

视诊：腹部膨隆，可见蛙状腹、脐疝，腹壁可见静脉曲张。

触诊：腹壁张力高，可有液波震颤。

叩诊：移动性浊音阳性。

听诊：肠鸣音减弱或消失。

（2）诊断：肝硬化失代偿期，门静脉高压，腹水，脾肿大。

（3）渗出性腹水。

2. 答：

（1）黄疸分为溶血性黄疸、肝细胞性黄疸、胆汁淤积性黄疸。此患者为阻塞性黄疸。

（2）ALP 和 γ-GT 均升高。

（3）肝细胞性黄疸：①肝功能减退：结合与非结合型胆红素均增加，CB/TB 接近 0.5；ALT、AST 明显升高。如为病毒性肝炎，血清病毒标志物阳性。②尿中尿胆原与粪中粪胆素：取决于肝细胞损害与毛细胆管阻塞的程度。

溶血性黄疸：①血中非结合型胆红素增加，CB/TB＜20%，结合型胆红素一般正常。②粪色加深。③尿中尿胆原增加，但无胆红素。④有溶血性贫血的表现，如网织红细胞增多等。

3. 答：

（1）大量腹水体征：

视诊：腹部膨隆，蛙状腹，脐疝，下肢水肿。

触诊：腹壁紧张度增加，液波震颤。

叩诊：移动性浊音阳性。

听诊：肠鸣音减弱或消失。

（2）渗出性腹水。

（3）ESR 升高；ADA 升高。

（4）结核性腹膜炎。

第九章　肛门、直肠和外生殖器检查

习　题

一、选择题

（一）A 型题

1. 在阴茎头与冠状沟看到结节或触及硬节，伴有暗红色溃疡，易出血，应怀疑(　　)
   A. 下疳　　B. 尿道下裂　　C. 阴茎癌
   D. 梅毒　　E. 结核
2. 阴囊局部皮肤增厚，明显下垂，皱褶变宽变浅，色淡，见于(　　)
   A. 阴囊血肿　　B. 阴囊水肿　　C. 过敏反应
   D. 象皮肿　　E. 下腔静脉阻塞
3. 阴囊象皮肿的发病原因是(　　)
   A. 炎症　　B. 过敏　　C. 出血
   D. 水肿　　E. 丝虫病
4. 透光试验阳性见于(　　)
   A. 附睾结核　　B. 腹股沟斜疝　　C. 精索静脉曲张
   D. 睾丸肿瘤　　E. 精索鞘膜积液
5. 附睾肿胀而无自觉症状，触之有结节性硬块，无挤压痛，应考虑(　　)
   A. 急性睾丸炎　　B. 附睾结核　　C. 慢性附睾炎
   D. 淋病　　E. 流行性腮腺炎
6. 精子产生后进入下列哪个器官中发育成熟(　　)
   A. 前列腺　　B. 睾丸　　C. 附睾
   D. 输精管　　E. 精囊
7. 可引起睾丸萎缩的疾病是(　　)
   A. 淋病　　B. 结核　　C. 流行性腮腺炎
   D. 睾丸肿瘤　　E. 急性睾丸炎
8. 肛门周围红肿及压痛见于(　　)
   A. 外痔　　B. 内痔　　C. 肛门周围脓肿
   D. 混合痔　　E. 肛裂

9. 常继发于直肠脓肿或结核的疾病是(　　)
A. 肛裂　B. 肛瘘　C. 内痔
D. 外痔　E. 直肠脱垂

10. 肛门外有椭圆形块状物，表面有环形皱襞，首先考虑(　　)
A. 外痔　B. 内痔　C. 混合痔
D. 直肠黏膜脱垂　E. 直肠壁全层脱垂

（二）B 型题

A. 阴茎癌　B. 下疳　C. 尿道下裂
D. 肾上腺皮质肿瘤　E. 尿道炎

1. 冠状沟处单个椭圆形硬质溃疡，见于（　　）
2. 儿童外生殖器呈成人型，见于（　　）

A. 急性前列腺炎　B. 前列腺肥大　C. 前列腺癌
D. 精囊癌　E. 梅毒

3. 前列腺中间沟消失，表面平滑，有明显压痛，可诊为（　　）
4. 前列腺表面凹凸不平，质较硬，可诊为（　　）

A. 外痔　B. 内痔　C. 混合痔
D. 肛瘘　E. 肛裂

5. 肛门齿状线内外均有紫红色包块，见于（　　）
6. 肛门黏膜有狭长裂伤，可伴有棱形或圆形多发性小溃疡，疼痛剧烈，见于(　　)

（三）多项选择题

1. 肛门触诊疼痛剧烈，见于(　　)
A. 肛裂　B. 直肠癌　C. 肛旁脓肿
D. 直肠旁脓肿　E. 内痔

2. 肛门直肠检查的常用体位有(　　)
A. 左侧卧位　B. 仰卧位　C. 俯卧位
D. 膝胸位　E. 截石位

二、名词解释

1. 包皮过长
2. 痔
3. 膝胸位（肘膝位）

三、填空题

1. 阴囊皮肤增厚，明显下垂，皱褶变宽变浅，色淡如象皮样，见于________所致的__________或__________等。

2. 尿道口开口于阴茎腹面者，见于__________；阴茎过小，见于____________。

3. 睾丸未发育见于先天性睾丸发育不全症，系____________异常所致；睾丸慢性肿痛多为____________所致。

4. 前列腺中间沟消失，表面平滑者，见于__________；表面凹凸不平，质硬者，见于______________。

5. 肛门外口（齿状线以下）有紫红色柔软包块，称__________；肛门内口（齿状线以上）有紫红色包块称____________，常随排便而突出肛门之外。

四、是非判断分析题

1. 肛门检查最常用的体位是左侧卧位。

2. 肛门检查触痛伴波动感提示肛门、直肠周围脓肿。

3. 包皮口狭小，使包皮不能上翻露出阴茎头，称为包皮过长。

4. 男性外生殖器检查时应让患者充分暴露下身，双下肢取外展位，先检查外生殖器，然后用直肠指诊法检查内生殖器。

五、问答题

1. 如何进行直肠指诊？

2. 何为肛瘘？简述肛瘘的组成和常见病因。

参考答案

一、选择题

（一） A 型题

1. C　2. D　3. E　4. E　5. B　6. C　7. C　8. C　9. B　10. E

（二） B 型题

1. B　2. D　3. A　4. C　5. C　6. E

（三） 多项选择题

1. ACD　2. ADE

二、名词解释

1. 包皮过长——包皮覆盖尿道口，但能上翻露出阴茎头，称为包皮过长。

2. 痔——是由多种因素导致直肠下端黏膜下或肛管边缘皮下的静脉丛病理性扩张所形成的静脉团。

3. 膝胸位（肘膝位）——患者双膝关节屈曲成直角跪于检查床上，双前臂屈曲于胸前，置于检查床上，臀部抬高。此位在肛门直肠检查中最常用。

三、填空题

1. 丝虫病；淋巴管炎；淋巴管阻塞。
2. 尿道下裂；垂体、性腺功能不全。
3. 性染色体数目；结核。
4. 前列腺增生；前列腺癌。
5. 外痔；内痔。

四、是非判断分析题

1. 答：错误。肛门检查最常用的体位是膝胸位。
2. 答：正确。
3. 答：错误。包皮口狭小，使包皮不能上翻露出阴茎头，称为包茎。
4. 答：正确。

五、问答题

1. 答：医生带好手套或指套，涂上适量的润滑油，用探查的食指先在肛门口轻轻按摩，等肛门括约肌放松后，再将探查的手指徐徐插入肛门。触摸肛门口直肠的四壁，有指征时再进行双合诊。

2. 答：肛瘘是直肠、肛管与肛门周围皮肤相通的瘘管。肛瘘由内口、瘘管、外口三部分组成。肛瘘多由肛管或直肠周围脓肿所致。

第十章 脊柱与四肢检查

习 题

一、选择题

（一） A 型题

1. 两侧膝关节不对称，并有红、肿、热、痛、活动障碍，多考虑(　　)
   A. 关节炎　B. 关节积液　C. 骨折
   D. 关节脱位　E. 关节畸形
2. 检查脊柱活动时应除外(　　)
   A. 椎间盘突出　B. 颈、腰肌韧带劳损　C. 颈、腰椎增生关节炎
   D. 脊柱外伤性骨折或脱位　E. 脊柱结核或肿瘤
3. 下列疾病中，不易出现杵状指（趾）的是(　　)
   A. 支气管肺癌　B. 缺铁性贫血　C. 发绀型先天性心脏病
   D. 肝硬化　E. 支气管扩张
4. 脊柱前凸多见于(　　)
   A. 颈椎　B. 胸椎　C. 腰椎
   D. 骶椎　E. 腰骶部
5. 匙状甲最常见的病因是(　　)
   A. 风湿热　B. 缺铁性贫血　C. 甲癣
   D. 缺氧　E. 类风湿关节炎
6. 双侧对称性指骨间关节增生、肿胀，呈梭状畸形，常见于(　　)
   A. 风湿热　B. 结核性关节炎　C. 进行性肌萎缩
   D. 系统性红斑狼疮　E. 类风湿关节炎
7. 脊柱后凸畸形，多见于(　　)
   A. 老年人脊柱后凸　B. 佝偻病　C. 强直性脊柱炎
   D. 脊柱结核　E. 发育期姿势不良
8. 脊柱胸段成弧形后凸，仰卧位时也不能伸直，多见于(　　)
   A. 老年人脊柱后凸　B. 佝偻病　C. 强直性脊柱炎
   D. 脊柱结核　E. 发育期姿势不良
9. 坐位时脊柱胸段明显均匀性后凸，卧位时后凸可消失，多见于(　　)

A. 老年人脊柱后凸　　B. 佝偻病　　C. 强直性脊柱炎
D. 脊柱结核　　E. 发育期姿势不良

10. 老年人骨质退行性变时，常出现(　　)
A. 脊柱前凸　　B. 脊柱后凸　　C. 脊柱侧凸
D. 杵状指　　E. 匙状指

（二） B型题

A. 妊娠晚期　　B. 脊髓灰质炎　　C. 椎间盘突出
D. 胸膜肥厚　　E. 胸椎压缩性骨折

1. 脊柱腰段固定性侧凸常见于(　　)
2. 脊柱胸段侧凸常见于(　　)
3. 脊柱前凸多见于(　　)

A. 爪形手　　B. 匙状甲　　C. 猿掌
D. 餐叉样畸形　　E. 腕垂症

4. 尺神经损伤患者手部改变为(　　)
5. 桡神经损伤患者手腕部改变为(　　)
6. 正中神经损伤患者手腕部改变为(　　)
7. Colles骨折患者手腕部改变为(　　)

（三） 多项选择题

1. 检查颈、腰椎活动度时让患者做下列哪项运动(　　)
A. 前屈　　B. 后伸　　C. 左侧弯
D. 右侧弯　　E. 旋转

2. 脊柱活动受限的病因包括(　　)
A. 骨质增生　　B. 骨质破坏　　C. 脊椎骨折或脱位
D. 椎间盘突出　　E. 软组织损伤

3. 脊柱活动度更大的部位是(　　)
A. 颈椎　　B. 胸椎　　C. 腰椎
D. 骶椎　　E. 尾椎

4. 肌萎缩是指肢体肌肉体积缩小、松弛无力，见于(　　)
A. 周围神经损害　　B. 肌炎　　C. 长期肢体废用
D. 中枢神经损害　　E. 脊髓灰质炎

二、填空题

1. 脊柱的病变主要表现为______、______及______。

2. 检查脊柱颈段活动时，医生应固定患者______；检查脊柱腰段活动时，应固定患者______。

3. 下肢静脉曲张多见于小腿，主要是由下肢的浅静脉瓣膜功能不全或下肢浅静脉血液回流受阻所致，常见于长期从事______或______。

4. 直立位时，两膝紧贴，两踝不触靠拢，称______或______。

5. 直立位时，两踝收拢，两膝远离，称______或______。

6. 足内翻或外翻畸形多见于______及______。

7. 肢体压痛多见于相应部位的______、______、______、______等。

8. 检查四肢各关节的运动一般有______、______两种方法。

三、名词解释

1. 拾物试验
2. 匙状甲
3. 足外翻
4. 象皮肿
5. 搭肩试验阳性

四、是非判断分析题

1. 受检者仰卧位，腰部放松，腰椎放平贴于床面时，髌骨及足拇趾指向外侧偏斜，称为髋关节内旋畸形。

2. 肢端肥大的特点为肢体末端异常粗大，见于青春期发育成熟后腺垂体功能亢进者。

3. 痛风急性关节炎期表现为受累关节红、肿、热、痛和功能障碍，最多见于单侧拇趾及第一跖趾关节；慢性关节炎期常在远端关节有痛风石。

五、问答题

1. 简述脊柱压痛的检查方法及临床意义。
2. 简述脊柱叩击痛的检查方法及临床意义。
3. 简述杵状指（趾）的特征。
4. 梭形关节的特征及临床意义是什么?
5. 叙述浮髌试验的检查方法及其阳性的临床意义。
6. 杵状指（趾）的发生机制是什么？导致杵状指（趾）发生的常见疾病有哪些?

参考答案

一、选择题

（一） A 型题

1. A　2. D　3. B　4. C　5. B　6. E　7. D　8. C　9. B　10. B

（二）B 型题

1. C　2. D　3. A　4. A　5. E　6. C　7. D

（三）多项选择题

1. ABCDE　2. ABCDE　3. AC　4. ABCE

二、填空题

1. 疼痛；姿势或形态异常；活动度受限。
2. 双肩；骨盆。
3. 站立性工作者；血栓性静脉炎患者。
4. 膝外翻；“X 形腿”。
5. 膝内翻；“O 形腿”。
6. 先天畸形；脊髓灰质炎后遗症。
7. 骨折；关节脱位；软组织损伤；炎症。
8. 主动运动；被动运动。

三、名词解释题

1. 拾物试验——让受检者拾起置于地上的物品。正常人可双膝伸直，腰部自然弯曲，俯身将物品拾起。如受检者先以一手扶膝蹲下，腰部挺直地拾起物品，称为拾物试验阳性，多见于腰椎病变如腰椎间盘脱出、腰肌外伤及炎症等。

2. 匙状甲——指甲中央凹陷，边缘翘起，指甲变薄，表面粗糙有条纹，似匙状。常因组织缺铁及某些氨基酸代谢障碍所致，多见于缺铁性贫血，偶见于风湿热、甲癣等。

3. 足外翻——正常人当膝关节固定时，足掌可向内、外翻 35°。当足掌部活动受限，呈固定性外翻、外展畸形，称为足外翻。多见于先天畸形、脊髓灰质炎后遗症等。

4. 象皮肿——淋巴管长期阻塞，可使淋巴管扩张、破裂，淋巴液外溢致纤维组织大量增生，皮肤增厚，按压无凹陷，称为象皮肿。

5. 搭肩试验阳性——嘱受检者用一侧手掌平放于对侧肩关节前方，如不能搭上，前臂不能自然贴紧胸壁为阳性，见于肩肱关节脱位或肩锁关节脱位。

四、是非判断分析题

1. 答：错误。受检者仰卧位，腰部放松，腰椎放平贴于床面时，正常髌骨及足拇趾指向上方；若受检者髌骨及足拇趾指向内侧偏斜，称为髋关节内旋畸形。

2. 答：正确。肢端肥大的特点为肢体末端异常粗大，见于青春期发育成熟后腺垂体功能亢进，生长激素分泌过多引起的肢端肥大症。

3. 答：正确。痛风急性关节炎期表现为受累关节红、肿、热、痛和功能障碍，最多见于单侧拇趾及第一跖趾关节。慢性关节炎期常在远端关节有痛风石，常多关节受累，表现为关节肿胀、僵硬、畸形及周围组织纤维化和变形，严重时患处皮肤发亮、菲薄，破溃后有白色豆腐渣样物排出，甚至形成瘘管，经久不愈。

五、问答题

1. 答：脊柱压痛的检查方法：受检者取端坐位，身体稍向前倾。医师以右手拇指从枕骨粗隆开始自上而下逐个按压受检者脊椎棘突及椎旁肌肉，了解是否有压痛。医师在按压脊椎棘突及椎旁肌肉时如受检者感觉疼痛，称为脊柱压痛或椎旁肌肉压痛。

脊柱压痛的临床意义：脊柱压痛或椎旁肌肉压痛的出现，提示压痛部位的脊柱或肌肉可能有病变。

2. 答：脊柱叩击痛检查方法有直接叩击法和间接叩击法两种，检查方法分别如下：①直接叩击法：受检者取坐位，医师用右手手指或叩诊锤直接叩击各椎体棘突，了解受检者有无疼痛。②间接叩击法：受检者取坐位，头部直立，医师将左手掌置于受检者头顶，掌面向下，右手半握拳，以小鱼际肌部叩击左手手背，了解受检者有无疼痛。

脊柱叩击痛的临床意义：脊柱叩击痛常见于脊柱结核、脊椎骨折、椎间盘突出等。叩击痛出现部位往往是病变所在部位。

3. 答：手指或足趾末端指节增宽、增厚，指（趾）甲从根部到末端拱形隆起，使指（趾）端背面皮肤与指（趾）甲构成的基底角≥180°，呈杵状，称为杵状指（趾）或鼓槌指（趾）。

4. 答：梭形关节的特征：双侧近端指间关节对称性增生、肿胀，呈梭形，称为梭形关节，是最常见的指关节变形。早期局部红肿、疼痛，晚期关节明显强直、活动受限，多伴有掌指关节疼痛、肿胀，手指及手腕向尺侧偏斜。

梭形关节的临床意义：多见于类风湿关节炎。

5. 答：浮髌试验的检查方法：受检者取仰卧位，下肢伸直放松，医师左手拇指和其余四指分开分别固定髌骨上极两侧，并加压压迫髌上囊，使关节液集中于髌骨底面，右手食指垂直按压髌骨并迅速松开，按压时髌骨与关节面有碰触感，松手时髌骨浮起，即为浮髌试验阳性。

浮髌试验阳性的临床意义：提示关节腔积液超过 50mL。

6. 答：一般认为，杵状指（趾）与肢体末端慢性缺氧、代谢障碍及中毒性损害等有关。这些因素可使肺及肝破坏还原型铁蛋白的能力减弱，加之缺氧使末梢毛细血管增生、扩张，血流丰富，导致末端肢体软组织增生膨大。

杵状指（趾）常见于：①呼吸系统疾病：如支气管扩张、支气管肺癌、慢性肺脓肿、脓胸等。②某些心血管疾病：如发绀型先天性心脏病、亚急性感染性心内膜炎等。③营养障碍性疾病：如肝硬化等。

第十一章　神经系统检查

习　题

一、选择题

（一）A型题

1. 一侧瞳孔直接对光反射消失，对侧间接对光反射消失，病变位于(　　)
   A. 同侧视神经　B. 对侧视神经　C. 同侧动眼神经
   D. 对侧动眼神经　E. 视交叉
2. 患者出现向左侧转头不能，考虑以下哪条神经损伤所致(　　)
   A. 左侧副神经　B. 右侧副神经　C. 左侧迷走神经
   D. 右侧迷走神经　E. 左侧枕神经
3. 可根据以下哪项临床表现来区别中枢性和周围性瘫痪(　　)
   A. 肌力的大小　B. 有无感觉障碍　C. 有无病理反射
   D. 有无大小便障碍　E. 腱反射的强弱
4. 下列属于脑膜刺激征的是(　　)
   A. Oppenheim 征　B. Babinski 征　C. Lasegue 征
   D. Brudzinski 征　E. Hoffmann 征
5. 下列不属于病理反射的是(　　)
   A. Babinski 征　B. Gordon 征　C. Chaddock 征
   D. Hoffmann 征　E. Oppenheim 征
6. 运动功能检查不包括(　　)
   A. 深反射　B. 肌力　C. 肌张力
   D. 不随意运动　E. 共济运动
7. 周围性三叉神经损伤患者不会出现的是(　　)
   A. 患侧直接角膜反射消失
   B. 张口下颌偏向患侧
   C. 患侧咀嚼肌无力
   D. 患侧面部出现“葱皮样”感觉障碍
   E. 患侧间接角膜反射消失
8. 关于运动功能检查，下列说法错误的是(　　)

A. 患者能将肢体抬离床面，能做不完全的抗阻力动作，肌力应为 4 级

B. 偏瘫常见于颅内病变

C. 交叉性偏瘫常见于脊髓病变

D. 0 级肌力为完全瘫痪

E. 肌张力降低，常见于下运动神经元病变、小脑病变和肌源性病变等

9. 关于共济运动检查，下列说法正确的是(　　)

A. 感觉性共济失调患者进行跟膝胫试验时动作不稳准，睁眼闭眼对试验无影响

B. 小脑损害患者进行跟膝胫试验时睁眼正常，闭眼动作不稳

C. 小脑半球损害患者进行指鼻试验时病变对侧指鼻不准

D. 感觉性共济失调患者进行指鼻试验时睁眼指鼻准确，闭眼指鼻不准

E. 小脑半球损害患者进行指鼻试验时睁眼指鼻准确，闭眼指鼻不准

10. 关于感觉功能检查，下列说法正确的是(　　)

A. 感觉功能检查时患者应睁眼，以便更充分地配合检查

B. 对于昏睡患者，可以将患者唤醒后行感觉功能检查

C. 患者闭目，用分开的双脚规刺激两点皮肤，观察患者对于两点的辨别能力。此为皮肤定位觉检查

D. 皮肤定位觉功能障碍见于后索病变

E. 嘱患者闭目，检查者将其肢体摆放成某种姿势，让患者说出所放的位置或用对侧相应肢体模仿。此为位置觉检查

11. 患者，男，50 岁，自觉走路地面不平，似有踩棉花感。查体：双下肢触觉丧失，Romberg 征睁眼正常，闭目（+）。最可能的定位诊断是(　　)

A. 脊髓前角　　B. 脊髓前角　　C. 脊髓后索

D. 脊髓灰质前联合　　E. 脊髓半侧损害

12. 关于神经反射检查，下列说法错误的是(　　)

A. 腱反射亢进并伴有阵挛，反射强度为（++++）

B. 腹壁反射消失不一定提示病理状况

C. 肱二头肌反射中枢为颈髓 5~6 节

D. 桡骨膜反射中枢为颈髓 5~6 节

E. 出现 Babinski 征必定提示存在锥体束损害

13. 下列关于颅神经的说法正确的是(　　)

A. 滑车神经核位于脑桥

B. 12 对颅神经均由双侧皮质脑干束支配

C. 左侧面神经受损时张口下颌向右侧偏斜

D. 真、假性球麻痹的主要鉴别点为是否核性损害

E. 动眼神经受损时可出现患侧瞳孔缩小、眼球不能内收

14. $C_8 \sim T_1$ 交感神经受损可出现的是(　　)

A. Sturge-Weber 综合征　　B. Horner 综合征　　C. Wallenberg 综合征

D. Oppenheim 征　　E. Kernig 征

15. 患者，女，38 岁，因“进行性肢体麻木、乏力 1 周”入院。患者无法站立、行走，伴大小便潴留，有腰腹部束带感。查体：T_6 平面以下深浅感觉减退。结合该患者病史及所提供的查体信息，考虑不可能存在的阳性体征是(　　)
A. 双下肢肌张力减低　　B. 病理征阴性　　C. 双下肢腱反射活跃
D. 踝阵挛阳性　　E. 双侧腹壁反射（++）

16. 患者，男，45 岁，出现双上肢周围性瘫痪、双下肢中枢性瘫痪，病变平面以下各种感觉缺失，伴尿便障碍及排汗异常。该患者可能损伤的部位是(　　)
A. C_3　　B. T_6　　C. C_8
D. L_2　　E. T_4

17. 患者，女，36 岁，晨起突发头晕，视物旋转，体位改变后加重，伴心慌、胸闷、冒冷汗，每次持续数秒钟后缓解，不伴耳鸣、听力下降，无肢体乏力、麻木，无言语不利、大小便失禁等。该患者最可能损伤的是(　　)
A. 迷走神经　　B. 脑干　　C. 小脑
D. 前庭神经　　E. 耳蜗神经

18. 患者，男，40 岁，1 天前受凉后出现右侧眼睑闭合不全，右侧鼻唇沟变浅，右侧额纹消失，自觉饮食乏味。该患者最可能受损的是(　　)
A. 舌前 1/3 味觉　　B. 舌后 1/3 味觉　　C. 舌前 2/3 味觉
D. 舌后 1/2 味觉　　E. 全舌味觉受损

19. 患者，男，23 岁，3 天前受凉后出现左侧眼睑闭合不全，左侧鼻唇沟变浅、额纹消失。诊断为“左侧特发性面神经麻痹”。该患者查体最可能出现的是(　　)
A. 左侧直接角膜反射消失，间接角膜反射存在
B. 右侧直接角膜反射消失，间接角膜反射存在
C. 右侧直接、间接角膜反射消失
D. 右侧间接角膜反射消失，直接角膜反射存在
E. 双侧直接、间接角膜反射消失

20. 患者，男，55 岁，因“右侧肢体不自主抖动 1 个月”入院。入院查体：右侧上下肢不自主震颤，静止时明显，运动时减轻，右侧肢体肌张力呈齿轮样增高。该患者最可能患的疾病是(　　)
A. 帕金森病　　B. 小脑病变　　C. 舞蹈症
D. 肝豆状核病变　　E. 亨廷顿病

21. 患者，女，50 岁，1 年前出现四肢无力、僵硬感，行走呈剪刀样步态，病情逐渐加重。查体：四肢肌力 4 级，折刀样肌张力增强，腱反射亢进，双侧 Babinski 征阳性，肌容积正常。最可能的病变部位在(　　)
A. 前角　　B. 灰质前联合　　C. 脊髓丘脑束
D. 皮质脊髓束　　E. 脊髓小脑束

22. 患者，男，56岁，因“突发言语不利、右侧肢体乏力3天”入院。入院查体：神清，声音嘶哑，四肢肌力、肌张力正常，右侧指鼻、跟膝胫试验不准，行走偏右，左侧 Babinski 征（+）。则该患者病变部位最可能位于（　　）

A. 右侧小脑半球　　B. 左侧小脑半球　　C. 右侧大脑半球
D. 左侧大脑半球　　E. 左侧脑干

23. 患者，男，38岁，晨起时突发头痛。入院查体：被动屈颈时颈部阻力增高。该患者不考虑的疾病为（　　）

A. 颈椎病　　B. 蛛网膜下腔出血　　C. 流行性脑膜炎
D. 高血压脑病　　E. 单纯疱疹病毒性脑炎

24. 患者，男，66岁，因“视物成双、左侧肢体乏力1天”入院。入院查体：神清，语言流利，右侧上睑下垂，右侧瞳孔散大、对光反射消失，右眼球外展位，左侧鼻唇沟变浅，伸舌左偏，左侧肢体肌张力增高、肌力（4^-）级，左侧腱反射（+++），左侧 Chaddock 征、Babinski 征（+）。该患者的病变部位最可能位于（　　）

A. 基底节　　B. 大脑皮质　　C. 中脑
D. 脑桥　　E. 延髓

25. 患者，女，56岁，有颈部外伤史，一侧肱三头肌腱反射消失。考虑受损的部位在（　　）

A. $C_{5\sim6}$　　B. $C_{6\sim7}$　　C. $C_{5\sim8}$
D. $C_{3\sim4}$　　E. $C_{4\sim5}$

26. 患者，男，65岁，突然右侧口角流涎，言语不清，右上下肢无力、活动不灵活，右侧身体对针刺不敏感，看不见右侧物体。考虑病变位于（　　）

A. 左侧中央前回　　B. 左侧中央后回　　C. 左侧额下回后部
D. 左侧内囊　　E. 左侧枕叶距状裂

27. 患者，女，67岁，突发眩晕、呕吐，步态不稳，伴言语不清、左眼睑下垂、饮水呛咳，左面部麻木，右侧肢体麻木。查体：有垂直眼震，构音障碍，左侧上眼睑下垂、眼球内陷，左面部少汗，左侧颜面部、右侧肢体痛温觉减退，左侧共济失调，左侧软腭低垂、咽反射消失。首先应考虑定位于（　　）

A. 中脑　　B. 延髓背外侧　　C. 脑桥
D. 内囊　　E. 小脑

28. 患者，女，50岁，存在腰膨大以下腰髓损伤。该患者可出现何种瘫痪（　　）

A. 四肢中枢性瘫
B. 双上肢周围性瘫、双下肢中枢性瘫
C. 双下肢周围性瘫
D. 双下肢中枢性瘫
E. 四肢周围性瘫

（二）B型题

A. 脊髓小脑束受损　B. 脊髓丘脑侧束受损　C. 皮质脊髓束受损
D. 后索受损　E. 脊髓后角受损

1. 运动觉障碍见于(　　)
2. 痛温觉障碍见于(　　)

A. 视神经　B. 视交叉正中部　C. 视束
D. 视辐射　E. 枕叶皮质

3. 双眼颞侧偏盲常见于哪个部位受损(　　)
4. 双眼对侧同向性偏盲常见于哪个部位受损(　　)
5. 一侧偏盲常见于哪个部位受损(　　)

A. 舌咽神经　B. 迷走神经　C. 三叉神经
D. 副神经　E. 面神经

6. 患者，男，42岁，早晨起床洗脸、漱口时发现口角左歪，右侧额纹消失，右眼不能紧闭，不能吹口哨，伸舌居中。3天前曾受凉感冒。结合患者病史，考虑损伤部位在(　　)
7. 患者，女，45岁，左侧面部疼痛3个月，呈持续性痛，阵发性加剧。查体发现左侧角膜反射消失，左侧面部眼裂以下痛觉减退。结合患者病史，考虑损伤部位在(　　)

A. 内囊或基底节　B. 脑干　C. 周围神经
D. 脊髓　E. 小脑

8. 患者，男，60岁，活动时突然出现头痛，右侧肢体偏瘫。查体：右侧中枢性面舌瘫及右侧肢体偏瘫，右侧偏身痛触觉减退，右下肢病理征（+）。最可能的病变部位在(　　)
9. 患者，男，56岁，主诉有复视、眩晕、步态不稳。查体：存在眼动障碍、垂直性眼震及共济失调。考虑受损的部位在(　　)
10. 患者，女，42岁，因“进行性四肢麻木、乏力3天”入院。近期有发热、鼻塞流涕症状。查体：四肢肌张力稍减低，远端肌力4级，四肢腱反射（+），双侧腕关节、膝关节以下痛温度觉减退。该患者最可能出现损伤的部位在(　　)

（三）多项选择题

1. 脑膜刺激征阳性可见于以下哪些疾病(　　)
A. 病毒性脑膜炎　B. 脊髓炎　C. 多发性硬化
D. 蛛网膜下腔出血　E. 脑出血
2. 脊髓半横贯性损害时，可出现的阳性体征是(　　)
A. 病变节段以下同侧上运动神经元性瘫痪
B. 病变节段以下同侧深感觉障碍
C. 病变节段以下对侧精细触觉障碍

D. 病变节段以下对侧痛温觉障碍

E. 病变节段以下同侧血管舒缩功能障碍

3. 锥体外系损害的表现包括(　　)

A. 折刀样肌张力增高　B. 铅管样肌张力增高　C. 齿轮样肌张力增高

D. 静止性震颤　E. 手足徐动症

4. 中枢性面神经麻痹的症状包括(　　)

A. 病灶对侧额纹变浅或消失

B. 病灶对侧鼻唇沟变浅或消失

C. 病灶对侧口角下垂

D. 病灶对侧眼裂变大

E. 病灶侧眼睑下垂

5. 下列有关于深反射的说法正确的是(　　)

A. 肱二头肌腱反射中枢在 $C_{5\sim6}$

B. 肱三头肌腱反射中枢在 $C_{6\sim7}$

C. 桡骨膜反射中枢在 $C_{5\sim6}$

D. 跟腱反射中枢在 $S_{1\sim2}$

E. 肛门反射中枢在 $S_{4\sim5}$

6. 上运动神经元受损时可出现(　　)

A. 单瘫　B. 偏瘫　C. 截瘫

D. 肌束颤动　E. 病理征

7. 小脑受损可有哪些临床表现(　　)

A. 醉酒步态　B. 眩晕　C. 眼震

D. 吟诗样语言　E. 闭目难立征阳性

8. 四肢末端对称性痛触觉减退可见于(　　)

A. 格林-巴利综合征　B. 糖尿病性周围神经病　C. 脊髓炎

D. 脑卒中　E. 中毒性神经病

9. 下列情况中符合急性横贯性脊髓炎临床表现的是(　　)

A. 病前常有呼吸道感染症状

B. 损害平面以下传导束型感觉障碍

C. 大小便障碍

D. 损害平面以下运动障碍

E. 急性起病，早期出现肌张力增高、腱反射亢进

10. 周围神经病变可有以下哪些临床表现(　　)

A. 手套、袜套样感觉障碍

B. 大小便障碍

C. 四肢迟缓性瘫痪

D. 肢体肿胀、干燥

E. 体位性低血压

二、填空题

1. 中枢性瘫痪的肌张力改变特点是________；周围性瘫痪的肌张力改变特点是________。

2. 临床中导致出现“三偏征”最常累及的血管是________；导致出现一侧中枢性面、舌瘫，下肢瘫痪为重，并伴有尿失禁，最常累及的血管是________。

3. 结核性脑膜炎最常损害的颅神经是________、________、________、________。

4. 坐骨神经根受刺激的重要阳性体征是________，其常见于________、________或________等疾病。

5. 角膜反射的传入神经是________，传出神经是________，司________。

6. 一患者突发眩晕、呕吐、步态不稳，症状持续不解，存在构音障碍，水平及旋转性眼震，右侧中枢性面舌瘫，其余颅神经（-），四肢肌力、肌张力正常，右侧病理征（+），感觉系统检查无异常。除此之外，还需重点检查________、________、________、________。

7. 脑干损害的典型临床表现为________、________；内囊损害的典型临床表现为________、________、________；痉挛性截瘫常见的损害部位在________。

8. 上、中、下腹壁反射的反射中枢分别在________、________、________。

三、名词解释

1. 脊髓半切综合征
2. 交叉性瘫痪
3. 辐辏反射
4. 假延髓性（球）麻痹
5. Horner 综合征
6. 脑膜刺激征

四、是非判断分析题

1. 患者右侧直接角膜反射存在、间接角膜反射消失，可见于右侧三叉神经病变。

2. 脑梗死后遗症患者，主要表现为左侧肌力下降、肌张力增高、病理征阳性。其肌张力增高的主要特点为上肢伸肌、下肢屈肌肌张力增高。

3. 病理反射的出现不一定提示锥体束损害。

4. 脑梗死患者，主要表现为眩晕、呕吐、步态不稳，右侧面部麻木、瞳孔缩小、眼球内陷，左侧中枢性面舌瘫及肢体瘫痪、麻木。则该患者的体征上存在右侧面部洋葱皮样分离性感觉障碍。

5. 锥体束损害时，会出现深反射亢进而浅反射减弱或消失。

五、问答题

1. 简述周围性面瘫与中枢性面瘫的鉴别要点？
2. 临床上肌力检查如何分级？
3. 简述中枢性瘫痪与周围性瘫痪有何不同？
4. 简述临床上共济失调的分类？如何进行区分？
5. 简述病理反射包括哪些？其阳性表现及临床意义是什么？

六、分析题

1. 王某，男，45 岁。低热、咳嗽 1 周，此后感双足麻木无力，逐渐加重。3 天内出现双下肢完全性瘫痪，大小便障碍，乳头平面以下全部感觉缺失，无汗。腰穿脑脊液压力正常，压颈试验通畅。脑脊液白细胞 80/mm^3，淋巴细胞 80%，蛋白 0.65g/L。

（1）该患者最可能的诊断是什么？

（2）请列出诊断依据。

2. 徐某，男，67 岁，有多年高血压、糖尿病病史，长期吸烟。晨起突发右侧肢体麻木无力，不能讲话，安静状态下起病，平素为右利手。发病 1 天后来诊。查体：发现右侧中枢性面舌瘫，右侧肢体偏瘫、偏身感觉减退，运动性、感觉性失语，右侧 Babinski 征（+）。

（1）该患者最可能的诊断是什么？最可能受损的血管是什么？

（2）请列出诊断依据。

参考答案

一、选择题

（一）A 型题

1. C　2. B　3. C　4. D　5. D　6. A　7. D　8. C　9. D　10. E　11. C　12. E　13. D　14. B　15. E　16. C　17. D　18. C　19. A　20. A　21. D　22. A　23. E　24. C　25. B　26. D　27. B　28. C

（二）B 型题

1. D　2. B　3. B　4. C　5. A　6. E　7. C　8. A　9. B　10. C

（三）多项选择题

1. AD　2. ABDE　3. BCDE　4. BC　5. ABCD　6. ABCE　7. ABCDE　8. ABE　9. ABCD　10. ABCDE

二、填空题

1. 折刀样肌张力增高或肌张力增高；迟缓性瘫痪或肌张力减低。

2. 大脑中动脉；大脑前动脉。

3. 视神经；动眼神经；展神经；面神经。

4. Lasegue 征（拉塞格征）阳性；坐骨神经痛；腰椎间盘突出；腰骶神经根炎。

5. 三叉神经；面神经；眼睑闭合。

6. 指鼻试验；轮替试验；跟膝胫试验；闭目难立征。

7. 交叉瘫；交叉性感觉障碍；偏瘫；偏盲；偏身感觉障碍；脊髓。

8. $T_{7\sim8}$；$T_{9\sim10}$；$T_{11\sim12}$。

三、名词解释

1. 脊髓半切综合征——脊髓半横贯性损害时，病变平面以下同侧中枢性瘫痪、深感觉障碍、血管舒缩功能障碍，对侧痛温觉障碍。

2. 交叉性瘫痪——即病灶同侧颅神经周围性瘫痪，对侧肢体中枢性瘫痪，是脑干损害的特征性表现。

3. 辐辏反射——右手食指置于受检者眼前约 1m 处，请受检者注视指尖，然后将食指缓慢移近被检者眼球 10cm 左右处，此时两侧眼球同时向内聚合，称为辐辏反射（聚合反射）。

4. 假延髓性（球）麻痹——双侧舌咽、迷走神经或其核上受损时出现饮水呛咳、吞咽困难，伴强哭、强笑、咽反射亢进，无舌肌萎缩，称假延髓性（球）麻痹。

5. Horner 综合征——患侧上眼睑下垂，瞳孔缩小，眼球内陷，同侧面部少汗或无汗，常见于 C8~T1 交感神经节受损。

6. 脑膜刺激征——当脑膜或其附近病变波及脑膜时，可刺激神经根，使相应肌群发生痉挛；当牵扯这些肌肉时，患者可出现防御性反射，这种反射称为脑膜刺激征，包括颈强直、Kernig 征、Brudzinski 征。

四、是非判断分析题

1. 答：错误。患者右侧（受刺激侧）直接角膜反射存在，提示角膜反射的传入神经（三叉神经）及传出神经（面神经）均未受损。但右侧的间接角膜反射消失，提示左侧（对侧）角膜反射的传出神经（面神经）受损，即受刺激侧对侧的面神经受损。

2. 答：错误。脑梗死后遗症患者的肌张力增高、肌力下降为中枢性瘫痪，主要表现为上肢屈肌、下肢伸肌肌张力增高，似折刀样改变。

3. 答：正确。1 岁半以内的婴幼儿由于锥体束尚未发育完善，也可出现上述反射，且为双侧，不属于病理性。中枢神经系统兴奋性增加及神经官能症也可出现阵挛，但表现短暂，且为双侧。成年人一旦出现，且为单侧，则为病理反射。

4. 答：正确。结合患者的症状、体征，可推断出该脑梗死患者病损的部位在右侧延髓背外侧。脑干梗死的特征性表现为交叉性感觉障碍。该患者病灶同侧（右侧）面部麻木，提示三叉神经脊束或脊束核受损；病灶对侧（左侧）肢体中枢性感觉障碍，提示脊髓丘脑束损害。三叉神经脊束核（核性）受损则表现为洋葱皮样分离性感觉障碍。

5. 答：正确。当锥体束损害时，深反射亢进，而浅反射减弱或消失，其根本原因在于深浅反射的反射弧不一致。锥体束损害时，造成浅反射的基本反射弧通路障碍，因而浅反射减弱或消失；而锥体束并不在深反射的基本反射弧通路中，故锥体束的损害并未对深反射造成影响，相反，还可能因为上运动神经元对基本反射弧的抑制作用解除而出现反射亢进现象。

五、问答题

1. 答：周围性面瘫与中枢性面瘫的主要鉴别点在于：①周围性面瘫是由面神经核或面神经受损引起的患侧面肌的全瘫。表现为患侧额纹变浅或消失，眼裂变大，不能皱额、闭眼，鼻唇沟变浅，口角下垂，口角偏向健侧，不能吹口哨或鼓腮。患侧面部表情动作完全丧失。病因主要由寒冷刺激、病毒感染、耳部或脑膜感染、听神经瘤等引起。②中枢性面瘫由面神经核上部位（大脑皮层、皮质脑干纤维、内囊、脑桥等）受损所致，皱额、闭眼不受影响，只出现病变对侧下半部面瘫。表现为病变对侧鼻唇沟变浅、口角下垂，口角偏向健侧，不能吹口哨或鼓腮。中枢性面瘫还常合并同侧（病变对侧）肢体偏瘫及中枢性舌下神经麻痹，常见于脑血管病变、脑肿瘤或脑炎等。

2. 答：肌力的记录采用 0~5 级六级分级法：

0 级　完全瘫痪，无肢体活动，测不到肌肉收缩。

1 级　仅测到肌肉收缩，但不能产生动作。

2 级　肢体在床面上能水平移动，但不能抵抗自身重力，即不能抬离床面。

3 级　肢体能抬离床面，但不能抗阻力。

4 级　肢体能做抗阻力动作，但较正常差。

5 级　完全正常肌力。

3. 答：中枢性瘫痪与周围性瘫痪的主要鉴别要点：

鉴别点	中枢性瘫痪	周围性瘫痪
病损部位	上运动神经元	下运动神经元
瘫痪类型	范围较广，可表现为单瘫、偏瘫、截瘫	范围较局限，以肌群瘫痪为主
肌张力	增高	降低
肌萎缩	无或不明显	有，通常较明显
肌束颤动	无	可有
腱反射	亢进	减弱或消失
病理征	（+）	（-）

4. 答：按病损部位分为小脑性共济失调、感觉性共济失调、前庭性共济失调。

（1）小脑性共济失调：睁眼、闭眼时共济失调无明显区别，与视觉代偿无关，常伴有眩晕、呕吐、眼震、言语障碍及肌张力减低等，但不伴有感觉障碍。多见于小脑肿瘤、小脑炎等。

（2）感觉性共济失调：睁眼时共济失调不明显，闭眼时明显，并伴有深感觉障碍。多见于多发性神经病、脊髓亚急性联合变性、脊髓空洞症等。

（3）前庭性共济失调：以平衡障碍为主，表现为站立或步行时躯体易向病侧倾斜，摇晃不稳，沿直线行走时更为明显，改变头位可使症状加重，四肢共济运动多正常。此外，还伴有明显的眩晕、呕吐、眼球震颤及自主神经功能障碍。多见于梅尼埃病等。

5. 答：病理反射包括 Babinski 征、Chaddock 征、Oppenheim 征、Gordon 征、髌阵挛、踝阵挛，其中以 Babinski 征为典型。其阳性表现是拇指背伸，其余四指呈扇形展开，提示锥体束损害。

六、分析题

1. 答：

（1）最可能的诊断是急性脊髓炎。

（2）诊断依据：①急性起病，逐渐加重，病前有前驱感染史。②有急性脊髓炎的临床表现，如进行性加重的肢体麻木无力，伴二便障碍、排汗异常；有感觉障碍平面，如受损平面以下运动障碍、传导束型感觉障碍和大小便障碍、自主神经功能障碍。③支持急性脊髓炎的实验室依据：腰穿脑脊液白细胞 80/mm^3，淋巴细胞 80%，蛋白 0.65g/L。脑脊液白细胞数增高，蛋白轻度升高，提示炎性病变。

2. 答：

（1）最可能的诊断是急性脑梗死。最可能受损的病变血管是左侧大脑中动脉。

（2）诊断依据：①老年男性为急性脑梗死的好发年龄。②有脑梗死好发的危险因素，如高血压、糖尿病、长期吸烟。③急性安静状态下起病。主要表现为失语、右侧偏瘫、偏身感觉障碍、右侧中枢性面舌瘫及病理征阳性。因患者为右利手，故左侧大脑半球为优势半球，为语言中枢所在。患者存在失语表现，考虑左侧语言中枢受损，且右侧锥体束征（+），故责任病灶定位于左侧大脑半球，结合患者临床表现，考虑累及左侧大脑中动脉。

第十二章　全身体格检查

习　题

一、选择题

（一） A 型题

1. 患者，女，30 岁，农民，2 小时前劳动时无诱因突然上腹部刀割样疼痛，迅速波及全腹，不敢直腰。体格检查：舟状腹，肝浊音界消失，腹膜刺激征（+）。应诊断为(　　)

   A. 阑尾炎穿孔、弥漫性腹膜炎

   B. 宫外孕破裂

   C. 溃疡病穿孔

   D. 绞窄性肠梗阻

   E. 急性出血性胰腺炎

2. 患者，男，8 岁，脊柱胸段成弧形后凸，仰卧位时也不能伸直，常有活动后心悸、气促，心脏听诊于胸骨左缘第 2~3 肋间可闻及 2~3 级喷射性收缩期杂音，肺动脉瓣区第二心音亢进和固定分裂。该患儿最可能的诊断是(　　)

   A. 房间隔缺损　　B. 室间隔缺损　　C. 动脉导管未闭

   D. 法洛四联症　　E. 肺动脉狭窄

3. 患者，男，35 岁，胸部撞伤后 30 分钟，自觉右胸疼痛。查体：脉搏 80 次/分，血压 120/80mmHg，呼吸 16 次/分，气管居中，左右胸均有压痛，双肺呼吸音存在。可能性最大的诊断是(　　)

   A. 气胸　　B. 血胸　　C. 血气胸

   D. 多根多处肋骨骨折　　E. 单纯性肋骨骨折

4. 患者，女，57 岁，高血压病 10 年。6 小时前因生气突发头痛，呕吐，右侧肢体不能动，20 分钟后出现意识不清。查体：血压 180/120mmHg，中度昏迷，双侧瞳孔 2mm，对光反射存在，右侧鼻唇沟变浅，右上下肢肌力 2 级，右侧膝反射低下，右侧病理征阳性。可能性最大的诊断是(　　)

   A. 脑血栓形成　　B. 脑出血　　C. 蛛网膜下腔出血

   D. 脑栓塞　　E. 脑膜炎

5. 患者，男，60 岁。体格检查：血压 120/80mmHg，心脏叩诊心浊音界向左下扩

大，呈靴形，心底部可闻及舒张期叹气样杂音，以胸骨右缘第2肋间最明显，第二心音亢进。最可能的诊断是(　　)

A. 风湿性心脏病，主动脉瓣关闭不全

B. 先天性心脏病，二叶式主动脉瓣

C. 主动脉粥样硬化，主动脉瓣关闭不全

D. 肺动脉高压，相对性肺动脉瓣关闭不全

E. 高血压心脏病

（二）B型题

A. 梨形心

B. 普大型心

C. 左心室增大，主动脉明显扩张

D. 心室收缩时心房反向膨出

E. 心影正常或左室、左房轻度增大

1. 主动脉瓣关闭不全时，可见(　　)

2. 二尖瓣狭窄时，可见(　　)

3. 主动脉瓣狭窄时，可见(　　)

A. 动脉导管未闭　　B. 主动脉瓣关闭不全　　C. 左心室增大

D. 心包积液　　E. 室间隔缺损

4. 患者，女，30岁，因左胸部不适，自己抚摩时有一种细小的振动，来门诊咨询。查体：胸骨左缘第3、4肋间可触到收缩期震颤。可能诊断为(　　)。

5. 患者，男，55岁，患高血压病10年，最近有夜间阵发性呼吸困难，遂来诊。测血压24/14kPa（180/105mmHg），心尖搏动在胸骨左缘第5肋间锁骨中线外0.5cm，心浊音界呈靴形。该患者可能诊断为(　　)。

6. 患者，男，32岁，低热2个月，近1周来感到胸闷、气急，肝区时有隐痛而入院。查体：心浊音界向两侧扩大，仰卧位时心底部浊音区增宽，坐位时心浊音界呈三角形。可能的诊断为(　　)。

7. 患者，男，18岁，高考体检时心脏听诊发现胸骨左缘第1、2肋间可触及收缩期和舒张期震颤，并可闻及机器样连续性杂音。可能的诊断为(　　)。

（三）多项选择题

1. 肝-颈静脉回流征阳性常见于以下哪些疾病(　　)

A. 风心病二尖瓣狭窄　　B. 大量心包积液　　C. 高血压病

D. 肺心病　　E. 门脉性肝硬化

2. 腹壁静脉曲张常见于下列哪些疾病(　　)

A. 上腔静脉阻塞　　B. 下腔静脉阻塞　　C. 门静脉高压

D. 纵隔肿瘤　　E. 髂内静脉阻塞

二、填空题

1. 全身体格检查一般应尽量在______内完成。

2. 全身体格检查之前，医师需准备好______、______、______、______、______等常用器械。

3. 全身体格检查前，需确认器械状态______，并在受检者在场时______。

三、名词解释

全身体格检查

四、是非判断分析题

1. 全身体格检查就是全身各系统检查项目简单的先后叠加。

2. 全身体格检查时，一般按照从头到足、由前往后、由表及里的顺序进行。

3. 全身体格检查时，肛门直肠、外生殖器的检查应根据病情需要确定是否检查，如确需检查，应特别注意保护患者隐私。

五、问答题

1. 简述全身体格检查的基本要求。

2. 坐位患者全身体格检查应遵循的基本顺序是什么？

3. 卧位患者全身体格检查应遵循的基本顺序是什么？

六、分析题

患者，男，28 岁，突然咳嗽、胸痛、气急。体格检查：呼吸 25 次/分，气管左移，右侧胸廓饱满，呼吸动度减弱，肋间隙增宽，语颤减弱，叩诊呈鼓音，呼吸音减弱甚至消失，语音传导减弱。

该患者可能的诊断是什么？为什么？

参考答案

一、选择题

（一） A 型题

1. C 2. A 3. E 4. B 5. C

（二） B 型题

1. C 2. A 3. E 4. E 5. C 6. D 7. A

（三）多项选择题

1. ABD 2. ABC

二、填空题

1. 40 分钟。
2. 体温计；血压计；听诊器；叩诊锤；手表。
3. 正常；洗手。

三、名词解释

全身体格检查——是指医师对受检者进行全面、系统、有序的体格检查，是临床医师必备的基本功之一，也是医师临床技能考评及执业医师考核的重要组成部分。

四、是非判断分析题

1. 答：错误。全身体格检查不是各系统检查项目简单的先后叠加，既要保证体格检查的全面系统，又要尽量避免受检者频繁更换体位带来的不适。一般按照一定的顺序进行，某些系统检查内容可在不同体位下分段完成。

2. 答：正确。全身体格检查时，一般按照从头到足、由前往后、由表及里的顺序进行。既要便于医师操作，最大限度地保证检查速度，又要尽量减少受检者不必要的体位变动。根据受检者和医师的具体情况，可酌情对个别检查顺序进行适当调整。为了检查的方便，某些器官系统，如皮肤、淋巴结、神经系统等，可分段检查，统一记录。

3. 答：正确。在进行全身体格检查时，不是所有患者都进行肛门直肠、外生殖器的检查。肛门直肠、外生殖器的检查应根据病情需要确定是否检查，如确需检查，应特别注意保护患者隐私。

五、问答题

1. 答：全身体格检查的基本要求有：①内容全面系统、突出重点；②顺序规范、合理；③注意个体差异，灵活检查；④手脑并用；⑤加强沟通，注重人文关怀；⑥控制好进度和时间；⑦防止交叉感染及医源性感染；⑧注重自我保护。

2. 答：坐位患者全身体格检查应遵循的基本顺序：一般情况和生命体征→头颈部→后背部（包括肺、脊柱、肾区、骶部）→（受检者取仰卧位）前胸部、侧胸部→腹部→上肢、下肢→肛门、直肠→外生殖器→神经系统（最后站立位）。

3. 答：卧位患者全身体格检查应遵循的基本顺序：一般情况和生命体征→上肢→头颈部→前、侧胸部→（受检者取坐位）后背部（包括肺、脊柱、肾区、骶部）→（受检者取卧位）腹部→下肢→肛门、直肠→外生殖器→神经系统（最后站立位）。

六、分析题

答：

（1）患者最可能的诊断是右侧气胸。

（2）诊断依据如下：①患者男性，28 岁，为气胸好发性别与年龄。②气胸的临床表现有突然咳嗽、胸痛、气急。③有气胸的体征：呼吸 25 次/分，气管左移，右侧胸廓饱满，呼吸动度减弱，肋间隙增宽，语颤减弱，叩诊呈鼓音，呼吸音减弱甚至消失，语音传导减弱。

第十三章 血液学检查

习 题

一、选择题

（一）A 型题

1. 下列哪种贫血血红蛋白减少比红细胞数量减少更为显著（　　）
   A. 再生障碍性贫血　B. 巨幼细胞贫血　C. 缺铁性贫血
   D. 恶性贫血　E. 溶血性贫血
2. 下列贫血中属于生理性贫血的是（　　）
   A. 缺铁性贫血
   B. 再生障碍性贫血
   C. 6 个月至 2 岁的婴幼儿贫血
   D. 珠蛋白生成障碍性贫血
   E. 脾功能亢进
3. 关于血红蛋白测定，下列叙述错误的是（　　）
   A. 贫血时红细胞减少，血红蛋白降低，两者减少程度是一致的
   B. 红细胞的主要成分为血红蛋白
   C. 每个红细胞含有一定量的血红蛋白
   D. 一般情况下，随红细胞的增多和减少，血红蛋白常发生相应的变化
   E. 同时测定红细胞和血红蛋白，对贫血类型的鉴别有重要意义
4. 下列哪项可引起相对性红细胞增多（　　）
   A. 真性红细胞增多症　B. 大量出汗　C. 肺心病
   D. 发绀型先天性心脏病　E. 高原生活
5. 下列哪项可引起绝对性红细胞增多（　　）
   A. 脱水血液浓缩　B. 严重的心肺疾患　C. 严重的组织损伤
   D. 急性大出血　E. 以上均是
6. 由于造血功能障碍引起红细胞和血红蛋白减少的疾病是（　　）
   A. 再生障碍性贫血　B. 缺铁性贫血　C. 血红蛋白病
   D. 巨幼细胞贫血　E. 溶血性贫血
7. 一贫血患者，显微镜下发现较多中心淡染区染色过浅的小红细胞，可能的诊断

是(　　)

A. 遗传性球形红细胞增多症

B. 缺铁性贫血

C. 溶血性贫血

D. 珠蛋白生成障碍性贫血

E. 椭圆形红细胞增多症

8. 血容量不减少，但红细胞、血红蛋白、白细胞和血小板都增多，见于(　　)

A. 肺气肿　B. 肺源性心脏病　C. 发绀型先天性心脏病

D. 真性红细胞增多症　E. 大面积烧伤

9. 严重增生性贫血时可出现(　　)

A. 小红细胞　B. 大红细胞　C. 椭圆形红细胞

D. 靶形红细胞　E. 泪滴状红细胞

10. 遗传性球形红细胞增多症时外周血可出现(　　)

A. 小红细胞　B. 大红细胞　C. 椭圆形红细胞

D. 靶形红细胞　E. 泪滴状红细胞

11. 镰形红细胞见于(　　)

A. 缺铁性贫血

B. 珠蛋白生成障碍性贫血

C. 血红蛋白 S 病

D. DIC

E. 巨幼细胞贫血

12. 靶形红细胞主要见于(　　)

A. 缺铁性贫血

B. 珠蛋白生成障碍性贫血

C. 血红蛋白 S 病

D. DIC

E. 巨幼细胞贫血

13. 异常血红蛋白病时可出现(　　)

A. 小红细胞　B. 大红细胞　C. 椭圆形红细胞

D. 靶形红细胞　E. 泪滴状红细胞

14. 缺乏维生素 B_{12} 或叶酸时可出现(　　)

A. 巨幼细胞贫血

B. 缺铁性贫血

C. 再生障碍性贫血

D. 珠蛋白生成障碍性贫血

E. 真性红细胞增多症

15. 属于溶血性贫血的疾病是(　　)

A. 巨幼细胞贫血
B. 缺铁性贫血
C. 再生障碍性贫血
D. 珠蛋白生成障碍性贫血
E. 真性红细胞增多症

16. 原因不明的骨髓增殖性疾病是( )
A. 巨幼细胞贫血
B. 缺铁性贫血
C. 再生障碍性贫血
D. 珠蛋白生成障碍性贫血
E. 真性红细胞增多症

17. 不属于红细胞异常结构的是( )
A. Howell-Jolly 小体 B. 杜勒小体 C. 卡波环
D. 嗜碱性点彩红细胞 E. 寄生虫

18. 关于有核红细胞的叙述，下列哪项是正确的( )
A. 急性大失血患者外周血中不出现有核红细胞
B. 1 周内婴儿血涂片仅可见少量有核红细胞
C. 外周血涂片中出现有核红细胞提示红系增生减低
D. 巨幼细胞贫血外周血涂片中不会出现有核红细胞
E. 正常成人外周血中可偶见有核红细胞

19. 外周血中不会出现幼红细胞的是( )
A. 急性失血 B. 急性溶血 C. 急性白血病
D. 缺铁性贫血 E. 再生障碍性贫血

20. 红细胞大小不一，最常见于( )
A. 缺铁性贫血 B. 巨幼细胞贫血 C. 失血性贫血
D. 再生障碍性贫血 E. 珠蛋白生成障碍性贫血

21. 全血细胞减少，最常见于( )
A. 再生障碍性贫血 B. 急性白血病 C. 血小板减少性紫癜
D. 应激状态 E. 急性溶血

22. 可作为铅中毒的诊断指标之一的是( )
A. 有核红细胞 B. 球形红细胞 C. 嗜碱性点彩红细胞
D. 大红细胞 E. 小红细胞

23. 内出血时，最早出现改变的是( )
A. 红细胞数减少 B. 白细胞明显增高 C. 淋巴细胞减少
D. 嗜酸粒细胞增高 E. 血红蛋白减少

24. 下列哪种疾病可引起白细胞总数减少( )
A. 尿毒症 B. 急性中毒 C. 化脓性感染

D. 伤寒 E. 急性心肌梗死

25. 下列哪种疾病白细胞总数可不增高，甚至减少( )

A. 急性溶血 B. 急性中毒 C. 严重败血症

D. 急性心肌梗死 E. 急性上消化道出血

26. 下列哪项是引起中性粒细胞增多的最常见原因( )

A. 感染 B. 组织损伤 C. 中毒

D. 出血 E. 肿瘤

27. 引起中性粒细胞增多的疾病是( )

A. 病毒性肝炎 B. 疟疾 C. 伤寒

D. 骨髓纤维化 E. 急性心肌梗死

28. 引起中性粒细胞增多的疾病是( )

A. 流行性感冒 B. 疟疾 C. 伤寒

D. 糖尿病酮症酸中毒 E. 放射病

29. 不能引起中性粒细胞增多的疾病是( )

A. 大手术 B. 糖尿病酮症酸中毒 C. 心绞痛

D. 狂犬病 E. 有机磷农药中毒

30. 下列关于中性粒细胞反应性增多的叙述，错误的是( )

A. 机体对各种病因的应激反应

B. 动员骨髓储备池中的粒细胞释放

C. 动员边缘池粒细胞进入循环池

D. 增多的粒细胞主要是原始或幼稚粒细胞

E. 急性溶血所致的中性粒细胞增高属反应性增多

31. 关于白细胞核左移，下列哪项叙述较为确切( )

A. 外周血杆状核粒细胞增多，甚至出现晚幼粒、中幼粒、早幼粒、原幼粒等更幼稚的细胞称为核左移

B. 外周血涂片中出现幼稚细胞称核左移

C. 未成熟的粒细胞出现在外周血中称核左移

D. 分类中发现很多细胞核偏于左侧的粒细胞称核左移

E. 中性粒细胞五叶核以上者超过 3% 称核左移

32. 下列哪一项不属于中性粒细胞的中毒性形态改变( )

A. 细胞大小不均 B. 中毒性颗粒 C. 空泡形成

D. 卡波环 E. 核变性

33. 能引起中性粒细胞明显减少的疾病是( )

A. 肝硬化 B. 阑尾炎 C. 狂犬病

D. 肺炎 E. 胃癌晚期

34. 下列哪种疾病最常发现中性粒细胞空泡变性( )

A. 中毒 B. 肺炎 C. 恶性肿瘤

D. 大面积烧伤　E. 败血症

35. 下列哪种疾病不引起白细胞总数增多(　　)

A. 急性心肌梗死　B. 慢性肾炎　C. 百日咳

D. 伤寒　E. 急性溶血

36. 中性粒细胞核左移更常见于(　　)

A. 出血　B. 烧伤　C. 急性化脓性感染

D. 肿瘤晚期　E. 恶性贫血

37. 在疾病进行期突然出现核右移，提示(　　)

A. 机体反应性良好　B. 机体反应性差　C. 预后良好

D. 预后不好　E. 正常现象

38. 急性化脓性感染时，如白细胞计数明显增多并伴有明显核左移，说明(　　)

A. 感染局限，机体反应性良好

B. 感染局限，机体反应性较差

C. 感染严重，机体反应性良好

D. 感染严重，机体反应性较差

E. 感染严重，机体反应性极差

39. 急性化脓性感染时，下列描述错误的是(　　)

A. 白细胞总数增高

B. 外周血中出现晚幼粒细胞

C. 中性粒细胞出现空泡变性

D. 淋巴细胞减少

E. 嗜酸性粒细胞增多

40. 天疱疮、银屑病和剥脱性皮炎等皮肤病可使周围血中增多的细胞是(　　)

A. 中性粒细胞　B. 嗜酸性粒细胞　C. 嗜碱性粒细胞

D. 淋巴细胞　E. 单核细胞

41. 嗜酸性粒细胞增多见于(　　)

A. 急性出血　B. 急性感染　C. 过敏性疾病

D. 肺结核　E. 伤寒

42. 引起嗜酸性粒细胞增多的原因是(　　)

A. 伤寒　B. 应激状态　C. 寄生虫病

D. 库欣综合征　E. 应用皮质激素后

43. 嗜酸性粒细胞减少见于(　　)

A. 再生障碍性贫血　B. 急性白血病　C. 血小板减少性紫癜

D. 流行性感冒　E. 应激状态

44. 淋巴细胞增多见于(　　)

A. 化脓性感染　B. 寄生虫病　C. 病毒性感染

D. 皮肤病　E. 过敏性疾病

45. 下列疾病周围血淋巴细胞不增多的是( )
A. 结核病 B. 急性淋巴细胞白血病 C. 流行性腮腺炎
D. 急性化脓性感染 E. 巨细胞病毒感染
46. 下列疾病中异形淋巴细胞不增多的是( )
A. 病毒性肝炎 B. 风疹 C. 过敏性疾病
D. 立克次体疾病 E. 结核病
47. 异形淋巴细胞可达 10%以上的疾病是( )
A. 风疹 B. 病毒性肝炎 C. 传染性单核细胞增多症
D. 恙虫病 E. 血管神经性水肿
48. 不会引起嗜碱性粒细胞增多的疾病是( )
A. 荨麻疹 B. 溃疡性结肠炎 C. 真性红细胞增多症
D. 急性淋巴结炎 E. 嗜碱性粒细胞性白血病
49. 不会引起嗜酸性粒细胞增多的疾病是( )
A. 支气管哮喘 B. 湿疹 C. 伤寒
D. 慢性粒细胞白血病 E. 肠寄生虫
50. 下列哪种疾病可使周围血中嗜碱性粒细胞增多( )
A. 变态反应性疾病 B. 寄生虫病 C. 再生障碍性贫血
D. 霍奇金病 E. 慢性粒细胞性白血病
51. 下列不能引起单核细胞增多的是( )
A. 2 周内的婴儿
B. 亚急性感染性心内膜炎
C. 急性感染恢复期
D. 单核细胞白血病
E. 传染性单核细胞增多症
52. 下列哪种疾病不引起血小板减少( )
A. 过敏性紫癜 B. 再生障碍性贫血 C. DIC
D. 急性白血病 E. 严重感染
53. 下列哪项可使血小板增多( )
A. 急性白血病 B. 急性放射病 C. 药物中毒
D. 急性出血后 E. 感染
54. 血小板减低，血小板平均体积（MPV）增高，提示( )
A. 骨髓受抑制
B. 骨髓造血功能衰竭
C. 骨髓正常，但外周血血小板破坏过多
D. 血小板分布异常
E. 骨髓病变
55. 关于 MPV 变化的临床意义，下列叙述不正确的是( )

A. MPV 减低，提示有出血倾向
B. MPV 越小，骨髓受抑制越严重
C. MPV 持续减低，说明感染未控制
D. 白血病缓解期 MPV 增高
E. 反应性血小板增多症时 MPV 增高

56. 正常人外周血中可见以下哪种细胞(　　)
A. 原始红细胞　B. 中幼粒细胞　C. 晚幼红细胞
D. 晚幼粒细胞　E. 网织红细胞

57. 外周血网织红细胞减少见于(　　)
A. 溶血性贫血　B. 再生障碍性贫血　C. 缺铁性贫血
D. 巨幼红细胞性贫血　E. 失血性贫血

58. 血涂片观察下列哪种细胞需要进行活体染色(　　)
A. 有核红细胞　B. 嗜碱性点彩红细胞　C. 网织红细胞
D. 原始红细胞　E. 异型淋巴细胞

59. 关于血沉的临床意义，下列哪项意义不大(　　)
A. 判断有无感染
B. 判断结核有无活动性
C. 区别心绞痛与急性心肌梗死
D. 判断风湿有无活动性
E. 区别恶性与良性肿瘤

60. 下列哪种物质能抑制血沉加速(　　)
A. α 球蛋白　B. β 球蛋白　C. γ 球蛋白
D. 白蛋白　E. 纤维蛋白原

61. 下列疾病中血沉变化不明显的是(　　)
A. 风湿性关节炎　B. 慢性肾炎　C. 活动性肺结核
D. 肾囊肿　E. 严重贫血

62. 能促使红细胞形成缗钱状聚集的物质是(　　)
A. 清蛋白　B. 纤维蛋白原　C. 球形红细胞
D. 镰形红细胞　E. 卵磷脂

63. 下列疾病中血沉不增快的是(　　)
A. 慢性肾炎　B. 亚急性感染性心内膜炎　C. 肝硬化
D. 多发性骨髓瘤　E. 心绞痛

64. 下列疾病中血细胞比容不增高的是(　　)
A. 大量呕吐　B. 大手术后　C. 腹泻
D. 缺铁性贫血　E. 大面积烧伤

65. 下列关于血细胞比容的说法中，错误的是(　　)
A. 与红细胞数量有关

B. 与红细胞大小有关

C. 是抗凝血自然沉降后所测得的红细胞在全血中所占体积的百分比

D. 贫血时血细胞比容降低

E. 大面积烧伤患者的血细胞比容常增高

66. 红细胞比容增加最明显的是(　　)

A. 脱水　　B. 烧伤　　C. 肺气肿

D. 真性红细胞增多症　　E. 肺心病

67. MCV 75fL、MCH 26pg、MCHC 310g/L，见于(　　)

A. 再生障碍性贫血　　B. 巨幼细胞贫血　　C. 尿毒症

D. 急性失血　　E. 缺铁性贫血

68. 贫血患者，MCV 增大，RDW 正常，贫血类型为(　　)

A. 大细胞均一性贫血

B. 大细胞非均一性贫血

C. 正常细胞均一性贫血

D. 正常细胞非均一性贫血

E. 小细胞非均一性贫血

69. 贫血患者，MCV 减小，RDW 增高，最可能的疾病是(　　)

A. 再生障碍性贫血

B. 珠蛋白生成障碍性贫血

C. 缺铁性贫血

D. 巨幼细胞贫血

E. 球形红细胞增多症

70. 贫血患者，MCV 增大，RDW 增高，见于(　　)

A. 再生障碍性贫血

B. 骨髓增生异常综合征

C. 珠蛋白生成障碍性贫血

D. 球形红细胞增多症

E. 阵发性睡眠性血红蛋白尿

71. 红细胞体积分布直方图出现双峰，底部变宽，多见于(　　)

A. 地中海贫血

B. 铁粒幼细胞性贫血或缺铁性贫血恢复期

C. 再生障碍性贫血

D. 难治性贫血

E. 溶血性贫血

72. 红细胞体积分布直方图显示主峰曲线的波峰左移，波峰基底增宽，见于(　　)

A. 缺铁性贫血

B. 珠蛋白生成障碍性贫血

C. 巨幼细胞贫血
D. 再生障碍性贫血
E. 骨髓增生异常综合征

73. 白细胞体积分布直方图中，第一群小细胞区的主要细胞是(　　)
A. 单核细胞　B. 淋巴细胞　C. 原始细胞
D. 嗜酸性粒细胞　E. 中性粒细胞

74. 确诊溶血性贫血最直接而确定的实验室指标是(　　)
A. 血浆游离血红蛋白测定
B. 血清结合珠蛋白测定
C. 血红蛋白尿测定
D. 红细胞寿命测定
E. 含铁血黄素尿试验

75. 诊断阵发性睡眠性血红蛋白尿的重要实验指标是(　　)
A. 抗人球蛋白试验
B. 酸化溶血试验
C. 异常血红蛋白测定
D. 高铁血红蛋白还原试验
E. 红细胞渗透脆性试验

76. 抗人球蛋白试验有助于诊断(　　)
A. 自身免疫性溶血病
B. 骨髓增生异常综合征
C. 珠蛋白生成障碍性贫血
D. 球形红细胞增多症
E. 阵发性睡眠性血红蛋白尿

77. 怀疑患者患葡萄糖-6-磷酸脱氢酶（G-6-PD）缺乏症，应选择的实验室检查是(　　)
A. 抗人球蛋白试验
B. 酸化溶血试验
C. 异常血红蛋白测定
D. 高铁血红蛋白还原试验
E. 红细胞渗透脆性试验

78. 血红蛋白电泳试验最有助于诊断(　　)
A. 再生障碍性贫血
B. 骨髓增生异常综合征
C. 珠蛋白生成障碍性贫血
D. 球形红细胞增多症
E. 阵发性睡眠性血红蛋白尿

79. 下列哪项属于血管内溶血(　　)
   A. 阵发性睡眠性血红蛋白尿症（PNH）
   B. β-珠蛋白生成障碍性贫血
   C. α-珠蛋白生成障碍性贫血
   D. 缺铁性贫血
   E. 脾功能亢进
80. 下列哪项不是直接检查溶血的试验(　　)
   A. 血浆游离血红蛋白检测
   B. 血清结合珠蛋白检测
   C. 血浆高铁血红素白蛋白检测
   D. 含铁血黄素尿试验
   E. 网织红细胞计数
81. 有关溶血性贫血的叙述，下列哪项是正确的(　　)
   A. 红细胞破坏过多
   B. 红细胞寿命缩短
   C. 骨髓造血代偿功能大于正常 6~8 倍
   D. 有血管内溶血和血管外溶血
   E. 以上都是
82. 下列哪种疾病血浆高铁血红素白蛋白试验阴性(　　)
   A. 肝外梗阻性黄疸　　B. 蚕豆病　　C. 肿瘤
   D. 感染　　E. 阵发性睡眠性血红蛋白尿
83. 有关含铁血黄素尿的说法，下列不正确的是(　　)
   A. 慢性血管内溶血时少见
   B. Rous 试验可检出
   C. 急性溶血初期可为阴性
   D. 血红蛋白在肾小管上皮细胞内分解而成
   E. 阴性不能排除血管内溶血
84. 红细胞渗透脆性降低主要见于(　　)
   A. 遗传性球形细胞增多症
   B. 遗传性椭圆形细胞增多症
   C. 地中海贫血
   D. 巨幼红细胞贫血
   E. 慢性病贫血
85. 红细胞渗透脆性增高主要见于(　　)
   A. 遗传性球形细胞增多症
   B. 缺铁性贫血
   C. 镰形细胞性贫血

D. 阻塞性黄疸

E. 球蛋白生成障碍性贫血

86. 骨髓细胞学检查对下列哪种疾病具有明确诊断的作用(　　)

A. 原发性血小板减少性紫癜

B. 各型白血病

C. 粒细胞缺乏症

D. 类白血病反应

E. 溶血性贫血

87. 骨髓增生极度减低常见于(　　)

A. 白血病

B. 原发性血小板减少性紫癜

C. 重型再生障碍性贫血

D. 巨幼细胞贫血

E. 粒细胞减少或缺乏症

88. 下列疾病中，出现粒红比值增高的是(　　)

A. 类白细胞反应　B. 失血性贫血　C. 缺铁性贫血

D. 粒细胞缺乏症　E. 溶血性贫血

89. 粒红比值减低或倒置见于(　　)

A. 再生障碍性贫血

B. 骨髓增生异常综合征

C. 急性肺炎

D. 纯红细胞再生障碍性贫血

E. 原发性血小板减少性紫癜

90. 骨髓原始粒细胞或早幼粒细胞明显增多，并伴有形态改变的疾病是(　　)

A. 急性化脓性感染

B. 急性淋巴细胞白血病

C. 慢性粒细胞白血病

D. 急性粒细胞白血病

E. 再生障碍性贫血

91. 骨髓红细胞系明显增多，伴有胞浆发育落后于胞核，见于(　　)

A. 缺铁性贫血　B. 巨幼细胞贫血　C. 再生障碍性贫血

D. 失血性贫血　E. 溶血性贫血

92. 慢性再生障碍性贫血时，不同部位骨髓穿刺结果差异较大，但肯定的表现是(　　)

A. 红系细胞减少

B. 巨核细胞明显减少或缺如

C. 粒细胞系减少

D. 淋巴细胞减少

E. 浆细胞减少

93. 成熟红细胞与有核红细胞比值为 10∶1，有核细胞占全部细胞百分率 10%～50%，骨髓增生程度是( )

A. 极度活跃　B. 明显活跃　C. 活跃

D. 减低　E. 极度减低

94. 骨髓增生极度活跃，粒细胞系各阶段细胞均见明显增多，以中性中幼粒、晚幼粒细胞增多为主，原粒细胞较少，见于( )

A. 急性粒细胞白血病　B. 急性化脓性感染　C. 慢性粒细胞白血病

D. 恶性组织细胞病　E. 再生障碍性贫血

95. 不符合急性单核细胞白血病细胞非特异性酯酶染色结果的是( )

A. α-NAE 阳性，不被 NaF 抑制

B. AS-D NCE 阴性

C. AS-D NAL 阳性，被 NaF 抑制

D. α-NBE 阳性，被 NaF 抑制

E. α-NAE 阳性，可被 NaF 抑制

96. 关于氯乙酸 AS-D 萘酚酯酶染色，下列叙述不正确的是( )

A. 其活性随粒细胞的成熟而增强

B. 淋巴细胞、浆细胞和幼红细胞均呈阴性

C. 单核细胞为阴性，个别呈弱阳性

D. 急性粒细胞白血病原始细胞多呈阳性

E. 原粒细胞为阴性反应或阳性反应，自早幼细胞至成熟中性粒细胞均为阳性反应

97. 幼红细胞糖原染色可呈阳性的疾病是( )

A. 骨髓增生异常综合征　B. 巨幼细胞贫血　C. 再生障碍性贫血

D. 骨髓纤维化　E. 溶血性贫血

98. 最适宜用于鉴别原粒和原淋的细胞化学染色是( )

A. 过氧化物酶染色

B. 糖原染色

C. 碱性磷酸酶染色

D. α-乙酸萘酚酯酶染色和氟化钠抑制试验

E. 酸性磷酸酶染色

99. 中性粒细胞碱性磷酸酶活性增高主要见于( )

A. 多发性骨髓瘤

B. 阵发性睡眠性血红蛋白尿

C. 急性粒细胞白血病

D. 慢性粒细胞白血病

E. 细菌性感染

100. 关于血细胞发育过程中血细胞形态演变的规律，下列说法错误的是(　　)
A. 胞体由大到小（巨核细胞除外）
B. 核染色质由粗糙、致密到细致、疏松
C. 核仁从有到无
D. 胞浆颗粒从无到有，从非特异性颗粒到特异性颗粒
E. 核浆比例由大到小

101. 外周血血红蛋白、红细胞减少，网织红细胞明显增多，红细胞大小不均，白细胞和血小板增多；骨髓象示增生明显活跃，红系显著增生，见于(　　)
A. 溶血性贫血　B. 缺铁性贫血　C. 再生障碍性贫血
D. 脾功能亢进　E. 白血病

102. 红细胞表面不存在抗原，其血清中却有抗 A 抗体和抗 B 抗体的血型是(　　)
A. A 型　B. B 型　C. O 型
D. AB 型　E. A_1B 亚型

103. 血清中有抗 B 抗体，红细胞表面存在 A 抗原的血型是(　　)
A. A 型　B. B 型　C. O 型
D. AB 型　E. A_2B 亚型

104. Rh 血型系统抗原性最强的抗原是(　　)
A. C 抗原　B. c 抗原　C. D 抗原
D. e 抗原　E. E 抗原

105. 大多数 Rh 血型不合导致的新生儿溶血病是由下列哪种抗体引起的(　　)
A. 抗 D 抗体　B. 抗 E 抗体　C. 抗 C 抗体
D. 抗 c 抗体　E. 抗 e 抗体

106. 新生儿溶血病多发生于(　　)
A. B 型血的母亲孕育 A 型血的胎儿
B. A 型血的母亲孕育 B 型血的胎儿
C. O 型血的母亲孕育 A 或 B 型血的胎儿
D. A 型血的母亲孕育 O 型血的胎儿
E. O 型血的母亲孕育 AB 型血的胎儿

107. 红细胞表面存在 A 和 B 抗原，血清中存在抗 A 抗体的血型是(　　)
A. A 型　B. B 型　C. AB 型
D. A_1B 亚型　E. A_2B 亚型

108. 红细胞表面存在 B 抗原，血清中存在抗 A 抗体的血型是(　　)
A. A 型　B. B 型　C. AB 型
D. A_1B 亚型　E. A_3B 亚型

109. 受检红细胞分别加抗 A 血清、抗 B 血清和抗 AB 血清，结果均为阴性，证明是(　　)

A. A 型血　　B. B 型血　　C. O 型血
D. AB 型血　　E. Rh 阴性血

110. 盐水配血和胶体介质配血并用，是为了防止下列哪项因素引起输血反应(　　)
A. 天然抗体　　B. 同种抗体　　C. 完全抗体
D. 不完全抗体　　E. 自身抗体

111. 人类白细胞抗原（HLA）在临床上一般不用于(　　)
A. 器官移植　　B. 亲子鉴定　　C. 输血
D. 诊断强直性脊柱炎　　E. 交叉配血

112. 关于 Rh 血型的叙述错误的是(　　)
A. 红细胞膜含有 D 抗原的是 Rh 阳性
B. Rh 阴性人血中含有抗 D 抗体
C. Rh 阴性者再次接受阳性输血时会发生凝集反应
D. Rh 阴性母亲再次孕育 Rh 阳性胎儿时可能发生新生儿溶血病
E. Rh 血型系统的抗体为获得性免疫抗体

113. ABO 血型检查可应用于(　　)
A. 输血
B. 新生儿溶血病的检查
C. 器官移植
D. ABO 血型与疾病之间的关联
E. 以上都是

114. Rh 阴性母亲，其胎儿若 Rh 阳性，胎儿出生后易患(　　)
A. 血友病　　B. 白血病　　C. 红细胞增多症
D. 新生儿溶血病　　E. 巨幼红细胞性贫血

115. 下列抗体中不属于不规则抗体的是(　　)
A. 抗 A　　B. 抗 E　　C. 抗 C
D. 抗 D　　E. 抗 M

（二）B 型题

A. 造血原料不足
B. 造血功能障碍
C. 红细胞破坏过多
D. 慢性系统性疾病引起的贫血
E. 失血

1. 缺铁性贫血的病因是(　　)
2. 阵发性睡眠性血红蛋白尿会引起(　　)
3. 再生障碍性贫血的病因是(　　)

A. 小红细胞　　B. 大红细胞　　C. 椭圆形红细胞

D. 靶形红细胞　　E. 泪滴形红细胞

4. 严重增生性贫血时可出现(　　)

5. 遗传性球形红细胞增多症时外周血中可出现(　　)

6. 异常血红蛋白病时可出现(　　)

A. 巨幼细胞贫血　　B. 缺铁性贫血　　C. 再生障碍性贫血

D. 海洋性贫血　　E. 真性红细胞增多症

7. 维生素 B_{12}或叶酸缺乏可见(　　)

8. 溶血性贫血见于(　　)

9. 不明原因的慢性骨髓增生性疾病是(　　)

A. 球形红细胞　　B. 裂红细胞　　C. 有核红细胞

D. 泪滴形红细胞　　E. 嗜碱性点彩红细胞

10. 贫血、骨髓纤维化和正常人的外周血涂片中可见到(　　)

11. 遗传性和获得性球形细胞增多症时外周血涂片中可见到(　　)

12. 可作为铅中毒的辅助诊断指标是(　　)

A. 巨幼细胞贫血

B. 急性失血性贫血

C. 轻型珠蛋白生成障碍性贫血

D. 骨髓增生异常综合征

E. 缺铁性贫血

13. MCV 减少，RDW 增大，见于(　　)

14. MCV 增大，RDW 增大，见于(　　)

15. MCV 增大，RDW 正常，见于(　　)

A. 血小板减少性紫癜　　B. 急性白血病　　C. 再生障碍性贫血

D. 流行性感冒　　E. 伤寒

16. 中性粒细胞减少，红细胞及血小板正常见于(　　)

17. 三系减少见于(　　)

18. 嗜酸性粒细胞减少见于(　　)

A. 中性粒细胞增多　　B. 病毒性肝炎　　C. 荨麻疹

D. 单核细胞增多　　E. 异型淋巴细胞超过 0.1

19. 狂犬病可见(　　)

20. 传染性单核细胞增多症可见(　　)

21. 嗜酸性粒细胞增多可见(　　)

A. 由脂蛋白变性而来

B. 由胞质内残留的 RNA 变性而来

C. 脂肪变性的产物

D. 核碎裂或溶解后的残余物

E. 异常溶酶体

22. 卡波环是( )
23. 中性粒细胞空泡变性是( )
24. 豪乔氏小体是( )
   A. 分裂池 B. 成熟池 C. 贮存池
   D. 循环池 E. 边缘池
25. 含杆状核粒细胞和分叶核粒细胞的池为( )
26. 含原粒细胞、早幼粒细胞和中幼粒细胞的池为( )
27. 含晚幼粒细胞和杆状核粒细胞的池为( )
   A. 海洋性贫血 B. 再生障碍性贫血 C. 急性溶血
   D. 尿毒症 E. 骨髓增生异常综合征
28. 属于正常细胞性贫血的是( )
29. 属于单纯小细胞性贫血的是( )
30. 属于小细胞均一性贫血的是( )
   A. 铁粒幼细胞性贫血 B. 巨幼细胞贫血 C. 珠蛋白生成障碍性贫血
   D. 再生障碍性贫血 E. MDS
31. 红细胞体积分布直方图中波峰左移，基底变窄的是( )
32. 红细胞体积分布直方图中波峰左移，基底变宽呈双峰的是( )
33. 红细胞体积分布直方图中波峰右移，基底变宽的是( )
   A. 自身免疫性溶血病
   B. 阵发性睡眠性血红蛋白尿
   C. MDS
   D. 球形红细胞增多症
   E. β-轻型珠蛋白生成障碍性贫血
34. 酸化溶血试验有助于诊断的疾病是( )
35. 抗人球蛋白试验有助于诊断的疾病是( )
36. HbA_2增高有助于诊断的疾病是( )
   A. 缺铁性贫血
   B. 珠蛋白生成障碍性贫血
   C. 血红蛋白 S 病
   D. DIC
   E. 巨幼细胞贫血
37. 镰形红细胞见于( )
38. 靶形红细胞见于( )
39. 小细胞非均一性贫血常见于( )
   A. 急性粒细胞白血病 B. 急性化脓性感染 C. 慢性粒细胞白血病
   D. 浆细胞白血病 E. 恶性组织细胞病
40. 骨髓粒细胞系各阶段细胞明显增多，以中性中幼粒、晚幼粒细胞增多为主见

于(　　)

41. 骨髓中性中幼粒、晚幼粒、杆状核粒细胞轻度或中度增多，伴有白细胞中毒变化见于(　　)

A. 原发性血小板减少性紫癜

B. 再生障碍性贫血

C. 纯红细胞再生障碍性贫血

D. 粒细胞缺乏症

E. 恶性组织细胞病

42. 粒红比值减少或倒置见于(　　)

43. 粒红比值增高见于(　　)

A. 缺铁性贫血

B. 急性淋巴细胞白血病

C. 再生障碍性贫血

D. 原发性血小板减少性紫癜

E. 慢性粒细胞白血病

44. 骨髓增生明显活跃，粒红两系无明显异常，巨核细胞明显增生，幼稚型巨核细胞增多，产血小板巨核细胞减少，见于(　　)

45. 骨髓增生明显活跃，淋巴细胞系统过度增生，以原幼淋巴细胞为主，且形态异常，细胞核大，胞浆少，见于(　　)

A. A 型血　　B. B 型血　　C. AB 型血

D. A_1B 亚型血　　E. A_2B 亚型血

46. 红细胞表面存在 A 和 B 抗原，血清中存在抗 A_1抗体的是(　　)

47. 红细胞表面存在 B 抗原，血清中存在抗 A 抗体的是(　　)

48. 红细胞表面存在 A 和 B 抗原，血清中既无抗 A 抗体又无抗 B 抗体的是(　　)

A. A 型血　　B. B 型血　　C. AB 型血

D. O 型血　　E. Rh 阴性血

49. 受检红细胞分别加抗 A 血清、抗 B 血清和抗 AB 血清，结果均为阴性的是(　　)

50. 受检红细胞加抗 A 血清结果为阴性，加抗 B 和抗 AB 血清结果均为阳性的是(　　)

51. 受检者血清中分别加入 A 型红细胞和 B 型红细胞，结果均为阴性的是(　　)

A. 同种抗体　　B. 天然抗体　　C. 自身抗体

D. 完全抗体　　E. 不完全抗体

52. 盐水配血和胶体介质配血并用，是为了防止(　　)引起的输血反应

53. 引起原发性血小板减少性紫癜患者出血的原因是(　　)

（三） 多项选择题

1. 相对性红细胞增多见于(　　)

A. 大量出汗　B. 组织缺氧　C. 尿崩症
D. 肺心病　E. 大面积烧伤

2. 绝对性红细胞增多见于(　　)
A. 大量失水　B. 高原居民　C. 大面积烧伤
D. 真性红细胞增多症　E. 异常血红蛋白病

3. 引起贫血的原因有(　　)
A. 血浆容量明显增多，血液被稀释
B. 造血原料供应不足
C. 造血功能障碍
D. 红细胞破坏过多
E. 失血

4. 红细胞形态改变见于(　　)
A. DIC　B. 多发性骨髓瘤　C. 慢性肺源性心脏病
D. 巨幼细胞贫血　E. 再生障碍性贫血

5. 溶血性贫血可出现(　　)
A. 有核红细胞　B. 卡波环　C. 裂细胞
D. 大红细胞　E. 红细胞大小不均

6. 靶形红细胞可见于(　　)
A. 珠蛋白生成障碍性贫血
B. 缺铁性贫血
C. 异常血红蛋白病
D. 乙醇中毒
E. DIC

7. 引起中性粒细胞增多的原因有(　　)
A. 化脓性感染　B. 急性心肌梗死　C. 颅内出血
D. 胃癌　E. 类白血病反应

8. 中性粒细胞减少的原因有(　　)
A. 病毒性肝炎　B. 伤寒　C. 有机磷农药中毒
D. 系统性红斑狼疮　E. 脾功能亢进

9. 中性粒细胞的中毒性改变包括(　　)
A. 大小不均　B. 中毒颗粒　C. 空泡变性
D. 杜勒小体　E. 核变性

10. 核右移见于(　　)
A. 应用阿糖胞苷后　B. 恶性贫血　C. 巨幼细胞贫血
D. 急性溶血　E. 类白血病反应

11. 嗜酸性粒细胞增多见于(　　)
A. 变态反应性疾病　B. 休克　C. 寄生虫病

D. 伤寒　E. 血吸虫病

12. 下列疾病中，周围血淋巴细胞常增多的是(　　)

A. 结核病　B. 急性淋巴细胞白血病　C. 流行性腮腺炎

D. 移植排斥反应　E. 急性化脓性感染

13. 异型淋巴细胞增多见于(　　)

A. 病毒性肝炎　B. 风疹　C. 螺旋体病

D. 立克次体疾病　E. 传染性单核细胞增多症

14. 中性粒细胞增多见于(　　)

A. 剧烈运动　B. 化脓性感染　C. 乙型脑炎

D. 糖尿病酮症酸中毒　E. 恶性组织细胞病

15. 可引起中性粒细胞减少的药物有(　　)

A. 氯霉素　B. 环磷酰胺　C. 利福平

D. 甲巯咪唑　E. 卡比马唑

16. 引起中性粒细胞核左移的原因有(　　)

A. 感染　B. 大出血　C. 巨幼细胞贫血

D. 应用阿糖胞苷后　E. 大面积烧伤

17. 淋巴细胞减少主要见于(　　)

A. 接触放射线　B. 免疫缺陷性疾病　C. 再生障碍性贫血

D. 百日咳　E. 肾综合征出血热

18. 单核细胞增多常见于(　　)

A. 亚急性感染性心内膜炎

B. 活动性结核病

C. 粒细胞缺乏症恢复期

D. 化脓性感染

E. 疟疾

19. 血小板增多常见于(　　)

A. 脾摘除术后　B. 急性白血病　C. 急性溶血

D. 肝硬化　E. 真性红细胞增多症

20. 引起网织红细胞增多的疾病是(　　)

A. 溶血性贫血　B. 缺铁性贫血　C. 急性失血性贫血

D. 再生障碍性贫血　E. 巨幼细胞贫血

21. 外周血发现较多小红细胞见于(　　)

A. 溶血性贫血

B. 缺铁性贫血

C. 增生性贫血

D. 遗传性球形红细胞增多症

E. 巨幼细胞贫血

22. 促红细胞聚集的物质有(　　)

A. 纤维蛋白原　　B. 白蛋白　　C. γ 球蛋白

D. 胆固醇　　E. 卵磷脂

23. 下列疾病中能引起血沉增快的是(　　)

A. 急性风湿热　　B. 结核病活动期　　C. 心肌梗死

D. 子宫肌瘤　　E. 多发性骨髓瘤

24. 引起血细胞比容减少的疾病有(　　)

A. 脱水　　B. 贫血　　C. 大面积烧伤

D. 稀血症　　E. 真性红细胞增多症

25. 符合巨幼细胞贫血的表现有(　　)

A. MCV 增大

B. MCH 增大

C. MCHC 正常

D. RDW 增高

E. 红细胞体积分布直方图波峰左移，波峰基底增宽

26. 符合缺铁性贫血表现的有(　　)

A. MCV 减小

B. MCH 增大

C. MCHC 减小

D. RDW 正常

E. 红细胞体积分布直方图波峰左移，波峰基底增宽

27. 小细胞低色素性贫血见于（　　）

A. 再生障碍性贫血　　B. 铁粒幼细胞性贫血　　C. 缺铁性贫血

D. 各种中毒　　E. 珠蛋白生成障碍性贫血

28. 大细胞非均一性贫血见于(　　)

A. 巨幼细胞贫血　　B. MDS　　C. 再生障碍性贫血

D. 球形红细胞增多症　　E. 珠蛋白生成障碍性贫血

29. 贫血患者 MCV 正常，RDW 增高，可见于（　　）

A. 再生障碍性贫血

B. 阵发性睡眠性血红蛋白尿

C. G-6-PD 缺乏症

D. 急性失血性贫血

E. 缺铁性贫血

30. 红细胞渗透脆性增高，见于(　　)

A. 遗传性球形细胞增多症

B. 珠蛋白生成障碍性贫血

C. 自身免疫性溶血性贫血

D. 失血性贫血
E. 缺铁性贫血

31. 血浆游离血红蛋白增高见于(　　)
A. 阵发性睡眠性血红蛋白尿
B. 自身免疫性血管内溶血
C. 珠蛋白生成障碍性贫血
D. 缺铁性贫血
E. 蚕豆病

32. 阵发性睡眠性血红蛋白尿患者可出现异常的指标有（　　）
A. 红细胞寿命缩短
B. 血浆游离血红蛋白增多
C. 血清结合珠蛋白减低
D. 含铁血黄素尿
E. Ham 试验阳性

33. 抗人球蛋白试验阳性可见于（　　）
A. 系统性红斑狼疮　B. 类风湿关节炎　C. 新生儿溶血病
D. 淋巴瘤　E. 自身免疫性溶血性贫血

34. 血清结合珠蛋白减低可见于(　　)
A. 蚕豆病
B. 恶性肿瘤
C. 阵发性睡眠性血红蛋白尿
D. 自身免疫性溶血性贫血
E. 应用糖皮质激素治疗后

35. 粒红比值减低或倒置见于(　　)
A. 巨幼细胞贫血
B. 溶血性贫血
C. 急性上消化道出血
D. 慢性粒细胞白血病
E. 类白细胞反应

36. 骨髓检查对下列哪些疾病具有确诊意义(　　)
A. 各型白血病
B. 多发性骨髓瘤
C. 骨髓转移癌
D. 原发性血小板减少性紫癜
E. 疟疾

37. 骨髓红细胞系明显增多的疾病有(　　)
A. 溶血性贫血　B. 急性粒细胞白血病　C. 失血性贫血

D. 巨幼细胞贫血　E. 粒细胞缺乏症

38. 原发性血小板减少性紫癜的表现有(　　)
A. 血小板形态大致正常　B. 骨髓增生活跃　C. 外周血红细胞减少
D. 骨髓巨核细胞减少　E. 巨核细胞出现成熟障碍

39. 骨髓巨核细胞系增多见于(　　)
A. 再生障碍性贫血
B. 原发性血小板减少性紫癜
C. 脾功能亢进
D. 粒细胞缺乏症
E. 急性粒细胞白血病

40. 再生障碍性贫血骨髓象的表现有(　　)
A. 红细胞系统明显减少　B. 粒细胞系减少　C. 淋巴细胞明显减少
D. 巨核细胞系减少　E. 浆细胞增多

41. 一般情况下，缺铁性贫血的表现有(　　)
A. 红细胞中心淡染区扩大
B. 网织红细胞减少
C. 血红蛋白减少
D. 骨髓增生活跃
E. 骨髓铁染色阴性

42. 下列疾病中出现粒红比值增高的是(　　)
A. 再生障碍性贫血
B. 巨幼细胞贫血
C. 细菌性肺炎
D. 纯红细胞再生障碍性贫血
E. 原发性血小板减少性紫癜

43. 粒红比值减低或倒置见于(　　)
A. 感染　B. 失血性贫血　C. 缺铁性贫血
D. 粒细胞缺乏症　E. 溶血性贫血

44. 血清中有抗 A 抗体的血型有(　　)
A. A 型　B. B 型　C. O 型
D. AB 型　E. A_1B 亚型

45. 受检血清+B 型红细胞，结果为阳性，可能的血型是(　　)
A. A 型　B. B 型　C. O 型
D. AB 型　E. A_1B 亚型

二、填空题

1. 成人血红蛋白的参考区间为男______；女______。

2. 成人红细胞计数的参考区间为男______；女______。

3. 红细胞和血红蛋白减少的病因为______、____________、________。

4. 红细胞内的异常结构包括________、________、________及染色质小体。

5. 正常人外周血白细胞包括________、________、________、________和单核细胞5种。

6. 白细胞计数的参考区间为成人________；儿童________。

7. 白细胞数高于________称白细胞增多；低于________称白细胞减少。

8. 引起反应性粒细胞增多的原因有________、________、________、________及恶性肿瘤等。

9. 中性粒细胞的核象是指中性粒细胞的分叶状况，它反映粒细胞的______。其核象变化可分为________两种。

10. 核左移程度与__________密切相关。

11. 核右移为________________________所致；若在疾病进行期突然发现核右移，表示______。

12. 血小板计数参考区间为________。

13. 引起血小板减少的原因包括________、________及分布异常。

14. 血小板破坏增加而骨髓代偿功能良好者，血小板平均容积（MPV）______；骨髓造血功能衰竭时，MPV ______。

15. 成年男性血沉的参考区间为______；女性为______。

16. 红细胞体积正常、大小均一，RDW ______；红细胞体积、大小不均一，RDW ______。

17. 白细胞体积分布直方图中，中间细胞包括单核细胞、________、________、原始细胞、幼稚细胞。

18. 为明确诊断，怀疑珠蛋白生成障碍性贫血，应选择______试验；怀疑葡萄糖-6-磷酸脱氢酶（G-6-PD）缺乏症，应选择______试验。

19. 血细胞的发育规律：细胞体积由______（只有巨核细胞相反）；胞核大小变化由______。

20. 骨髓内______细胞的多少，反映了骨髓的增生情况，一般可依据______的比例加以判定。

21. A 型红细胞上具有______抗原，血清中有抗______抗体。

22. ABO 溶血病多发生于母亲为______型而孕育的胎儿为______型者。

23. Rh 阴性的母亲孕育 Rh 阳性的胎儿，一般情况下第一胎______溶血反应；再次妊娠______新生儿溶血病。

24. 输血前必须进行________，主、副试验均无凝集反应时为________；若配型不成功时____输血。

25. 多数原发性血小板减少性紫癜患者血清中可检出血小板______抗体。这种抗体可通过胎盘使新生儿发生一过性________。

三、名词解释

1. 贫血
2. 相对性红细胞增多
3. 生理性贫血
4. 白细胞增多
5. 反应性粒细胞增多
6. 异常增生性粒细胞增多
7. 粒细胞减少症
8. 核左移
9. 再生性左移
10. 类白血病反应
11. 退行性左移
12. 核右移
13. 异型淋巴细胞
14. 网织红细胞
15. 网织红细胞反应
16. 红细胞沉降率
17. 血细胞比容
18. 血细胞直方图
19. 骨髓增生程度
20. 粒红比值
21. 白血病裂孔现象
22. 血型
23. 白细胞抗原
24. 不规则抗体

四、是非判断分析题

1. 贫血时血红蛋白与红细胞数量的减少程度是一致的。
2. 肺源性心脏病患者红细胞呈相对性增多。
3. 正常成人外周血可见到有核红细胞。
4. 白细胞总数的增、减主要受中性粒细胞的影响。
5. 在炎症恢复期出现一过性核右移是正常现象；若在疾病进行期突然发现核右移，表示预后不良。
6. 核左移常伴白细胞总数增加，为骨髓造血功能减退或缺乏造血物质所致。
7. 在急性感染的恢复期单核细胞常减少。
8. 骨髓造血功能损伤致血小板减少时，MPV 减少。

9. 网织红细胞增多表示骨髓造血功能减低。

10. 红细胞越大血沉越慢。

11. 根据贫血的形态学分类，缺血性贫血属于小细胞低色素性贫血。

12. 白细胞体积分布直方图中，第一群是大细胞区，包括中性分叶核、杆状核和晚幼粒细胞。

13. 缺铁性贫血时，主峰曲线的波峰左移，波峰基底增宽，显示为小细胞均一性贫血特征。

14. 阵发性睡眠性血红蛋白尿患者血浆游离血红蛋白明显增高。

15. 珠蛋白生成障碍性贫血患者红细胞渗透脆性增高。

16. HbA_2增高是β-轻型珠蛋白生成障碍性贫血基因携带者的特征性标志。

17. 阵发性睡眠性血红蛋白尿患者酸化溶血试验为阳性。

18. 血细胞发育成熟过程中，细胞由大变小。

19. 化脓性感染时粒红比值减低。

20. 淋巴细胞过氧化物酶染色呈阳性。

21. 输血前必须准确鉴定供血者和受血者的血型，选择同型人的血液，并经交叉配血试验，证明完全相配时才能输血。

22. A 型红细胞上具有 A 抗原，血清中有抗 A 抗体。

23. 不规则抗体是指抗 A、抗 B 及抗 D 以外的其他血型抗体。

五、问答题

1. 简述红细胞和血红蛋白增多、减少的临床意义。
2. 试述中性粒细胞增多、减少的临床意义。
3. 什么是核左移？试述核左移的临床意义。
4. 简述血小板减少的临床意义。
5. 简述网织红细胞计数的临床意义。
6. 试述血沉病理性增快的临床意义。
7. 根据 MCV、RDW 两项参数怎样对贫血进行分类？有何临床意义？
8. 简述抗人球蛋白试验的临床意义。
9. 骨髓细胞学检查有何临床意义？
10. 简述骨髓增生程度的分级及其临床意义。
11. 何谓粒红比值？有何临床意义？
12. 试述缺铁性贫血的血象和骨髓象表现。
13. 试述急性再生障碍性贫血的血象和骨髓象表现。
14. 试述慢性粒细胞白血病的血象和骨髓象表现。
15. ABO 血型检测有何临床意义？

六、分析题

1. 患者，女，25 岁。近 1 个月乏力、心悸、头晕、食欲不振。平时月经量多。刻下面色苍白，睑结膜苍白，心率 100 次/分，无黄疸，无肝、脾、淋巴结肿大。

实验室检查：RBC 3.1×10^{12}/L，Ret 0.05，Hb 75g/L，HCT 0.25，MCV 76fL，MCH 24pg，MCHC 300g/L，WBC 8×10^{9}/L，N 0.65，E 0.01，L 0.3，M 0.04，RDW 15.8%。红细胞体积分布直方图显示主峰曲线的波峰左移，波峰基底增宽。

本病例应首先考虑的疾病是什么？有何诊断依据。

2. 患者，男，30 岁，工人。3 天前开始周身不适，不发热，无咳嗽、咳痰；昨日开始咽痛，自觉发热，今日加重。以前身体健康，体温 39.5℃，呼吸 30 次/分，脉搏 132 次/分，血压 120/80mmHg。呼吸急促，声音嘶哑，颌下淋巴结肿大，双侧扁桃体Ⅲ度肿大，充血、水肿，有米粒至黄豆粒大脓点 3 个，心、肺、肝、脾无异常。

实验室检查：RBC 4.80×10^{12}/L，Hb 140g/L，MCV 96fL，MCH 30pg/L，MCHC 320g/L，WBC 12.0×10^{9}/L；中性分叶核粒细胞 0.72，中性杆状核粒细胞 0.08；L 0.19，E 0.01；PLT 320×10^{9}/L，中性粒细胞内可见少量中毒颗粒。

（1）应考虑该患者为何种疾病？根据是什么？

（2）请分析实验室检查结果。

（3）结合临床病史、体格检查及实验室检查结果，你认为最后的诊断是什么？

3. 患者，女，17 岁，学生。头昏、乏力、四肢常有紫斑半年多。近 2 个月来瘀斑明显增多，并有牙龈出血。既往健康，贫血面容，四肢可见数块大小不等的紫斑。余未见异常。

实验室检查：RBC 3.20×10^{12}/L，Hb 75g/L，MCV 96fL，MCH 30pg/L，MCHC 320g/L，WBC 6.20×10^{9}/L，N 0.62，L 0.19，E 0.01，PLT 50×10^{9}/L，MPV 9.0fL，PCT 0.22%，PDW 15.8%。

（1）应考虑该患者为何种疾病？根据是什么？

（2）请分析实验室检查结果。

（3）为了明确诊断，你认为还应该进一步做哪些检查？

4. 患者，女，30 岁。患者 1 年前无明显诱因感乏力身软，记忆力减退，注意力不集中，面无“血色”。3 个月前出现牙龈出血，每天早晨口内有血块吐出。1 周前受凉后出现畏寒、发热、咽痛。3 天前出现鼻出血，全身皮下可见散在出血点。体检：T 39℃，P 112 次/分，胸骨无压痛，无肝、脾、浅表淋巴结肿大。实验室检查：血象：Hb 50g/L，WBC 2.5×10^{9}/L，PLT 40×10^{9}/L。骨髓象：增生减低，粒、红、巨核细胞系均明显减少，淋巴细胞增多。

对以上病案应首先考虑的诊断是什么？诊断依据是什么？

5. 患者，男，16 岁。持续发热 1 个月，黑便 10 天，皮下出血 4 天。查体：T 39℃，面色苍白，胸腹及四肢散在大小不等出血点，颈部淋巴结肿大，扁桃体Ⅱ度肿大、溃烂，肝肋下 3cm，无明显压痛。实验室检查：血象：Hb 50g/L，WBC 12×10^{9}/L，PLT 30×10^{9}/L。骨髓象：增生明显活跃，淋巴细胞增多，原始淋巴细胞占 41%，粒、红、巨核细胞系均明显减少。

对以上病案应首先考虑的诊断是什么？诊断依据是什么？

参考答案

一、选择题

（一）A型题

1. C 2. C 3. A 4. B 5. B 6. A 7. B 8. D 9. B 10. A 11. C 12. B 13. D 14. A 15. D 16. E 17. B 18. B 19. E 20. B 21. A 22. C 23. B 24. D 25. C 26. A 27. E 28. D 29. C 30. D 31. A 32. D 33. A 34. E 35. D 36. C 37. D 38. C 39. E 40. B 41. C 42. C 43. E 44. C 45. D 46. E 47. C 48. D 49. C 50. E 51. E 52. A 53. D 54. C 55. E 56. E 57. B 58. C 59. A 60. D 61. D 62. B 63. E 64. D 65. C 66. D 67. E 68. A 69. C 70. B 71. B 72. A 73. B 74. D 75. B 76. A 77. D 78. C 79. A 80. E 81. E 82. C 83. A 84. C 85. A 86. B 87. C 88. A 89. B 90. D 91. A 92. B 93. B 94. C 95. A 96. A 97. A 98. A 99. E 100. B 101. A 102. C 103. A 104. C 105. A 106. C 107. E 108. B 109. C 110. D 111. E 112. B 113. E 114. D 115. A

（二）B型题

1. A 2. C 3. B 4. B 5. A 6. D 7. A 8. D 9. E 10. D 11. A 12. E 13. E 14. A 15. D 16. D 17. C 18. E 19. A 20. E 21. C 22. A 23. C 24. D 25. C 26. A 27. B 28. B 29. D 30. A 31. C 32. A 33. B 34. B 35. A 36. E 37. C 38. B 39. A 40. C 41. B 42. D 43. C 44. D 45. B 46. E 47. B 48. C 49. D 50. B 51. C 52. E 53. C

（三）多项选择题

1. ACE 2. BD 3. ABCDE 4. AD 5. ABCDE 6. ABC 7. ABCDE 8. ABDE 9. ABCDE 10. ABC 11. ACE 12. ABCD 13. ABCDE 14. ABCD 15. ABCDE 16. ABE 17. AB 18. ABCE 19. ACE 20. ABCE 21. BD 22. ACD 23. ABCE 24. BD 25. ABCD 26. AC 27. BCE 28. AB 29. ABC 30. AC 31. ABCE 32. ABCDE 33. ABCDE 34. ACD 35. ABC 36. ABCE 37. AC 38. ABCE 39. BC 40. ABDE 41. ACDE 42. ACDE 43. BCDE 44. BC 45. AC

二、填空题

1. 130~175g/L；115~150g/L。

2. （4.3~5.8）$\times10^{12}$/L；（3.8~5.1）$\times10^{12}$/L。

3. 红细胞生成减少；红细胞破坏过多；失血。

4. 嗜碱性点彩红细胞；有核红细胞；卡波环。

5. 中性粒细胞；嗜酸性粒细胞；嗜碱性粒细胞；淋巴细胞。

6. （3.5~9.5）$\times10^9$/L；（5~12）$\times10^9$/L。

7. 9.5$\times10^9$/L；3.5$\times10^9$/L。

8. 感染；严重组织损伤；急性大出血；中毒。

9. 成熟程度；核左移与核右移。

10. 感染轻重及机体抗感染反应能力。

11. 骨髓造血功能减退或缺乏造血物质；预后不良。

12. （125~350）$\times10^9$/L。

13. 生成障碍；破坏或消耗增多

14. 增加；减低。

15. 0~15mm/h；0~20mm/h。

16. 正常；增高。

17. 嗜酸性粒细胞；嗜碱性粒细胞。

18. 血红蛋白电泳；高铁血红蛋白还原。

19. 大逐渐变小；大→小→脱核（如红细胞系）。

20. 有核；成熟红细胞和有核细胞。

21. A；B。

22. O；A 或 B。

23. 多不发生；常发生。

24. 交叉配血试验；配血成功；不能。

25. 自身；免疫性血小板减少症。

三、名词解释

1. 贫血——单位容积循环血液中红细胞数、血红蛋白量低于参考值低限，称为贫血。

2. 相对性红细胞增多——是因血浆容量减少，使红细胞容量相对增加，血液浓缩所致。

3. 生理性贫血——孕妇在妊娠中后期，血浆容量明显增多，血液被稀释；6 个月至 2 岁婴幼儿生长发育迅速所致的造血原料相对不足；老年人骨髓造血容量逐渐减少，使造血功能减退，统称生理性贫血。

4. 白细胞增多——白细胞数高于 9.5$\times10^9$/L（9500/mm^3），称白细胞增多。

5. 反应性粒细胞增多——是机体对各种病因刺激产生的应激反应，动员骨髓贮存池中的粒细胞释放或边缘池粒细胞进入血循环。

6. 异常增生性粒细胞增多——为造血干细胞疾病，造血组织中粒细胞大量增生，释放至外周血中的主要是病理性粒细胞。

7. 粒细胞减少症——中性粒细胞绝对值低于 1.5$\times10^9$/L，称为粒细胞减少症。

8. 核左移——周围血白细胞分类中性粒细胞杆状核大于 5%或出现杆状核以前阶段

的幼稚粒细胞，称为核左移。

9. 再生性左移——核左移伴白细胞总数增高者，称为再生性左移。

10. 类白血病反应——是指机体对某些刺激因素（感染、恶性肿瘤、急性中毒、外伤、休克、急性溶血或出血、大面积烧伤等）所产生的类似白血病表现的外周血象反应。

11. 退行性左移——核左移而白细胞总数不增高，甚至减少，称为退行性左移。

12. 核右移——正常人周围血中的中性粒细胞以 3 叶者为主，若中性粒细胞核出现 5 叶或更多分叶，其百分率超过 3%者，称为核右移。

13. 异型淋巴细胞——在外周血中有时可见到一种形态变异的不典型淋巴细胞，称为异型淋巴细胞。

14. 网织红细胞——是晚幼红细胞到成熟红细胞之间的未完全成熟的红细胞，由于胞浆中尚残存多少不等的核糖核酸等嗜碱性物质，在活体染色时，可被煌焦油蓝染成蓝色细颗粒状，颗粒间又有细丝状联缀而构成网状结构，故称为网织红细胞。

15. 网织红细胞反应——缺铁性贫血和巨幼细胞贫血患者在治疗前，网织红细胞仅轻度增高，给予铁剂或叶酸治疗，3~5 天后网织红细胞开始上升，至 7~10 天达高峰，一般增至 0.06~0.08，也可达 0.10 以上。治疗后 2 周左右网织红细胞逐渐下降，而红细胞及血红蛋白则逐渐增高。这一现象称为网织红细胞反应。

16. 红细胞沉降率——简称血沉，是指在一定条件下红细胞沉降的速度。

17. 血细胞比容——又称血细胞压积，是指血细胞在血液中所占容积的比值。

18. 血细胞直方图——血细胞分析仪能提供以血细胞的体积（大小）为横坐标（X 轴）、以细胞的相对数量（某些细胞出现的频率）为纵坐标（Y 轴）的曲线图，即血细胞直方图。

19. 骨髓增生程度——骨髓内有核细胞的多少，反映了骨髓的增生情况，一般依据成熟红细胞和有核细胞的比例判定。骨髓增生程度亦反映了骨髓的造血功能。

20. 粒红比值——粒细胞系各阶段细胞百分率总和与各阶段幼红细胞百分率总和之比，称粒红比值。

21. 白血病裂孔现象——骨髓检查可见大量原始细胞和少量成熟细胞而缺乏中间过渡阶段的细胞。

22. 血型——是指红细胞膜上的特异性抗原的类型，是一种遗传性状，但从广义上来说指血液各种成分抗原的遗传性状，包括白细胞、血小板及某些血浆蛋白等的抗原成分的差异，并由它们共同构成血型系统。

23. 白细胞抗原——又称组织相容性抗原。它是一种膜抗原，不仅为白细胞所特有，还存在于血小板、原纤维细胞以及胎盘、肾、脾、肺、肝、心、精子、皮肤等组织细胞上，在调节抗体免疫反应，破坏表达外来抗原的靶细胞方面有重要作用。

24. 不规则抗体——是指抗 A、抗 B 以外的其他血型抗体。

四、是非判断分析题

1. 答：错误。在某些贫血时血红蛋白与红细胞数量的减少程度可不一致，如缺铁性贫血由于铁是血红蛋白的重要成分，血红蛋白的减少较红细胞为甚；巨幼细胞贫血则血红蛋白量减少的程度比红细胞数减少相对较轻。

2. 答：错误。绝对性红细胞增多可分为继发性和原发性两类，前者血中红细胞生成素增多，后者即真性红细胞增多症。继发性红细胞增多又有生理性和病理性两类，生理性增多见于新生儿、高山居民、登山运动员和重体力劳动者；病理性增多见于阻塞性肺气肿、肺源性心脏病、发绀型先天性心脏病及异常血红蛋白病等，皆因缺氧红细胞生成素代偿性增加所致。

3. 答：错误。有核红细胞即幼稚红细胞，存在于骨髓内及 1 周内出生的新生儿外周血中。正常成人外周血不能见到，血涂片中出现此类细胞是一种病理现象。

4. 答：正确。外周血中中性粒细胞总数占白细胞总数的 40%~70%。因此，白细胞总数的增、减主要受中性粒细胞的影响。

5. 答：正确。核右移常伴白细胞总数减少，为骨髓造血功能减退或缺乏造血物质所致。在炎症恢复期出现一过性核右移是正常现象；若在疾病进行期突然发现核右移，表示预后不良。

6. 答：错误。核左移伴白细胞总数增高，表示机体反应性强，骨髓造血功能旺盛，能释放大量粒细胞至外周血。核左移程度与感染轻重及机体抗感染反应能力密切相关。

7. 答：错误。单核细胞增多见于某些感染，如亚急性感染性心内膜炎、活动性结核病、疟疾及急性感染的恢复期。

8. 答：正确。MPV 常用于鉴别血小板减少的原因，如骨髓造血功能损伤致血小板减少时，MPV 减少；血小板在周围血液中破坏增多而减少时，MPV 增大；血小板分布异常致血小板减少时，MPV 正常。

9. 答：错误。网织红细胞计数能反映骨髓造血功能状态。网织红细胞增多表示骨髓红细胞系增生旺盛；网织红细胞减少表示骨髓造血功能减低。

10. 答：错误。大红细胞因表面积相对较少，受到血浆的摩擦逆阻力相应减少，下沉较小红细胞为快。

11. 答：正确。根据贫血的形态学分类，可将贫血分为正常细胞性贫血、大细胞性贫血、小细胞低色素性贫血及单纯小细胞性贫血。缺血性贫血属于小细胞低色素性贫血。

12. 答：错误。根据白细胞体积大小区分为 3 个群，在图上表现为 3 个峰（区）：①第一群是小细胞区，主要为淋巴细胞，包括成熟淋巴细胞、异型淋巴细胞。②第二群是中间细胞，包括单核细胞、原始细胞、幼稚细胞及嗜酸性、嗜碱性粒细胞。③第三群是大细胞区，包括中性分叶核、杆状核和晚幼粒细胞。

13. 答：错误。缺铁性贫血时，主峰曲线的波峰左移，波峰基底增宽，显示为小细胞非均一性贫血特征。

14. 答：正确。血浆游离血红蛋白明显增高是判断血管内溶液溶血的指征，如蚕豆病、阵发性睡眠性血红蛋白尿、阵发性寒冷性血红蛋白尿、冷凝集素综合征、溶血性输血反应等。

15. 答：错误。红细胞渗透脆性试验是测定红细胞对不同浓度低渗氯化钠溶液溶血的抵抗力。脆性增高主要见于遗传性球形细胞增多症，以及某些自身免疫性溶血性贫血及遗传性椭圆形细胞增多症。脆性减低主要见于珠蛋白生成障碍性贫血（如血红蛋白C、D、E病）、缺铁性贫血、肝脏疾病等。

16. 答：正确。正常人血红蛋白电泳图谱显示4条区带，最靠阳极端的为量多的HbA，其后为量少的HbA_2，再后为两条量更少的红细胞内的非血红蛋白成分。HbA_2增高是β-轻型珠蛋白生成障碍性贫血基因携带者的特征性标志。HbA_2减低见于缺铁性贫血。

17. 答：正确。阵发性睡眠性血红蛋白尿患者的红细胞对补体敏感性增高，在酸化的血清中（pH 6.6~6.8），经37℃孵育，易溶血。

18. 答：错误。血细胞发育成熟过程中，细胞通常由大变小，但原粒细胞比早幼粒细胞小，巨核细胞则由小变大。

19. 答：错误。粒红比值增高是由粒细胞增多或幼红细胞严重减少所致，常见于各种粒细胞白血病、类白细胞反应、化脓性感染、纯红细胞再生障碍性贫血等。

20. 答：错误。一般粒系和单核系细胞过氧化物酶（POX）染色阳性，嗜碱性粒细胞、淋巴细胞、有核红细胞和巨核细胞为阴性。

21. 答：正确。交叉配血试验是在血型鉴定的基础上，进一步检查受血者和供血者的血液中是否含有不相配的抗原和抗体成分，以避免血型鉴定错误导致输血后严重溶血反应的试验。输血前必须进行交叉配血试验。

22. 答：错误。A型红细胞上具有A抗原，血清中有抗B抗体

23. 答：错误。不规则抗体是指抗A、抗B以外的其他血型抗体。

五、问答题

1. 答：

（1）红细胞和血红蛋白减少：生理性见于孕妇妊娠中后期、6个月至2岁婴幼儿及老年人。病理性见于：①红细胞生成减少：见于造血原料不足（如缺铁性贫血、巨幼细胞贫血）、造血功能障碍（如再生障碍性贫血、白血病等）、慢性系统性疾病（慢性感染、恶性肿瘤、慢性肾病等）。②红细胞破坏过多：见于各种溶血性贫血如异常血红蛋白病、珠蛋白生成障碍性贫血、阵发性睡眠性血红蛋白尿、葡萄糖-6-磷酸脱氢酶缺乏症、免疫性溶血性贫血和脾功能亢进等。③失血：如各种失血性贫血。

（2）红细胞和血红蛋白增多：相对性增多是因血浆容量减少，使红细胞容量相对增加，血液浓缩所致。见于大量出汗、连续呕吐、反复腹泻、大面积烧伤、糖尿病酮症酸中毒、尿崩症、大剂量使用利尿药等。绝对性增多可分为继发性和原发性两类，前者血中红细胞生成素增多，后者即真性红细胞增多症。①继发性：生理性增多见于新生儿、高山居民、登山运动员和重体力劳动者；病理性增多见于阻塞性肺气肿、肺源性心脏病、发绀型先天性心脏病及异常血红蛋白病等，皆因缺氧红细胞生成素代偿性增加所致；亦见于与红细胞生成素非代偿性增加有关的某些肿瘤及肾脏疾病，如肝细胞癌、卵巢癌、肾上腺皮质

腺瘤、肾癌、肾胚胎瘤、多囊肾等。②原发性：如真性红细胞增多症。

2. 答：中性粒细胞生理性增多见于新生儿、妊娠末期及分娩时，剧烈运动、劳动后，饱餐、沐浴后及寒冷等情况下，均可见一过性增多。引起中性粒细胞病理性增多的原因很多，大致可归纳为反应性增多和异常增生性增多两大类。

反应性粒细胞增多：是机体对各种病因刺激产生的应激反应，动员骨髓贮存池中的粒细胞释放或边缘池粒细胞进入血循环。因此，增多的粒细胞大多为成熟的分叶核粒细胞或较成熟的杆状核粒细胞。

①感染：化脓性感染（金黄色葡萄球菌、溶血性链球菌、肺炎链球菌等）为最常见的原因，如流行性脑脊髓膜炎、肺炎、阑尾炎等；还见于某些病毒感染，如乙型脑炎、狂犬病等；某些寄生虫感染，如急性血吸虫病、肺吸虫病等。

②严重组织损伤：如较大手术后12~36小时、急性心肌梗死后1~2日内较常见。

③急性大出血、溶血：在急性大出血后1~2小时内，周围血中血红蛋白的含量及红细胞数尚未下降，而白细胞数及中性粒细胞却明显增多，特别是内出血时，白细胞可高达$20\times10^9/L$。因此白细胞增高可作为早期诊断内出血的参考指标。急性溶血时，红细胞大量破坏导致相对缺氧，以及红细胞破坏的分解产物，刺激骨髓贮存池中的粒细胞释放使白细胞增高。

④中毒：代谢性中毒，如糖尿病酮症酸中毒；急性化学药物中毒，如安眠药、有机磷农药中毒；生物性中毒，如毒蕈中毒等。

⑤恶性肿瘤：各种恶性肿瘤的晚期，特别是消化道肿瘤（胃癌、肝癌）。

⑥其他：如类风湿关节炎等某些自身免疫性疾病、痛风、严重缺氧及应用某些药物如糖皮质激素等。

异常增生性粒细胞增多：为造血干细胞疾病，造血组织中粒细胞大量增生，释放至外周血中的主要是病理性粒细胞。见于急、慢性粒细胞白血病，骨髓增殖性疾病如真性红细胞增多症、原发性血小板增多症和骨髓纤维化等。

中性粒细胞减少：中性粒细胞绝对值低于$1.5\times10^9/L$，称为粒细胞减少症，低于$0.5\times10^9/L$时称为粒细胞缺乏症。引起中性粒细胞减少的原因有：

①某些感染：病毒感染是常见的原因，如流感、麻疹、病毒性肝炎、水痘、风疹、巨细胞病毒感染等；革兰阴性杆菌感染也常见，如伤寒、副伤寒杆菌等；某些原虫感染，如疟疾、黑热病等。

②某些血液病：如再生障碍性贫血、白细胞不增多性白血病、粒细胞缺乏症、骨髓纤维化、恶性组织细胞病及骨髓转移癌等。

③药物及理化因素的作用：如氯霉素、抗肿瘤药物（噻替哌、环磷酰胺）、抗结核药物（利福平、氨硫脲）、抗甲状腺药物（甲巯咪唑、卡比马唑）、解热镇痛药、抗糖尿病药、磺胺药，X线、放射性核素及化学物质如苯、铅、汞等。

④自身免疫性疾患：如系统性红斑狼疮等，由于体内存在抗粒细胞抗体，引起粒细胞减少。⑤单核-吞噬细胞系统功能亢进：如肝硬化、班替综合征、淋巴瘤等引起的脾功能亢进。

3. 答：周围血白细胞分类中，中性粒细胞未分叶核（杆状核及幼稚粒细胞）大于5%，称为核左移。常见于各种病原体所致的感染、大出血、大面积烧伤、大手术、恶性肿瘤晚期等，特别是急性化脓性感染。核左移伴白细胞总数增高者，称为再生性左移，表示机体反应性强，骨髓造血功能旺盛，能释放大量粒细胞至外周血。核左移程度与感染轻重及机体抗感染反应能力密切相关。未分叶核粒细胞增多（0.05~0.10）称轻度核左移，表示感染轻，机体抵抗力较强；如未分叶核粒细胞0.10~0.25，常伴有少数晚幼粒细胞甚至中幼粒细胞时，称为中度核左移，表示感染严重；如未分叶核粒细胞超过0.25并出现更幼稚的粒细胞（早幼粒、原粒）时，称为重度核左移或类白血病反应，表示感染更为严重。核左移而白细胞总数不增高，甚至减少，称为退行性左移。再生障碍性贫血、粒细胞缺乏症出现这一情况提示骨髓造血功能减低，粒细胞生成和成熟受阻。严重感染出现退行性左移，表示机体反应性低下，病情极为严重。

4. 答：血小板数低于$125\times10^9/L$为血小板减少。见于：①生成障碍：如再生障碍性贫血、急性白血病、急性放射病、骨髓纤维化晚期。②破坏或消耗增多：如原发性血小板减少性紫癜、SLE、淋巴瘤、脾功能亢进、进行体外循环时、DIC、血栓性血小板减少性紫癜。③分布异常：如脾肿大（肝硬化、班替综合征）、血液被稀释（输入大量库存血或血浆）等。

5. 答：①反映骨髓造血功能状态：网织红细胞增多表示骨髓红细胞系增生旺盛。溶血性贫血、急性失血性贫血时网织红细胞显著增多；缺铁性贫血及巨幼细胞贫血时网织红细胞轻度增多。网织红细胞减少表示骨髓造血功能减低，见于再生障碍性贫血、骨髓病性贫血（如白血病、骨髓纤维化等）。②贫血疗效观察：贫血患者，给予有关抗贫血药物后，网织红细胞增高说明治疗有效，反之，说明治疗无效。缺铁性贫血和巨幼细胞贫血患者在治疗前，网织红细胞仅轻度增高，给予铁剂或叶酸治疗，3~5天后网织红细胞开始上升，至7~10天达高峰，一般增至0.06~0.08，也可达0.10以上。治疗后2周左右网织红细胞逐渐下降，而红细胞及血红蛋白则逐渐增高。这一现象称为网织红细胞反应，可作为贫血治疗的疗效判断指标。③观察病情变化：溶血性贫血及失血性贫血患者病程中，网织红细胞逐渐降低，表示溶血或出血已得到控制，反之，持续不减低，甚至增高者，表示病情未得到控制。

6. 答：①各种炎症：如细菌性急性炎症、风湿热和结核病活动期，因血中急性期反应物质增多，包括C反应蛋白、α_2巨球蛋白、纤维蛋白原及免疫球蛋白等增多而致血沉增快。当病情好转或稳定时，血沉也逐渐恢复正常。②损伤及坏死：如较大的手术创伤常可引起血沉加速，一般2~3周内恢复正常。心肌梗死发病24~48小时后血沉增快，并持续1~3周；心绞痛时血沉正常，故借此可以鉴别。③恶性肿瘤：恶性肿瘤血沉常增快，与肿瘤分泌糖蛋白（属球蛋白）、肿瘤组织迅速坏死、继发感染及贫血等有关。经手术、放疗或化疗后，血沉可渐趋正常，复发或转移时又增快。良性肿瘤血沉多正常。④各种原因导致的高球蛋白血症：如多发性骨髓瘤、感染性心内膜炎、系统性红斑狼疮、肾炎、肝硬化等。⑤贫血：血红蛋白低于90g/L时，血沉可增快，并随贫血加重而增快。⑥其他：动脉粥样硬化、糖尿病、黏液性水肿等患者，血沉亦见增快。

7. 答：根据 MCV、RDW 可对贫血进行形态学分类（见下表）：

贫血类型	MCV	RDW	病因
大细胞均一性贫血	增高	正常	部分再生障碍性贫血
大细胞非均一性贫血	增高	增高	巨幼细胞贫血、骨髓增生异常综合征
正常细胞均一性贫血	正常	正常	急性失血性贫血
正常细胞非均一性贫血	正常	增高	再生障碍性贫血、阵发性睡眠性血红蛋白尿、G-6-PD 缺乏症等
小细胞均一性贫血	减低	正常	珠蛋白生成障碍性贫血、球形细胞增多等
小细胞非均一性贫血	减低	增高	缺铁性贫血

8. 答：①直接试验阳性：提示红细胞表面有不完全抗体，见于温抗体型（即于 37℃ 条件下作用最强，主要为 IgG）自身免疫性溶血性贫血、新生儿同种免疫溶血病、冷凝集素综合征、阵发性寒冷性血红蛋白尿症、药物致免疫性溶血性贫血、输血引起溶血性贫血。②间接试验阳性：提示血清中有不完全抗体，主要见于 Rh 或 ABO 血型不合新生儿溶血病。③直接和（或）间接试验阳性：还可见于系统性红斑狼疮、类风湿关节炎、淋巴瘤、恶性肿瘤、甲基多巴及青霉素型药物诱发的免疫性溶血性贫血等。但应注意，因多种原因可有假阴性反应，本试验阴性不能排除自身免疫性溶血性贫血的存在。

9. 答：①诊断或协助诊断造血系统疾病：可以确诊的疾病包括各型白血病、恶性组织细胞病、巨幼细胞贫血、再生障碍性贫血、多发性骨髓瘤、典型的缺铁性贫血等；可协助诊断的包括增生性贫血如溶血性贫血、原发性血小板减少性紫癜、粒细胞缺乏症、骨髓增生异常综合征、骨髓增殖性疾病、类白血病反应等。在疾病的治疗过程中，动态观察骨髓变化，也有利于分析疗效和预后。②协助诊断其他非造血系统疾病：可以通过骨髓细胞学的检查来诊断一些感染或代谢性疾病，如黑热病、感染性心内膜炎、伤寒、戈谢病、尼曼-匹克病、某些骨髓转移癌（瘤）等，因在骨髓涂片中能查到相应的病原体或特殊细胞而得以诊断。③鉴别诊断的应用：临床上对于一些发热或恶病质，肝、脾、淋巴结肿大，骨痛，关节痛等，而又找不到原因时，可以通过检查骨髓细胞学的检查，协助查找原因。如周围血中出现一些可疑细胞或未成熟细胞增多时，可有助于鉴别是否由造血系统疾病引起。

10. 答：骨髓内有核细胞的多少，反映了骨髓的增生情况。依据成熟红细胞和有核细胞的比例可判定骨髓增生程度。据此比例，将骨髓增生程度分为 5 级，见下表。

增生程度	成熟红细胞与有核细胞比值（平均比值）	有核细胞占全部细胞百分率	常见病因
极度活跃	1∶1	50%以上	各型白血病，特别是慢性粒细胞白血病
明显活跃	10∶1	10%～50%	增生性贫血、白血病、骨髓增殖性疾病
活跃	20∶1	1%～10%	正常骨髓、某些贫血
减低	50∶1	0.5%～1%	非重型再生障碍性贫血、粒细胞减少或缺乏症
极度减低	200∶1	0.5%以下	重型再生障碍性贫血、骨髓坏死

11. 答：粒细胞系各阶段细胞百分率总和与各阶段幼红细胞百分率总和之比，称粒红比值。粒红比值正常人为2∶1~4∶1。

①粒红比值正常：由粒细胞和幼红细胞比例正常或两系平行增多或减少所致。常见于正常人，还可见于再生障碍性贫血、多发性骨髓瘤、淋巴瘤、恶性组织细胞病，以及非原发于造血系统的其他恶性及非恶性疾病。

②粒红比值增高：由粒细胞增多或幼红细胞严重减少所致。常见于各种粒细胞白血病、类白细胞反应、化脓性感染、纯红细胞再生障碍性贫血等。

③粒红比值减低或倒置：由粒细胞减少或幼红细胞增多所致。常见于粒细胞缺乏症、增生性贫血、脾功能亢进、真性红细胞增多症、骨髓增生异常综合征等。

12. 答：血象：①红细胞、血红蛋白均减少，以血红蛋白减少更为明显。②红细胞压积相应减小，MCV、MCH、MCHC 均明显低于参考区间下限，RDW 增高。③轻度贫血时成熟红细胞的形态无明显异常。中度以上贫血才显示小细胞低色素性特征，即红细胞体积减小、淡染、中央苍白区扩大。严重贫血时红细胞中央苍白区明显扩大而呈环形，并可见嗜多色性红细胞及点彩红细胞增多。④网织红细胞轻度增多或正常。白细胞计数和分类计数，以及血小板计数一般正常。严重贫血时，白细胞和血小板可轻度减少。

骨髓象：①骨髓增生活跃或明显活跃。②红细胞系统增生活跃，粒红比值减低，增生的红系细胞以中、晚幼红细胞为主，贫血严重时，中幼红细胞较晚幼红细胞更多。中度以上贫血时，细胞体积减小，胞质量少，着色偏嗜碱性。有时细胞边缘可见不规则突起，核畸形，晚幼红细胞的核固缩呈小而致密的紫黑色“炭核”。③粒系细胞和巨核细胞数量和形态均正常；④骨髓铁染色异常，表现为细胞外铁阴性，铁粒幼细胞小于15%。

13. 答：血象：以全血细胞减少为主要特征，血红蛋白下降速度较快，多为正常细胞性贫血。

骨髓象：脊髓损害广泛，多部位穿刺显示下列变化：①骨髓增生极度低下。②粒、红、巨核系三系细胞均明显减少，且不见早期幼稚细胞，巨核细胞常缺如；淋巴细胞相对增高，可达0.80以上。③浆细胞比值增高，有时还可有肥大细胞（组织嗜碱细胞）、网状细胞增高。

14. 答：血象：①血红蛋白及红细胞早期正常或轻度减少，随病情发展，贫血逐渐加重，急变期呈重度贫血。一般为正常细胞性贫血，可见有核红细胞、嗜多色性红细胞及点彩红细胞。②白细胞显著增高为突出表现。疾病早期可在（20~50）$\times 10^9$/L，随后显著增高，多数在（100~300）$\times 10^9$/L，高者可达1000×10^9/L。③分类计数粒细胞比例增高，常为0.90，以中性中幼粒以下各阶段细胞为主，嗜碱性及嗜酸性粒细胞常同时增多。④血小板早期增多或正常，疾病加速期及急变期，血小板可进行性下降。

骨髓象：①骨髓增生极度活跃或明显活跃。②以粒系为主，红系相对减少或受抑制，粒红比值显著增高，可高达（10~50）∶1。以中性中幼粒、晚幼粒细胞增多为主，原粒细胞一般<0.10，嗜碱性及嗜酸性粒细胞常增多。粒细胞常见大小不一，核浆发育

不平衡现象。核分裂象易见。③巨核细胞及血小板早期正常或增多，晚期减少。

15. 答：①输血：血型鉴定是临床输血前的首要步骤，输血前必须准确鉴定供血者和受血者的血型，选择同型人的血液，并经交叉配血试验，证明完全相配合时才能输血。②新生儿溶血病：母子 ABO 血型不合可引起新生儿溶血病。ABO 溶血病多发生于母亲为 O 型而孕育的胎儿为 A 型或 B 型者。③器官移植：如果供者与受者 ABO 血型不合，易引起急性排异反应，导致移植失败。④其他：ABO 血型检查还可用于亲子鉴定、法医学鉴定及某些疾病相关调查等。

六、分析题

1. 答：应首先考虑的疾病是缺铁性贫血。依据有：①有导致缺铁性贫血的原因：患者为青年女性，平时月经量多，长期慢性失血，是引起缺铁性贫血的主要原因。②有贫血的症状和体征：患者近 1 个月来乏力、心悸、头晕、食欲不振，面色苍白，睑结膜苍白，心率 100 次/分。③实验室检查结果显示中度贫血：网织红细胞轻度增高，红细胞平均值提示为小细胞低色素性贫血，红细胞体积分布宽度及红细胞体积分布直方图提示小细胞非均一性贫血。④无全血细胞减少、感染和出血等，有利于排出再生障碍性贫血；无感染、出血及肝脾、淋巴结肿大，外周血无异常细胞等，可排出白血病。

2. 答：

（1）该患者应考虑为急性感染。根据是发病急，病程仅有 3 天；发热，体温 39.5℃；双侧扁桃体Ⅲ度肿大，充血、水肿，可见多个脓点；实验室检查符合化脓性感染的血象。

（2）实验室检查结果分析：RBC 的所有检查及血小板计数均正常；WBC 的所有检查都符合急性化脓性感染血象，如 WBC 计数增高（12.0×10^9/L）、中性粒细胞增高达 0.80（中性分叶核粒细胞 0.72、中性杆状核粒细胞 0.08）、L 相对减少（0.19）、中性粒细胞核左移（中性杆状核粒细胞 0.08>5%）、中性粒细胞内可见少量中毒性颗粒。

（3）根据以上分析，结合临床病史、体格检查及实验室检查结果，本例最后诊断是急性化脓性扁桃体炎。

3. 答：

（1）该患者应考虑为贫血和紫癜。根据是临床病史、症状和体征表明：有贫血、失血及紫癜表现；实验室血常规检查符合贫血，并有血小板减少。

（2）实验室检查结果分析：RBC 检查结果符合正常细胞性贫血，血小板计数减低，WBC 检查正常。

（3）为明确诊断，应做骨髓穿刺检查。

4. 答：诊断为再生障碍性贫血。依据有：

（1）临床表现有贫血、出血、感染。①贫血：乏力身软，记忆力减退，注意力不集中，面无“血色”。②出血：牙龈、皮肤、黏膜出血。③感染：畏寒，发热，咽痛。患者无肝、脾、淋巴结肿大，无骨痛、胸骨压痛，有助于与白血病相鉴别。

（2）红、白细胞和血小板等全血细胞减少。红细胞减少引起贫血，白细胞减少引起感染，血小板减少导致出血。

(3) 再生障碍性贫血为多种原因引起的骨髓造血功能衰竭的综合征。而该患者骨髓象表现为骨髓增生减低，粒、红、巨核细胞系均明显减少，淋巴细胞增多。

5. 答：应首先考虑急性淋巴细胞白血病。依据有：①临床表现有贫血、出血和感染，以出血和感染突出，且起病较急。面色苍白提示贫血；持续发热，扁桃体Ⅱ度肿大、溃烂，提示感染；出血表现有黑便、皮下出血。此外，还有白血病肿瘤细胞浸润的表现，如淋巴结、肝肿大。②血象异常，如 Hb 50g/L，白细胞多（WBC 12×10^9/L），血小板减少（PLT 30×10^9/L）。③骨髓象最重要的异常是原始淋巴细胞占 41%，由于淋巴细胞肿瘤性增生，干扰其他细胞生长，导致粒、红、巨核细胞系均明显减少。

第十四章 血栓与止血检测

习 题

一、选择题

（一）A 型题

1. 诊断原发性血小板减少性紫癜最有意义的指标是(　　)
   A. 血小板计数
   B. 血小板分布宽度测定
   C. 血小板相关免疫球蛋白测定
   D. 血小板黏附试验
   E. β 血小板球蛋白测定
2. 大多数凝血因子产生的部位在(　　)
   A. 心脏　　B. 脾脏　　C. 肝脏
   D. 血管　　E. 血小板
3. 血管壁健全需具备下列条件，但不包括(　　)
   A. 完好的内皮细胞
   B. 足够的维生素
   C. 足够的凝血因子
   D. 血管壁中弹力纤维保持良好的弹性及柔韧性
   E. 血流中的血小板呈桶状分布
4. 血浆中最重要的一种抗凝因子（由肝脏合成的单链糖蛋白）是(　　)
   A. α_1抗胰蛋白酶　　B. α_2巨球蛋白　　C. 肝素
   D. 抗凝血酶　　E. 蛋白 C
5. 单独无抗凝作用，必须与抗凝血酶结合才能发挥抗凝作用的是(　　)
   A. 蛋白 C　　B. 蛋白 S　　C. α_1抗胰蛋白酶
   D. α_2巨球蛋白　　E. 肝素
6. 血浆中某种抗出血因子（vWF）缺乏所致的血小板黏附功能异常的疾病是(　　)
   A. 坏血病　　B. A 型血友病　　C. B 型血友病
   D. 败血症　　E. 血管性血友病

7. 凝血因子Ⅷ缺乏，见于(　　)
A. 坏血病　B. A 型血友病　C. B 型血友病
D. 遗传性因子Ⅺ缺乏症　E. 血管性血友病
8. 毛细血管脆性试验（CRT）不出现阳性的疾病是(　　)
A. 过敏性紫癜　B. 败血症　C. 血小板减少
D. 血友病　E. 血小板无力症
9. 可使出血时间延长的是(　　)
A. 慢性肝炎　B. 阻塞性黄疸　C. 维生素 K 缺乏
D. 再生障碍性贫血　E. 脾切除术后
10. 下列哪种疾病不引起出血时间延长(　　)
A. DIC　B. 血小板减少性紫癜　C. 维生素 K 缺乏
D. 维生素 C 缺乏　E. 脾功能亢进
11. 血小板计数正常，出血时间延长，可能性最大的疾病是(　　)
A. 过敏性紫癜
B. 遗传性出血性毛细血管扩张症
C. 白血病
D. 血小板无力症
E. 单纯性紫癜
12. 血小板计数减少，出血时间延长，可能的疾病是(　　)
A. A 型血友病　B. 血小板减少性紫癜　C. 原发性血小板增多症
D. 血管性血友病　E. 纤维蛋白原缺乏症
13. 血管壁与血小板相互作用的检测方法是(　　)
A. 血小板计数
B. 出血时间测定
C. 活化部分凝血活酶时间测定
D. 血块收缩时间测定
E. 血浆凝血酶原时间测定
14. 出血患者，血小板数量正常，活化部分凝血活酶时间（APTT）正常，血浆凝血酶原时间（PT）延长，最可能的疾病是(　　)
A. 血小板无力症
B. 血管性血友病
C. 遗传性因子Ⅶ缺乏症
D. 继发性纤维蛋白溶解综合征
E. A 型血友病
15. 患者自发性皮肤出血点，检查束臂试验示 12 个出血点，出血时间（出血时间测定器法）6 分钟，血小板计数 $150\times10^9/L$。初步诊断为(　　)
A. 原发性血小板减少性紫癜

B. 血小板无力症

C. A 型血友病

D. DIC

E. 血管性紫癜

16. 束臂试验阴性，出血时间正常，APTT 延长，血块退缩正常见于(　　)

A. 原发性血小板减少性紫癜

B. A 型血友病

C. 严重维生素 C 缺乏症

D. 过敏性紫癜

E. 以上都不是

17. 血小板聚集功能增高的疾病是(　　)

A. 血管性血友病　B. 骨髓增生性疾病　C. 脑血管病变

D. 急性白血病　E. 原发性血小板减少性紫癜

18. 血小板黏附率降低见于(　　)

A. 心肌梗死　B. 糖尿病　C. 动脉粥样硬化

D. 骨髓增生异常综合征　E. 脑血管病变

19. 血小板促凝活性增高见于(　　)

A. 血栓前状态　B. 血小板无力症　C. 肝硬化

D. 急性白血病　E. DIC

20. 血块收缩不良见于(　　)

A. 过敏性紫癜　B. 血小板减少性紫癜　C. 血友病

D. 血管性血友病　E. 维生素 C 缺乏症（坏血病）

21. 为了解内源性凝血系统各凝血因子的凝血状况，目前首选的指标是(　　)

A. 血块收缩试验

B. 活化部分凝血活酶时间测定

C. 血浆纤维蛋白原测定

D. 血浆凝血酶原时间测定

E. 血浆纤维蛋白（原）降解产物测定

22. 主要检查凝血第一阶段外源性途径有无障碍的检测方法是(　　)

A. 血小板计数

B. 出血时间测定

C. 活化部分凝血活酶时间测定

D. 血块收缩试验

E. 血浆凝血酶原时间测定

23. 可引起血浆凝血酶原时间延长的疾病是(　　)

A. DIC

B. 原发性血小板减少性紫癜

C. 过敏性紫癜

D. 再生障碍性贫血

E. 脾功能亢进

24. 下列哪项疾病凝血酶原时间不延长(　　)

A. 肝硬化　　B. 阻塞性黄疸　　C. 新生儿出血病

D. DIC　　E. 原发性血小板减少性紫癜

25. 活化部分凝血活酶时间（APTT）延长的疾病是(　　)

A. B 型血友病　　B. 维生素 C 缺乏　　C. 急性心肌梗死

D. DIC 早期　　E. 因子Ⅶ缺乏

26. APTT 和 PT 都正常见于(　　)

A. A 型血友病　　B. B 型血友病　　C. 因子ⅩⅢ缺乏

D. 遗传性因子Ⅶ缺乏症　　E. 肝脏疾病

27. APTT 和 PT 都有延长(　　)

A. A 型血友病　　B. B 型血友病　　C. 因子ⅩⅢ缺乏

D. 遗传性因子Ⅶ缺乏症　　E. 肝脏疾病

28. 在血栓与止血的检测中，用于二期止血缺陷的筛选试验是(　　)

A. 出血时间测定（BT）和 PLT 计数

B. PT 和 APTT

C. 血浆纤维蛋白（原）降解产物定性试验（FDP）和 D-二聚体

D. 蛋白 C 和蛋白 S

E. 血浆抗凝血酶活性

29. 用于血友病的筛查试验是(　　)

A. 束臂试验　　B. PT　　C. APTT

D. D-二聚体　　E. FDP

30. 用于口服抗凝剂（华法林）的抗凝治疗监测试验是(　　)

A. APTT

B. PT 及 INR

C. D-二聚体

D. 抗凝血酶-Ⅲ（AT-Ⅲ）活性

E. 血浆凝血酶时间（TT）

31. 用于监测普通肝素治疗的试验是(　　)

A. APTT　　B. PT 及 INR　　C. D-二聚体

D. AT-Ⅲ活性　　E. TT

32. 与血浆凝血酶原时间有关的凝血因子是(　　)

A. Ⅱ、Ⅲ、Ⅹ、Ⅺ因子

B. Ⅰ、Ⅱ、Ⅳ、Ⅹ、Ⅻ因子

C. Ⅰ、Ⅱ、Ⅴ、Ⅶ、Ⅹ因子

D. Ⅰ、Ⅱ、Ⅶ、Ⅵ、Ⅹ因子
E. Ⅰ、Ⅱ、Ⅵ、Ⅷ、Ⅸ因子

33. 引起血浆凝血酶原时间延长的疾病是(　　)
A. 维生素 C、维生素 P 缺乏症
B. 血小板减少性紫癜
C. 血友病（甲、乙）
D. 血管性假血友病
E. DIC 后期

34. 血浆凝血酶原时间延长见于(　　)
A. 血栓性血小板减少性紫癜
B. 遗传性出血性毛细血管扩张症
C. 血友病
D. 因子Ⅶ缺乏
E. 原发性血小板减少性紫癜

35. 血液黏度测定对于诊断和防治下列哪种疾病有重要意义(　　)
A. 出血性疾病　　B. 过敏性疾病　　C. 免疫性疾病
D. 血栓性疾病　　E. 肿瘤

（二）B 型题

A. APTT 延长，PT 延长，TT 正常
B. APTT 延长，PT 延长，TT 延长
C. APTT 正常，PT 延长，TT 正常
D. APTT 正常，PT 正常，TT 正常
E. APTT 延长，PT 正常，TT 正常

1. DIC 可见(　　)
2. B 型血友病可见(　　)
3. ITP 可见(　　)

A. 因子Ⅴ　　B. 因子Ⅹ　　C. 因子Ⅲ
D. 因子Ⅻ　　E. 因子Ⅱ

4. 内源性凝血系统始动因子是(　　)
5. 外源性凝血系统始动因子是(　　)
6. 内、外源凝血系统共同途径开始于(　　)

A. 血栓性血小板减少性紫癜
B. 遗传性出血性毛细血管扩张症
C. 血友病
D. 因子Ⅶ缺乏
E. 原发性血小板减少性紫癜

7. APTT 延长见于(　　)
8. PT 延长见于(　　)
　A. 血小板计数
　B. 出血时间测定
　C. 活化部分凝血活酶时间测定
　D. 血块收缩试验
　E. 血浆凝血酶原时间测定
9. 反映内源性凝血系统的筛选试验是(　　)
10. 反映外源性凝血系统最为常用的筛选试验是(　　)
11. 反映血管壁与血小板相互作用的试验是(　　)
　A. A 型血友病
　B. 血小板减少性紫癜
　C. 原发性血小板增多症
　D. 血管性血友病
　E. 纤维蛋白原缺乏症
12. 血小板减少，出血时间延长见于(　　)
13. 血小板正常，出血时间延长见于(　　)
　A. A 型血友病　B. B 型血友病　C. 因子ⅩⅢ缺乏症
　D. 遗传性因子Ⅶ缺乏症　E. 肝脏疾病
14. APTT 和 PT 均延长见于(　　)
15. APTT 和 PT 均正常见于(　　)。

(三) 多项选择题

1. 血小板在止血、凝血过程中的作用有(　　)
　A. 黏附功能　B. 聚集功能　C. 分泌功能
　D. 血块收缩功能　E. 促凝血活性
2. 血浆内皮素-1 增高见于(　　)
　A. 心肌梗死　B. 高血压　C. 动脉硬化
　D. 缺血性脑血管疾病　E. 肾衰竭
3. 血小板相关免疫球蛋白增高见于(　　)
　A. 原发性血小板减少性紫癜
　B. 输血后紫癜
　C. 新生儿免疫性血小板减少症
　D. 系统性红斑狼疮
　E. 淋巴瘤
4. 反映血小板功能的试验有(　　)
　A. 血小板黏附试验　B. 血小板聚集试验　C. 血块收缩试验

D. 血小板 P 选择素测定　E. 血浆 D-二聚体测定

5. 血栓前状态和血栓性疾病的诊断依据有(　　)

A. 血小板聚集功能增强

B. β 血小板球蛋白增高

C. 血小板第 4 因子增高

D. 血小板黏附率降低

E. 血浆血栓烷 B_2 测定

6. 出血时间延长见于(　　)

A. 维生素 K 缺乏　B. 维生素 C 缺乏　C. 血友病

D. 血管性血友病　E. 巨大血小板综合征

7. PLT 正常，BT 延长，CRT 阳性见于(　　)

A. 血友病　B. vWF 病　C. ITP

D. 血小板无力症　E. DIC 后期

8. 下列哪些情况可见血小板聚集功能增强(　　)

A. 尿毒症　B. 糖尿病　C. 严重肝病

D. 心肌梗死　E. 服用阿司匹林后

9. 活化部分凝血活酶时间（APTT）延长见于(　　)

A. A 型血友病

B. 凝血因子Ⅶ缺乏

C. 先天性纤维蛋白原缺乏症

D. 心肌梗死

E. DIC 后期

10. 活化部分凝血活酶时间和凝血酶原时间均缩短见于(　　)

A. 脑血栓形成　B. DIC 早期　C. 心肌梗死

D. 新生儿出血病　E. 肝脏疾病

11. APTT 延长，PT 延长见于(　　)

A. ITP　B. A 型血友病　C. DIC

D. 重症肝炎　E. 维生素 K 缺乏

12. APTT 缩短见于(　　)

A. SLE　B. 严重肝病　C. DIC 早期

D. 维生素 K 缺乏　E. 妊娠高血压综合征

13. 血浆凝血酶原时间延长见于(　　)

A. 因子Ⅷ缺乏　B. 因子Ⅸ缺乏　C. 肝硬化

D. 维生素 K 缺乏　E. 因子Ⅺ缺乏

14. 下列哪些因素可使凝血酶时间延长(　　)

A. 凝血酶原缺乏　B. 纤维蛋白原缺乏　C. 血中 FDP 增加

D. 因子Ⅷ缺乏　E. 肝素治疗中

15. 参与凝血共同途径的凝血因子有(　　)

A. Ⅸ因子　B. Ⅹ因子　C. Ⅺ因子

D. Ⅰ因子　E. Ⅱ因子

16. 凝血第一期外源性凝血途径，参与的凝血因子有(　　)

A. Ⅲ因子　B. Ca^{2+}　C. Ⅶ因子

D. Ⅷ因子　E. Ⅸ因子

17. 凝血第一期内源性凝血途径，参与的凝血因子有(　　)

A. Ⅷ因子　B. Ⅸ因子　C. Ⅺ因子

D. Ⅶ因子　E. Ⅴ因子

18. 毛细血管脆性试验阳性见于(　　)

A. 过敏性紫癜　B. 阻塞性黄疸　C. 血小板无力症

D. 血友病　E. 感染性心内膜炎

19. 为了解纤溶活性，宜选择下列哪些检测(　　)

A. 血浆 D-二聚体测定

B. 血浆纤维蛋白（原）降解产物测定

C. 血浆硫酸鱼精蛋白副凝固试验

D. 血浆凝血酶原时间测定

E. 活化部分凝血活酶时间测定

20. 血浆 D-二聚体阳性或增高见于(　　)

A. 原发性纤溶症

B. DIC

C. 心肌梗死早期

D. 急性非淋巴细胞白血病

E. 肺栓塞

21. 血液黏度增高常见于(　　)

A. 白细胞数量增多　B. 红细胞聚集　C. 血脂增高

D. 低球蛋白血症　E. 多发性骨髓瘤

22. 全血黏度增高的疾病有(　　)

A. 冠心病　B. 高血压病　C. 急性脑血管疾病

D. 糖尿病　E. 肝硬化

23. 血浆黏度增高的疾病有(　　)

A. 多发性骨髓瘤　B. 巨球蛋白血症　C. 类风湿关节炎

D. 系统性红斑狼疮　E. 感染性心内膜炎

24. 怀疑弥散性血管内凝血，可选用哪些试验帮助诊断(　　)

A. 血小板计数

B. 纤维蛋白标志物

C. 血浆硫酸鱼精蛋白副凝固试验

D. 血浆 D-二聚体测定

E. 血浆凝血酶原时间

25. 怀疑一期止血缺陷可选用哪些试验帮助诊断(　　)

A. 血小板计数　　B. 出血时间　　C. 血浆内皮素-1

D. 血小板聚集试验　　E. 血浆凝血酶原时间

二、填空题

1. 出血、血栓性疾病的发病机制可概括为：________、________、________、________、________。

2. 凝血过程分为 2 个阶段：________、________。

3. 毛细血管脆性试验参考值______；出血时间（测定器法）超过______为异常。

4. 血浆凝血酶原时间参考值（手工法和血液凝固仪法）______，超过正常对照______以上则有病理意义。

5. 血栓前状态和血栓性疾病时，血小板黏附率、聚集功能______；血小板无力症、血管性血友病等时，血小板黏附率、聚集功能______。

6. 血友病、白血病、再生障碍性贫血等出血性疾病时，抗凝血酶-Ⅲ活性______；血栓前状态、血栓性疾病时，抗凝血酶-Ⅲ活性______。

7. 了解内源性凝血系统各凝血因子总的凝血状况，临床上常选用______测定；了解外源性凝血活性情况，则选用______测定。

8. 急性心肌梗死、SLE、急性感染、急性肾炎等血浆纤维蛋白原水平______；重症肝炎和肝硬化等血浆纤维蛋白原水平______。

9. 一期止血缺陷筛选试验，选用______；二期止血缺陷筛选试验，选用______测定；纤维蛋白溶解综合征筛选试验，选用______测定。

10. 弥散性血管内凝血（DIC）发病早期，凝血系统______，其后消耗大量凝血因子和继发性______。

11. 高血压病、冠心病、心肌梗死等患者全血黏度______；贫血、重度纤维蛋白原和其他凝血因子缺乏症患者全血黏度______。

12. 影响血栓弹力图的因素主要有______、________、________、________等。

三、名词解释

1. 血液流变学
2. 内源性凝血途径
3. 外源性凝血途径
4. 出血时间
5. 血块收缩时间
6. 血小板黏附功能
7. 活化部分凝血活酶时间

8. 血浆凝血酶原时间
9. 凝血酶时间
10. 纤维蛋白降解产物
11. 血栓弹力图
12. 一期止血缺陷
13. 二期止血缺陷
14. 纤溶亢进性出血
15. 弥散性血管内凝血
16. 血栓前状态

四、是非判断分析题

1. 内源性凝血系统不参与生理止血，而与病理状态下的炎症反应和休克有关。

2. 血小板无力症可导致出血时间缩短。

3. 血管性血友病因子抗原增高见于血管性血友病，是诊断血管性血友病及其分型的指标之一。

4. 血浆凝血酶原时间是外源性凝血系统较为灵敏和最为常用的筛选试验。

5. 蛋白C活性增加可导致血栓形成。

五、问答题

1. 简述活化部分凝血活酶时间的参考值及临床意义。

2. 简述血浆凝血酶原时间的参考值及临床意义。

3. 对于一期止血缺陷和二期止血缺陷，应如何选择检测项目？

4. 简述D-二聚体检测的临床意义。

5. 如何诊断DIC？

六、分析题

1. 某患者检测结果：APTT 50秒，PT 21秒。其结果有无异常？试分析其病因。

2. 患者，男，15岁。两下肢散在瘀点瘀斑1周，阵发性腹痛2天。体检：体温38℃，双上下肢皆有瘀点瘀斑，以下肢明显，两侧膝关节红肿，腹软，脐周及右下腹压痛。实验室检查：Hb 106g/L。RBC 4.0×10^9/L，WBC 10×10^9/L，N 0.6，E 0.10，L 0.3，PLT 180×10^9/L；束臂试验（CRT）阳性，出血时间（BT）10分钟，APTT、PT正常；尿液检查：蛋白（+），红细胞（+）。

首先考虑诊断的疾病是什么？诊断依据是什么？

3. 患者，男，55岁。患肺炎过程中，全身皮肤黏膜广泛出血，注射部位大片瘀斑，有血尿和黑便，手指皮肤、面颊部有干性坏死。血压64/40mmHg，血小板 45×10^9/L，纤维蛋白0.8g/L，PT 25秒，3P试验阳性，外周血见破碎红细胞。

应首先考虑诊断的疾病是什么？诊断依据是什么？

参考答案

一、选择题

（一）A 型题

1. C 2. C 3. C 4. D 5. E 6. E 7. B 8. D 9. D 10. C 11. D 12. B 13. B 14. C 15. E 16. B 17. C 18. D 19. A 20. B 21. B 22. E 23. A 24. A 25. B 26. C 27. E 28. B 29. C 30. B 31. A 32. C 33. E 34. D 35. D

（二）B 型题

1. B 2. E 3. D 4. D 5. C 6. B 7. C 8. D 9. C 10. E 11. B 12. B 13. D 14. E 15. C

（三）多项选择题

1. ABCDE 2. ABCDE 3. ABCDE 4. ABCD 5. ABCE 6. BDE 7. BD 8. BD 9. ACE 10. ABC 11. CDE 12. DE 13. CD 14. BE 15. BDE 16. ABC 17. ABCE 18. ACE 19. ABC 20. BDE 21. ABCE 22. ABCDE 23. ABCDE 24. ABCDE 25. ABCD

二、填空题

1. 血管壁的结构或功能异常；血小板量数量或功能的异常；凝血因子异常；病理性抗凝物质增多或抗凝系统减弱；纤溶活性亢进或减弱。

2. 启动阶段；放大阶段。

3. 新出血点在 10 个以下；9 分钟。

4. 11~13 秒；3 秒。

5. 增高；减低。

6. 增高；减低。

7. 活化部分凝血活酶时间（APTT）；血浆凝血酶原时间（PT）。

8. 增高；减低。

9. 血小板计数（PLT）和出血时间（BT）；活化部分凝血活酶时间（APTT）和血浆凝血酶原时间（PT）；FDP 和 D-二聚体。

10. 功能亢进；纤溶亢进。

11. 增高；减低。

12. 红细胞的聚集状态；红细胞的刚性；血凝的速度；纤维蛋白溶解系统活性的高低。

三、名词解释

1. 血液流变学——是研究血液的流动性、黏滞性，血液中有形成分（主要是红细胞和血小板）的聚集性、变形性，以及血管黏弹性的科学。

2. 内源性凝血途径——由受损的血管内皮激活 FⅫ而被启动，并依次激活 FⅪ、FⅨ、FⅧ、FⅩ。

3. 外源性凝血途径——是从受损组织释放组织因子入血激活 FⅦ开始，然后激活 FⅩ。

4. 出血时间——将皮肤毛细血管刺破后，出血自然停止所需的时间（初期止血时间），称为出血时间。

5. 血块收缩时间——血液凝固后，血小板释出血栓收缩蛋白（主要是肌动球蛋白），使纤维蛋白网退缩，挤出血清。此过程经历的时间为血块收缩时间。

6. 血小板黏附功能——生理情况下，血小板具有黏着于异物表面的功能，称血小板黏附功能。

7. 活化部分凝血活酶时间——是在受检血浆中加入 APTT 试剂（接触因子活化剂和部分磷脂）和 Ca^{2+}后，观察其凝固时间。因用磷脂代替血小板的凝血活酶，不含组织因子，仅是凝血活酶的一部分，所以称部分凝血活酶试验。

8. 血浆凝血酶原时间——在被检血浆中加入 Ca^{2+}和组织因子（TF 或组织凝血活酶），观测血浆的凝固时间，称为血浆凝血酶原时间。

9. 凝血酶时间——是在受检血浆中加入"标准化"凝血酶溶液，测定开始出现纤维蛋白丝所需的时间。

10. 纤维蛋白（原）降解产物——纤维蛋白原和纤维蛋白受到纤溶酶作用后，形成多种肽链碎片，如片段 A、B、C、X、Y、D、E 等，统称为纤维蛋白（原）降解产物。

11. 血栓弹力图——是血栓弹力仪描绘出的特殊图形，反映了纤维蛋白的形成速度，溶解状态和凝固状态的坚固性、弹力度等动态变化指标。

12. 一期止血缺陷——指血管壁和血小板异常所致的出血性疾病。

13. 二期止血缺陷——指凝血因子缺乏和抗凝物质所致的出血性疾病。

14. 纤溶亢进性出血——指纤维蛋白（原）和某些凝血因子被纤溶酶降解所引起的出血。

15. 弥散性血管内凝血——是一种发生在感染（败血症）、外科手术或创伤、恶性肿瘤、产科意外等许多疾病基础上，由致病因素激活凝血系统，导致全身微血栓形成，凝血因子被大量消耗并继发纤溶亢进，引起全身出血的综合征。

16. 血栓前状态——是指血液有形成分和无形成分的生物化学和流变学发生某些变化，这些变化可反映血管内皮细胞受损或受刺激，血小板和白细胞被激活或功能亢进，凝血蛋白含量增高或被激活，抗凝蛋白的含量减少或结构异常，纤溶因子含量减低或活性减弱，血液黏度增高和血流减慢等一系列的病理状态。

四、是非判断分析题

1. 答：正确。生理止血的启动因子是 FⅦ，而内源性凝血系统是由受损的血管内皮激活 FⅫ而被启动的。

2. 答：错误。出血时间的长短主要受血小板质、量，血管壁完整性、收缩力的影响。血小板无力症可导致出血时间延长。

3. 答：错误。血管性血友病患者由于遗传性缺乏一种特异性血浆凝血因子（血浆血管性血友病因子，即 vWF），以致出血时间延长。vWF 有两种功能：①作为一种黏附蛋白，能通过与血小板膜的结合，促使血小板在高切变应力情况下，黏附受损血管内膜下的胶原组织。②作为血浆 FⅧ：C（Ⅷ因子促凝活性）的载体蛋白，vWF 与 FⅧ：C 相结合而使 FⅧ：C 的体内半衰期明显延长。

4. 答：正确。血浆凝血酶原时间是指在被检血浆中加入 Ca^{2+} 和组织因子（TF 或组织凝血活酶），观测血浆的凝固时间。因子Ⅰ、Ⅱ、Ⅴ、Ⅶ、Ⅹ量或质的改变会影响此试验，它是外源性凝血系统较为灵敏和最为常用的筛选试验。

5. 错误。蛋白 C 是一种依赖维生素 K 的天然抗凝因子。在凝血酶与凝血酶调节蛋白复合物的作用下，蛋白 C 转变为活化蛋白 C，后者灭活因子Ⅷa、Ⅴa 和促进纤溶活性，主要起到抗凝血作用。故蛋白 C 活性减低可导致血栓形成。

五、问答题

1. 答：参考值（手工法）：较正常对照值延长 10 秒以上为异常，必须与正常对照值比较；仪器法：20~25 秒。

APTT 延长：见于因子Ⅷ、Ⅸ、Ⅺ、Ⅹ、Ⅴ、Ⅱ、PK（激肽释放酶原）、HMwK（高分子量激肽原）、纤维蛋白原缺乏以及 DIC 后期继发纤溶亢进，尤其是Ⅷ、Ⅸ、Ⅺ因子缺乏（A、B 型血友病，遗传性因子Ⅺ缺乏症）以及它们的抑制物增多。APTT 也常用于监测普通肝素治疗和判断是否存在狼疮抗凝物质。

APTT 缩短：见于血栓性疾病和血栓前状态，如 DIC 早期、脑血栓形成、心肌梗死等，但灵敏度和特异性差。

2. 答：参考值（手工法和血液凝固仪法）：11~13 秒，超过正常对照值 3 秒以上为异常（必须与正常对照值比较）。

PT 延长见于：①先天性凝血因子异常：如因子Ⅱ、Ⅴ、Ⅶ、Ⅹ减少及纤维蛋白原减少。②获得性凝血因子异常：如严重肝病（大多数凝血因子由肝脏合成）、维生素 K 缺乏（可见于阻塞性黄疸，合成因子Ⅱ、Ⅶ、Ⅸ、Ⅹ需要维生素 K）、DIC 后期、使用双香豆素类抗凝药物时。

PT 缩短：见于血液高凝状态时，如 DIC 早期、脑血栓形成、心肌梗死、深静脉血栓形成、多发性骨髓瘤等，但敏感性和特异性差。

INR（WHO 推荐）是监测口服抗凝剂剂量的首选指标，以 2.0~2.5 为宜，一般不超过 3.0，不小于 1.5。

3. 答：一期止血缺陷指血管壁和血小板异常所致的出血性疾病。

（1）筛选试验：选用血小板计数（PLT）和出血时间（BT）。检查结果分析：①PLT和 BT 都正常：多见于血管壁异常所致的出血性疾病，如过敏性紫癜、单纯性紫癜、遗传性出血性毛细胞血管扩张症和其他血管性紫癜。②PLT 减少，BT 延长：为血小板减少性紫癜，如原发性或继发性血小板减少性紫癜。③PLT 增多，BT 延长：多数为血小板增多症，如原发性或继发性血小板增多症。④PLT 正常，BT 延长：为血小板功能异常，如血小板无力症、PF_3 缺乏症、贮存池病；某些凝血因子缺乏，如低（无）纤维蛋白原症、血管性血友病。

（2）诊断试验：怀疑血管壁异常，选用血管性血友病因子抗原、血管性血友病因子活性、6-酮-前列腺素 $F_{1\alpha}$、血浆内皮素-1、血浆凝血酶调节蛋白抗原等。血小板减少时，可选择骨髓穿刺涂片、骨髓活检、血小板寿命测定、血小板相关免疫球蛋白测定等。血小板功能异常时，可选择血小板黏附试验、血小板聚集试验、血块收缩时间、血小板 P 选择素、血浆血栓烷 B_2 测定等。

二期止血缺陷指凝血因子缺乏和抗凝物质所致的出血性疾病。

（1）筛选试验：选用活化部分凝血活酶时间（APTT）和血浆凝血酶原时间（PT）测定。检查结果分析如下：①APTT 和 PT 都正常：除正常人外，仅见于先天性和获得性因子ⅩⅢ缺乏症。②APTT 延长，PT 正常：多数见于内源性凝血途径中一个或几个凝血因子缺乏，常见于血友病 A、血友病 B、因子Ⅺ缺乏症、DIC、肝硬化等。③APTT 正常，PT 延长：多数见于外源性凝血途径缺陷引起的出血性疾病，如遗传性因子Ⅶ缺乏症。④APTT 和 PT 都延长：多数是由于共同凝血途径缺陷所引起的出血性疾病，如遗传性和获得性因子Ⅹ、Ⅴ、凝血酶原和纤维蛋白酶原缺乏症以及肝脏疾病、应用肝素等。

（2）诊断试验：怀疑凝血因子缺陷，选用血浆凝血因子Ⅷ、Ⅸ、Ⅺ、Ⅻ、Ⅱ、Ⅴ、Ⅶ、Ⅹ促凝活性及纤维蛋白原测定，因子定性试验，可溶性纤维蛋白单体复合物测定等。怀疑病理性或生理性抗凝物质异常，选用血浆抗凝血酶活性、蛋白 C 活性、游离蛋白 S 抗原和总蛋白 S 抗原、凝血酶-抗凝血酶复合物，必要时检测肝素定量等。

4. 答：继发性纤溶症（如 DIC、恶性肿瘤、各种栓塞、心肝肾疾病等）为阳性或增高，而原发性纤溶症为阴性或不升高。D-二聚体定性试验为鉴别原发与继发纤溶症的重要指标。DD 阴性是排除深静脉血栓和肺血栓栓塞的重要试验，阳性又是诊断 DIC 和观察溶栓治疗的有用试验。本试验特异性低，敏感度高。

5. 答：诊断 DIC 需根据患者的临床资料和实验室检查结果综合判断。DIC 诊断目前推荐 ISTH/SSC 诊断评分系统。首先评估患者是否存在 DIC 相关病因，其次根据实验室检查结果计分，积分≥5 分，为显性 DIC，如果<5 分，每 1~2 天重复积分，如≥5 分，为隐性 DIC。

显性 DIC 诊断：①危险评估：存在相关疾病计 2 分，②计分标准：血小板正常计 0 分，$<100\times10^9/L$ 计 1 分，$<50\times10^9/L$ 计 2 分；纤维蛋白标志物不升高计 0 分，轻度升高计 1 分，明显升高计 2 分；PT 延长 <3 秒计 0 分，3~6 秒计 1 分，>6 秒计 3 分；纤维蛋白原 >1g/L 计 0 分，<1g/L 计 1 分。③积分≥5 分可诊断，并每天重复积分。

隐形 DIC 诊断：如果积分<5 分，1~2 天后重复评估，对比前一天结果，如果血小板降低、PT 延长、D-二聚体升高、蛋白 C 活性降低、抗凝血酶活性降低分别计 1 分，相反变化计-1 分，如果积分≥5 分，诊断隐性 DIC，并每天重复积分。

六、分析题

1. 答：该患者 APTT 50 秒，PT 21 秒，较正常人均延长。其病因可能是由于共同凝血途径缺陷所引起的出血性疾病，如遗传性和获得性因子X、V、凝血酶原和纤维蛋白酶原缺乏症以及肝脏疾病、应用肝素等。

2. 答：应首先考虑的疾病是过敏性紫癜。依据有：①患者体温高，提示可能有感染史。②临床表现：双上下肢皆有瘀点瘀斑，以下肢明显，两侧膝关节红肿，腹软，脐周及右下腹压痛。③实验室检查：嗜酸性粒细胞增多提示与过敏有关；血小板计数正常、束臂试验阳性、出血时间延长提示为血管病变；过敏性紫癜损害肾小球毛细血管，故出现蛋白尿、红细胞尿。④APTT、PT 检测提示内、外源凝血时间正常，有助于与血友病、DIC 等相鉴别。

3. 答：应首先考虑的疾病是弥散性血管内凝血（DIC）。依据有：①存在引起 DIC 的基础疾病，即肺炎。②临床表现：多发性出血，如全身皮肤黏膜广泛出血、注射部位大片瘀斑、有血尿和黑便；多发性血管栓塞的表现，如手指皮肤、面颊部干性坏死，计 2 分。③实验室检查：血小板 $45\times10^9/L$（$<50\times10^9/L$），计 2 分；纤维蛋白 0.8g/L（$<1g/L$），计 1 分；PT 25 秒（延长>6 秒），计 3 分；3P 试验阳性，计 2 分；外周血见破碎红细胞。根据 ISTH/SSC 诊断评分系统积分为 10 分，属于显性 DIC。

第十五章 排泄物、分泌物及体液检查

第一节 尿液检查

习 题

一、选择题

（一） A 型题

1. 诊断泌尿系统疾病首选的检查项目是（　　）
   A. 血液检查　　B. 尿液检查　　C. 肾功能检查
   D. X 线检查　　E. B 超检查
2. 常出现病理性多尿，且尿比密增高的疾病是（　　）
   A. 糖尿病　　B. 尿崩症　　C. 慢性肾炎
   D. 急性肾炎　　E. 肾动脉栓塞
3. 常引起尿量减少的疾病是（　　）
   A. 原发性醛固酮增多症　　B. 慢性肾盂肾炎　　C. 慢性间质性肾炎
   D. 糖尿病　　E. 心力衰竭
4. 患者烦渴、多饮、多尿，尿量达 8L/24h，尿比密为 1.002。最可能的疾病是（　　）
   A. 精神因素　　B. 糖尿病　　C. 尿崩症
   D. 慢性肾炎　　E. 慢性肾盂肾炎
5. 恶性疟疾可以出现的尿液改变是（　　）
   A. 血尿　　B. 乳糜尿　　C. 胆红素尿
   D. 血红蛋白尿　　E. 脓尿
6. 引起乳糜尿最常见的原因是（　　）
   A. 结核　　B. 肿瘤　　C. 黏液性水肿
   D. 丝虫病　　E. 胸腹部外伤
7. 尿液颜色呈浓茶色或酱油色，镜检无红细胞，但潜血试验呈强阳性，可见于（　　）
   A. 肾结核　　B. 肾结石　　C. 丝虫病

D. 肾盂肾炎　E. 蚕豆病

8. 不出现胆红素尿的疾病是(　　)

A. 病毒性肝炎　B. 肝硬化　C. 急性胆囊炎

D. 胆道结石　E. 血型不合的输血反应

9. 可引起尿比密减低的疾病是(　　)

A. 失水　B. 糖尿病　C. 急性肾炎

D. 慢性肾炎　E. 上消化道大出血

10. 间质性肾炎常出现的蛋白尿类型是(　　)

A. 肾小球性蛋白尿　B. 肾小管性蛋白尿　C. 混合性蛋白尿

D. 溢出性蛋白尿　E. 偶然性蛋白尿

11. 可出现溢出性蛋白尿的疾病是(　　)

A. 急性肾炎　B. 肾盂肾炎　C. 慢性肾盂肾炎

D. 多发性骨髓瘤　E. 糖尿病肾病

12. 多发性骨髓瘤患者尿中出现具有重要诊断意义的蛋白是(　　)

A. 白蛋白　B. 巨球蛋白　C. 本-周蛋白

D. Tamm-Horsfall 糖蛋白　E. β_2-微球蛋白

13. 可出现尿糖阳性而空腹血糖及糖耐量试验均正常的疾病是(　　)

A. 慢性肾炎　B. 原发性库欣综合征　C. 糖尿病

D. 甲状腺功能亢进症　E. 急性脑血管疾病

14. 下列不出现尿糖定性假阳性的是(　　)

A. 应用维生素 C　B. 应用异烟肼　C. 应用黄连

D. 应用青霉素　E. 高尿酸血症

15. 引起持续性血糖增高性糖尿最常见的疾病是(　　)

A. 甲状腺功能亢进症　B. 库欣综合征　C. 糖尿病

D. 肢端肥大症　E. 慢性肾炎

16. 库欣综合征血糖上升，增多的激素是(　　)

A. 皮质醇　B. 生长激素　C. 胰高血糖素

D. 儿茶酚胺　E. 甲状腺素

17. 可出现血红蛋白尿的疾病是(　　)

A. 肾结核　B. 膀胱炎　C. 丝虫病

D. 恶性疟疾　E. 过敏性紫癜

18. 尿中出现大量白细胞及脓细胞的疾病是(　　)

A. 肾结核　B. 肾结石　C. 急性肾炎

D. 肾癌　E. 狼疮肾炎

19. 肾移植术后急性排斥反应，尿中常出现的上皮细胞是(　　)

A. 大圆上皮细胞　B. 小圆上皮细胞　C. 扁平上皮细胞

D. 尾形上皮细胞　E. 单层柱状上皮细胞

20. 正常人清晨浓缩尿中偶见的管型是(　　)
A. 红细胞管型　B. 白细胞管型　C. 透明管型
D. 颗粒管型　E. 脂肪管型
21. 中年女性患者，尿液显微镜下发现成团的脓细胞及多量扁平上皮细胞，复查中段尿却无脓细胞，最可能的诊断是(　　)
A. 肾盂肾炎　B. 膀胱炎　C. 肾结核
D. 尿道炎　E. 输尿管炎
22. 下列疾病中，不出现管型尿的是(　　)
A. 高热　B. 急性膀胱炎　C. 急性肾炎
D. 急性肾盂肾炎　E. 肾淀粉样变性
23. 最常出现白细胞管型的疾病是(　　)
A. 急性肾炎　B. 慢性肾炎　C. 急性肾盂肾炎
D. 急性膀胱炎　E. 肾病综合征
24. 红细胞管型最常见的疾病是(　　)
A. 慢性肾炎
B. 高血压肾小动脉硬化症
C. 肾盂肾炎
D. 中毒性肾病
E. 间质性肾炎
25. 脂肪管型提示的疾病是(　　)
A. 急性肾炎　B. 慢性肾炎　C. 急性膀胱炎
D. 慢性肾盂肾炎　E. 肾病综合征
26. 提示肾小管严重病变的管型是(　　)
A. 红细胞管型　B. 透明管型　C. 蜡样管型
D. 脂肪管型　E. 颗粒管型
27. 尿中结晶体大量增多并伴有较多红细胞时，应考虑的疾病是(　　)
A. 尿路结石　B. 肾结核　C. 急性肾炎
D. 慢性肾炎急性发作　E. 中毒性肾病
28. 反应肾小管重吸收功能的指标是(　　)
A. 内生肌酐清除率　B. 血肌酐　C. 尿 β_2-微球蛋白
D. 血尿素氮　E. 血清胱抑素 C
29. 与痛风有密切关系的结晶体是(　　)
A. 草酸钙结晶　B. 尿酸结晶　C. 亮氨酸结晶
D. 尿酸铵结晶　E. 磷酸钙结晶
30. 尿细胞计数：白细胞 15 万/小时，红细胞 1 万/小时；镜检发现管型。最可能的诊断是(　　)
A. 肾盂肾炎　B. 膀胱炎　C. 急性肾炎

D. 肾病综合征　　E. 前列腺炎

31. 相差显微镜检查发现血尿多形性红细胞大于80%，应考虑的疾病是(　　)

A. 肾癌　　B. 慢性肾小球肾炎　　C. 膀胱炎

D. 肾盂肾炎　　E. 输尿管结石

32. 为了解蛋白尿组分的性质与分子量范围，应选择的检查是(　　)

A. 尿免疫球蛋白（Ig）及补体 C_3

B. 尿微量白蛋白

C. 尿 $β_2$-微球蛋白

D. 相差显微镜观察

E. 尿蛋白电泳

33. 不引起尿 $β_2$-MG 增高的疾病是(　　)

A. 急性肾小管坏死　　B. 慢性肾小球肾炎　　C. 慢性肾盂肾炎

D. 膀胱炎　　E. 中毒性肾病

34. 在尿液中出现，提示肾小球滤过膜损害最严重、治疗效果及预后差的是(　　)

A. IgA　　B. IgE　　C. IgG

D. IgM　　E. 补体 C_3

35. 可鉴别上尿路和下尿路感染的指标是(　　)

A. 尿白细胞　　B. 尿红细胞　　C. 尿 $β_2$-微球蛋白

D. 尿细菌检测　　E. 1 小时细胞排泄率

（二）B 型题

A. 糖尿病　　B. 尿崩症　　C. 膀胱炎

D. 慢性肾炎晚期　　E. 失水

1. 多尿而尿比密增高的是(　　)

2. 多尿而尿比密减低的是(　　)

A. 糖尿病　　B. 尿崩症　　C. 急性肾炎

D. 慢性肾炎晚期　　E. 失水

3. 少尿而尿比密增高的是(　　)

4. 少尿而尿比密减低的是(　　)

A. 急性肾炎　　B. 慢性肾炎　　C. 肾病综合征

D. 急性肾盂肾炎　　E. 急性膀胱炎

5. 尿频、尿痛，尿液检查发现蛋白（+）、少量白细胞管型，应考虑的诊断是(　　)

6. 间断水肿、腰痛，尿液检查发现蛋白（++），有蜡样管型，应考虑的诊断是(　　)

A. 血尿　　B. 血红蛋白尿　　C. 胆红素尿

D. 乳糜尿　　E. 脓尿和菌尿

7. 尿液颜色呈浓茶色或酱油色的是(　　)

8. 尿液颜色呈深黄色，振荡后泡沫亦呈黄色的是(　　)

A. 肾小球性蛋白尿　B. 肾小管性蛋白尿　C. 混合性蛋白尿
D. 溢出性蛋白尿　E. 偶然性蛋白尿

9. 男童急性链球菌感染后出现水肿，尿蛋白定性（++），尿蛋白定量 2g/24h。其蛋白尿的类型是(　　)

10. 青年女性患者，尿频、尿急、尿痛，脓尿，尿蛋白定性（+）。其蛋白尿的类型是(　　)

A. 糖尿病　B. 库欣综合征　C. 肢端肥大症
D. 颅脑外伤　E. 家族性糖尿

11. 由于延髓血糖中枢受刺激，继使肾上腺素、胰高糖素大量释放，引起糖尿的是(　　)

12. 近曲小管对葡萄糖重吸收不良引起糖尿的是(　　)

A. 扁平上皮细胞　B. 大圆上皮细胞　C. 小圆上皮细胞
D. 尾形上皮细胞　E. 柱状上皮细胞

13. 主要来自输尿管及肾盂的是(　　)

14. 主要来自膀胱上皮表层的是(　　)

A. 慢性肾炎急性发作　B. 急性膀胱炎　C. 急性肾盂肾炎
D. 急性肾小管坏死　E. 肾癌

15. 红细胞管型常见的疾病是(　　)

16. 白细胞管型常见的疾病是(　　)

A. 肾小球性蛋白尿　B. 肾小管性蛋白尿　C. 混合性蛋白尿
D. 溢出性蛋白尿　E. 组织性蛋白尿

17. 肾病综合征患者出现蛋白尿的类型是(　　)

18. 多发性骨髓瘤患者出现蛋白尿的类型是(　　)

（三）多项选择题

1. 可出现血尿的疾病是(　　)

A. 膀胱炎　B. 肾结核　C. 肾结石
D. 肾癌　E. 过敏性紫癜

2. 可引起蛋白尿的疾病是(　　)

A. 糖尿病　B. 高血压　C. 心力衰竭
D. 系统性红斑狼疮　E. 间质性肾炎

3. 可出现溢出性蛋白尿的是(　　)

A. 糖尿病肾病　B. 挤压综合征　C. 急性肾盂肾炎
D. 多发性骨髓瘤　E. 巨球蛋白血症

4. 可出现尿酮阳性的是(　　)

A. 妊娠剧烈呕吐　B. 糖尿病酮症酸中毒　C. 慢性肾炎

D. 过度节食　E. 急性肾盂肾炎

5. 尿中可出现白细胞及脓细胞的是(　　)
A. 尿道炎　B. 膀胱炎　C. 肾盂肾炎
D. 肾结核　E. 肾小球肾炎

6. 排出新鲜尿液即有氨味，提示的疾病是(　　)
A. 慢性膀胱炎　B. 肾盂肾炎　C. 慢性尿潴留
D. 糖尿病酮症酸中毒　E. 代谢性酸中毒

7. 可引起糖尿而空腹血糖及糖耐量试验均正常的疾病是(　　)
A. 慢性肾炎　B. 嗜铬细胞瘤　C. 库欣综合征
D. 脑血管意外　E. 肾病综合征

8. 引起尿免疫球蛋白（Ig）及补体 C_3 阳性的疾病是(　　)
A. 急性肾炎　B. 慢性肾炎　C. 糖尿病肾病
D. 狼疮性肾炎　E. 急性肾盂肾炎

9. 引起少尿或无尿的疾病有(　　)
A. 休克　B. 慢性肾炎急性发作　C. 心力衰竭
D. 糖尿病　E. 急性间质性肾炎

10. 可引起尿比密增高的疾病有(　　)
A. 尿崩症　B. 急性肾炎　C. 慢性肾功能衰竭
D. 糖尿病　E. 慢性肾盂肾炎

11. 下列各项，可出现糖尿的是(　　)
A. 肝硬化　B. 慢性肾炎　C. 肾病综合征
D. 哺乳期　E. 脑出血

12. 可出现红细胞管型的有(　　)
A. 急性肾炎　B. 输尿管结石　C. 慢性肾炎急性发作
D. 慢性肾盂肾炎　E. 膀胱结石

13. 可出现胆红素尿的是(　　)
A. 急性黄疸性肝炎
B. 阵发性睡眠性血红蛋白尿
C. 胆总管结石
D. 蚕豆病
E. 胰头癌

14. 白细胞管型常见于(　　)
A. 急性肾炎　B. 间质性肾炎　C. 肾病综合征
D. 肾盂肾炎　E. 膀胱炎

15. 相差显微镜检查发现尿中多形性红细胞大于 80%，常见的疾病有(　　)
A. 急性肾炎　B. 膀胱炎　C. 慢性肾炎
D. 输尿管结石　E. 肾癌

16. 管型形成的部位是(　　)

A. 肾小球　　B. 肾小管　　C. 肾小囊

D. 集合管　　E. 输尿管

17. 可出现乳糜尿的是(　　)

A. 丝虫病　　B. 结核病　　C. 肿瘤

D. 肾盂肾炎　　E. 疟疾

二、填空题

1. 尿液标本的采集，一般以____尿为好；成年女性留取标本时，为避免白带等分泌物混入，应留取________尿送检。

2. 正常尿中无红细胞，若离心尿沉渣每高倍视野均有________个红细胞，即为异常。若红细胞≥____/HP，尿外观无血色者，称为镜下血尿。

3. 肾小球性蛋白尿分为____________和______________两种。

4. 正常人尿比密__________，晨尿一般大于________；尿比密增高，见于________、__________、________等。

5. 酮体包括乙酰乙酸、丙酮和__________，三者都是________代谢的中间产物。

6. 镜下血尿是指每个高倍镜视野红细胞超过________以上；镜下脓尿是指每高倍镜视野超过________白细胞或脓细胞。

7. 管型基质内含有细胞，其数量超过________的管型体积则称为细胞管型，此类管型出现常表示肾脏病变在________期。

8. 细菌定量培养菌落计数________________为尿菌阳性；________________为污染（假阳性）；在______________者应复查或结合临床判断。

9. 肾性糖尿表现为________正常，但由于________降低而出现糖尿。

10. 尿红细胞形态，多形性红细胞>80%时，提示____________性血尿，见于各类__________；多形性红细胞<50%时，提示______________性血尿。

三、名词解释

1. 蛋白尿
2. 肾小球性蛋白尿
3. 选择性蛋白尿
4. 非选择性蛋白尿
5. 肾小管性蛋白尿
6. 肾性糖尿
7. 等张尿

四、是非判断分析题

1. 尿胆红素增高，见于肝细胞性黄疸及溶血性黄疸。

2. 尿液检查有助于某些非泌尿系统疾病的诊断，如糖尿病、多发性骨髓瘤等。

3. 脓尿和菌尿时，新鲜尿液呈白色混浊或云雾状，加热或加酸均不能使混浊消失，见于泌尿系统感染如膀胱炎、急性肾小球肾炎等。

4. 选择性蛋白尿时，肾小球滤过膜损害较轻，以中分子量白蛋白为主，有少量小分子量蛋白，尿中无或很少大分子量蛋白质（IgG、IgA、IgM、补体 C_3），常见于微小病变型肾病。

5. 白细胞管型常见于肾盂肾炎、间质性肾炎、膀胱炎等泌尿系统感染。

五、问答题

1. 简述尿液检查的临床意义。
2. 何谓管型？管型的形成条件有哪些？
3. 管型的种类有哪些？简述各种管型的临床意义。
4. 简述病理性蛋白尿的临床意义。
5. 何谓脓尿、血尿？各有何临床意义？

六、分析题

患者，女，33 岁。尿频、尿急 3 天，伴发热 1 天。小便次数增多（3~4 次/小时），腰痛。检体：T 39.1℃，P 94 次/分，BP 130/80mmHg，双肾区叩击痛，左右上中输尿管点均有压痛，颜面及下肢无水肿。血象：WBC 13×10^9/L；尿液检查：颜色淡黄，尿比密 1.012，蛋白（+），红细胞 4~6/HP，白细胞 10~20/HP，可见白细胞管型。

该患者最可能的诊断是？诊断依据是什么？

参考答案

一、选择题

（一） A 型题

1. B 2. A 3. E 4. C 5. D 6. D 7. E 8. E 9. D 10. B 11. D 12. C 13. A 14. D 15. C 16. A 17. D 18. A 19. B 20. C 21. D 22. B 23. C 24. A 25. E 26. C 27. A 28. C 29. B 30. A 31. B 32. E 33. D 34. D 35. C

（二） B 型题

1. A 2. B 3. E 4. D 5. D 6. B 7. B 8. C 9. A 10. B 11. D 12. E 13. D 14. B 15. A 16. C 17. A 18. D

（三） 多项选择题

1. ABCDE 2. ABCDE 3. ABDE 4. ABD 5. ABCD 6. AC 7. AE 8. ABD

9. ABCE　10. BD　11. ABCDE　12. AC　13. ACE　14. BD　15. AC　16. BD　17. ABC

二、填空题

1. 晨；中段。

2. 1~2；3。

3. 选择性蛋白尿；非选择性蛋白尿。

4. 1.015~1.025；1.020；急性肾小球肾炎；肾病综合征；糖尿病。

5. β-羟丁酸；脂肪。

6. 3个；5个。

7. 1/3；急性。

8. $>10^5$/mL；$<10^4$/mL；10^4/mL~10^5/mL。

9. 血糖；肾糖阈。

10. 肾小球源；肾小球疾病；非肾小球源。

三、名词解释

1. 蛋白尿——当尿液用常规定性方法检查蛋白质呈阳性，或定量检查超过150mg/24h者为蛋白尿。

2. 肾小球性蛋白尿——由于炎症等因素导致肾小球滤过膜受损以致孔径增大，或静电屏障作用减弱，血浆蛋白特别是白蛋白大量进入肾小囊，超过肾小管重吸收的能力所形成的蛋白尿，称为肾小球性蛋白尿。

3. 选择性蛋白尿——肾小球滤过膜损害较轻时，以中分子量白蛋白为主，有少量小分子量蛋白，尿中无大分子量蛋白（IgG、IgA、IgM、补体C_3），常见于微小病变型肾病。

4. 非选择性蛋白尿——肾小球滤过膜损害严重时，尿内出现不同分子量的蛋白，尤其是IgG、IgA、IgM、补体C_3等大分子量蛋白，见于各类原发或继发性肾小球疾病。

5. 肾小管性蛋白尿——肾小球滤过功能正常，但肾小管功能损害，导致近曲小管对低分子量蛋白质重吸收功能减退所产生的蛋白尿。

6. 肾性糖尿——血糖正常，但因近曲小管对葡萄糖重吸收不良，导致肾糖阈降低所致的糖尿。

7. 等张尿——肾实质严重损害，尿比密低而固定，常在1.010左右，称为等张尿。

四、是非判断分析题

1. 答：错误。尿胆红素增高，见于肝细胞性黄疸及阻塞性黄疸。溶血性黄疸时，尿胆红素不增高。溶血性黄疸时，血结合胆红素不升高，非结合胆红素升高，但非结合胆红素不能通过肾脏从小便排出。

2. 答：正确。尿液检查有助于多发性骨髓瘤的诊断。多发性骨髓瘤时，瘤细胞产生的轻链蛋白（本-周蛋白）从尿中排出。

3. 答：错误。急性肾小球肾炎多见于儿童，是一种主要为免疫介导的炎症疾病，并非泌尿系统感染。

4. 答：正确。非选择性蛋白尿时，肾小球滤过膜损害严重，尿内出现不同分子量的蛋白，尤其是 IgG、IgA、IgM、补体 C_3 等大分子量蛋白。蛋白尿选择性的判断，对肾脏病的诊断、治疗及预后评估有一定意义。

5. 答：错误。管型是蛋白质、细胞或碎片在肾小管、集合管中凝固而成的圆柱形蛋白聚体。管型基质中含有细胞，细胞所占体积超过管型体积的 1/3，称为细胞管型。细胞管型常提示肾实质损害活跃期。膀胱炎时，无白细胞管型。出现白细胞管型有助于诊断上尿路感染。

五、问答题

1. 答：①泌尿系统疾病的诊断和疗效观察：炎症、结核、结石、肿瘤及肾脏移植等，均可引起尿液的变化，治疗后病情好转时尿液可逐步改善。因此，尿液检查是泌尿系统疾病诊断和疗效观察的首选项目。②其他系统疾病的诊断：如糖尿病的尿糖检查、急性胰腺炎的尿淀粉酶检查、黄疸鉴别诊断时的尿三胆检查、多发性骨髓瘤的本－周蛋白尿检查等。在血液、淋巴系统疾病及重金属中毒引起肾损害时，尿液也可出现异常变化。③用药监护：某些药物如庆大霉素、卡那霉素、多黏菌素 B 和磺胺类药等，可致肾损害，因此在用药前和用药过程中需要观察尿液的变化，以确保用药安全。

2. 答：管型是蛋白质、细胞或碎片在肾小管、集合管中凝固而成的圆柱形蛋白聚体。管型的形成条件：①蛋白尿存在；②肾小管具有浓缩和酸化尿液的功能；③具有可交替使用的肾单位，处于休息状态的肾单位尿液淤滞，有足够的时间形成管型。

3. 答：

（1）红细胞管型：由肾实质出血所致，见于急进性肾炎、急性肾炎、慢性肾炎急性发作、狼疮性肾炎及肾移植术后急性排斥反应等。

（2）白细胞管型：常提示肾实质有细菌感染性病变，主要见于肾盂肾炎、间质性肾炎等。

（3）上皮细胞管型：表示肾小管有病变，是肾小管上皮细胞脱落的指征，常见于急性肾小管坏死、肾病综合征、慢性肾炎晚期、高热、子痫、金属（镉、汞、铋）和化学物质中毒等。

4. 答：常见的病理性蛋白尿有：①肾小球性蛋白尿：常见于原发性肾小球疾病，如急性肾小球肾炎、慢性肾小球肾炎、肾病综合征；某些继发性肾小球疾病，如糖尿病肾病及系统性红斑狼疮肾病等。②肾小管性蛋白尿：常见于肾盂肾炎、间质性肾炎、中毒性肾病（如汞、镉、铋、庆大霉素、多黏菌素等）、肾移植术后及某些中药（如木通、马兜铃）过量等。③混合性蛋白尿：见于慢性肾小球肾炎后期累及肾小管、间质性肾炎后期累及肾小球及可同时累及肾小球和肾小管的全身性疾病（如糖尿病、系统性红斑狼疮等）。④溢出性蛋白尿：见于多发性骨髓瘤引起的轻链尿、大面积心肌梗死及挤压综合征引起的肌红蛋白尿。⑤组织性蛋白尿：见于肾盂肾炎、尿路肿瘤等。⑥假性蛋白尿：肾以外泌尿系统疾病产生的脓、血、黏液等成分或阴道分泌物混入导致尿蛋白定性试验阳性。

5. 答：①离心后的尿沉渣，若每高倍镜视野均见到1~2个红细胞，即为异常表现；若每高倍镜视野超过3个，尿外观无血色者，称为镜下血尿；尿内含血量较多，外观呈红色，称肉眼血尿。血尿常见于急性肾炎、慢性肾炎急性发作、急性膀胱炎、肾结核、肾结石、肾盂肾炎、狼疮性肾炎、紫癜性肾炎、血友病及肿瘤等。②尿沉渣离心后每高倍镜视野超过5个白细胞或脓细胞，称镜下脓尿。多为泌尿系统感染，见于肾盂肾炎、膀胱炎、尿道炎及肾结核等。成年女性若生殖系统有炎症，尿内常混入阴道分泌物，镜下除成团的脓细胞外，还可看到多量扁平上皮细胞，应与泌尿系感染相鉴别，需取中段尿复查。

六、分析题

答：最可能的诊断是急性肾盂肾炎。依据有：①临床表现：起病急，病程短；全身表现，如发热、尿频、尿急、腰痛等支持尿路感染；双肾区叩击痛，左右上中输尿管点均有压痛，支持上尿路感染。②血象：WBC 13×10^9/L，支持尿路感染。③尿蛋白(+)，白细胞10~20/HP，可见白细胞管型，支持上尿路感染（肾盂肾炎）。

第二节　粪便检查

习　题

一、选择题

（一）A型题

1. 便潜血试验持续阳性常见的疾病是(　　)
   A. 慢性胃炎　　B. 胃溃疡　　C. 胃癌
   D. 肠结核　　E. 溃疡性结肠炎
2. 霍乱患者的大便性状是(　　)
   A. 黏液便　　B. 脓血便　　C. 水样便
   D. 米泔样便　　E. 冻状便
3. 阻塞性黄疸时，大便性状是(　　)
   A. 黏液便　　B. 脓血便　　C. 柏油样便
   D. 米泔样便　　E. 灰白色便
4. 细菌性痢疾患者的大便性状是(　　)
   A. 黏液脓血便　　B. 鲜血便　　C. 水样便
   D. 米泔样便　　E. 灰白色便

5. 细条状便常见的疾病是(　　)
A. 急性肠炎　　B. 细菌性痢疾　　C. 便秘
D. 痔疮　　E. 直肠癌
6. 粪便镜检有大量脂肪滴常见的疾病是(　　)
A. 肠易激综合征　　B. 慢性胰腺炎　　C. 细菌性痢疾
D. 阿米巴痢疾　　E. 慢性胆囊炎
7. 正常粪便中不应出现的成分是(　　)
A. 白细胞　　B. 红细胞　　C. 脂肪小滴
D. 植物纤维　　E. 淀粉颗粒
8. 引起柏油样便最常见的疾病是(　　)
A. 慢性胃炎　　B. 溃疡性结肠炎　　C. 消化性溃疡
D. 直肠癌　　E. 痔疮
9. 暗红色果酱样便常见的疾病是(　　)
A. 急性胃肠炎　　B. 细菌性痢疾　　C. 结肠癌
D. 阿米巴痢疾　　E. 溃疡性结肠炎
10. 急性胃肠炎时，粪便的性状是(　　)
A. 黏液便　　B. 鲜血便　　C. 水样便
D. 米泔样便　　E. 灰白色便
11. 患者，女，17 岁。发热、腹痛 1 天。急性起病，左下腹疼痛，伴里急后重，腹泻 10 余次，体温 38.5℃。粪便检查：以黏液和脓为主；镜检发现大量白细胞，并可见红细胞和巨噬细胞。最可能的诊断是(　　)
A. 急性胃肠炎　　B. 细菌性痢疾　　C. 阿米巴痢疾
D. 溃疡性结肠炎　　E. 急性阑尾炎
12. 粪便中同时出现红细胞、白细胞和巨噬细胞，最可能的诊断是(　　)
A. 消化不良　　B. 溃疡性结肠炎　　C. 十二指肠炎
D. 阿米巴痢疾　　E. 急性细菌性痢疾
13. 可出现黏液脓血便的疾病是(　　)
A. 溃疡性结肠炎　　B. 过敏性结肠炎　　C. 急性胃肠炎
D. 蛔虫病　　E. 霍乱

（二） B 型题

A. 水样便　　B. 黏液脓血便　　C. 米泔样便
D. 鲜血便　　E. 绿色粪便
1. 霍乱患者常见的大便性状是(　　)
2. 乳儿消化不良常见的大便性状是(　　)
A. 黏液脓血便　　B. 水样便　　C. 米泔样便
D. 白陶土样便　　E. 柏油样便

3. 上消化道出血常见的大便性状是(　　)
4. 阻塞性黄疸常见的大便性状是(　　)
A. 黏液脓血便　　B. 水样便　　C. 米泔样便
D. 白陶土样便　　E. 柏油样便
5. 细菌性痢疾常见的大便性状是(　　)
6. 急性肠炎常见的大便性状是(　　)
A. 巨噬细胞　　B. 红细胞　　C. 白细胞
D. 肠黏膜上皮细胞　　E. 肿瘤细胞
7. 急性细菌性痢疾时粪便中出现最多的细胞是(　　)
8. 结肠炎、伪膜性肠炎时粪便中主要出现的细胞是(　　)
A. 急性胃肠炎　　B. 阿米巴痢疾　　C. 急性细菌性痢疾
D. 阻塞性黄疸　　E. 肠易激综合征
9. 大便检查为黏液脓血便，以血为主的疾病是(　　)
10. 大便检查呈黏冻状的常见疾病是(　　)
A. 急性胃肠炎　　B. 细菌性痢疾　　C. 直肠癌
D. 肠道寄生虫病　　E. 阿米巴痢疾
11. 粪便镜检发现较多嗜酸性粒细胞的疾病是(　　)
12. 粪便中出现大量白细胞、巨噬细胞，且白细胞多于红细胞的疾病是(　　)

（三） 多项选择题

1. 粪便出现恶臭味的疾病是(　　)
A. 胃溃疡　　B. 慢性胰腺炎　　C. 消化不良
D. 直肠癌　　E. 肠易激综合征
2. 出现脓血便或鲜血便的疾病是(　　)
A. 消化性溃疡　　B. 细菌性痢疾　　C. 肛裂
D. 直肠癌　　E. 肠易激综合征
3. 直肠癌时，粪便涂片主要可见的细胞是(　　)
A. 白细胞　　B. 红细胞　　C. 巨噬细胞
D. 肠黏膜上皮细胞　　E. 肿瘤细胞
4. 慢性胰腺炎时，粪检可出现的改变是(　　)
A. 粪便有恶臭味　　B. 红细胞增多　　C. 颜色为灰白色
D. 有淀粉颗粒　　E. 有脂肪小滴
5. 大便潜血持续阳性，提示的是(　　)
A. 消化性溃疡出血　　B. 胃癌出血　　C. 结肠癌出血
D. 慢性胃炎出血　　E. 口腔出血
6. 粪便检查发现较多嗜酸性粒细胞的疾病有(　　)
A. 急性细菌性痢疾　　B. 过敏性结肠炎　　C. 伪膜性肠炎

D. 溃疡性结肠炎　　E. 肠道寄生虫病

7. 粪便中可出现大量白细胞的疾病是(　　)

A. 直肠息肉　　B. 急性细菌性痢疾　　C. 溃疡性结肠炎

D. 肠易激综合征　　E. 结肠癌

8. 感染性腹泻时大便可出现的改变有(　　)

A. 水样便　　B. 柏油样便　　C. 粥样稀便

D. 灰白色便　　E. 黏液便

9. 可出现黏液脓血便的疾病是(　　)

A. 溃疡性结肠炎　　B. 阿米巴痢疾　　C. 直肠癌

D. 急性胃肠炎　　E. 细菌性痢疾

10. 可出现便潜血试验阳性的是(　　)

A. 消化性溃疡　　B. 胃癌　　C. 食用瘦肉

D. 服用铁剂　　E. 溃疡性结肠炎

11. 引起伪膜性肠炎的致病菌有(　　)

A. 白色念珠菌　　B. 葡萄球菌　　C. 厌氧性难辨芽孢梭菌

D. 大肠杆菌　　E. 变形杆菌

二、填空题

1. 粪便检查，采集标本应选取________部分涂片检查；外观无异常的粪便应从________取样检查。

2. 黏液脓样便或黏液脓血粪便说明____肠道有病变，常见于______________等。

3. 鲜血便见于________出血；柏油样便见于各种原因所致的__________出血。

4. 阿米巴痢疾黏液脓血便以血为主，呈____________；细菌性痢疾粪便则以________为主。

三、名词解释

1. 柏油样便

2. 白陶土样便

四、是非判断分析题

1. 黏液脓性便及黏液脓血便提示下消化道有病变。阿米巴痢疾以黏液及脓为主，脓中带血。细菌性痢疾则以血为主，呈暗红色稀果酱样。

2. 水样便或糊状便由肠蠕动亢进或肠黏膜分泌过多引起。大量黄绿色稀汁样便并含有膜状物时，见于出血坏死性肠炎。

3. 潜血试验对鉴别消化道疾病出血有一定意义，消化性溃疡呈间断阳性，消化道恶性肿瘤（如胃癌、结肠癌）呈持续阳性。

五、问答题

1. 何谓潜血试验？有何临床意义？
2. 粪便显微镜检查时可发现哪些细胞？各有何临床意义？

六、分析题

患者，男，28岁。发热、腹痛、脓血便3天。有不洁饮食史。3天前突然发热，体温38.9℃，下腹部阵发性疼痛，腹泻每天10余次，为少量脓血便，伴里急后重。体格检查：腹软，左下腹压痛（+），无反跳痛及肌紧张。粪便常规：黏液脓性便，RBC 30~40/HP，WBC 3~5/HP。

该患者最可能的诊断是？诊断依据是什么？

参考答案

一．选择题

（一） A型题

1. C 2. D 3. E 4. A 5. E 6. B 7. B 8. C 9. D 10. C 11. B 12. E 13. A

（二） B型题

1. C 2. E 3. E 4. D 5. A 6. B 7. C 8. D 9. B 10. E 11. D 12. B

（三） 多项选择题

1. BCD 2. BCD 3. BE 4. ADE 5. AC 6. BE 7. BC 8. ACE 9. ABCE 10. ABCDE 11. ABC

二、填空题

1. 黏液、脓血；表面、深部多点。
2. 下段；痢疾、溃疡性结肠炎、直肠癌。
3. 下消化道；上消化道。
4. 暗红色稀果酱样；黏液及脓。

三、名词解释

1. 柏油样便——大便色黑、质软而富有光泽，宛如柏油，见于各种原因引起的上消化道出血。

2. 白陶土样便——粪便呈灰白色，见于各种原因引起的阻塞性黄疸，也可见于服钡餐后、服硅酸铝后。

四、是非判断分析题

1. 答：错误。阿米巴痢疾以血为主，呈暗红色稀果酱样；细菌性痢疾则以黏液及脓为主，脓中带血。前者病变位于右下腹，无里急后重感；后者病变位于左下腹，有里急后重感。

2. 答：错误。大量黄绿色稀汁样便并含有膜状物时，见于伪膜性肠炎。红豆汤样便，见于出血坏死性肠炎。

3. 答：正确。消化性溃疡病变分稳定期、活动期，故潜血试验呈间断阳性；消化道恶性肿瘤（如胃癌、结肠癌）等，持续有组织坏死、感染、出血等，故潜血试验持续阳性。

五、问答题

1. 答：当胃肠少量出血时，粪检外观不见血色，镜检也不能证实，这种出血称为潜血，而必须用化学方法加以检测，称为潜血试验。正常人粪便潜血试验为阴性。其阳性常见于消化性溃疡活动期、胃癌、钩虫病以及消化道炎症、出血性疾病等；消化性溃疡呈间断阳性，消化道癌症呈持续阳性，故本试验对消化道出血的诊断及消化道肿瘤的普查、初筛和监测均有重要意义。

2. 答：显微镜下可见的细胞有：①白细胞：以中性粒细胞为主，正常粪便中偶见，肠道发生炎症时增多。其数量多少与炎症轻重有关。大量白细胞出现，见于急性菌痢、溃疡性结肠炎等。过敏性结肠炎、肠道寄生虫病时，可见较多的嗜酸性粒细胞。②红细胞：正常粪便中无红细胞，肠道下段炎症或出血时可见，如痢疾、溃疡性结肠炎、结肠癌、痔疮出血、直肠息肉等。③巨噬细胞：是一种能吞噬较大异物的大单核细胞，见于细菌性痢疾和直肠炎症。④肠黏膜上皮细胞：正常粪便见不到，结肠炎症时增多。伪膜性肠炎的黏膜小块中可见数量较多的上皮细胞。⑤肿瘤细胞：见于乙状结疡癌及直肠癌的血性粪便涂片中。

五、分析题

答：最可能的诊断是细菌性痢疾。依据有：①有不洁饮食史，急性起病。②临床表现以发热、腹痛、黏液脓血便为主要特点，左下腹痛。③镜检黏液脓性便，WBC 增多明显。

第三节　痰液检查

习　题

一、选择题

(一) A 型题

1. 急性肺水肿的痰液特点是(　　)
   A. 铁锈色痰　　B. 棕褐色痰　　C. 红色或红棕色痰
   D. 粉红色泡沫痰　　E. 黏稠灰白色痰
2. 检查痰中结核杆菌时，应用的染色方法是(　　)
   A. 革兰染色　　B. 抗酸染色　　C. 瑞氏染色
   D. 巴氏染色　　E. 不染色
3. 铁锈色痰常见的疾病是(　　)
   A. 肺结核　　B. 支气管扩张症　　C. 肺炎链球菌肺炎
   D. 慢性支气管炎　　E. 阿米巴肺脓肿
4. 痰液检查见到大量嗜酸细胞，不应考虑的疾病是(　　)
   A. 过敏性支气管炎　　B. 阿米巴肺脓肿　　C. 肺吸虫病
   D. 支气管哮喘　　E. 肺水肿
5. 阿米巴肺脓肿患者，痰液的颜色是(　　)
   A. 铁锈色痰　　B. 棕褐色痰　　C. 黄绿色痰
   D. 粉红色泡沫痰　　E. 鲜红色血痰
6. 痰液检查发现库施曼螺旋体，常见的疾病是(　　)
   A. 支气管哮喘　　B. 急性肺水肿　　C. 大叶性肺炎
   D. 支气管扩张症　　E. 支气管肺癌

(二) B 型题

A. 红色或红棕色痰　　B. 黄色脓性痰　　C. 黄绿色痰
D. 铁锈色痰　　E. 粉红色泡沫痰

1. 急性左心衰竭时常见的痰液是(　　)
2. 化脓性肺炎时常见的痰液是(　　)

A. 红色或红棕色痰　　B. 黄色脓性痰　　C. 黄绿色痰
D. 铁锈色痰　　E. 粉红色泡沫痰

3. 绿脓杆菌感染时常见的痰液是(　　)
4. 肺结核及支气管肺癌时常见的痰液是(　　)

（三）多项选择题

1. 痰液中有支气管管型，提示的疾病是(　　)
   A. 肺梗死　B. 慢性支气管炎　C. 肺炎
   D. 支气管肺癌　E. 肺结核
2. 支气管哮喘的痰液检查，可出现的改变有(　　)
   A. 红细胞　B. 嗜酸性粒细胞　C. 库施曼螺旋体
   D. 寄生虫卵　E. 夏科-雷登结晶
3. 痰液检查可用于诊断的疾病有(　　)
   A. 肺结核　B. 肺癌　C. 肺吸虫病
   D. 支气管扩张症　E. 慢性支气管炎
4. 出现铁锈色痰的疾病有(　　)
   A. 肺结核　B. 肺癌　C. 支气管扩张症
   D. 肺炎链球菌肺炎　E. 肺梗死

二、填空题

1. 粉红色泡沫痰见于__________；铁锈色痰见于__________。

2. 痰中中性粒细胞增多，见于________；嗜酸性粒细胞增多，见于__________等；淋巴细胞增多见于________。

三、是非判断分析题

1. 呼吸系统化脓性感染时，大量脓痰静置后分三层，上层为泡沫和黏液，中层为浆液，下层为脓细胞及坏死组织。

2. 痰液呈黄绿色，显微镜检查发现痰液中嗜酸性粒细胞增多，见于肺吸虫病。

3. 显微镜检查发现痰液中有心力衰竭细胞见于肺淤血、肺梗死、肺出血。

参考答案

一、选择题

（一）A 型题

1. D　2. B　3. C　4. E　5. B　6. A

（二）B 型题

1. E　2. B　3. C　4. A

（三）多项选择题

1. BC　2. BCE　3. ABCDE　4. DE

二、填空题

1. 急性肺水肿；肺炎链球菌肺炎。
2. 呼吸道感染；支气管哮喘、肺吸虫病；肺结核。

三、是非判断分析题

1. 答：正确。呼吸系统化脓性感染时，气管、支气管、肺泡产生的分泌物如黏液、浆液及坏死组织、脓液等混合物。大量痰液由于密度不同，静置后可分三层，上层为泡沫和黏液，中层为浆液，下层为脓细胞及坏死组织。

2. 答：错误。显微镜检查发现痰液中嗜酸性粒细胞增多，见于肺吸虫病，且痰中混有血丝或血块。痰液黄色混浊，见于呼吸系统化脓性感染，如支气管扩张症、肺脓肿及脓胸向肺组织破溃等。

3. 答：正确。肺淤血、肺梗死、肺出血时，肺泡内红细胞变性为含铁血黄素。吞噬含铁血黄素的巨噬细胞，称含铁血黄素细胞，又称心力衰竭细胞。

第四节　浆膜腔积液检查

习　题

一、选择题

（一） A 型题

1. 当腹腔积液为渗出液时，下列应首先考虑的疾病是(　　)
   A. 慢性心力衰竭　B. 肝硬化　C. 结核性腹膜炎
   D. 肾病综合征　E. 重度营养不良
2. 漏出液细胞分类中常见的细胞是(　　)
   A. 淋巴细胞　B. 中性粒细胞　C. 红细胞
   D. 嗜酸性粒细胞　E. 肿瘤细胞
3. 患者，女，18 岁。干咳、乏力 2 周。近 5 天来发热、胸痛，伴气促。胸部 X 光检查：右侧中等量胸腔积液。胸水比重 1.025，蛋白定量 35g/L，细胞计数 880×10^6/L，可见大量红细胞及淋巴细胞，腺苷脱氨酶升高。最可能的诊断是(　　)
   A. 病毒性胸膜炎　B. 结核性胸膜炎　C. 化脓性胸膜炎
   D. 癌性胸腔积液　E. 风湿性胸膜炎
4. 下列符合渗出液性质的是（　　）
   A. 多混浊　B. 黏蛋白定性试验阴性　C. 细胞较少
   D. 多不能自凝　E. 比重小于 1.015

5. 下列不符合漏出液性质的是(　　)
A. 清稀透明　B. 比重小于 1.015　C. 黏蛋白定性试验阴性
D. 中性粒细胞为主　E. 多不能自凝
6. 漏出液的蛋白含量一般小于(　　)
A. 45g/L　B. 40g/L　C. 35g/L
D. 30g/L　E. 25g/L
7. 结核性积液可明显升高的是(　　)
A. 溶菌酶　B. 腺苷脱氨酶　C. 乳酸脱氢酶
D. 乳酸脱氢酶　E. 淀粉酶
8. 右心衰竭伴右侧胸腔积液患者，其积液送检结果与病情不符的是(　　)
A. 比重 1.016　B. Rivalta 试验（-）　C. 蛋白 21g/L
D. 葡萄糖定量低于血糖　E. 不自凝

（二） B 型题

A. 血管内压力升高　B. 血浆胶体渗透压减低　C. 淋巴管阻塞
D. 血管通透性增高　E. 外伤
1. 心力衰竭发生胸水的主要原因是(　　)
2. 肾病综合征发生胸水的主要原因是(　　)
A. 血管内压力升高　B. 血浆胶体渗透压减低　C. 淋巴管阻塞
D. 血管通透性增高　E. 外伤
3. 丝虫病发生腹水的主要原因是(　　)
4. 结核性胸膜炎发生胸水的主要原因是(　　)

（三） 多项选择题

1. 下列疾病中，腹水可为漏出液的是(　　)
A. 重症糖尿病　B. 肾病综合征　C. 胃穿孔
D. 重度营养不良　E. 丝虫病
2. 符合渗出液特点的是(　　)
A. 淡黄色液体　B. 比重＞1.030　C. 黏蛋白定性试验阳性
D. 蛋白含量＞30g/L　E. 细胞总数＜$100×10^6$/L
3. 不符合漏出液特点的是(　　)
A. 比重＞1.030　B. 液体静置后不凝固　C. Rivalta 试验阳性
D. 细胞数＜$100×10^6$/L　E. 蛋白含量低
4. 化脓性胸膜炎时，胸水检查可出现的改变是(　　)
A. 乳酸脱氢酶（LDH）升高
B. 葡萄糖降低
C. 蛋白含量＞30g/L

D. 比重 1.018

E. 能自凝

二、填空题

1. 检查浆膜腔积液时，漏出液的外观多________，比重多小于________；渗出液含有较多蛋白质及细胞，比重多大于________。

2. 浆膜腔积液检查，______________ LDH 活性显著升高，____________ LDH 活性中度增高，____________略升高。

三、名词解释

1. 漏出液

2. 渗出液

四、问答题

1. 简述漏出液和渗出液产生的原因。

2. 简述漏出液与渗出液的鉴别要点。

五、分析题

患者，男，24 岁。低热、乏力、盗汗半个月，伴咳嗽、左胸痛。查体：体温 38℃，左下肺触诊语颤减弱，叩诊呈浊音，听诊呼吸音消失。胸水检查：草黄色，比重 1.020，蛋白定量 35g/L，有核细胞计数 1200×10^6/L，多形核细胞占 80%。胸部 X 线片示：左侧胸腔积液，左上肺条索状阴影。

该患者的诊断及诊断依据是什么？

参考答案

一、选择题

（一） A 型题

1. C　2. A　3. B　4. A　5. D　6. E　7. B　8. D

（二） B 型题

1. A　2. B　3. C　4. D

（三） 多选题

1. ABDE　2. ABCD　3. AC　4. ABCE

二、填空题

1. 透明；1.015；1.018。

2. 化脓性胸膜炎；癌性积液；结核性积液。

三、名词解释

1. 漏出液——是一种非炎性积液，与压力因素密切相关。常在血浆胶体渗透压降低、毛细血管内压力增高、淋巴管阻塞等情况下形成。多透明淡黄、比重低、蛋白及细胞含量少。

2. 渗出液——为炎性积液。形成的主要原因有：①感染性：各种病原体感染引起的浆膜腔积液。②非感染性：如外伤、化学性刺激，此外风湿性疾病、恶性肿瘤也可引起血管通透性增加而表现为渗出液。

四、问答题

1. ①漏出液形成的主要原因有：①血浆胶体渗透压降低：常见于肝硬化、肾病综合征、重度营养不良等；②毛细血管内流体静脉压升高：常见于慢性充血性心力衰竭、静脉栓塞；③淋巴管阻塞：常见于肿瘤压迫或丝虫病等，此时积液可以是乳糜样的。

②渗出液由炎症导致血管通透性增加，以致血液中大分子物质及各种细胞成分渗出血管壁而形成。渗出液形成的主要原因有：①感染性：各种病原体（如化脓性细菌、分枝杆菌、病毒或支原体等）感染引起的浆膜腔积液；②非感染性：如外伤、化学性刺激、风湿性疾病、恶性肿瘤可引起血管通透性增加而表现为渗出液。

2. 漏出液与渗出液的鉴别要点，见下表：

	漏出液	渗出液
原因	非炎症所致	炎症、肿瘤或理化刺激
外观	淡黄，浆液性	不定，可为黄色、脓性、血性、乳糜性等
透明度	透明或微混	多混浊
比重	＜1.015	＞1.018
凝固性	不自凝	能自凝
黏蛋白定性	阴性	阳性
蛋白质定量	25g/L 以下	30g/L 以上
葡萄糖定量	与血糖相近	常低于血糖水平
细胞计数	常$<100\times10^6/L$	常$>500\times10^6/L$
细胞分类	以淋巴细胞、间皮细胞为主	不同病因，分别以中性粒细胞或淋巴细胞为主
细菌学检查	阴性	可找到致病菌
细胞学检查	阴性	可找到肿瘤细胞

五、分析题

答：结核性胸膜炎。诊断依据：①青年男性，有结核中毒症状。②咳嗽、胸痛。③查体有胸腔积液表现。④胸片示：左上肺条索状改变，下肺胸腔积液。⑤胸水比重高，蛋白含量高，细胞数增多。

第五节　脑脊液检查

习　题

一、填空题

（一）A 型题

1. 引起脑脊液中氯化物显著减少的常见疾病是（　　）
   A. 化脓性脑膜炎　　B. 病毒性脑膜炎　　C. 脑脓肿
   D. 脑肿瘤　　E. 脑出血
2. 患者脑脊液检验结果：蛋白质定性（+++），氯化物 90mmol/L，葡萄糖 2.0mmol/L。可能的诊断是（　　）
   A. 脑出血　　B. 化脓性脑膜炎　　C. 结核性脑膜炎
   D. 病毒性脑膜炎　　E. 脑肿瘤
3. 患者脑脊液检验结果：蛋白质定量 58g/L，葡萄糖（-），氯化物 106mmol/L。最可能的诊断为（　　）
   A. 脑出血　　B. 化脓性脑膜炎　　C. 结核性脑膜炎
   D. 病毒性脑膜炎　　E. 脑肿瘤
4. 脑脊液外观呈血性，常见的疾病是（　　）
   A. 化脓性脑膜炎　　B. 病毒性脑膜炎　　C. 结核性脑膜炎
   D. 脑脓肿　　E. 蛛网膜下腔出血
5. 脑脊液中溶菌酶活性显著增高，最应该考虑的疾病是（　　）
   A. 化脓性脑膜炎　　B. 结核性脑膜炎　　C. 病毒性脑膜炎
   D. 脑出血　　E. 脑肿瘤
6. 下列不属脑脊液检查适应证的是（　　）
   A. 有剧烈头痛等表现而原因不明者
   B. 有脑膜刺激征需明确诊断者
   C. 颅内压显著增高者
   D. 疑有脑膜白血病者
   E. 疑有颅内出血者
7. 脑脊液外观呈毛玻璃样混浊的疾病是（　　）
   A. 病毒性脑膜炎　　B. 化脓性脑膜炎　　C. 结核性脑膜炎
   D. 蛛网膜下腔出血　　E. 脑脓肿

（二）B 型题

A. 脑脊液为均匀血性，离心后上清液呈淡红色

B. 脑脊液呈毛玻璃样混浊
C. 脑脊液氯化物正常
D. 脑脊液白蛋白增加、外观黄色
E. 脑脊液 IgM 阳性

1. 结核性脑膜炎可见( )
2. 脑出血可见( )

A. 脊髓肿瘤　B. 结核性脑膜炎　C. 蛛网膜下腔出血
D. 急性化脓性脑膜炎　E. 淋巴细胞白血病

3. 脑脊液中白细胞数增多并可见幼稚淋巴细胞及原始淋巴细胞，见于( )
4. 患者突然头痛，但神志清楚，检查脑膜刺激征阳性，脑脊液显示以红细胞为主，见于( )

A. 化脓性脑膜炎　B. 结核性脑膜炎　C. 病毒性脑膜炎
D. 脑脓肿（未破裂）　E. 脑肿瘤

5. 脑脊液蛋白质含量及细胞数显著增高，葡萄糖显著减少或消失，氯化物减低，见于( )
6. 脑脊液压力稍增高，细胞数增加，早期中性粒细胞增多，后期以淋巴细胞为主，糖和氯化物含量正常，见于( )

（三） 多项选择题

1. 脑脊液的主要功能有( )
   A. 缓冲外力震荡，保护脑和脊髓
   B. 调节颅内压
   C. 为脑、脊髓供应营养物质及排泄代谢产物
   D. 调节神经系统碱储量，维持酸碱平衡
   E. 润滑作用
2. 可引起脑脊液压力降低的是( )
   A. 蛛网膜下腔阻塞
   B. 严重脱水
   C. 休克
   D. 一侧颈静脉受压
   E. 颅内肿瘤
3. 可引起脑脊液中氯化物含量降低的是( )
   A. 化脓性脑膜炎　B. 结核性脑膜炎　C. 低氯血症
   D. 病毒性脑膜炎　E. 脑肿瘤
4. 可引起脑脊液中蛋白质总量增高的是( )
   A. 化脓性脑膜炎　B. 结核性脑膜炎　C. 脑肿瘤
   D. 病毒性脑脑炎　E. 蛛网膜下腔出血

5. 可引起脑脊液中葡萄糖含量减少的是(　　)

A. 病毒性脑膜炎　B. 结核性脑膜炎　C. 化脓性脑膜炎

D. 未破裂的脑脓肿　E. 蛛网膜下腔出血

6. 可引起脑脊液中乳酸脱氢酶（LDH）增高的是(　　)

A. 病毒性脑膜炎　B. 化脓性脑膜炎　C. 颅脑外伤

D. 脑出血　E. 中枢神经系统恶性肿瘤

7. 常引起脑脊液中肌酸激酶（CK-BB）活性增高的是(　　)

A. 病毒性脑膜炎　B. 化脓性脑膜炎　C. 脑肿瘤

D. 颅脑外伤　E. 脑出血

8. 支持结核性脑膜炎的是(　　)

A. 静置后表面可出现薄膜

B. 氯化物含量明显减少

C. 葡萄糖正常

D. 腺苷脱氨酶显著增高

E. 脑脊液压力增高

9. 脑脊液呈黄色可能的原因是(　　)

A. 化脓性脑膜炎

B. 脊髓肿瘤

C. 蛛网膜下腔粘连梗阻

D. 蛛网膜下腔陈旧性出血

E. 结核性脑膜炎

二、填空题

1. 正常成人卧位时脑脊液压力为__________，脑脊液压力增高，见于__________、__________、__________等。

2. 脑脊液静置 1~2 小时即可出现凝块或沉淀物，见于__________；脑脊液静置 12~24 小时后，表面薄膜形成，见于__________。

三、名词解释

1. 脑脊液蛋白-细胞分离现象。

2. Donnan 平衡。

四、问答题

1. 脑脊液检查的适应证与禁忌证。

2. 脑脊液中蛋白含量增加的原因。

参考答案

一、选择题

（一）A 型题

1. A　2. C　3. B　4. E　5. B　6. C　7. C

（二）B 型题

1. B　2. A　3. E　4. C　5. A　6. C

（三）多项选择题

1. ABCD　2. ABC　3. ABCE　4. ABCDE　5. BC 6. BDE　7. BCDE　8. ABDE　9. BCD

二、填空题

1. 80~180mmH_2O；颅内占位性病变；颅内感染；急性脑出血。

2. 急性化脓性脑膜炎；结核性脑膜炎。

三、名词解释

1. 脑脊液蛋白-细胞分离现象——指脑脊液中蛋白明显增加而细胞数轻度增多，见于脊髓受压、蛛网膜下腔梗阻及脊髓肿瘤等。

2. Donnan 平衡——由于正常脑脊液中蛋白质含量较少，为维持脑脊液和血浆渗透压平衡，脑脊液中氯化物的含量常较血中为高，即 Donnan 平衡。

四、问答题

1. 答：

（1）适应证：①有脑膜刺激征需明确诊断者；②疑有颅内出血者；③疑有中枢神经系统恶性肿瘤者；④有剧烈头痛、昏迷、抽搐及瘫痪等表现而原因未明者；⑤中枢神经系统手术前的常规检查；⑥中枢神经系统疾病需椎管内给药者。

（2）禁忌证：若颅内压明显增高或伴显著视盘水肿者，则禁忌穿刺，以免发生脑疝。如疑有颅内压增高而又必须通过脑脊液检查明确诊断者，应于穿刺前使用脱水剂，并谨慎操作（慢放、少取）。

2. 答：①血-脑屏障通透性增加：常见于颅内感染，如化脓性脑膜炎时蛋白显著增加，结核性脑膜炎时中度增加，病毒性脑膜炎时轻度增加；其他还见于颅内出血（蛛网膜下腔出血和脑出血等）、内分泌或代谢性疾病（尿毒症及脱水等）。②脑脊液循环障碍：如脑部肿瘤或蛛网膜下腔梗阻（脊髓肿瘤等）。③鞘内免疫球蛋白合成增加及血-脑屏障通透性增加：如吉兰-巴雷综合征（Guillain-Barre syndrome）、多发性硬化、神经梅毒等。

第六节　生殖系统体液检测查

一、选择题

（一） A 型题

1. 阴道分泌物有多量球菌，少量杆菌及上皮细胞，白细胞 20/HP。此时，阴道清洁度判定为(　　)
   A. Ⅰ度　　B. Ⅱ度　　C. Ⅲ度
   D. Ⅳ度　　E. Ⅴ度
2. 豆腐渣样阴道分泌物常见的疾病是(　　)
   A. 滴虫性阴道炎　　B. 真菌性阴道炎　　C. 宫颈癌
   D. 子宫内膜炎　　E. 细菌性阴道炎
3. 在受孕方面，最重要的是(　　)
   A. 精液量　　B. 精液黏稠度　　C. 精子数量
   D. 精子活动力　　E. 精子形态
4. 前列腺液呈脓性，常见的疾病是(　　)
   A. 前列腺增生　　B. 前列腺癌　　C. 前列腺结石
   D. 精囊炎　　E. 前列腺炎
5. 下列不属于阴道清洁度判断指标的是(　　)
   A. 上皮细胞　　B. 白细胞　　C. 红细胞
   D. 阴道杆菌　　E. 阴道球菌

（二） 多项选择题

1. 精液检验的主要目的是(　　)
   A. 评价男性生殖力
   B. 观察输精管结扎术后的效果
   C. 辅助诊断男性生殖系统疾病
   D. 法医学鉴定
   E. 为人工授精和精子库筛选优质精子
2. 符合前列腺炎时前列腺液检查特点的有(　　)
   A. 黄色混浊液体　　B. 前列腺液增多　　C. 黄色混浊或呈脓性
   D. 卵磷脂小体减少　　E. 白细胞成堆出现

二、问答题

1. 简述阴道清洁度分度及其临床意义。

参考答案

一、选择题

（一）A 型题

1. C　2. B　3. D　4. E　5. C

（二）多选题

1. ABCDE　2. ACDE

二、问答题

答：阴道清洁度分度，见下表：

清洁度	杆菌	球菌	上皮细胞	白细胞或脓细胞	临床意义
Ⅰ	多量	无或少见	大量	0~5/HP	正常
Ⅱ	中等	少量	中等	5~15/HP	基本正常
Ⅲ	少量	多量	少量	15~30/HP	提示阴道炎
Ⅳ	无	大量	少量	＞30/HP	较重阴道炎

第十六章 肝脏病常用的实验室检查

习 题

一、选择题

（一） A 型题

1. 引起血清白蛋白减少、球蛋白增加的疾病主要是（　　）
   A. 急性肝炎　　B. 急性肾小球肾炎　　C. 肾病综合征
   D. 胆囊炎　　E. 肝硬化
2. 对肝硬化诊断最有意义的检查项目是（　　）
   A. 白/球蛋白比值　　B. 碱性磷酸酶　　C. 甲胎蛋白
   D. 胆红素定量　　E. 丙氨酸氨基转移酶
3. 肝硬化患者，近期出现牙龈出血，最应加做下列哪项检查（　　）
   A. 出血时间测定　　B. 血小板计数　　C. 血浆凝血因子测定
   D. 碱性磷酸酶测定　　E. 甲胎蛋白测定
4. 血清前白蛋白能早期反映肝损害的原因是（　　）
   A. 由肝脏合成
   B. 是一种载体蛋白
   C. 半衰期较短
   D. 电泳时泳动速度较白蛋白慢
   E. 能运输维生素
5. 溶血性黄疸的特点是（　　）
   A. 血清结合胆红素增高
   B. 尿胆红素阳性
   C. 尿中尿胆原减少
   D. 血清结合胆红素、非结合胆红素增高
   E. 血清非结合胆红素增高
6. 在反映肝细胞损害的酶中，下列哪项最敏感（　　）
   A. ALT　　B. AST　　C. ALP
   D. γ-GT　　E. LDH
7. HBsAg（+），HBeAg（+），说明此患者（　　）

A. 具有传染性　　B. 具有免疫力　　C. 病情比较稳定
D. 乙型肝炎恢复期　　E. 急性甲型肝炎

8. 不属于中和性抗体的是(　　)
A. 抗-HAV IgG　　B. 抗-HBs　　C. 抗-HBc
D. 抗-HBe　　E. 抗-HBV IgG

9. 血氨升高最明显的疾病是(　　)
A. 消化道出血　　B. 休克　　C. 肝性脑病
D. 尿毒症　　E. 糖尿病酮症酸中毒

10. 肝细胞性黄疸时，不正确的是(　　)
A. 总胆红素增高　　B. 结合胆红素增高　　C. 尿胆原增高
D. 粪胆原明显减少　　E. 尿胆红素阴性

11. ALT/AST 在肝病诊断中的意义，不正确的是(　　)
A. 轻、中度肝损害时 ALT/AST>1
B. 肝细胞损害时 AST/ALT<1
C. 急性肝细胞损害时 ALT/AST 比值正常
D. ALT/AST<1，提示慢性肝炎活动期
E. 酒精性肝病时 ALT/AST<1

12. 白蛋白降低，γ 球蛋白持续升高，提示(　　)
A. 急性肝炎　　B. 慢性重型肝炎　　C. 原发性肝癌
D. 肾病综合征　　E. 肝硬化先兆

13. 甲型肝炎的确诊指标是(　　)
A. 抗-HAV IgM（+）　　B. 抗-HAV IgA（+）　　C. HBeAg（+）
D. 抗-HBs（+）　　E. 抗-HBe（+）

14. 提示乙肝患者疾病已恢复，获得免疫力的确诊指标是(　　)
A. 抗-HAV IgM（+）　　B. 抗-HAV IgA（+）　　C. HBeAg（+）
D. 抗-HBs（+）　　E. 抗-HBe（+）

15. 诊断肝硬化时应选(　　)
A. ALT　　B. γ-GT　　C. ALP
D. MAO　　E. LDH

16. 原发性肝癌时升高最显著的是(　　)
A. ALT　　B. γ-GT　　C. ALP
D. MAO　　E. LDH

17. 患者，男，35 岁。HBsAg 阳性史 3 年，腹胀、纳差 1 年。查体：巩膜黄染，颈、胸部可见蜘蛛痣，心肺未见异常，腹部移动性浊音（+），肝未触及，脾肋下 3cm。诊断最可能的疾病是(　　)
A. 黄疸性肝炎　　B. 肝性脑病　　C. 乙肝后肝硬化
D. 丙型肝炎　　E. 脾功能亢进

18. 血清蛋白电泳显示单克隆 γ 球蛋白增高的疾病是(　　)
A. 肾病综合征　　B. 肝硬化　　C. 浆细胞病
D. 丙型肝炎　　E. 糖尿病肾病

19. 血氨升高常见于下列因素，但除外(　　)
A. 晚期肝癌　　B. 肝硬化　　C. 上消化道大出血
D. 低蛋白饮食　　E. 尿毒症

20. 患者，男，55 岁，上腹部饱胀不适、隐痛 4 个月。近 1 个月来，食欲不振，时恶心，体重明显减轻，皮肤瘙痒，小便色黄，大便色淡。查体：皮肤、巩膜黄染，肝脏、胆囊肿大，无压痛。实验室检查：结合胆红素、总胆红素升高，非结合胆红素正常，尿胆红素阳性。最可能的疾病是(　　)
A. 肝癌　　B. 肝硬化　　C. 慢性病毒性肝炎
D. 胰头癌　　E. 胆囊炎、胆结石

（二） B 型题

A. HBsAg（+）　　B. HBeAg（+）　　C. 抗-HBs
D. 抗-HBe　　E. HBV-DNA

1. 出现于乙肝患者或乙肝病毒携带者的是(　　)
2. 表示机体对 HBV 有免疫力的是(　　)

A. 抗-HBs　　B. 抗-HBe　　C. 前 S_1 抗体
D. 抗-HBc IgM　　E. 前 S_2 抗体

3. 乙肝病毒近期感染的重要表现(　　)
4. 为非保护性抗体，是反映肝细胞受到 HBV 侵害的可靠指标，同时提示病情趋向好转的是(　　)

A. 甲型肝炎病毒　　B. 乙型肝炎病毒　　C. 丙型肝炎病毒
D. 丁型肝炎病毒　　E. 戊型肝炎病毒

5. 直径 27～38nm 的球形 RNA 病毒，通过粪-口途径传播，主要引起急性肝炎的是(　　)
6. 单股正链 RNA 病毒，主要通过血液和体液传播，易引起慢性肝炎的是(　　)

A. 胆石症　　B. 急性乙型肝炎　　C. 珠蛋白生成障碍性贫血
D. 中毒性肝炎　　E. 肝硬化

7. 血清总胆红素、结合胆红素增高见于(　　)
8. 血清总胆红素、非结合胆红素增高见于(　　)

A. 血清白蛋白减少，γ 球蛋白明显增多
B. 血清白蛋白减少，β 球蛋白明显增多
C. 血清 α_1、α_2、β 球蛋白均明显增多
D. 血清出现前白蛋白区带
E. 血清出现 M 蛋白区带

9. 多发性骨髓瘤可见(　　)
10. 肾病综合征可见(　　)
   A. ALT 与 AST 升高显著　B. ALP 升高显著　C. γ-GT 升高显著
   D. GDH 升高显著　E. 脯氨酰羟化酶（PH）升高显著
11. 原发性肝癌酶学升高的特点是(　　)
12. 提示肝脏纤维化的指标是(　　)

（三） 多项选择题

1. 关于 HBsAg 与抗-HBs，下列说法正确的是(　　)
   A. HBsAg 与乙肝病毒常同时存在，是传染性指标之一
   B. HBsAg（+）也可能是 HBV 携带者
   C. HBsAg 持续存在于急性感染恢复期
   D. 抗-HBs（+）表示患者曾感染过 HBV
   E. 抗-HBs（+）是一种保护性抗体
2. 阻塞性黄疸可表现为(　　)
   A. LP-X 阳性　B. ALP 明显增高　C. γ-GT 增高
   D. 血清总胆固醇降低　E. 尿胆原阳性
3. 肝纤维化时，下列哪些指标升高(　　)
   A. LDH
   B. Ⅲ型前胶原氨基末端肽
   C. Ⅳ型胶原及其分解片段
   D. 脯氨酰羟化酶
   E. 单胺氧化酶
4. 肝脏病变时，血中升高的酶包括(　　)
   A. 丙氨酸氨基转移酶
   B. 天门冬氨酸氨基转移酶
   C. 乳酸脱氢酶
   D. 凝血酶
   E. 多个凝血因子
5. 肝脏的功能包括(　　)
   A. 蛋白质、糖、脂类新陈代谢的主要场所
   B. 合成多种酶，并参与铁、铜和多种维生素的吸收、贮存和转化
   C. 激素的灭活和排泄
   D. 摄取、转化、排泄胆红素
   E. 产生凝血因子及纤溶因子，在凝血和纤溶过程中发挥重要作用
6. 肝脏功能相关实验室检查，有助于(　　)
   A. 判断有无肝脏损害及其严重程度

B. 判断肝功能状态并可对其进行动态观察
C. 黄疸的诊断与鉴别诊断
D. 肝脏疾患的病因诊断，如病毒性肝炎、肝癌的诊断
E. 指导安全用药及大手术前的健康评估

7. 总蛋白增加主要由球蛋白增加引起，尤其以γ球蛋白增高为主，常见于(　　)
A. 慢性病毒性肝炎　B. 肝硬化　C. 多发性骨髓瘤
D. 类风湿关节炎　E. 失血性贫血

二、填空题

1. 肝脏是机体蛋白质代谢的主要器官，血清________、α_1、α_2、β球蛋白，几乎所有的凝血因子都可在肝脏制造。γ球蛋白主要来自________，当肝实质细胞受损、间质细胞增生时，γ球蛋白的生成增加。

2. 急性肝损害时，血清蛋白检查可________，多数急性重型肝炎患者，血清总蛋白不下降而只有γ球蛋白增加；亚急性重型肝炎患者，血清总蛋白可随病情加重而________。

3. 体内的氨主要在肝中合成________而解毒，当肝脏功能严重受损时血氨升高，血氨升高是引起________的重要原因。

4. 存在于线粒体中的天门冬氨酸氨基转移酶，称为线粒体AST（ASTm）；存在于线粒体以外胞浆中者，称为上清液AST（ASTs）。当肝细胞轻度损害时，血清中增加的主要是________；当肝细胞严重损害，线粒体遭到破坏，此时血清中________升高。

5. 丙型肝炎病毒主要通过________感染。丁型肝炎病毒是一种缺陷性RNA病毒，须借助________病毒的外壳才能复制。

6. HBeAg阳性常有HBcAg阳性，表示传染性________。如果HBeAg转阴而抗-HBe阳转，说明传染性________。

7. 单胺氧化酶（MAO）可加速胶原纤维的交联，血清中MAO活性与体内________增生程度呈正相关；MAO活性的高低可反映________的程度。

三、名词解释

1. A/G倒置
2. 高球蛋白血症
3. 胆一酶分离
4. 乙肝“大三阳”
5. “两对半”
6. 同工酶

四、是非判断分析题

1. 血清总蛋白高低主要受血清白蛋白水平的影响，急性或局灶性肝损伤时血清总

蛋白、白蛋白（A）、球蛋白（G）和 A/G 多正常。

2. 体内 80%~90%的氨经肾脏排出体外，部分氨在肝脏中形成尿素而解毒。严重肝肾疾病时，血氨升高。血氨升高是引起肝性脑病的重要原因。

3. 肝细胞性黄疸时，尿内胆红素轻中度增加；阻塞性黄疸、溶血性黄疸时，则明显增加。

4. 肝炎病毒相关检测，抗体检测阳性表示为该肝炎病毒感染者，IgM 阳性常提示为现症感染，IgG 阳性提示为现症感染或既往感染。

五、问答题

1. 肝硬化失代偿期肝功能检查可出现那些异常？
2. 简述溶血性黄疸、阻塞性黄疸及肝细胞性黄疸的实验室检查鉴别要点。
3. 简述乙肝病毒标记物阳性的临床意义。
4. 根据血清总胆红素、结合胆红素及非结合胆红素测定，如何鉴别黄疸的类型？
5. 简述肝脏疾病检查 ALT、AST 及其同工酶的临床意义。

六、分析题

1. 患者，男，20 岁。乏力、纳差 2 周，皮肤、巩膜黄染 6 天。2 周前旅游回家后，出现全身乏力，上腹部持续性隐痛不适，纳差，食欲明显下降，同时厌油、恶心，大便稀溏。6 天前巩膜黄染，自觉尿色变浓、夜间汗多等，到医院查肝功：ALT 200U/L，TB 171μmol/L，尿胆红素（+）。查体：T 36. 6℃，P 70 次/分，R 18 次/分，BP 110/70mmHg。皮肤巩膜黄染，未见肝掌及蜘蛛痣，心肺（-），腹平软，无压痛及反跳痛，肝上界位于右锁骨中线第 5 肋间隙，肋下未扪及，脾未扪及。肝功能检查：ALT 68U/L，TB 293. 8μmol/L，DB 98. 6μmol/L，尿胆红素（+），乙型肝炎血清标记物（-）。血象：WBC 18. 9×10^9/L，N 0. 88。

该患者最可能的诊断是什么？为什么？

2. 患者，男，49 岁。上腹部不适 10 年，伴食欲不振、乏力，症状时轻时重。1 年前患者自觉上述症状加重，伴双下肢水肿、腹胀。1 天前进食硬质食物后感上腹部不适，入院前 5 小时，患者呕血 500mL，排柏油样便 1 次，量约 200mL，伴心慌、头晕、黑朦、出冷汗。血压 80/50mmHg，面色晦暗，皮肤黏膜及巩膜无黄染，胸前可见 3 枚蜘蛛痣，有肝掌。腹部膨隆，腹壁静脉无明显曲张；肠鸣音活跃，8 次/分；肝肋下未及；脾肋下 4cm，边缘钝，质中；腹部移动性浊音（+），液波震颤（+）；双下肢凹陷性水肿。实验室检查：WBC 2. 1×10^9/L，Hb 80g/L，HCT 32%，PLT 71×10^9/L；ALT 90U/L，AST 102U/L，TB 18μmol/L，DB 6μmol/L，A/G = 25/35 < 1；HBsAg（+），HBeAg（+），HBcAb（+），HBV-DNA 4. 0×10^4 copy/L（<10^3copy/L），HCV-Ab（-）；AFP（-）；PT 18 秒（<13 秒），APTT 44 秒（<32 秒）。胃镜检查：食管中下段可见 3 条迂曲粗大的静脉，呈串珠状，红色征（+）。

请对该病案做出完整诊断，并说明其依据。

参考答案

一、选择题

（一）A 型题

1. E 2. A 3. C 4. C 5. E 6. A 7. A 8. C 9. C 10. E 11. C 12. E 13. A 14. D 15. D 16. B 17. C 18. C 19. D 20. D

（二）B 型题

1. A 2. C 3. D 4. B 5. E 6. C 7. A 8. C 9. E 10. B 11. C 12. E

（三）多项选择题

1. ABCE 2. ABC 3. BCDE 4. ABC 5. ABCDE 6. ABCDE 7. ABCD

二、填空题

1. 白蛋白；浆细胞。
2. 无明显异常；减少。
3. 尿素；肝性脑病。
4. ASTs；ASTm。
5. 输血；HBV。
6. 强；降低。
7. 结缔组织；肝纤维化。

三、名词解释

1. A/G 倒置——正常人 A/G 为（1.5~2.5）：1。在慢性肝病时，白蛋白明显减少，使 A/G<1，称为白、球蛋白比例倒置。

2. 高球蛋白血症——指血清总蛋白高于 80g/L，或球蛋白高于 35g/L。主要由球蛋白增加引起，尤其是 γ 球蛋白增高为主，见于肝硬化、淋巴瘤、慢性炎症、自身免疫性疾病、浆细胞病等。

3. 胆-酶分离——急性重症肝炎时，AST 明显升高，但在病情恶化时，黄疸进行性加深，酶活性反而降低，即出现“胆-酶分离”现象，提示肝细胞严重坏死，预后不良。

4. 乙肝“大三阳”——HBsAg、HBeAg 及抗-HBe 均阳性俗称“大三阳”，提示 HBV 正在大量复制，有较强的传染性。

5. “两对半”——肝病毒标志物检查主要包括 HBsAg、抗-HBs、HBeAg、抗-HBe 及抗-HBc 五项，俗称“两对半”。

6. 同工酶——是指具有相同催化活性，但分子结构、理化性质及免疫学反应等不同的一组酶，又称同工异构酶。

四、是非判断分析题

1. 答：正确。血清总蛋白（STP）高低主要受血清白蛋白水平的影响。由于肝脏具有很强的代偿能力，且白蛋白半衰期较长（15~19 天），因此只有当肝脏病变达到一定程度或至一定病程后才能出现血清总蛋白或白蛋白改变。急性或局灶性肝损伤时 STP、A、G 及 A/G 多正常。因此，它常用于检测慢性肝损伤及其病情程度。

2. 答：错误。体内 80%~90%的氨主要在肝中合成尿素，经肾脏排出体外；一部分氨在肝、肾、脑等器官中与谷氨酸结合成谷氨酰胺；少部分氨在肾以铵盐形式排出。氨在肝脏中形成尿素是维持血氨正常的关键，当肝脏功能严重受损时，氨不能被充分解毒，导致血氨升高，是引起肝性脑病的重要原因。

3. 答：错误。肝细胞性黄疸时，尿内胆红素轻中度增加，阻塞性黄疸时明显增加，溶血性黄疸时为阴性。尿胆红素阳性表明结合胆红素增高。溶血性黄疸时，结合胆红素不增高，尿内胆红素为阴性。

4. 答：正确。感染肝炎病毒后，先刺激机体产生抗体 IgM，因此 IgM 阳性常提示为现症感染；经过一段时间后才产生抗体 IgG，且存在时间较长，因此 IgG 阳性提示为现症感染或既往感染。

五、问答题

1. 答：肝硬化失代偿期肝功能检查主要的异常有：①血清蛋白明显减少，A/G<1。②血清蛋白电泳时，白蛋白中高度减少，γ 球蛋白明显增加。③ALT 轻中度升高；肝细胞破坏严重时，AST 明显升高，AST/ALT 比值增高。④反映肝纤维化的 MAO、HA、PH、PⅢP 等升高。⑤肝功受损严重时，血氨升高。

2. 答：常见黄疸的实验室检查鉴别要点见下表：

	血清胆红素（μmol/L）				尿液		粪便	
	STB	UCB	CB	CB/STB	尿胆原	尿胆红素	颜色	粪胆原
正常人	3.4~17.1	1.7~10.2	0~6.8	0.2~0.4	(-) 或 (±)	(-)	黄褐色	正常
溶血性黄疸	↑↑	↑↑	↑	<0.2	(+++)	(-)	加深	↑
胆汁淤积性黄疸	↑↑↑	↑	↑↑↑	>0.5	(-)	(+++)	变浅或灰白	↓或消失
肝细胞性黄疸	↑↑	↑↑	↑↑	0.2~0.5	(+)	(++)	变浅或正常	↓或正常

3. 答：乙肝病毒标记物阳性的临床意义：①HBsAg 是感染 HBV 的标志，阳性提示乙肝患者或乙肝病毒携带者。②抗-HBs 阳性，见于注射过乙型肝炎疫苗，或曾感染过 HBV，目前 HBV 已被清除者，对 HBV 已有了免疫力。③HBcAg 存在于 Dane 颗粒核心和受感染的肝细胞核中，血液中常不能测到。阳性提示患者血清中有感染的 HBV 存在，其含量愈高，表示 HBV 复制愈活跃，传染性强，预后较差。④抗-HBc 不是中和抗体，

而是反映肝细胞受到 HBV 侵害的可靠指标，主要有 IgM 和 IgG 两型。⑤HBeAg 阳性常表示 HBcAg 也阳性，表示有 HBV 在复制。HBeAg 的多少与 HBV 的复制率成正比。⑥抗-HBe 多见于 HBeAg 转阴的患者，意味着 HBV 大部分已被清除或抑制、HBV 生成减少，是传染性降低的一种表现。

4. 答：①非结合胆红素增高、总胆红素升高：见于溶血性黄疸，如溶血性贫血（蚕豆病、珠蛋白生成障碍性贫血）、新生儿黄疸等；②结合胆红素、非结合胆红素、总胆红素均增高：见于肝细胞性黄疸，如急性黄疸型肝炎、慢性肝炎、肝硬化等；③结合胆红素增高、总胆红素升高：见于胆汁淤积性黄疸，如胆石症、肝癌、胰头癌等。

临床上还可依照结合胆红素与总胆红素的比值进行黄疸的鉴别：①比值＜20%时，提示为溶血性黄疸；②比值＞50%时，提示为胆汁淤积性黄疸；③比值在 20%～50%，提示为肝细胞性黄疸。

5. 答：诊断肝脏疾病：①急性病毒性肝炎：ALT 与 AST 升高显著，可达正常上限的 20～50 倍，甚至 100 倍；以 ALT 升高更为明显，AST/ALT＜1。此项目是诊断急性病毒性肝炎的重要指标。转氨酶升高常较胆红素升高早，恢复期活性逐渐下降。②慢性病毒性肝炎。③重型肝炎：AST 升高更为显著，出现酶-胆分离。④淤胆型肝炎。⑤肝炎肝硬化。

AST 同工酶变化：①急性病毒性肝炎：轻中度急性肝炎，血清 AST 轻度升高，且以 ASTs 升高为主，ASTm 正常。②重型肝炎：血清 ASTm 升高。③其他肝病：中毒性肝炎 ASTm 升高。

六、分析题

1. 答：最可能的诊断为亚急性重型病毒性肝炎。诊断依据：①起病急，病程短仅 2 周，全身乏力，上腹部持续性隐痛不适，纳差，食欲明显下降，同时厌油、恶心，大便稀溏。②黄疸进行性加深。6 天前巩膜黄染，尿色变浓，ALT 200U/L，TB 171μmol/L，尿胆红素（+）。入院时 TB 293. 8μmol/L。③有酶-胆分离现象，胆红素 293. 8μmol/L，ALT 68U/L。胆红素上升，ALT 下降。④血象增高明显：WBC 18. 9×10^9/L，N 0. 88。⑤病程在 10 天以上，为亚急性。

2. 答：诊断为肝炎肝硬化失代偿期，食管静脉曲张破裂出血。诊断依据：①10 年消化道症状及乏力病史，目前乙肝病毒标志物检测阳性：HBsAg（+），HBeAg（+），HBcAb（+），HBV-DNA 4. 0×10^4copy/L，提示“大三阳”。乙肝病毒检测提示病毒仍处于活跃复制中，说明病情重，传染性强。②肝功能减退的临床表现：10 年前开始出现消化道症状及乏力等；1 年前上述症状加重伴双下肢水肿及腹胀；现有蜘蛛痣及肝掌，PT 及 APTT 均显著延长。③门静脉高压的表现：脾脏肋下 4cm，腹水，移动性浊音阳性，有液波震颤。④脾功能亢进：脾大，全血细胞减少。⑤门静脉高压侧支循环建立：腹壁静脉虽无明显曲张，但胃镜示食管静脉曲张呈串珠状且红色征阳性。⑥食管静脉曲张破裂出血的表现：1 天前进食硬质食物史。入院前 5 小时呕血 500mL，排柏油样便 1 次，伴心慌、头晕、黑矇、出冷汗等。血压 80/50mmHg，提示血压下降。

第十七章 肾功能检查

习 题

一、选择题

(一) A 型题

1. 能反映肾小球滤过功能受损的早期试验是( )
   A. 血清尿素氮(BUN)测定
   B. 血清肌酐(Cr)测定
   C. 酚红(PSP)排泄试验
   D. 内生肌酐清除率(Ccr)测定
   E. 血清尿酸(UA)测定
2. 下列哪种疾病对肾小管功能的影响最小( )
   A. 慢性肾小球肾炎　B. 急性肾小球肾炎　C. 慢性肾盂肾炎
   D. 肾动脉硬化症　E. 慢性肾功能衰竭
3. 反映远端肾单位重吸收功能的试验是( )
   A. 血清尿酸(UA)测定
   B. 血 β_2-微球蛋白(β_2-MG)测定
   C. 浓缩-稀释试验
   D. 尿 α_1微球蛋白(α_1-MG)测定
   E. 血浆二氧化碳结合力(CO_2CP)测定
4. 可引起夜尿/昼尿比例增高的疾病是( )
   A. 急性肾小球肾炎　B. 慢性肾小球肾炎　C. 慢性肾盂肾炎
   D. 糖尿病　E. 尿崩症
5. 二氧化碳结合力主要为了解哪一项指标的变化( )
   A. 血 pH 值
   B. 血中碳酸含量
   C. 血中 HCO_3^-含量
   D. 血中结合状态下二氧化碳总量
   E. 血中 H_2CO_3含量
6. 肾病患者 Ccr 为 40mL/min,首先选择的治疗方案是( )

A. 应用噻嗪类利尿剂　B. 限制蛋白质摄入　C. 血液透析
D. 应用袢利尿剂　E. 实施肾移植手术

7. 当 Ccr 为 15mL/min，肾功能为(　　)
A. 肾功能正常　B. 肾功能不全代偿期　C. 肾功能不全失代偿期
D. 肾衰竭期　E. 肾衰竭终末期

8. 反映肾脏浓缩-稀释功能最敏感的试验是(　　)
A. 尿比密　B. 24 小时尿量　C. 夜尿量
D. 昼尿量　E. 尿渗量

9. 能够反应肾近端小管功能的检查项目是(　　)
A. 二氧化碳结合力测定
B. 尿浓缩-稀释功能试验
C. 血清尿素氮测定
D. 内生肌酐清除率测定
E. 尿 α_1-微球蛋白（α_1-MG）测定

10. 有关尿渗量的临床意义，错误的是(　　)
A. 尿渗量高于血浆渗量，表示尿已浓缩为高渗尿
B. 尿渗量反映肾浓缩功能优于尿比密
C. 若肾浓缩功能障碍时，尿渗量降低
D. 尿渗量很少受到蛋白质、葡萄糖等大分子物质的影响
E. 正常人禁水 12 小时后，尿/血浆渗量比值≥1

11. 血浆二氧化碳结合力降低见于(　　)
A. 慢性阻塞性肺疾病　B. 使用利尿剂　C. 幽门梗阻
D. 慢性肺心病　E. 感染性休克

12. 血浆二氧化碳结合力增高见于(　　)
A. 尿毒症　B. 剧烈呕吐　C. 剧烈腹泻
D. 酮症酸中毒　E. 呼吸性碱中毒

13. 为测定近曲小管的功能，应当选择的检查是(　　)
A. 尿 β_2-微球蛋白测定
B. 昼夜尿比密试验
C. 内生肌酐清除率测定
D. 尿素氮测定
E. 血/尿渗量比值测定

14. 患者贫血、面色晦暗，血清肌酐 201μmol/L，尿蛋白（++），尿红细胞（+），血氧分压 85mmHg。最可能的疾病是(　　)
A. Ⅱ型呼吸衰竭　B. 酮症酸中毒　C. 严重结肠炎腹泻
D. 慢性支气管炎　E. 肾衰竭

15. 患者，男，30 岁。近 1 年来，常感乏力、头昏，易感冒。10 天前开始出现颜面

浮肿。查体：BP 156/100mmHg，眼睑、颜面浮肿，唇甲苍白，双下肢轻度凹陷性水肿，双侧肾区叩击痛。实验室检查：Hb 70g/L；尿液颜色淡黄，尿比密1.15，蛋白（++），红细胞（+），白细胞0～1/HP，少许颗粒管型；Cr 158μmol/L。最可能的诊断是(　　)

A. 急性肾炎　　B. 慢性肾炎　　C. 急性肾盂肾炎
D. 急性膀胱炎　　E. 肾病综合征

（二） B 型题

A. 肾小球滤过功能
B. 肾小管排泌功能
C. 肾小管重吸收功能
D. 肾脏调节酸碱平衡功能
E. 肾脏制造生理活性物质功能

1. 血清肌酐测定反映(　　)
2. 尿 β_2-微球蛋白测定反映(　　)
3. 血浆二氧化碳结合力测定反映(　　)

A. 血肌酐（Cr）测定　　B. 肾小球滤过率测定　　C. 浓缩-稀释试验
D. 血清尿酸（UA）测定　　E. 血浆二氧化碳结合力测定

4. 试验前剧烈运动会影响(　　)
5. 试验前饮酒或吃海鲜等高嘌呤食物会影响(　　)

A. 血尿素氮　　B. 肾小球滤过率　　C. 浓缩-稀释试验
D. 血肌酐　　E. 内生肌酐清除率

6. 临床上慢性肾脏疾病肾功能损害程度的分期标准以下列哪项检查更准确(　　)
7. 反映远端肾小管和集合管功能的检查指标是(　　)

A. 痛风　　B. 肿瘤和白血病　　C. 急性传染病
D. 妊娠高血压　　E. 慢性肾炎

8. 一般不引起血尿酸增高的疾病是(　　)
9. 多见于中老年男性，关节红肿疼痛、血尿酸增高的是(　　)

（三） 多项选择题

1. 判断肾小球滤过功能的试验有(　　)

A. 血清尿素氮测定　　B. 血肌酐测定　　C. 内生肌酐清除率测定
D. 尿 β_2-微球蛋白测定　　E. 尿比密与尿渗量测定

2. 若仅尿素氮升高，血肌酐在正常范围，可能的原因是(　　)

A. 急性肾小球肾炎　　B. 尿路梗阻　　C. 慢性肾小球肾炎
D. 上消化道出血　　E. 慢性肾衰竭

3. 易受高蛋白饮食影响的肾功试验项目是(　　)

A. 血清尿酸（UA）测定

B. 血清尿素氮（BUN）测定

C. 内生肌酐清除率（Ccr）测定

D. 血肌酐（Cr）测定

E. 血清胱抑素 C（CysC）测定

4. 经肾小球滤过，在近端肾小管内几乎全部被重吸收的是(　　)

A. 肌酐　B. 尿酸　C. 尿素

D. β_2-微球蛋白　E. 血清胱抑素 C（CysC）

5. 肾功能检查的主要目的包括(　　)

A. 了解肾脏功能有无损害及其程度

B. 了解肾脏功能损害的部位

C. 动态观察肾脏的病情

D. 协助制定治疗方案

E. 判断肾脏病的预后

6. 反映肾功能受损早期的敏感指标有(　　)

A. 血清尿素氮（BUN）测定

B. 血清肌酐（Cr）测定

C. 血清尿酸（UA）测定

D. 内生肌酐清除率（Ccr）测定

E. 血 β_2-微球蛋白（β_2-MG）测定

7. 若出现多尿、夜尿增多和尿比密降低，可能的原因是(　　)

A. 慢性肾盂肾炎　B. 慢性肾小球肾炎　C. 急性肾小球肾炎

D. 急性膀胱炎　E. 高血压病肾功能不全失代偿期

8. 血尿酸增高的疾病有(　　)

A. 代谢综合征　B. 慢性肾小球肾炎　C. 痛风性关节炎

D. 重症肾结核　E. 妊娠高血压综合征

9. 血清尿素氮增高，而其他肾功能结果一般正常的疾病有(　　)

A. 肾动脉硬化　B. 肾肿瘤晚期　C. 上消化道出血

D. 大手术后　E. 大面积烧伤

10. 因酸性代谢产物生成过多引起的代谢性酸中毒，可见于(　　)

A. 急、慢性肾功能不全　B. 糖尿病酮症酸中毒　C. 长时间饥饿

D. 休克　E. 妊娠反应

二、填空题

1. 血肌酐测定优于血尿素氮测定的主要原因是其不受________的影响。

2. 渗量代表溶液中一种或多种溶质微粒的________，而与微粒的________及________无关。

3. 血清胱抑素 C（CysC）分子量 13000，能自由通过肾小球滤过膜，在近曲小管几乎全部被摄取、分解。当肾功能损害时，清除率降低，血中 CysC ________。CysC 是诊断肾脏损伤的________指标。

4. 肾前性因素可引起血清尿素氮增高，其原因有____________、______________等。此时，其他肾功能指标多________。

5. β_2-MG 广泛存在于体液中，可自由通过肾小球，然后在近端小管内几乎全部被重吸收。当肾小球受损时，血液中的 β_2-MG 含量________；当肾小管受损时，尿液中的 β_2-MG 排出量________。

6. 尿量明显增多，伴尿比密低于 1.006，为________的典型表现。尿比密固定在 1.010 左右，称为等张尿，表明肾小管稀释-浓缩功能________。

三、名词解释

1. 肾小球滤过率
2. 内生肌酐清除率
3. 等张尿
4. 浓缩-稀释试验
5. 渗量
6. 尿渗量
7. 血浆二氧化碳结合力

四、是非判断分析题

1. 肾功能检查主要包括肾小球滤过和肾小管重吸收、浓缩-稀释、酸化等功能检查。肾功能检查是判断肾脏疾病严重程度和预后、确定疗效和调整某些药物剂量的重要依据，且诊断肾脏疾病的敏感性较高。

2. 内生肌酐清除率常用来评价肾功能损害的程度。根据 Ccr 将肾功能分为 4 期：51～80mL/min 为肾功能不全代偿期；20～50mL/min 为肾功能不全失代偿期（氮质血症期）；10～19mL/min 为肾衰竭期（尿毒症早期）；<10mL/min 为终末期肾衰竭（尿毒症晚期）。

3. 尿 α_1-MC 升高，是判断早期近端肾小球功能损伤的特异性、敏感性指标，且尿 α_1-MG 不受恶性肿瘤影响，酸性尿中不会出现假阴性，与尿 β_2-MG 比较，结果更可靠。

五、问答题

1. 以血肌酐测定为例说明肾功能损害的分期。
2. 检查肾小球滤过功能的常用试验有哪些？
3. 慢性肾炎时，可选择哪些试验以判定肾功能？
4. 简述血浆二氧化碳结合力检查的临床意义。
5. 目前国际公认的慢性肾脏病（CKD）依据什么分期？如何分期？

六、分析题

1. 代谢性酸中毒常见于哪些原因？简述其发生机制。

2. 患者，女，40 岁。3 天前解小便时感尿道灼热。昨晚开始畏寒发热，同时小便次数增多，尿痛，下腹明显不适。查体：T 38.6℃，双肾区叩击痛，左右上中输尿管点均有压痛，颜面及下肢无水肿。实验室检查：尿蛋白（+），红细胞（++），白细胞（++++）；尿 β_2-微球蛋白及尿溶菌酶含量均增高。

该患者最可能的诊断是什么？为什么？

参考答案

一、选择题

（一） A 型题

1. D　2. B　3. C　4. C　5. D　6. B　7. D　8. E　9. E　10. E　11. E　12. B　13. A　14. E　15. B

（二） B 型题

1. A　2. C　3. D　4. A　5. D　6. B　7. C　8. C　9. A

（三） 多项选择题

1. ABC　2. BD　3. ABCD　4. BDE　5. ABCDE　6. DE　7. ABE　8. ABCDE　9. CDE　10. BCD

二、填空题

1. 高蛋白饮食。
2. 总数量；种类；性质。
3. 潴留（升高）；敏感、特异。
4. 肾血流量不足；体内蛋白质分解过盛；正常。
5. 增加；增加。
6. 尿崩症；完全丧失。

三、名词解释

1. 肾小球滤过率——单位时间内经肾小球滤过的血浆液体量，即肾小球滤过率。

2. 内生肌酐清除率——单位时间内肾脏把若干毫升血浆中的内生肌酐全部清除出去，称为内生肌酐清除率。

3. 等张尿——尿比密固定在 1.010 左右，提示肾小管功能严重受损。

4. 浓缩-稀释试验——在日常饮食起居条件下，多次测定患者尿量与比密，来判断肾脏调节水平衡方面功能的试验，称为浓缩-稀释试验。

5. 渗量——即渗透压，代表溶液中全部溶质微粒的总数量，而与微粒的种类及性质无关。

6. 尿渗量——系指尿内全部溶质的微粒总数量而言。

7. 血浆二氧化碳结合力——代表了血浆中结合状态下二氧化碳含量。

四、是非判断分析题

1. 答：错误。肾功能检查是判断肾脏疾病严重程度、预后、确定疗效和调整某些药物剂量的重要依据，但诊断肾脏疾病的敏感性较低。如当肾实质损伤，GFR 降低到正常的 1/3 时，血肌酐浓度会逐渐上升。肌酐测定并非早期评估肾小球滤过功能受损的指标。尿液检查诊断肾脏疾病的敏感性较高。

2. 答：正确。肌酐由肾排出，大部分经肾小球滤过，肾小管几乎不重吸收且排泌量也很少，故 Ccr 很接近 GFR，是判断肾小球功能损害的敏感指标，也是评价肾功能损害程度的可靠依据。由于特异性较高，传统上常用此指标对肾功能进行分期，且分期单位数据正确。

3. 答：错误。尿 α_1-MG 升高，是判断早期近端肾小管功能损伤的特异性、敏感性指标。尿 α_1-MG 多少与肾小球功能关系不大。

五、问答题

1. 答：Cr 升高的程度与肾功能受损程度呈正相关，常作为慢性肾脏病临床分期的参考。肾功能不全代偿期，Cr < 133μmol/L；肾功能不全失代偿期，Cr 为 133～221μmol/L；肾衰竭期，Cr 升到 221～442μmol/L；肾衰竭终末期，Cr>442μmol/L。

2. 答：检查肾小球滤过功能的常用试验有尿常规、血 β_2-微球蛋白及血清尿素氮测定、血肌酐测定、血尿酸测定等。

3. 答：慢性肾炎时，可选择下列试验以判定肾功能：尿常规检查、内生肌酐清除率测定、尿渗量及血浆渗量测定、浓缩-稀释试验、尿渗透压试验、血清尿素氮测定、血肌酐测定等。

4. 答：CO_2CP 降低见于：①代谢性酸中毒：代谢性酸中毒时，因 H^+增加，血中 $NaHCO_3$与 H^+中和后 HCO_3^-减少（原发性减少）。②呼吸性碱中毒：各种原因引起呼吸加深加快，通气、换气过度，排出的 CO_2过多，使血中 CO_2、H_2CO_3降低所致。

CO_2CP 增高见于：①呼吸性酸中毒：由各种原因所致的肺通气功能障碍使血中 CO_2潴留、H_2CO_3增多引起。②代谢性碱中毒：常因剧烈而频繁的呕吐、应用排钾利尿剂、激素或碳酸氢盐等碱性药物摄入过多，导致体内 $NaHCO_3$增加，CO_2CP 增高。

5. 答：肾小球滤过率是反映肾功能最灵敏、最准确的指标，是目前国际公认的慢性肾脏病（CKD）分期的唯一依据。CKD 1 期（肾功能正常）≥90mL/min；2 期（轻度损害）60～89mL/min；3 期（中度损害）30～59mL/min；4 期（重度损害）15～29

mL/min；5 期（终末期）＜15mL/min。

六、分析题

1. 答：代谢性酸中毒常见于：①酸性代谢产物排泄减少，如各种原因所致的急、慢性肾功能不全时，因为肾小球滤过功能障碍，肾小管排泄 H^+ 及重吸收 HCO_3^- 障碍，使钠丢失过多而导致酸中毒；②酸性代谢产物生成过多，如糖尿病酮症酸中毒、饥饿性酮中毒、休克所致的乳酸中毒；③碱离子损失过多，如剧烈腹泻、肠瘘等丢失大量碱性肠液。

2. 答：最可能的诊断是急性肾盂肾炎。诊断依据：①女性、40 岁，为尿路感染的好发性别与年龄。②尿路感染的临床表现：3 天前解小便时感尿道灼热；昨晚开始畏寒发热，同时小便次数增多，尿痛，下腹明显不适，发热，体温 38.6℃，双肾区叩击痛，左右上中输尿管点均有压痛。③支持尿路感染的实验室检查结果：尿蛋白（+），红细胞（++），尤其是白细胞（++++）。④上尿路感染的表现：如发热，体温 38.6℃，双肾区叩击痛尿；尿 β_2-微球蛋白及尿溶菌酶含量均增高，提示肾小管受损。

第十八章 临床常用生化检查

一、选择题

（一） A 型题

1. 空腹血糖（FBG）增高的病症是(　　)
   A. 糖尿病　B. 肝硬化　C. 胰岛 B 细胞瘤
   D. 甲状腺激素缺乏　E. 急性酒精中毒
2. 空腹血糖（FBG）减低的病症是(　　)
   A. 嗜铬细胞瘤　B. 甲状腺功能亢进症　C. 急性脑出血
   D. 急性心肌梗死　E. 急性酒精中毒
3. 低糖血症时，空腹血糖应低于(　　)
   A. 2.8mmol/L　B. 3.9mmol/L　C. 6.1mmol/L
   D. 7.0mmol/L　E. 9.0mmol/L
4. 无肾脏病变尿糖出现阳性，这时空腹血糖应大于(　　)
   A. 2.8mmol/L　B. 3.9mmol/L　C. 6.1mmol/L
   D. 7.0mmol/L　E. 9.0mmol/L
5. 高糖血症的诊断标准是空腹血糖大于(　　)
   A. 2.8mmol/L　B. 3.9mmol/L　C. 6.1mmol/L
   D. 7.0mmol/L　E. 1.0mmol/L
6. 平坦型糖耐量曲线，考虑的诊断是(　　)
   A. 1 型糖尿病　B. 2 型糖尿病　C. 甲状腺功能亢进症
   D. 胰岛 B 细胞瘤　E. 肢端肥大症
7. 可作为糖尿病长期控制程度监控的指标是(　　)
   A. 空腹血糖测定　B. 葡萄糖耐量试验　C. 空腹胰岛素测定
   D. 胰岛素释放试验　E. 糖化血红蛋白测定
8. 当血糖和尿糖波动较大时宜检查的指标是(　　)
   A. 空腹血糖测定　B. 葡萄糖耐量试验　C. 空腹胰岛素测定
   D. 胰岛素释放试验　E. 糖化血红蛋白测定
9. 血清总胆固醇（TC）减低见于(　　)
   A. 糖尿病　B. 肾病综合征　C. 甲状腺功能减退症
   D. 甲状腺功能亢进症　E. 应用阿司匹林

10. 血清总胆固醇（TC）增高见于(　　)
A. 肝硬化　B. 冠心病　C. 严重贫血
D. 营养不良　E. 恶性肿瘤
11. 可防止动脉粥样硬化发生，与冠心病发病呈负相关的指标是(　　)
A. 高密度脂蛋白　B. 低密度脂蛋白　C. 极低密度脂蛋白
D. 乳糜微粒　E. 血清总胆固醇
12. 可引起低钾血症的是(　　)
A. 肾衰竭少尿期　B. 严重溶血　C. 挤压综合征
D. 大面积烧伤　E. 胃肠引流
13. 可引起低钾血症的是(　　)
A. 肾衰竭少尿期　B. 肾衰竭多尿期　C. 挤压综合征
D. 大面积烧伤　E. 代谢性酸中毒
14. 可引起高钾血症的是(　　)
A. 代谢性碱中毒　B. 代谢性酸中毒　C. 心功能不全
D. 醛固酮增多症　E. 胃肠引流
15. 可引起高钠血症的是(　　)
A. 幽门梗阻　B. 严重呕吐　C. 胃肠引流
D. 大面积烧伤　E. 长期腹泻
16. 可引起低钠血症的是(　　)
A. 长期腹泻　B. 急性脑外伤　C. 醛固酮增多症
D. 急性脑血管病　E. 肾衰竭多尿期
17. 因皮肤失钠过多引起低钠血症的是(　　)
A. 长期腹泻　B. 幽门梗阻　C. 胃肠引流
D. 尿崩症　E. 大面积烧伤
18. 可引起低氯血症的是(　　)
A. 严重呕吐　B. 尿路梗阻　C. 呼吸性碱中毒
D. 肾衰竭少尿期　E. 肾上腺皮质功能亢进症
19. 可引起高钙血症的是(　　)
A. 佝偻病　B. 多发性骨髓瘤　C. 手足搐搦症
D. 骨质软化症　E. 慢性肾衰竭
20. 可引起低钙血症的是(　　)
A. 白血病　B. 肾病综合征　C. 多发性骨髓瘤
D. 大量应用维生素 D　E. 甲状旁腺功能亢进症
21. 可引起血清磷增高的是(　　)
A. 肾衰竭　B. 血液透析　C. 慢性酒精中毒
D. 维生素 D 缺乏　E. 甲状旁腺功能亢进症
22. 可引起血清磷减低的是(　　)

A. 急性肝坏死　B. 多发性骨髓瘤　C. 维生素 D 中毒
D. 佝偻病　E. 骨折愈合期

23. 可引起血清铁减低的是(　　)
A. 消化性溃疡　B. 溶血性贫血　C. 再生障碍性贫血
D. 铁粒幼细胞性贫血　E. 慢性活动性肝炎

24. 可引起血清铁增高的是(　　)
A. 月经过多　B. 慢性炎症　C. 恶性肿瘤
D. 消化性溃疡　E. 铁粒幼细胞性贫血

25. 作为诊断血色病的可靠指标，血清转铁蛋白饱和度应大于(　　)
A. 15%　B. 33%　C. 55%
D. 60%　E. 70%

26. 可引起血清铁蛋白减低的是(　　)
A. 溶血性贫血　B. 缺铁性贫血　C. 恶性贫血
D. 血色素沉着症　E. 再生障碍性贫血

27. 急性胰腺炎时，血清淀粉酶达到高峰的时间是(　　)
A. 6~12 小时　B. 12~24 小时　C. 24~72 小时
D. 3~5 天　E. 5~10 天

28. 急性胰腺炎时，血清淀粉酶开始升高的时间是(　　)
A. 6~12 小时　B. 12~24 小时　C. 24~72 小时
D. 3~5 天　E. 5~10 天

29. 急性胰腺炎时，血清淀粉酶恢复正常的时间是(　　)
A. 6~12 小时　B. 12~24 小时　C. 24-72 小时
D. 3~5 天　E. 5~10 天

30. 急性胰腺炎时，尿淀粉酶开始增高的时间是(　　)
A. 6~12 小时　B. 12~24 小时　C. 24~72 小时
D. 3~5 天　E. 5~10 天

31. 对急性胰腺炎有诊断价值，血清淀粉酶需超过的数值是(　　)
A. 800U/L　B. 1000U/L　C. 1800U/L
D. 3500U/L　E. 5000U/L

32. 急性心肌梗死时，血清肌酸激酶（CK）开始增高的时间是(　　)
A. 3~4 小时　B. 4~10 小时　C. 12~36 小时
D. 2~3 天　E. 3~4 天

33. 急性心肌梗死时，血清肌酸激酶（CK）达到高峰的时间是(　　)
A. 3~4 小时　B. 4~10 小时　C. 12~36 小时
D. 2~3 天　E. 3~4 天

34. 急性心肌梗死时，血清肌酸激酶同工酶（CK-MB）达到高峰的时间是(　　)
A. 3~8 小时　B. 9~30 小时　C. 31~48 小时

D. 2~3 天　　E. 3~4 天

35. 急性心肌梗死时，血清肌酸激酶同工酶（CK-MB）开始增高的时间是(　　)

A. 3~8 小时　　B. 9~30 小时　　C. 31~48 小时

D. 2~3 天　　E. 3~4 天

36. 急性心肌梗死时，血清心肌肌钙蛋白 T（cTnT）开始增高的时间是(　　)

A. 3~6 小时　　B. 10~24 小时　　C. 24~48 小时

D. 2~3 天　　E. 3~4 天

37. 诊断急性心肌梗死的确定性标志物是(　　)

A. 天门冬氨酸氨基转移酶（AST）

B. 乳酸脱氢酶（LDH）

C. 肌酸激酶（CK）

D. 肌酸激酶同工酶（CK-MB）

E. 心肌肌钙蛋白 T（cTnT）

38. 判断不稳定型心绞痛是否发生了微小心肌损伤的指标是(　　)

A. 肌酸激酶（CK）

B. 乳酸脱氢酶（LDH）

C. 心肌肌钙蛋白 T（cTnT）

D. 肌酸激酶同工酶（CK-MB）

E. 天门冬氨酸氨基转移酶（AST）

39. 下列哪一项因素最能引起肺泡-动脉血氧分压差增大(　　)

A. 缺氧　　B. 吸入纯氧　　C. 肺泡无效腔增加

D. 潮气量过大　　E. 每分钟通气量不足

40. 影响氧离曲线 P50 的因素包括(　　)

A. 血液 pH 和 CO_2　　B. 温度　　C. 2，3-DPG

D. A 和 C　　E. A、B 和 C

41. 血氧含量与下列哪一项有关(　　)

A. 血红蛋白含量　　B. 血氧分压　　C. 血氧饱和度

D. A 和 B　　E. A、B 和 C

42. 诊断呼吸衰竭最重要的血气分析指标是(　　)

A. 动脉血氧分压低于 60mmHg

B. 动脉血二氧化碳分压高于 50mmHg

C. pH 值低于 7.35

D. 二氧化碳结合力高于 29mmol/L

E. 剩余碱（BE）低于-2.3mmol/L

43. 某患者胸片示右上肺大片实变阴影，PH 7.49，$PaCO_2$ 30mmHg，PaO_2 66mmHg，BE -3.8mmol/L，提示(　　)

A. 代谢性碱中毒

B. 代谢性酸中毒
C. 呼吸性碱中毒
D. 呼吸性酸中毒+代谢性碱中毒
E. 呼吸性碱中毒+代谢酸中毒

44. 患者，男，40 岁，双下肢被车轮压伤 6 小时。查体：心率 115 次/分，血压 90/60mmHg，股骨干开放性骨折，双下肢多处皮肤撕脱伤。在急救过程中要密切注意的电解质表现是(　　)

A. 低钾血症　B. 高钾血症　C. 低钠血症
D. 高钠血症　E. 高钙血症

45. 患者，女，53 岁，因口渴、多饮、乏力 4 年余就诊。实验室检查：空腹血糖 8.9mmol/L，餐后 1 小时 16.3mmol/L，餐后 2 小时 17.5mmol/L，餐后 3 小时 16.2mmol/L；$GHbA_{1c}$ 2.3mmol/L；血总胆固醇 6.5mmol/L；尿蛋白（±）。应考虑的诊断是(　　)

A. 高脂血症　B. 慢性肾炎　C. 糖耐量降低
D. 1 型糖尿病　E. 2 型糖尿病

46. 患者，男，60 岁，4 小时前无明显诱因突然出现剧烈胸痛，不能缓解，伴大汗淋漓，遂来急诊。体格检查：T 36.8℃，P 74 次/分，R 45 次/分，BP 90/60mmHg。神志清，双肺呼吸音低，心率 73 次/分，律齐。辅助检查：WBC 11×10^9/L，CK 198U/L，CK-MB 活性 98%，cTnT 0.22μg/L，cTnI 0.19μg/L，AST 30U/L，LDH 300U/L，BNP 28pmol/L。心电图：Ⅱ、Ⅲ、aVF 导联 ST 段弓背向上抬高。应考虑的诊断是(　　)

A. 心肌炎　B. 心绞痛　C. 急性心肌梗死
D. 肺栓塞　E. 慢性心力衰竭

（二）B 型题

A. 血钾增高，血钠增高
B. 血钾增高，血钠减低
C. 血钾减低，血钠增高
D. 血钾减低，血钠减低
E. 血钾正常，血钠增高

1. 符合肾上腺皮质功能亢进症改变的是(　　)
2. 符合肾上腺皮质功能减退症改变的是(　　)

A. 血氯增高，血钠增高
B. 血氯增高，血钠减低
C. 血氯减低，血钠增高
D. 血氯减低，血钠减低
E. 血氯正常，血钠增高

3. 符合肾上腺皮质功能亢进症改变的是( )
4. 符合肾上腺皮质功能减退症改变的是( )
 A. 血清钙增高，血清磷增高
 B. 血清钙增高，血清磷减低
 C. 血清钙增高，血清磷正常
 D. 血清钙减低，血清磷增高
 E. 血清钙减低，血清磷减低
5. 符合甲状旁腺功能亢进症改变的是( )
6. 符合甲状旁腺功能减退症改变的是( )
 A. 血清铁增高，铁饱和度增高
 B. 血清铁增高，铁饱和度减低
 C. 血清铁减低，铁饱和度增高
 D. 血清铁减低，铁饱和度减低
 E. 血清铁增高，铁饱和度正常
7. 符合再生障碍性贫血改变的是( )
8. 符合缺铁性贫血改变的是( )
 A. 血清铁增高，铁饱和度正常
 B. 血清铁增高，铁饱和度减低
 C. 血清铁减低，铁饱和度减低
 D. 血清铁减低，铁饱和度增高
 E. 血清铁增高，铁饱和度增高
9. 符合铁粒幼细胞性贫血改变的是( )
10. 符合缺铁性贫血改变的是( )
 A. 血清铁增高，血清铁蛋白减低
 B. 血清铁增高，血清铁蛋白增高
 C. 血清铁减低，血清铁蛋白增高
 D. 血清铁减低，血清铁蛋白减低
 E. 血清铁增高，血清铁蛋白正常
11. 符合溶血性贫血改变的是( )
12. 符合缺铁性贫血改变的是( )
 A. 肌酸激酶（CK）
 B. 乳酸脱氢酶（LDH）
 C. 心肌肌钙蛋白 T（cTnT）
 D. 肌酸激酶同工酶（CK-MB）
 E. 天门冬氨酸氨基转移酶（AST）
13. 对非 Q 波性心肌梗死诊断更有价值的指标是( )
14. 有助于判断溶栓后再灌注情况的指标是( )

A. 肌酸激酶（CK）
B. 乳酸脱氢酶（LDH）
C. 心肌肌钙蛋白 T（cTnT）
D. 肌酸激酶同工酶（CK-MB）
E. 天门冬氨酸氨基转移酶（AST）

15. 对亚急性心肌梗死更有诊断价值的指标是(　　)
16. 判断不稳定型心绞痛是否发生了微小心肌损伤的指标是(　　)

（三）多项选择题

1. 需做口服糖耐量试验的是(　　)
   A. 无糖尿病症状，空腹血糖 6.1~6.9mmol/L
   B. 无糖尿病症状，但有糖尿病家族史
   C. 有糖尿病症状，空腹血糖高于 7.0mmol/L
   D. 分娩巨大胎儿的妇女
   E. 原因不明的肾脏病变
2. 血清三酰甘油（TG）增高见于(　　)
   A. 糖尿病　B. 冠心病　C. 肾病综合征
   D. 甲状腺功能减退症　E. 甲状腺功能亢进症
3. 可引起低钾血症的是(　　)
   A. 大量应用胰岛素　B. 长期应用氢氯噻嗪　C. 输入大量库存血
   D. 醛固酮增多症　E. 胃肠引流
4. 可引起高钾血症的是(　　)
   A. 大面积烧伤　B. 频繁呕吐　C. 输入大量库存血
   D. 胃肠引流　E. 醛固酮增多症
5. 可引起高钾血症的是(　　)
   A. 大量应用胰岛素　B. 长期应用氢氯噻嗪　C. 醛固酮增多症
   D. 肾衰竭少尿期　E. 肾上腺皮质功能减退症
6. 可引起高钠血症的是(　　)
   A. 幽门梗阻　B. 严重呕吐　C. 胃肠引流
   D. 醛固酮增多症　E. 肾上腺皮质功能亢进症
7. 可引起低钙血症的是(　　)
   A. 慢性肾衰竭　B. 手足搐搦症　C. 骨质软化症
   D. 甲状旁腺功能亢进症　E. 甲状旁腺功能减退症
8. 可引起高钙血症的是(　　)
   A. 恶性肿瘤骨转移　B. 多发性骨髓瘤　C. 维生素 D 缺乏
   D. 大量应用维生素 D　E. 甲状旁腺功能亢进症
9. 可引起血清磷增高的是(　　)

A. 血液透析　B. 慢性酒精中毒　C. 维生素 D 中毒
D. 甲状旁腺功能减退症　E. 甲状旁腺功能亢进症

10. 可引起血清磷降低的是(　　)
A. 肾小管性酸中毒　B. 慢性酒精中毒　C. 维生素 D 缺乏
D. 佝偻病活动期　E. 骨折愈合期

11. 可引起血清铁减低的是(　　)
A. 铅中毒　B. 急性肝炎　C. 恶性肿瘤
D. 慢性炎症　E. 溶血性贫血

12. 可引起血清铁蛋白增高的是(　　)
A. 坏死性肝炎　B. 反复输血　C. 长期腹泻
D. 血色素沉着症　E. 急性铁剂中毒

二、填空题

1. 成人空腹血浆葡萄糖酶法测定不应超过________ mmol/L，空腹血糖大于________ mmol/L，称为高血糖症。

2. 健康人胰岛素释放试验，其胰岛素高峰出现时间是____小时；被胰岛细胞分泌入血后不被肝脏灭活，半衰期较长，能刚好反映胰岛 B 细胞储备功能的检测项目是__________。

3. 缺乏维生素________可致角膜干燥，严重时会发生“夜盲症”；缺乏维生素________可致末梢神经病变，还可引起“脚气病”。

4. 代谢性酸中毒时，血钾增高的原因是____________；低血钾时，常伴有血清________离子减低。

5. 二氧化碳的弥散系数是氧的________倍，所以很少因为二氧化碳的弥散障碍而导致 $PaCO_2$ 升高；反映血浆 HCO_3^- 中二氧化碳含量的检测指标是________。

6. 临床上有以下条件者，即可诊断糖尿病：一是具有糖尿病症状，空腹血糖≥____ mmol/L；二是口服葡萄糖耐量试验 2 小时血糖≥____ mmol/L；三是具有临床症状，随机血糖≥____ mmol/L，且伴有尿糖阳性者。

7. 真实反映胰岛 B 细胞分泌胰岛素实际水平的指标是________；反映近 2~3 个月血糖水平的指标是________；反映糖尿病患者近 2~3 周内血糖水平的是________。

8. 血清总胆固醇测定，在糖尿病患者时常常________，在重症肝炎时常常________。

9. 多发性骨髓瘤时，检测血钙含量________，严重溶血时检测钾离子含量________。

10. 反映动脉血液中物理溶解的氧分子所产生的压力的指标是________；反映血液中全部具有缓冲作用的负离子碱的指标是________。

三、名词解释

1. 空腹血糖受损
2. 阴离子间隙

3. 糖耐量降低
4. 转铁蛋白
5. 心钠素
6. 缓冲碱

四、是非判断分析题

1. 成人空腹血浆葡萄糖低于 5.6mmol/L 或随机血糖低于 7.8mmol/L，完全可以排除糖尿病。
2. C 肽测定的优点是不受外来胰岛素的影响。
3. 血清高密度脂蛋白胆固醇（HDL-C）与冠心病发病呈正相关。
4. 载脂蛋白 AI（Apo-AI）对防止动脉硬化的发生及发展有重要意义。
5. 多发性骨髓瘤时血清钙增高。
6. 心肌肌钙蛋白 T 是诊断急性心肌梗死的确定性标志物。
7. 动脉血二氧化碳分压（$PaCO_2$）通常只反映肺泡通气状况。

五、问答题

1. 何谓耐糖现象？
2. 简述血清 C 肽检测的意义。
3. 简述糖化血红蛋白检测的意义。
4. 简述血清载脂蛋白 AI 测定的意义。
5. 何谓高钾血症？其形成的原因有哪些？
6. 心肌损伤的生化标志物有哪些？临床意义如何？
7. 心力衰竭标志物测定有何临床意义？

六、分析题

1. 王某，男，58 岁。因劳累后出现剧烈压榨性胸痛 3 小时，急诊入院。4 天前有 3 次类似而较轻的自限性发作，休息后缓解。入院后体格检查：面色苍白，全身出汗，血压 110/90mmHg，脉搏 78 次/分，心律齐，第一心音较低。即刻心电图示：V_2~V_6导联 ST 段弓背向上抬高，可见病理性 Q 波。实验室检查结果如下：

检查项目	检查结果	正常参考值
CK	178U/L（酶偶联法）	38~174U/L
CK-MB	活性 8%	<5%
AST	40U/L（连续检测法）	5~40U/L
ALT	38U/L（连续检测法）	8~40U/L
LDH	150U/L（连续检测法）	104~245U/L

续表

检查项目	检查结果	正常参考值
LDH_1	38%	24%~34%
LDH_2	49%	35%~44%
cTnT	0.5μg/L（ELISA 法）	诊断临界值为＞0.2μg/L
cTnI	1.5μg/L（ELISA 法）	诊断临界值为＞1.5μg/L

注：本检验于发病后 3 小时采血。

请结合临床确定异常检查结果，提出初步诊断，并提出进一步检查的思路。

2. 患者，男，25 岁。患“糖尿”8 年，因上呼吸道感染、呼吸困难就诊。动脉血气分析结果：pH 7.19，PaO_2 102mmHg，$PaCO_2$ 15mmHg，HCO_3^- 6mmol/L，Cl^- 94mmol/L，Na^+ 128mmol/L，K^+ 5.9mmol/L，BG 18mmol/L。

请分析：①血气数值的内在一致性。②是否存在碱血症或酸血症？③呼吸障碍是原发的吗？④对代谢性酸中毒的代偿是否适当？⑤计算阴离子间隙并分析其临床意义。⑥什么是 ΔAG？临床意义如何？⑦结合临床的最终诊断是什么？

参考答案

一、选择题

（一）A 型题

1. A 2. E 3. A 4. E 5. D 6. D 7. E 8. E 9. D 10. B 11. A 12. E 13. B 14. B 15. E 16. E 17. E 18. A 19. B 20. B 21. A 22. D 23. A 24. E 25. E 26. B 27. B 28. A 29. D 30. B 31. E 32. B 33. C 34. B 35. A 36. A 37. E 38. C 39. C 40. E 41. E 42. A 43. C 44. B 45. E 46. C

（二）B 型题

1. C 2. B 3. A 4. D 5. B 6. D 7. A 8. D 9. E 10. C 11. B 12. D 13. C 14. D 15. C 16. C

（三）多项选择题

1. ABDE 2. ABCD 3. ABDE 4. AC 5. DE 6. DE 7. ABCE 8. ABDE 9. CD 10. ABCD 11. CD 12. ABDE

二、填空题

1. 6.1；7.0。

2. 0.5~1；C 肽。

3. A；B_1。

4. 钾离子向细胞外逸出增加；镁。

5. 20；二氧化碳结合力。

6. 7. 0；11. 1；11. 1。

7. C 肽；血糖化血红蛋白；糖化血清白蛋白。

8. 增高；降低。

9. 升高；升高。

10. 动脉血氧分压；缓冲碱。

三、名词解释

1. 空腹血糖受损——成人空腹血浆葡萄糖增高超过 6. 1mmol/L，但在 7. 0mmol/L 以下，称为空腹血糖受损。

2. 阴离子间隙——是血浆中未测定的阴离子与未测定的阳离子的差值。阴离子间隙大于 30mmol/L 时，肯定有酸中毒。

3. 糖耐量降低——糖代谢紊乱时，口服一定量葡萄糖则血糖急剧升高或升高不明显，但在短时间内不能降至空腹水平或原来的水平者，称为糖耐量降低或耐糖异常。

4. 转铁蛋白——是一种能结合 Fe^{3+} 的糖蛋白，由肝细胞及单核-吞噬细胞合成，主要起转运铁的作用。其增高主要见于缺铁性贫血。

5. 心钠素——又称心房肽素，是心房肌细胞分泌的一种循环激素，有利钠、利尿、舒张血管、降低血压、改善心功能等作用。其中 B 型心钠素（BNP）最稳定，被作为心衰的诊断指标。

6. 缓冲碱——是指血液中一切具有缓冲酸性代谢产物作用的负离子碱的总和。包括血浆和红细胞中的 HCO_3^-、Hb^-、HbO_2^-、血浆蛋白和 HPO_4^{2-}。其升高见于代谢性碱中毒。

四、是非判断分析题

1. 答：正确。胰岛素是参与糖代谢的主要激素，在正常情况下，进入与移出血液的葡萄糖相对平衡，血糖水平相当恒定，成人空腹血浆葡萄糖不超过 5. 6mmol/L，随机血糖不超过 7. 8mmol/L。

2. 答：正确。C 肽来源于胰岛细胞的胰岛素原，在血中不被肝脏酶灭活而相对稳定。

3. 答：错误。高密度脂蛋白胆固醇有将周围组织中的胆固醇逆向转运至肝脏并转化为胆汁酸而清除的功能，与冠心病发病呈负相关。

4. 答：正确。载脂蛋白 AI 可将组织细胞内多余的胆固醇运至肝脏处理。

5. 答：正确。多发性骨髓瘤、甲状旁腺功能亢进症等疾病时，溶骨增强，血钙增高。

6. 答：正确。心肌肌钙蛋白 T 是心脏特异性抗原，与骨骼肌肌钙蛋白 T 只有 1%左右的交叉反应率，检测特异性高；同时心肌细胞损伤后迅速、持久地释放入血液，血清中心肌肌钙蛋白 T 升高可达 3 周。

7. 答：正确。动脉血二氧化碳分压是指动脉血中物理溶解的二氧化碳分子所产生的压力。由于二氧化碳的弥散系数是氧的 20 倍，所以二氧化碳的弥散障碍一般不影响结果，与肺泡通气直接相关。

五、问答题

1. 答：正常人口服一定量葡萄糖后血糖暂时升高，并刺激胰岛素分泌增多，促使大量葡萄糖合成糖原加以贮存，在短时间内血糖即可降至空腹水平，此现象称为耐糖现象。利用此原理临床上可以进行口服葡萄糖耐量试验。

2. 答：胰岛细胞的胰岛素原裂解成等分子的胰岛素和 C 肽。胰岛素入血后，很快在肝、肾等组织内被胰岛素酶灭活，半衰期仅 4. 8 分钟。C 肽不被肝脏酶灭活，半衰期为 10~11 分钟，故其在血中浓度可更好地反映胰岛 B 细胞的储备功能。同时，C 肽测定的优点还在于它不受外来胰岛素的影响。

3. 答：糖化血红蛋白是血红蛋白生成后以其 β 链末端氨基酸与葡萄糖类进行缩合反应而形成的酮氨化合物中含量最高的一种。其反应速度主要取决于血糖浓度及血糖与血红蛋白的接触时间。由于糖化过程非常缓慢，且一旦形成不再解离，故糖化血红蛋白不受血糖浓度暂时波动的影响。GHb 水平可反映测定前 2~3 个月的血糖水平，是糖尿病诊断和监控的重要指标。临床主要检测血红蛋白 A_1（$GHbA_1$）中的 $GHbA_{1c}$。

4. 答：载脂蛋白 AI 由肝脏和小肠合成，是血清高密度脂蛋白的主要载脂蛋白成分（占 65~75%）。载脂蛋白 AI 可将组织细胞内多余的胆固醇运至肝脏处理，对防止动脉硬化的发生及发展有重要意义。

5. 答：当血钾大于 5. 3mmol/L 时，称为高血钾症。可见于：①排钾减少，如急、慢性肾衰竭、肾上腺皮质功能减退症、螺内酯等保钾利尿剂的长期使用等。②血浆钾来源增多，如严重溶血或组织损伤致钾大量释放入细胞外液，亦见于摄入或注射大量钾盐、输入大量库存血等。③细胞内钾离子向细胞外移出增加，如组织缺氧或代谢性酸中毒、应用洋地黄或 β 受体阻滞剂等。血浆 pH 每降低 0. 1，血钾升高 0. 6~0. 8mmol/L。

6. 答：①血清肌酸激酶（CK）是早期诊断急性心肌梗死（AMI）的灵敏指标之一。AMI 发病后 3~8 小时即明显增高，10~36 小时达高峰（峰值高达正常人的 10~12 倍），72~96 小时后恢复正常。在 AMI 病程中，如 CK 再次升高，提示再次梗死。CK-MB 主要存在于心肌中，对 AMI 的诊断特异性和敏感性均很高，病后 3~8 小时即升高，9~30 小时达到高峰（高峰出现早者，预后较好），48~72 小时恢复正常。其特异性达 92%~100%，是传统诊断 AMI 的“金标准”。②血清乳酸脱氢酶（LDH）与 CK 比较升高慢（8~18 小时）、高峰出现迟（24~72 小时），但持续时间长（6~10 天）。疾病中，LDH 持续增高或再次增高，提示梗死面积扩大或再次出现梗死。③心肌肌钙蛋白（cTn）T 及心肌肌钙蛋白 I 测定。cTn 是目前用于急性冠脉综合征（ACS）诊断最特异的生化标记物，最早可在症状发作后 2 小时出现，具有较宽的诊断窗：cTnT（5~14

天），cTnI（4~10天）。在诊断窗中，cTn增高的幅度要比CK-MB高5~10倍，可用于微小心肌损伤（MMD）的诊断cTn。正逐步取代CK-MB成为AMI的诊断“金标准”。④血清肌红蛋白（Mb）测定。Mb在AMI发病后30分钟~2小时升高，5~12小时达到高峰，18~30小时恢复正常。灵敏度为50%~59%，特异性为77%~95%。Mb阴性，基本可以排除AMI。

7. 答：心钠素（ANF）又称心房肽素，是心房肌细胞分泌的一种循环激素，有利钠及利尿、抑制肾素-血管紧张素-醛固酮系统、抑制垂体后叶加压素的合成和释放、舒张血管、降低血压、改善心功能的作用。心钠素家族中BNP（B型心钠素）最稳定，临床作为心衰的诊断、监测和预后评估指标。BNP水平的升高对心衰具有极好的诊断价值，诊断心衰的NT-pro-BNP临界值建议：50岁以下为450pg/mL，50~70岁为900pg/mL，70岁以上为1800pg/mL。<300p/mL（非年龄依赖性）可基本排除心衰。临床上，NT-pro-BNP>2000pg/mL可以确定心衰。

六、分析题

1. 答：本例有关心肌酶及心肌蛋白检查结果（CK、CK-MB、AST、LDH_1、cTnT和cTnI）多在临界状态，应与采血时间在发病后不久有关。因为在急性心肌梗死后，心肌蛋白在3~6小时升高，10~24小时达峰；而心肌酶则在发病后4~10小时开始升高，12~36小时达峰；转氨酶在6~8小时开始增高，18~24小时达峰。本患者的血液标本采自发病后3小时，心肌损伤相关指标均未明显升高。

根据以上分析，不能因上述标志物未明显升高而除外急性心肌梗死，应结合临床特点和心电图表现考虑急性广泛前壁心肌梗死诊断，并严密观察、随访心肌坏死标志物的动态变化。

应及时进行心电监护，动态监测心电图、心肌蛋白及心肌酶谱，以增加诊断的准确性和了解病情进展情；如符合急性心肌梗死指征者，可予心导管做冠状动脉血管造影并介入治疗。

2. 答：①根据Henderseon-Hasselbach公式：$[H^+]$（mmol/L）= 24×（$PaCO_2$）/$[HCO_3^-]$评估血气数值的内在一致性。通常pH值和$[H^+]$有以下估测关系：

pH	估测$[H^+]$（mmol/L）
7	100
7.05	89
7.1	79
7.15	71
7.2	63
7.25	56
7.3	50

续表

pH	估测 [H^+] (mmol/L)
7.35	45
7.4	40
7.45	35
7.5	32
7.55	28
7.6	25
7.65	22

该病例：[H^+] =24×15/6=60，数据内在一致，说明数据可靠。

②pH<7.35，为酸血症；pH>7.45，为碱血症。但应注意，即使 pH 值在正常范围（7.35~7.45），也可能存在酸中毒或碱中毒（原发异常）。这需要核对 $PaCO_2$、HCO_3^- 和 AG。

该病例：pH=7.19（<7.35），为酸血症。

③在原发呼吸障碍时，pH 值和 $PaCO_2$ 改变方向相反；在原发代谢障碍时，pH 值和 $PaCO_2$ 改变方向相同。酸中毒为呼吸性：pH↓，$PaCO_2$↑；酸中毒为代谢性：pH↓，$PaCO_2$↓；碱中毒为呼吸性：pH↑，$PaCO_2$↓；碱中毒为代谢性：pH↑，$PaCO_2$↑。

该病例：pH 7.19，$PaCO_2$ 15mmHg，为代谢性酸中毒。

④通常情况下，代偿反应不能使 pH 恢复正常。如果观察到的代偿程度与预期代偿反应（下表）不符，很可能存在一种以上的酸碱异常。

异常预期	代偿反应	校正因子
代谢性酸中毒	$PaCO_2$ = (1.5× [HCO_3^-]) +8	±2
急性呼吸性酸中毒	[HCO_3^-] 升高= ($PaCO_2$-40) /10+24	±3
慢性呼吸性酸中毒	[HCO_3^-] 升高= ($PaCO_2$-40) /3+24	
代谢性碱中毒	$PaCO_2$ 升高=0.6× (ΔHCO_3^-)	
急性呼吸性碱中毒	[HCO_3^-] 下降=2× ($\Delta PaCO_2$/10)	
慢性呼吸性碱中毒	[HCO_3^-] 下降=5× ($\Delta PaCO_2$/10) 至 7× ($\Delta PaCO_2$) /10	

该病例：$PaCO_2$=1.5×6+8±2=17±2。测定数值 15 在此范围内，故代偿适当。

⑤AG= [Na^+] - ([Cl^-] + [HCO_3^-]) = 12±2。正常的阴离子间隙约为 12mEq/L。对于低蛋白血症患者，阴离子间隙正常值低于 12mEq/L。低白蛋白血症患者血浆白蛋白浓度每下降 1gm/dL，阴离子间隙“正常值”下降约 2.5mEq/L（例如：血浆白蛋白 2.0gm/dL 患者约为 7mEq/L）。如果阴离子间隙增加，在 AG 升高不能用明显的原因（糖尿病酮症酸中毒、乳酸酸中毒、肾功能衰竭）解释，或怀疑中毒等情况下，应计算渗透压间隙。OSM 间隙=测定 OSM －（2×Na^+ - 血糖/18 － BUN/2.8），OSM 正常应当<10。

该病例：AG＝128 － 94 － 6＝28（＞14），为高 AG 代谢性酸中毒。

⑥如果阴离子间隙升高，需要评价阴离子间隙升高与 HCO_3^- 降低的关系。即计算 AG 改变（ΔAG）与 HCO_3^- 的改变（ΔHCO_3^-）的比值。如果为非复杂性 AG 升高代谢性酸中毒，此比值应当介于 1.0~2.0 之间。如比值在正常值以外，则存在其他代谢紊乱。如 ΔAG 与 ΔHCO_3^- 的比值＜1.0，则可能并存 AG 正常的代谢性酸中毒；如 ΔAG 与 ΔHCO_3^- 的比值>2.0，则可能并存代谢性碱中毒。计算患者潜在 HCO_3^- 非常重要。潜在 HCO_3^-＝ΔAG+实测 HCO_3^-。潜在 HCO_3^- ＞26mmol/L，则为代谢性碱中毒。

潜在 HCO_3^- 意义：①排除并存高 AG 代谢性酸中毒对 HCO_3^- 掩盖作用，正确反映高 AG 代谢性酸中毒时 HCO_3^- 等量的下降。如本例 ΔAG＝28－12＝16，潜在 HCO_3^-＝16+6＝22，排除可能被掩盖的代谢性碱中毒。

⑦此病例患者最可能的诊断为糖尿病酮症酸中毒。

第十九章 内分泌激素检测

习 题

一、选择题

（一） A 型题

1. 鉴别原发性甲状腺功能亢进与垂体性甲状腺功能亢进主要依靠的指标是(　　)
   A. 总三碘甲状腺原氨酸（TT_3）
   B. 总甲状腺素（TT_4）
   C. 游离型三碘甲状腺原氨酸（FT_3）
   D. 游离型甲状腺素（FT_4）
   E. 促甲状腺激素（TSH）
2. 临床判定甲状腺功能亢进有复发先兆的指标是(　　)
   A. TT_3　B. TT_4　C. TSH
   D. 血清甲状腺球蛋白　E. 甲状腺素结合球蛋白
3. 甲状腺性甲状腺功能亢进的检查结果是(　　)
   A. TSH 升高，FT_3升高，FT_4升高
   B. TSH 升高，FT_3降低，FT_4降低
   C. TSH 降低，FT_3升高，FT_4升高
   D. TSH 降低，FT_3降低，FT_4升高
   E. TSH 升高，FT_3升高，FT_4降低
4. 垂体性甲状腺功能亢进与甲状腺性甲状腺功能亢进相鉴别，前者表现为(　　)
   A. FT_3升高　B. FT_4升高　C. 基础代谢率升高
   D. TSH 升高　E. 甲状腺素结合球蛋白升高
5. 甲状腺功能检查受血清甲状腺结合球蛋白影响的是(　　)
   A. 基础代谢率　B. 甲状旁腺激素（PTH）　C. TSH
   D. TT_4　E. FT_4
6. 诊断皮质醇增多症首选的检查方法是(　　)
   A. 尿 17-羟皮质类固醇测定
   B. 尿 17-酮类固醇测定
   C. 尿游离皮质醇测定

D. 血促肾上腺皮质激素（ACTH）测定

E. 肾上腺皮质 CT 扫描

7. 符合继发性甲状旁腺功能亢进症的指标是(　　)

A. PTH 增高，高血钙，低血磷

B. PTH 增高，低血钙，高血磷

C. PTH 增高，高血钙，高血磷

D. PTH 增高，低血钙，低血磷

E. PTH 降低，高血钙，高血磷

8. 诊断甲状腺滤泡旁细胞（C 细胞）癌的重要标志物是(　　)

A. TSH　　B. T_3　　C. T_4

D. CT（降钙素）　　E. PTH

9. 肾上腺髓质分泌的激素是(　　)

A. 尿 17-羟皮质类固醇　　B. 尿 17-酮类固醇　　C. 醛固酮

D. 儿茶酚胺　　E. 皮质醇

（二）B 型题

A. TSH 升高，FT_3升高，FT_4升高

B. TSH 降低，FT_3升高，FT_4升高

C. TSH 升高，FT_3降低，FT_4降低

D. TSH 降低，FT_3降低，FT_4降低

E. TSH 升高，FT_3降低，FT_4升高

1. 甲状腺性甲状腺功能亢进，可见(　　)

2. 甲状腺性甲状腺功能减退，可见(　　)

A. 儿茶酚胺　　B. 醛固酮　　C. 皮质醇

D. 促肾上腺皮质激素　　E. 尿 17-酮类固醇

3. 有助于鉴别原发性肾上腺皮质功能减退与垂体功能障碍导致肾上腺皮质功能减退的是(　　)

4. 主要用于嗜铬细胞瘤诊断的是(　　)

（三）多项选择题

1. 可引起醛固酮增多的有(　　)

A. 心力衰竭　　B. 肾病综合征　　C. 肝硬化腹水

D. 高血压　　E. 高钠饮食

2. 可引起肾素及醛固酮均升高的有(　　)

A. 肾性高血压　　B. 应用转换酶抑制剂　　C. 水肿

D. 心力衰竭　　E. 原发性醛固酮增多症

3. 可引起甲状腺素结合球蛋白（TBG）增高的疾病是(　　)

A. 肝硬化　B. 甲状腺功能减退症　C. 肾病综合征
D. 肢端肥大症　E. 病毒性肝炎

二、填空题

1. 检查甲状腺功能时，临床首选____、____和____联合测定评价甲状腺功能；鉴别诊断原发性和继发性甲状腺疾病时________测定尤其重要。

2. 儿茶酚胺升高主要见于__________；儿茶酚胺降低主要见于______________。

三、是非判断分析题

1. TT_4、FT_4是判断甲状腺功能状态最基本的指标。TT_4、FT_4增高常见于甲状腺功能亢进症、慢性淋巴细胞性甲状腺炎等。

2. 醛固酮是肾上腺皮质球状带细胞分泌的盐皮质激素，作用于肾远曲小管，调节机体水、电解质平衡，保钠排钾。肾素、醛固酮升高，是诊断原发性醛固酮增多症很有价值的指标。

四、问答题

1. 血清促甲状腺激素测定有何临床意义？
2. 甲状旁腺素增高有何临床意义？
3. 血浆肾素和醛固酮联合检测对疾病诊断有何临床意义？

五、分析题

患者，女，24 岁。多食、消瘦 3 个月。感心悸，乏力，怕热，多汗，易激动，排糊状大便，3~5 次/天，无腹痛。查体：双眼球突出，甲状腺肿大，可触及震颤，可闻及连续性血管杂音，心率 103 次/分，律齐。甲状腺功能检查：FT_3、FT_4均升高，TSH 降低。

分析该患者最可能的诊断及诊断依据。

参考答案

一、选择题

（一） A 型题

1. E　2. A　3. D　4. D　5. E　6. C　7. B　8. D　9. D

（二） B 型题

1. B　2. C　3. D　4. A

（三）多选题

1. ABCD 2. ACD 3. ABE

二、填空题

1. FT_3；FT_4；TSH；TSH。

2. 嗜铬细胞瘤；Addison 病。

三、是非判断分析题

1. 答：错误。慢性淋巴细胞性甲状腺炎时，TT_4、FT_4常降低。慢性淋巴细胞性甲状腺炎是引起甲状腺功能减退最常见的疾病。

2. 答：错误。原发性醛固酮增多时，反馈抑制血浆肾素分泌，肾素分泌减少。肾素降低而醛固酮升高，是诊断原发性醛固酮增多症有重要价值的依据。

四、问答题

1. 答：TSH 是反映甲状腺功能变化的一项敏感指标，可鉴别诊断原发性和继发性甲状腺疾病。TSH 测定也是甲状腺功能亢进症、甲状腺功能减退症治疗时的疗效观察指标。

（1）增高：①甲状腺激素分泌减少性疾病：见于原发性甲减、桥本甲状腺炎、单纯性甲状腺肿；②腺垂体功能亢进症：异源性 TSH 分泌综合征、长期应用多巴胺拮抗剂等；③下丘脑功能紊乱所致的 TRH 分泌过多。

（2）降低：①腺垂体功能减退及继发性甲减；②各种原因引起的甲状腺功能亢进：由于过多的甲状腺激素对腺垂体分泌 TSH 的反馈作用。

2. 答：甲状旁腺素增高见于：①原发性甲状旁腺功能亢进症：PTH 增高，同时伴有高血钙和低血磷；②继发性甲状旁腺功能亢进症：PTH 增高，伴有低血钙和高血磷，多见于维生素 D 缺乏、肾衰竭等。

3. 答：①肾素减低而醛固酮（ALD）升高，是诊断原发性醛固酮增多症极有价值的指标。②肾素升高而 ALD 减少，见于应用转化酶抑制剂治疗高血压、心衰的患者。③肾素及 ALD 均升高，见于肾性高血压、水肿、心衰等。④肾素和 ALD 均减低，见于严重肾脏病变。

五、分析题

答：该患者最可能的诊断为甲状腺功能亢进症。诊断依据：①青年女性；②多食，消瘦，怕热，多汗，易激动，心悸，大便次数增多；③查体：眼突，甲状腺肿大，有震颤及血管杂音；④功能检查：FT_3、FT_4升高，TSH 降低。

第二十章 临床常用免疫学检查

习 题

一、选择题

（一） A 型题

1. 原发性巨球蛋白血症时升高最明显的免疫球蛋白是（　　）
   A. IgG　　B. IgA　　C. IgM
   D. IgD　　E. IgE
2. 过敏性疾病时升高最明显的免疫球蛋白是（　　）
   A. IgG　　B. IgA　　C. IgM
   D. IgD　　E. IgE
3. IgE 明显增高见于（　　）
   A. 肺炎　　B. 支气管炎　　C. 支气管哮喘
   D. 慢性阻塞性肺疾病　　E. 呼吸功能衰竭
4. IgE 明显增高，应考虑的是（　　）
   A. 过敏性鼻炎　　B. 支气管炎　　C. 鼻咽癌
   D. 鼻窦炎　　E. 肺炎
5. 免疫球蛋白减低可见于（　　）
   A. 长期服用维生素　　B. 长期服用抗生素　　C. 长期服用抗凝药
   D. 长期服用阿司匹林　　E. 长期使用免疫抑制剂
6. 抗链球菌溶血素“O”升高可见于（　　）
   A. IgA 肾病　　B. 急性肾小球肾炎　　C. 慢性肾小球肾炎
   D. 肾病综合征　　E. 肾功能衰竭
7. 溶血性链球菌感染，抗“O”升高达峰时间是（　　）
   A. 1 天　　B. 3 天　　C. 1 周
   D. 2 周　　E. 1 个月后
8. 伤寒感染时，肥达反应直接凝集法测定血清抗体效价是（　　）
   A. 抗“O”＞1∶10，抗“H”＞1∶40
   B. 抗“O”＞1∶20，抗“H”＞1∶80
   C. 抗“O”＞1∶40，抗“H”＞1∶100

D. 抗“O”>1∶60，抗“H”>1∶140

E. 抗“O”>1∶80，抗“H”>1∶160

9. 血清甲胎蛋白（AFP）诊断原发性肝癌的阈值是大于(　　)

A. 50μg/L　　B. 150μg/L　　C. 200μg/L

D. 250μg/L　　E. 300μg/L

10. 血清甲胎蛋白（AFP）明显增高见于(　　)

A. 原发性肝癌　　B. 甲状腺癌　　C. 畸胎瘤

D. 皮肤癌　　E. 肺癌

11. 原发性肝癌时明显增高的肿瘤标志物是(　　)

A. CEA　　B. AFP　　C. PSA

D. CA125　　E. CA19-9

12. 妊娠期间甲胎蛋白（AFP）达峰时间是(　　)

A. 1~2 个月　　B. 2~3 个月　　C. 3~4 个月

D. 5~6 个月　　E. 7~8 个月

13. 妊娠期间血清或羊水中甲胎蛋白（AFP）异常升高，考虑的是(　　)

A. 胎儿心脏畸形　　B. 胎儿唇腭裂　　C. 胎儿神经管畸形

D. 胎儿呼吸窘迫　　E. 胎死宫内

14. 血清癌抗原 125（CA125）明显增高，见于（　　）

A. 肝癌　　B. 肺癌　　C. 胃癌

D. 卵巢癌　　E. 胰腺癌

15. 诊断前列腺癌最有价值的肿瘤标志物是

A. AFP　　B. CEA　　C. CA125

D. CA19-9　　E. PSA

16. 癌抗原 19-9（CA19-9）明显升高见于(　　)

A. 肺癌　　B. 胰腺癌　　C. 前列腺癌

D. 乳腺癌　　E. 甲状腺癌

17. 胰腺癌时明显升高的肿瘤标志物是(　　)

A. AFP　　B. CEA　　C. PSA

D. CA125　　E. CA19-9

18. 类风湿关节炎活动期及药物治疗后疗效评价的指标是(　　)

A. 类风湿因子（RF）

B. 抗核糖核蛋白抗体（RNP）

C. 抗可提取性核抗原（ENA）抗体

D. 抗双链 DNA 抗体（dsDNA）

E. 抗 Sm 抗体

19. 诊断系统性红斑狼疮（SLE）敏感性和特异性较高的指标是(　　)

A. 类风湿因子（RF）

B. 抗核糖核蛋白抗体（RNP）

C. 抗可提取性核抗原（ENA）抗体

D. 抗双链 DNA 抗体（dsDNA）

E. 抗 Sm 抗体

20. C 反应蛋白（CRP）不增高见于(　　)

A. 菌血症　　B. 病毒感染　　C. 急性化脓性感染

D. 组织坏死　　E. 恶性肿瘤

21. 患者，女，20 岁，学生。头晕、乏力半个月，加重 1 周就诊。半年多来有关节疼痛，有时口腔溃疡，月经正常。查体：T 37.6℃，贫血貌，无皮疹及出血点，浅表淋巴结不大，巩膜轻度黄染，咽颊黏膜见一黄豆大溃疡，心肺（-），腹软，肝肋下 0.5cm，质软无压痛，脾侧位可及，双膝关节轻压痛，无红肿，下肢不肿。实验室检查：Hb 82g/L，RBC 2.70×10^{12}/L，网织红细胞 7.5%，WBC 3.8×10^{9}/L，N 68%，E 4%，L 22%，M 6%，PLT 124×10^{9}/L，血沉 100mm/h，血总胆红素 36μmol/L，直接胆红素 4μmol/L；尿蛋白（+），尿红细胞 3～8/HP，尿胆红素（-），尿胆原（+），尿潜血（-），Coombs 试验（+），狼疮细胞（+），抗 Sm 抗体（+）。考虑的诊断是(　　)

A. 缺铁性贫血　　B. 慢性肝炎　　C. 系统性红斑狼疮

D. 口腔溃疡　　E. 慢性肾炎

22. 患者，女，66 岁，因“面色苍白、乏力半年，头晕、恶心 9 天”就诊。半年前无明显诱因出现面色苍白、全身乏力，伴恶心、呕吐，头颅 CT 未见异常。查体：BP 142/90mmHg，贫血貌，全身皮肤黏膜苍白，无皮疹及出血点，全身浅表淋巴结（-），心肺腹（-）。辅助检查：RBC 5.19×10^{9}/L，Hb 55g/L，PLT 112×10^{9}/L。血白蛋白 26.1g/L，IgG 57.80g/L，M 蛋白（+）；血 β_2-微球蛋白 9.53mg/L，尿 β_2-微球蛋白 $<$ 0.225mg/L，本-周氏蛋白（-）；血清钙 4.15mmol/L，肌酐 147μmol/L，蛋白质（++）。骨髓：浆细胞比例 32%。X 线：颅骨多发小囊状密度减低。考虑的诊断是(　　)

A. 细菌感染　　B. 病毒感染　　C. 骨髓炎

D. 慢性肾炎　　E. 多发性骨髓瘤

23. 患者，男，46 岁，工人。右上腹疼半年，加重伴上腹部包块 1 个月。半年前无明显诱因出现右上腹钝痛，为持续性，有时牵涉到右肩背部。1 个月来，自己触到包块，伴腹胀、纳差、恶心，体重下降约 5kg。既往有乙型肝炎病史。查体：右上腹压痛，肝脏肿大肋下 5cm，边缘钝，质韧，有触痛，脾未及，墨菲征（-）。辅助检查：Hb 89g/L，WBC 5.6×10^{9}/L，ALT 84U/L，AST 78U/L，TB 30μmol/L，DB 10μmol/L，ALP 188U/L，γ-GT 64U/L，AFP 860ng/mL，CEA 25mg/mL。B 超：肝脏占位性病变。考虑的诊断是(　　)

A. 肝脓肿　　B. 原发性肝癌　　C. 急性胆囊炎

D. 急性肝炎　　E. 胰腺炎

（二）B 型题

A. IgG　B. IgA　C. IgM
D. IgD　E. IgE

1. 原发性巨球蛋白血症时升高最明显的免疫球蛋白是(　　)
2. 支气管哮喘时升高最明显的免疫球蛋白是(　　)

A. 艾滋病　B. 糖尿病　C. 肺炎
D. 动脉粥样硬化　E. 系统性红斑狼疮

3. 免疫球蛋白减低见于(　　)
4. 免疫球蛋白多克隆性增高见于(　　)

A. 免疫缺陷病　B. 支气管扩张症　C. 肺炎
D. 支气管炎　E. 支气管哮喘

5. 免疫球蛋白减低见于(　　)
6. 免疫球蛋白单克隆性增高见于(　　)

A. 3 天　B. 7 天　C. 14 天
D. 1 个月　E. 3 个月

7. 感染溶血性链球菌后，抗“O”开始升高的时间是(　　)
8. 感染溶血性链球菌后，抗“O”升高达峰的时间是(　　)

A. 抗“O” <1∶80，抗“H” >1∶160
B. 抗“O” >1∶80，抗“H” >1∶80
C. 抗“O” >1∶80，抗“H” >1∶100
D. 抗“O” >1∶80，抗“H” <1∶80
E. 抗“O” >1∶80，抗“H” >1∶160

9. 副伤寒感染时肥达反应直接凝集法测定血清抗体效价是(　　)
10. 伤寒感染时肥达反应直接凝集法测定血清抗体效价是(　　)

A. 癌胚抗原（CEA）
B. 血清甲胎蛋白（AFP）
C. 血清癌抗原 125（CA125）
D. 癌抗原 19-9（CA19-9）
E. 血清前列腺特异抗原（PSA）

10. 对卵巢癌的诊断有较大临床价值的肿瘤标志物是(　　)
11. 诊断前列腺癌最有价值的肿瘤标志物是(　　)

A. 癌胚抗原（CEA）
B. 血清甲胎蛋白（AFP）
C. 血清癌抗原 125（CA125）
D. 癌抗原 19-9（CA19-9）
E. 血清前列腺特异抗原（PSA）

12. 原发性肝癌时明显增高的肿瘤标志物是(　　)
13. 监测前列腺癌病情变化和疗效的重要肿瘤标志物是(　　)
A. 癌胚抗原（CEA）
B. 血清甲胎蛋白（AFP）
C. 血清癌抗原 125（CA125）
D. 癌抗原 19-9（CA19-9）
E. 血清前列腺特异抗原（PSA）
14. 转移性肝癌时明显增高的肿瘤标志物是(　　)
15. 诊断前列腺癌最有价值的肿瘤标志物是(　　)
A. 类风湿因子（RF）
B. 抗核抗体（ANA）
C. 抗酸性核蛋白（Sm）抗体
D. 抗核糖核蛋白（RNP）抗体
E. 抗双链 DNA（dsDNA）抗体
16. 系统性红斑狼疮所特有的指标是(　　)
17. 对系统性红斑狼疮诊断和治疗检测极为重要的指标是(　　)

（三） 多项选择题

1. 总补体溶血活力（CH50）减低可见于(　　)
A. 链球菌感染后肾小球肾炎
B. 血清病
C. 系统性红斑狼疮
D. 自身免疫性溶血性贫血
E. 类风湿关节炎
2. 自然杀伤细胞（NK 细胞）活性减低见于(　　)
A. 病毒感染早期　B. 再生障碍性贫血　C. 骨髓增生异常综合征
D. 艾滋病　E. 妊娠期间
3. 肿瘤坏死因子（TNF）的作用包括(　　)
A. 抗肿瘤
B. 影响脂肪代谢
C. 影响糖代谢
D. 诱导破骨细胞对骨质吸收
E. 诱导移植物抗宿主排斥反应
4. 对肝细胞癌具有确诊价值的是(　　)
A. 异常凝血酶原（APT）测定
B. 组织多肽抗原（TPA）测定
C. 癌胚抗原（CEA）测定

D. 血清甲胎蛋白（AFP）测定

E. 癌抗原 15-3（CA15-3）测定

5. 血清中 C 反应性蛋白（CRP）含量高达 200mg/L，可出现在(　　)

A. 心肌梗死时　B. 慢性肾小球肾炎　C. 风湿热急性期

D. 风湿热活动期　E. 类风湿关节炎

6. 抗链球菌溶血素“O”（ASO）升高常见于(　　)

A. 急性肾小球肾炎　B. 急性肾盂肾炎　C. 慢性肾小球肾炎

D. 风湿热　E. 类风湿关节炎

7. IgE 单独升高多见于(　　)

A. 类风湿关节炎　B. 荨麻疹　C. 支气管哮喘

D. 巨球蛋白血症　E. 慢性肾炎急性发作

8. 慢性甲状腺炎时，同时明显升高的抗体是(　　)

A. 抗甲状腺球蛋白抗体（ATG）

B. 抗甲状腺微粒体抗体（ATMA）

C. 抗线粒体抗体（AMA）

D. 抗平滑肌抗体（SMA）

E. 抗核抗体（ANA）

9. 下列哪些试验对伤寒的诊断有价值(　　)

A. 酶联免疫吸附试验（ELISA）

B. 冷凝集试验

C. 肥达（Widal）反应

D. 乳胶凝集试验（LAT）

E. C 反应性蛋白（CRP）测定

10. C 反应蛋白（CRP）含量明显增多常见于(　　)

A. 心绞痛　B. 急性心肌梗死　C. 肝癌

D. 肝囊肿　E. 肾移植术后急性排尿反应

11. 类风湿关节炎时，免疫电泳法显示下列哪些免疫球蛋白增多(　　)

A. IgA　B. IgG　C. IgM

D. IgD　E. IgE

12. 不引起免疫球蛋白减低的是(　　)

A. 体液免疫缺陷疾病　B. 先天性心脏病　C. 过敏性鼻炎

D. 支气管哮喘　E. 寄生虫感染

二、填空题

1. 机体受抗原刺激后最先产生的抗体是________；原发巨球蛋白血症时，异常增高的免疫球蛋白是________。

2. CD_3 分子是____细胞表面所特有的抗原标志物；CD_4 分子是人类________病毒的

主要受体。

3. 抗环瓜氨酸肽（CCP）抗体阳性，对__________的诊断具有特异性；抗乙酰胆碱受体抗体阳性，有助于诊断________。

4. 抗史密斯（Sm）抗体为________所特有，特异性可达 99%；抗中性粒细胞胞质抗体（ANCA）是________的血清标志性抗体，对血管炎的诊断、分类及预后具有较为重要的意义。

5. IgG 是唯一能够通过________的免疫球蛋白；分泌型（sIgA）在________系统中发挥其重要的免疫“屏障”功能。

6. 反映被检标本中的 T 细胞占淋巴细胞的百分率的试验是__________；T 细胞转化试验反映 T 细胞的________功能；T 细胞________测定，有利于区分不同功能的异质性淋巴细胞。

7. 肿瘤坏死因子-α 主要来源于激活的单核细胞和__________细胞；肿瘤坏死因子-β 主要由激活的________细胞产生。肿瘤坏死因子主要在抗________、诱导移植物抗宿主排斥反应、诱导破骨细胞对骨质吸收、影响脂肪及糖代谢等作用。

8. 血清__________是诊断肝细胞癌特异的标志物；血清异常凝血酶原测定，是反映________癌的一种标志物；血清 α-L-岩藻糖苷酶（AFU）是原发性________癌的标志物之一。

三、名词解释

1. M 蛋白测定
2. 抗链球菌溶血素“O”
3. 细胞因子（CK）
4. 循环免疫复合物（CIC）
5. 肿瘤标志物
6. 自身抗体

四、是非判断分析题

1. 免疫球蛋白单克隆性增高，主要见于免疫增殖性疾病。
2. 自身免疫性疾病时，总补体溶血活性测定（CH50）降低。
3. T 细胞分化抗原是区分不同类型 T 细胞的主要检查方法之一。
4. 吞噬细胞是机体免疫系统唯一产生抗体的细胞。
5. 自然杀伤细胞（NK 细胞）活性可作为判断机体抗肿瘤和抗病毒感染的指标之一。
6. 系统性红斑狼疮时白细胞介素-2 活性增高。
7. 和血沉相比，C 反应蛋白有不受贫血、妊娠、高球蛋白血症干扰的优势。
8. 抗甲状腺球蛋白抗体（ATG）是人的各种自身抗体中最典型的器官特异性抗体。

五、问答题

1. 什么是T细胞分化抗原？
2. 肥达反应（WR）中的“回忆反应”是什么？
3. TORCH感染包括哪些内容？有何临床意义？
4. 诊断肝癌常用的肿瘤标志物有哪些？
5. 试比较体液免疫和细胞免疫的区别。

六、分析题

王某，男，55岁。不规则发热1年余。面颊出现红斑，伴疲倦、膝关节疼痛、体重下降1个月。近1年来，上述症状时轻时重。1个月前两颊部出现红斑，曾按“阳光性皮炎”治疗无效。近来面部红斑越来越明显，伴膝关节疼痛，体重下降8kg。既往健康，病前未服过特殊药物。体格检查：体温38.2℃，脉搏93次/分，呼吸22次/分，血压116/76mmHg；一般状况可，两颊部可见蝶形红斑，表面可见鳞屑，略凸出于皮肤表面，边缘不清楚；肝右锁骨中线肋缘下可触及2.0cm，脾未触及；膝关节未见明显肿胀。实验室检查结果如下：

检查项目	检查结果	参考值
ESR	100mm/h	0~15mm/h
血清ANA	阳性（均质型）	(-)
抗dsDNA抗体	阳性	(-)
抗Sm抗体	阳性	(-)
血清C3	0.8 g/L	1.14±0.27 g/L
ALT	88U/L	5~40U/L
AST	56U/L	8~40U/L
BUN	12.4mmol/L	3.2~7.1mmol/L
Cr	220μmol/L	53~106mmol/L
尿蛋白	(++)	(-)

请结合临床确定异常检查结果，提出初步诊断，并指出应与哪些疾病相鉴别？

参考答案

一、选择题

（一）A型题

1. C　2. E　3. C　4. A　5. E　6. B　7. E　8. E　9. E　10. A　11. B　12. E　13. C　14. D　15. E　16. B　17. E　18. A　19. D　20. B　21. C　22. E　23. B

（二）B 型题

1. C　2. E　3. A　4. E　5. A　6. E　7. B　8. D　9. A　10. E　10. C　11. E　12. B　13. E　14. A　15. E　16. C　17. E

（三）多项选择题

1. ABCDE　2. BCDE　3. ABCDE　4. AD　5. CD　6. AD　7. BC　8. AB　9. ACD　10. BCE　11. ABC　12. BCDE

二、填空题

1. IgM；IgM。
2. T 淋巴；免疫缺陷。
3. 类风湿关节炎；重症肌无力。
4. 系统性红斑狼疮；系统性血管炎。
5. 胎盘；外分泌液。
6. T 细胞花结形成试验；免疫；分化抗原。
7. 巨噬；淋巴；肿瘤。
8. 甲胎蛋白；肝细胞；肝。

三、名词解释

1. M 蛋白（M protein）——又称单克隆免疫球蛋白，是一种单克隆 B 淋巴细胞异常增殖时产生的、具有相同结构和电泳迁移率的免疫球蛋白分子片段，一般不具有抗体活性。

2. 抗链球菌溶血素“O”——是 A 群溶血性链球菌感染后，机体免疫系统所产生的对应性抗体，属 IgG。

3. 细胞因子——是由免疫细胞分泌的具有生物活性的小分子蛋白物质的统称。不包括免疫球蛋白、补体和一般生理性细胞产物。

4. 循环免疫复合物——免疫反应中形成的抗原-抗体复合物有大、中、小 3 种，小的复合物游离于血液、体液中，为一种可溶性复合物，称循环免疫复合物（CIC）。

5. 肿瘤标志物——是某一肿瘤组织特异性表达或分泌，而在正常组织或其他肿瘤组织不表达或低表达（低分泌）的蛋白质类、糖类、酶类、免疫球蛋白、核糖核酸和激素类物质，主要用于肿瘤诊断、预后判断、治疗后随访、化放疗敏感性判断等。

6. 自身抗体——由各种原因造成的机体 B 细胞针对自身组织成分产生的抗体，称为自身抗体。自身抗体可以是生理性的或病理性的。

四、是非判断分析题

1. 答：正确。免疫增殖性疾病时，可有免疫球蛋白的单克隆性和多克隆性异常增殖，多见于单克隆性增殖。

2. 答：正确。自身免疫性疾病时，补体大量消耗。

3. 答：正确。T 细胞是由一群功能不同的异质性淋巴细胞组成，在镜下按形态难以区分，可借助于细胞膜表面分子具有不同的抗原进行区别。

4. 答：错误。B 淋巴细胞接受抗原的刺激后会增殖分化成浆细胞和记忆细胞，浆细胞能够产生抗体并与抗原特异性结合。

5. 答：正确。自然杀伤细胞不依赖抗体和补体，可直接杀伤靶细胞，具有抗肿瘤、抗病毒感染和免疫调节作用。

6. 答：错误。白细胞介素-2 主要由 CD_4^+T 细胞产生，系统性红斑狼疮时减低。

7. 答：正确。C 反应蛋白在急性感染等情况下，由肝脏产生，和贫血、妊娠、高球蛋白血症无关联。

8. 答：正确。桥本甲状腺炎患者血清中 ATG 检出率高达 90%~95%。

五、问答题

1. 答：T 细胞是由一群功能不同的异质性淋巴细胞组成，在镜下按形态难以区分，可借助于细胞膜表面分子具有不同的抗原（CD 分子）进行区别。比较明确的表达在 T 细胞表面的 CD 分子有 CD_2、CD_3、CD_4、CD_8 等。

2. 答：检测肥达反应时若伤寒杆菌鞭毛抗原“H”升高，而菌体抗原“O”不升高，则有可能是预防接种或者是非特异性所致，称为“回忆反应”。

3. 答：TORCH 感染是指在妊娠期以病毒为主的微生物感染，包括弓形虫（Toxoplasm）、其他微生物（Others，包括 EB 病毒、水痘-带状疱疹病毒、HIV 等）、风疹病毒（Rubella virus）、巨细胞病毒（Cytomegalovirus）、单纯疱疹病毒（Herpes simplex virus）。这些感染可通过胎盘或产道引起宫内感染，直接影响胚胎、胎儿的发育。TORCH 感染检测是优生优育的重要检测项目。

4. 答：甲胎蛋白（AFP）是目前唯一推荐在临床常规使用的肝癌肿瘤标志物，结合肝脏超声对无症状的高危人群进行筛查，有助于早期发现肝癌，可用于肝癌筛查、诊断、预后评估等。α-L-岩藻糖苷酶（AFU）可作为原发性肝癌诊断的标志物，其敏感性和特异性良好。在 AFP 阴性的肝癌病例中，70%~85%出现 AFU 阳性。肿瘤直径小于 3cm 的小肝癌患者血清 AFU 阳性率高于 AFP。联合测定可使肝癌阳性检出率从 AFP 的 70%升至 90%~94%。去 γ-羧基凝血酶原（DCP）临界值为 84U/L，对肝癌诊断的敏感性和特异性分别为 87%、85%。磷脂酰肌醇蛋白聚糖-3（GPC-3），是一类细胞表面糖蛋白，在正常人群中和肝炎患者的肝细胞中不表达，可见于 75%的肝癌患者的肝脏组织标本中，以 2. 0ng/mL 为临界值时对肝癌诊断的敏感性和特异性分别为 51%和 90%，与 AFP 联合检测应用敏感性可达 82%。

5. 答：

（1）发挥作用的细胞不同：体液免疫是 B 细胞；细胞免疫是 T 细胞。

（2）作用物质或细胞不同：体液免疫的作用物质是特异性抗体；细胞免疫的是效

应T细胞和淋巴因子。

（3）作用对象不同：体液免疫的作用对象是侵入内环境中的抗原；细胞免疫的是被抗原侵入的宿主细胞（即靶细胞）。

（4）作用方式不同：体液免疫的作用方式是浆细胞产生的抗体与相应的抗原特异性结合。细胞免疫的作用方式有两种：①效应T细胞与靶细胞密切接触，促其裂解；②淋巴因子，促进免疫细胞发挥作用。

（5）作用过程不同：体液免疫一般是：抗原被吞噬细胞处理后呈递给T淋巴细胞，之后T细胞再将抗原呈递给B细胞，同时T细胞产生淋巴因子促进B细胞增殖分化产生浆细胞和记忆细胞；或者抗原也可以直接刺激B细胞增殖分化。细胞免疫一般是：抗原被吞噬细胞处理后呈递给T淋巴细胞，T细胞分化出效应T细胞和记忆细胞，效应T细胞和靶细胞接触，使其裂解死亡。

六、分析题

答：

（1）本例出现ALT、AST、BUN及Cr增高，尿蛋白（++）等肝、肾损害的表现。抗核抗体阳性，抗双链DNA抗体阳性，以及血沉加快。

（2）根据实验室检查结果，该患者有肝肾功能损害及血清自抗体（ANA、抗dsDNA和抗Sm抗体）阳性、ESR显著增快。结合临床表现，如蝶形红斑、关节痛，考虑诊断为系统性红斑狼疮（SLE）。

（3）本例应与类风湿关节炎、慢性肾炎、慢性肝炎等相鉴别。

第二十一章 临床常见病原体检查

习 题

一、选择题

（一） A 型题

1. 正常时含少量细菌的标本是(　　)
   A. 血液　　B. 脑脊液　　C. 尿液
   D. 痰液　　E. 粪便
2. 诊断细菌感染性疾病的“金标准”是(　　)
   A. 细菌镜检　　B. 细菌培养　　C. 细胞培养
   D. 抗原检查　　E. 核酸检查
3. 诊断病毒感染性疾病的“金标准”是(　　)
   A. 细胞培养　　B. 抗原检查　　C. 抗体检查
   D. DNA 检查　　E. RNA 检查
4. HIV 感染临床最常用的检查方法是(　　)
   A. HIV 分离培养　　B. HIV-RNA 检测　　C. CD_4^+ 细胞计数
   D. p24 抗原检查　　E. HIV（1+2）抗体检查
5. 生殖器疱疹的病原体是(　　)
   A. 艾滋病毒（HIV）　　B. 人乳头瘤病毒（HPV）　　C. 单纯疱疹病毒（HSV）
   D. 巨细胞病毒（CMV）　　E. 风疹病毒（RV）
6. 尖锐湿疣的病原体是(　　)
   A. 艾滋病毒（HIV）　　B. 单纯疱疹病毒（HSV）　　C. 巨细胞病毒（CMV）
   D. 人乳头瘤病毒（HPV）　　E. 风疹病毒（RV）
7. 软下疳的病原体是(　　)
   A. 淋病奈瑟菌　　B. 脑膜炎奈瑟菌　　C. 伤寒沙门菌
   D. 杜克雷嗜血杆菌　　E. 流感嗜血杆菌
8. 医院感染最常见的临床类型是(　　)
   A. 尿路感染　　B. 下呼吸道感染　　C. 手术切口感染
   D. 血液感染　　E. 静脉插管感染
9. 医院感染的病原体多为(　　)

A. 弧菌　B. 革兰阴性球菌　C. 革兰阳性球菌
D. 革兰阴性杆菌　E. 革兰阳性杆菌

10. 临床最常用的药物敏感试验是(　　)
A. 折点敏感试验　B. 浓度梯度纸条扩散法　C. 琼脂稀释法
D. 肉汤稀释法　E. K-B 纸片琼脂扩散法

11. WHO 推荐的药物敏感试验是(　　)
A. K-B 纸片琼脂扩散法　B. 浓度梯度纸条扩散法　C. 琼脂稀释法
D. 肉汤稀释法　E. 折点敏感试验

(二) B 型题

A. IgG 型抗体　B. IgM 型抗体　C. IgA 型抗体
D. IgE 型抗体　E. IgD 型抗体

1. 常用于感染性疾病既往感染诊断的抗体类型是(　　)
2. 常用于感染性疾病现症感染诊断的抗体类型是(　　)
3. 常用于感染性疾病早期诊断的抗体类型是(　　)

A. 酶联免疫吸附试验　B. 快速血浆反应素试验　C. 肥达试验
D. 外斐试验　E. 醋酸白试验

4. 常用于辅助诊断伤寒、副伤寒的试验是(　　)
5. 常用于辅助诊断斑疹伤寒、恙虫病的试验是(　　)
6. 常用于辅助诊断梅毒的试验是(　　)
7. 常用于辅助诊断尖锐湿疣的试验是(　　)

A. 人类免疫缺陷病毒　B. 风疹病毒　C. 单纯疱疹病毒
D. 带状疱疹病毒　E. 人乳头瘤病毒

8. 艾滋病的病原体是(　　)
9. 尖锐湿疣的病原体是(　　)
10. 生殖器疱疹的病原体是(　　)

A. 革兰染色　B. 分离培养和鉴定　C. 细胞培养
D. 抗原抗体检测　E. 核酸检测

11. 诊断细菌感染的“金标准”是(　　)
12. 诊断病毒感染的“金标准”是(　　)
13. 诊断真菌感染的“金标准”是(　　)
14. 诊断支原体感染的“金标准”是(　　)
15. 诊断衣原体感染的“金标准”是(　　)

(三) 多项选择题

1. 正常时应含大量细菌的标本有(　　)
A. 痰液　B. 粪便　C. 尿液

D. 血液　　E. 脑脊液

2. 临床病原体检查的常用方法包括(　　)

A. 病原学方法　　B. 病理学方法　　C. 免疫学方法

D. 分子生物学方法　　E. 影像学方法

3. 呼吸道标本包括(　　)

A. 痰液　　B. 咽拭子　　C. 鼻咽拭子

D. 支气管肺泡灌洗液　　E. 疱疹液

4. 非淋菌性尿道炎的病原体包括(　　)

A. 鹦鹉热衣原体　　B. 沙眼衣原体　　C. 肺炎衣原体

D. 解脲支原体　　E. 人型支原体

5. 医院感染常见的临床类型包括(　　)

A. 尿路感染　　B. 下呼吸道感染　　C. 手术切口感染

D. 血液感染　　E. 静脉插管感染

6. 诊断病毒和衣原体感染临床常用的方法是(　　)

A. 革兰染色　　B. 分离培养和鉴定　　C. 细胞培养

D. 抗原抗体检测　　E. 核酸检测

7. 医院感染常见的病原体包有(　　)

A. 大肠埃希菌　　B. 铜绿假单胞菌　　C. 肺炎克雷伯菌

D. 鲍曼不动杆菌　　E. 金黄色葡萄球菌

二、填空题

1. 临床病原体感染的检查方法包括________方法、________方法和 ________方法，其中________方法和 ________方法最常用于临床病毒感染的诊断。

2. ____抗体通常用于感染性疾病的现症感染诊断及早期诊断，而____抗体通常用于感染性疾病的既往感染诊断。

3. 临床应用最广的核酸检测技术是________ 。

4. 免疫学方法是临床上诊断梅毒的常用方法，包括________和________，前者是梅毒感染的筛查试验，后者是TP抗体的确证试验。

5. 非淋菌性尿道炎病原体包括________ 、________和________等，其中________最常见。

6. 医院感染的病原体特点是________和________等。

7. 耐甲氧西林葡萄球菌包括______________ 和______________。

三、名词解释

1. PCR

2. NGU

3. 反应素

4. 医院感染
5. MRS

四、是非判断分析题

1. IgM 抗体与 IgG 抗体均为人体感染病原体后产生的特异性抗体。IgG 型抗体产生最早，且半衰期较短，通常用于感染性疾病的现症感染诊断及早期诊断；而 IgM 抗体产生较晚，且半衰期最长，通常用于感染性疾病的既往感染诊断，也可用于追溯性调查或人群免疫力水平的调查。

2. 人感染梅毒螺旋体后，可产生特异性、非特异性两类抗梅毒螺旋体抗体，后者又称反应素。检测特异性抗体的试验又称梅毒螺旋体抗原试验；检测反应素的试验又称类脂抗原试验。

五、问答题

1. 简述临床上诊断艾滋病、淋病及梅毒的常用指标。
2. 简述医院感染的常见病原体及其特点。
3. 列举临床常见重要的多重耐药细菌。

六、分析题

患者，男，32 岁，已婚。尿道口红肿，伴脓性分泌物，腹股沟淋巴结肿大，触痛。分泌物涂片，革兰染色，显微镜油镜镜检，多形核白细胞多见，白细胞内可见革兰阴性双球菌，多少不一，肾形，凹面相对。

（1）根据以上临床资料及实验室检查结果，最可能的诊断是什么？
（2）如果进一步确诊，需做什么试验？标本留取需注意什么？
（3）简述本病的鉴别诊断。

参考答案

一、选择题

（一）A 型题

1. C　2. B　3. A　4. E　5. C　6. D　7. D　8. B　9. D　10. E　11. C

（二）B 型题

1. A　2. B　3. B　4. C　5. D　6. B　7. E　8. A　9. E　10. C　11. B　12. C　13. B　14. B　15. C

（三）多项选择题

1. AB　2. ACD　3. ABCD　4. BDE　5. ABCDE　6. DE　7. ABCDE

二、填空题

1. 病原学；免疫学；分子生物学；免疫学；分子生物学。
2. IgM；IgG。
3. PCR。
4. 类脂抗原试验；TP 抗原试验。
5. 沙眼衣原体；解脲支原体；人型支原体；沙眼衣原体。
6. 条件致病；多重耐药。
7. MRSA；MRSCoN。

三、名词解释

1. PCR——即聚合酶链反应（polymerase chain reaction），是临床应用最广泛的分子生物学技术。PCR 可在短时间内将靶基因扩增至几百万倍，故可检出极其微量的微生物核酸，具有很高的敏感性和特异性，目前已经应用于临床多种病原体的快速检测。

2. NGU——即非淋菌性尿道炎（non-gonococcal urethritis），是由沙眼衣原体、解脲支原体和人型支原体等淋球菌以外的病原体引起的性传播疾病。其中沙眼衣原体是最常见的 NGU 病原体。

3. 反应素——人体感染梅毒螺旋体后，机体免疫系统针对梅毒螺旋体或组织细胞释放的类脂或脂蛋白而产生的非特异性抗体。

4. 医院感染——又称医院获得性感染（hospital acquired infection）或院内感染，指在医院活动期间获得的感染，包括在医院内发生以及在医院内获得而在医院外发生的感染。

5. MRS——即耐甲氧西林葡萄球菌，包括耐甲氧西林的金黄色葡萄球菌（MRSA）和耐甲氧西林的凝固酶阴性葡萄球菌（MRSCoN），具有多重耐药性，对全部 β-内酰胺类抗菌药物，包括青霉素类和头孢菌素类以及临床常用的其他多种抗菌药物耐药，是目前医院感染的重要病原菌。

四、是非判断分析题

1. 答：错误。IgM 抗体与 IgG 抗体均为特异性抗体。IgM 型抗体产生最早，故常用于感染性疾病的早期诊断；同时 IgM 型抗体半衰期较短，故也常用于现症感染诊断。IgG 抗体不仅产生较晚，而且有最长的半衰期，故常用于感染性疾病的既往感染诊断。

2. 答：正确。人感染 TP 后，可产生特异性、非特异性两类抗 TP 抗体，后者又称反应素。检测特异性 TP 抗体的试验又称 TP 抗原试验，包括 TP 血球凝集试验（TPHA）、TP 明胶颗粒凝集试验（TPPA）及荧光螺旋体抗体吸收试验（FTA-ABS）等。检测反应素的试验又称类脂抗原试验，包括性病研究实验室试验（VDRL）、快速血浆反应素环状卡片试验（RPR）及甲苯胺红不加热血清反应素试验（TRUST）等。类脂抗原试验是梅毒感染的筛查试验；TP 抗原试验是 TP 抗体的确证试验。

五、问答题

1. 答：①艾滋病：临床上诊断 HIV 感染最常用方法是免疫学方法。HIV 抗体阳性是 HIV 感染的临床诊断依据；在免疫学方法难以判定时，可检查 HIV 核酸。②淋病：临床上诊断淋病的最常用方法是病原学方法。直接显微镜检查对于男性淋病的诊断价值较大，阳性率可达 95%，若发现中性粒细胞内的淋球菌，一般可临床诊断。对于女性淋病，由于阴道宫颈处杂菌较多，最好同时做细菌培养检查。淋球菌培养是淋病诊断的“金标准”。因此，女性患者及症状轻或无症状的男性患者，均以淋球菌培养为准。③梅毒：暗视野显微镜检查、免疫荧光染色和镀银染色等病原学方法是诊断早期梅毒快速、可靠的方法。临床上诊断梅毒的常用方法是免疫学方法，对潜伏期梅毒诊断尤为重要，包括类脂抗原试验和 TP 抗原试验，前者是梅毒感染的筛查试验，后者是 TP 抗体的确证试验，但不能作为现症感染的诊断依据。基因诊断技术的特异性、敏感性均优于免疫学方法，适用于梅毒孕妇羊水、新生儿血清及脑脊液标本。

2. 答：①常见病原体：几乎所有病原体都可以导致医院感染，其中最常见的病原体是大肠埃希菌、铜绿假单胞菌、肺炎克雷伯菌、鲍曼不动杆菌及金黄色葡萄球菌等。②病原体特点：条件致病和多重耐药。医院感染病原菌多为正常菌群的移位菌或对某些环境有特殊适应性的条件致病微生物。医院感染病原菌比社区感染病原菌的耐药性更强、耐药谱更广。

3. 答：临床常见耐药病原体包括肠杆菌科细菌、假单胞菌属、葡萄球菌属、链球菌属、结核分枝杆菌及耐药病毒株等。其中耐甲氧西林葡萄球菌（MRS）、耐青霉素的肺炎链球菌（PRSP）、耐万古霉素的肠球菌（VRE）和高耐氨基糖苷类抗生素的肠球菌、多重耐药的结核分枝杆菌（MDRTB）、产超广谱 β 内酰胺酶（ESBL）的大肠埃希菌尤为常见。

六、分析题

答：

（1）淋病。依据如下：①症状：尿道口红肿，伴脓性分泌物；②体征：腹股沟淋巴结肿大，触痛。③实验室检查：分泌物革兰染色可见多形核白细胞胞浆内革兰阴性双球菌，肾形，凹面相对。

（2）淋球菌培养。标本留取注意事项：取脓性分泌物，保温送检。

（3）淋病和非淋菌性尿道炎的鉴别诊断：①二者均为常见性传播疾病，临床表现类似。②淋病分泌物涂片可找到革兰阴性双球菌，细菌培养可见淋球菌生长。③非淋菌性尿道炎分泌物染色不见革兰阴性双球菌，淋球菌培养阴性，但分离培养可见沙眼衣原体、解脲支原体或人型支原体阳性。

第二十二章　心电图检查

习　题

一、选择题

（一）A 型题

1. 心肌细胞外的阳离子和阴离子主要是(　　)
   A. K^+、Na^+和 Cl^-
   B. K^+、Ca^{2+}和蛋白质阴离子
   C. Na^+、Ca^{2+}和 Cl^-
   D. Ca^{2+}和 Cl^-
   E. Na^+、Ca^{2+}和蛋白质阴离子
2. 静息状态下，心肌细胞对其通透性较高的离子是(　　)
   A. Na^+　B. K^+　C. Cl^-
   D. Ca^{2+}　E. Mg^{2+}
3. 下列各项，相当于心电图 2 期复极的是(　　)
   A. QRS 波　B. ST 段　C. T 波
   D. TP 段　E. PR 段
4. QRS 环初始向量指向的方向是(　　)
   A. 左后　B. 左前　C. 右前
   D. 右后　E. 左上
5. 电极置于左腋前线与 V_4水平线相交处的导联是(　　)
   A. V_2　B. V_3　C. V_4
   D. V_5　E. V_6
6. V_7、V_8、V_9导联主要反映的电位变化是(　　)
   A. 前间隔　B. 右室　C. 左室侧壁
   D. 左室后壁　E. 左室前壁
7. 下列各项可以通过观察 P 波的方向、形态、出现规律而确定的是(　　)
   A. 心电轴偏移　B. 基本心律　C. 钟向转位
   D. 心肌供血情况　E. 室内传导情况
8. 有关 U 波的叙述，错误的是(　　)

A. TU 段是等电位线
B. U 波方向与 T 波方向一致
C. U 波升高见于服用洋地黄之后
D. 病理情况下 U 波可与 T 波连接或融合
E. V_2 ~ V_5导联 U 波倒置属于正常

9. 属于 ST 段正常偏移范围的是(　　)
A. 肢导联压低 0. 1mV
B. 胸导联压低 0. 1mV
C. 肢导联压低 0. 05mV
D. 左胸导联抬高 0. 1mV
E. V_1导联上斜型抬高 0. 1mV

10. 下列关于 T 波的描述，正确的是(　　)
A. 反映心室早期复极过程
B. 在 R 波为主的导联中 T 波直立
C. 正常 T 波前支、后支对称
D. 正常 T 波电压不小于同导联 R 波电压的 1/4
E. 急性心内膜下心肌缺血时 T 波深倒

11. P 波形态正常，但 PR 间期<0. 12 秒，首先考虑的心电图诊断是(　　)
A. 一度房室传导阻滞　B. 预激综合征　C. 交界性早搏
D. 室性早搏　E. 房性早搏

12. Ⅰ导联主波向上，Ⅲ导联主波向下，目测其电轴是(　　)
A. 不偏　B. 左偏　C. 右偏
D. 重度右偏　E. 无人区电轴

13. 横位心脏可见的电轴变化是(　　)
A. 心电轴左偏　B. 心电轴右偏　C. 心电轴不偏
D. 正常心电轴　E. 心电轴左偏或右偏

14. 出现电轴右偏的是(　　)
A. 左室起源的室速　B. 左前分支阻滞　C. 高血压病
D. 大量腹水　E. 妊娠

15. 正常窦性 P 波倒置的导联是(　　)
A. Ⅰ　B. Ⅱ　C. aVF
D. aVR　E. V_5

16. 正常人 V_1导联 QRS 波群最常见的形态是(　　)
A. Qr 型　B. Rs 型　C. rS 型
D. RS 型　E. qR 型

17. 正常人 QRS 波群主波方向一定向下的导联是(　　)
A. V_5导联　B. V_3导联　C. aVR 导联

D. aVL 导联　　E. aVF 导联

18. 下列各项，可出现 QT 间期缩短的是(　　)

A. 心肌损害　　B. 心室肥大　　C. 胺碘酮作用

D. 低血钾　　E. 高血钙

19. 可见 ST 段下移的是(　　)

A. 心包炎　　B. 提早复极综合征　　C. 室壁瘤形成

D. 室内传导阻滞　　E. 变异型心绞痛

20. 可见 $S_{I}Q_{III}T_{III}$ 的疾病是(　　)

A. 急性心肌梗死　　B. 肺栓塞　　C. 心包炎

D. 低钾血症　　E. 洋地黄中毒

21. 右心房异常的心电图主要表现是(　　)

A. P 波时间延长

B. P 波电压增高

C. P 波时间缩短

D. 起始 P 波指数超过正常

E. P 波终末电势低于正常

22. 符合右心室肥大的心电图特点的是(　　)

A. $R_{I}+S_{III}>2.5mV$

B. $R_{aVL}>0.5mV$

C. $R_{aVR}>0.5mV$

D. $R_{I}>1.2mV$

E. $R_{V1}>0.5mV$

23. 不符合左心室肥大的心电图特点的是(　　)

A. 额面心电轴轻度左偏

B. $R_{V_5}>2.5mV$

C. $R_{V_5}+S_{V_1}>4.0mV$（男）

D. aVR 导联 R/S≥1

E. $R_{I}+S_{III}>2.5mV$

24. $V_1 \sim V_6$导联 ST 段弓背向上抬高，最可能阻塞的血管是(　　)

A. 左前降支　　B. 左对角支　　C. 左回旋支

D. 左主干　　E. 右冠状动脉

25. 标志急性心肌梗死进入愈合期的心电图特征是(　　)

A. R 峰降低，时间延长　　B. 出现坏死性 Q 波　　C. T 波对称倒置

D. ST 段恢复至基线　　E. 异常图形稳定不变

26. 陈旧性下壁心肌梗死在心电图上最重要的证据是(　　)

A. 下壁导联 ST 段压低　　B. 下壁导联 ST 段抬高　　C. 下壁导联 T 波高尖

D. 下壁导联冠状 T 波　E. 下壁导联 QRS 波群呈 Qr 型

27. 下列各项，提示激动在心室内传导正常的是(　　)

A. 窦性 P 波规则出现　B. PR 间期 0.12~0.20 秒　C. QRS 波群时间≤0.10 秒

D. 心室律规则　E. 心室率 60~100 次/分

28. 符合窦性静止心电图表现的是(　　)

A. PP 间期逐渐缩短，最后突然延长

B. 长 PP 间歇与基本的窦性 PP 间距无整倍数关系

C. P 波后有 QRS 波脱落

D. 屏气时心律不齐消失

E. 窦性停搏后一定出现逸搏

29. 诊断房性早搏的必备条件是(　　)

A. P′波提前出现　B. QRS 波群提前出现　C. QRS 波群形态正常

D. 代偿间歇不完全　E. T 波倒置

30. 不符合交界性早搏心电图特点的是(　　)

A. 提早出现室上性 QRS 波

B. PR 间期>0.12 秒或 PR 间期>0.20 秒

C. T 波与 QRS 主波方向相同

D. 代偿间歇完全

E. 逆行 P 波有时不可见

31. 不符合室性早搏心电图特点的是(　　)

A. P′R 间期>0.12 秒　B. QRS 波提早出现　C. QRS 波宽大畸形

D. 代偿间歇完全　E. T 波与 QRS 波主波方向相反

32. 系列室性异位搏动的配对间距不等，异位 QRS 波群之间的间距有一个公约数，其心电图诊断是(　　)

A. 室早连搏　B. 室早三联律　C. 并行收缩型室早

D. 多源性早搏　E. 多形性早搏

33. 不符合室性心动过速心电图特点的是 (　　)

A. 心室律绝对规则　B. QRS 波群增宽、畸形　C. 心室夺获

D. 心室率≥100 次/分　E. 房室分离

34. 房室传导因文氏现象而出现部分阻滞的是(　　)

A. 一度房室传导阻滞

B. 二度Ⅰ型房室传导阻滞

C. 二度Ⅱ型房室传导阻滞

D. 三度房室传导阻滞

E. 间歇性束支传导阻滞

35. 不符合二度Ⅰ型房室传导阻滞心电图特点的是(　　)

A. P 波规律的出现

B. 部分 P 波后有 QRS 波群脱落

C. PR 间期延长的增量逐渐增加

D. RR 间期逐渐缩短突然长间歇

E. 最长 RR 间距短于任何两个短 RR 间距之和

36. 不符合三度房室传导阻滞心电图特点的是(　　)

A. PP 匀齐

B. RR 匀齐

C. PR 间期不固定

D. P 波频率<QRS 波频率

E. QRS 波可呈室上性

37. 三度房室传导阻滞时，QRS 波群增宽、畸形，频率 38 次/分，异位起搏点位置是(　　)

A. 心房　　B. 交界区　　C. 希氏束

D. 希氏束分叉以下　　E. 心尖部

38. 完全性右束支传导阻滞最有特征性的心电图改变是(　　)

A. 心电轴左偏

B. PR 间期延长

C. QRS 波群时间≥0. 12 秒

D. V_1导联 QRS 波群呈 rsR′型

E. 继发性 ST-T 改变

39. 符合左束支传导阻滞心电图表现的是(　　)

A. V_1导联 VAT≥0. 06 秒

B. V_5导联 R 波宽大而有切迹或粗钝

C. V_5、V_6导联出现 q 波

D. V_1、V_2导联呈 qR 型

E. V_1、V_2导联 ST 段下移

40. 不符合左前分支传导阻滞的心电图表现的是(　　)

A. 心电轴右偏

B. Ⅰ、aVL 导联呈 qR 型

C. Ⅱ、Ⅲ、aVF 导联呈 rS 型

D. $R_{aVL} > R_{I}$

E. $S_{III} > S_{II}$

41. 长间歇后出现室上性 QRS 波群，其前无 P 波，诊断是(　　)

A. 交界性早搏　　B. 交界性逸搏　　C. 室性早搏

D. 室性逸搏　　E. 房性逸搏

42. 由 James 束传导的预激表现是(　　)

A. PR 间期正常，QRS 增宽，有 δ 波

B. PR 间期正常，QRS 增宽，无 δ 波
C. PR 间期缩短，QRS 正常，无 δ 波
D. PR 间期缩短，QRS 增宽，有 δ 波
E. PR 间期缩短，QRS 增宽，无 δ 波

43. 下列各项，最容易造成血流动力学异常的是(　　)
A. 心房颤动伴右束支传导阻滞
B. 心房颤动伴室内差异性传导
C. 心房颤动伴预激
D. 心房颤动伴频发室性早搏
E. 心房扑动伴 4：1 房室传导

44. 低血钾时的 U 波表现是(　　)
A. 正常　B. 增高　C. 低平
D. 倒置　E. 双向

45. 轻度高血钾的心电图表现是(　　)
A. 帐篷状 T 波　B. QRS 波振幅降低　C. 窦室传导
D. QT 间期缩短　E. ST 段抬高

46. 符合高血钙的心电图表现是(　　)
A. ST 段缩短　B. PR 间期<0.12 秒　C. QRS 波群时限缩短
D. 帐篷样 T 波　E. QT 间期延长

47. 下列各项，可出现 ST 段延长，T 波低平的是(　　)
A. 洋地黄作用　B. 低血钾　C. 高血钙
D. 低血钙　E. 高血钾

48. 考虑奎尼丁中毒时，QRS 波群增宽超过用药前的比例是(　　)
A. 10%　B. 25%　C. 30%
D. 45%　E. 50%

49. 下列各项，心电图检查最具诊断价值的是(　　)
A. 风湿性心瓣膜病　B. 心肌病　C. 急性心肌梗死
D. 高血压病　E. 肺心病

50. 不能通过心电图检查获得诊断信息的是(　　)
A. 鉴别心律失常　B. 心功能分级　C. 了解心房、心室肥大
D. 电解质紊乱　E. 观察药物对心肌的影响

51. 患者，女，24 岁。发热，胸痛，吸气时加重。心电图示广泛导联出现 ST 段弓背向下的抬高。首先考虑的诊断是(　　)
A. 室壁膨胀瘤　B. 急性心肌梗死　C. 变异型心绞痛
D. 急性心包炎　E. 肺栓塞

52. 患者，女，32 岁。活动中咯血 1 次。心电图示 P 波增宽，时限≥0.12 秒，呈前低后高双峰型，峰间距≥0.04 秒。最可能合并的体征是(　　)

A. 心脏叩诊呈靴形
B. 第一心音减弱
C. 心尖区舒张期隆隆样杂音
D. 心尖搏动抬举感
E. 桶状胸

53. 患者，男，65 岁。劳力性呼吸困难 2 年。心电图示 P 波高尖，QRS 波群低电压，心电轴显著右偏。首先考虑的诊断是(　　)
A. 房内传导阻滞　B. 下壁心肌梗死　C. 二尖瓣狭窄
D. 高血压心脏病　E. 慢性肺源性心脏病

54. 患者，男，70 岁。凌晨静息卧位时出现胸痛，持续 3 小时。心电图检查示Ⅰ、aVL、$V_1 \sim V_6$导联 ST 段压低，伴有 TnI 阳性。首先考虑的诊断是(　　)
A. 变异型心绞痛　B. 卧位心绞痛　C. 不稳定型心绞痛
D. 恶化型劳力性心绞痛　E. 非 ST 段抬高型心肌梗死

55. 患者，男，40 岁。突发心悸。心电图示 QRS 波群形态正常，节律规则，频率 180 次/分，PR 间期 0.14 秒。首先考虑的诊断是(　　)
A. 窦性心动过速　B. 室性心动过速　C. 交界性心动过速
D. 房性心动过速　E. 心房扑动

56. 患者，女，20 岁。突发心悸 10 分钟。心电图示 P 波不可见，但等电位线存在，RR 间隔绝对规则，频率 220 次/分，QRS 波群形态正常。首先考虑的诊断是(　　)
A. 窦性心动过速
B. 阵发性室上性心动过速
C. 阵发性室性心动过速
D. 心房颤动
E. 心房扑动

57. 患者，男，48 岁。突发晕厥。心电图示 QRS 波群形态多变，其主波方向围绕等电位线上下改变。首先考虑的诊断是(　　)
A. 室上性心动过速伴室内差异性传导
B. 室上性心动过速伴束支传导阻滞
C. 快速房颤伴室内差异性传导
D. 预激伴房颤
E. 尖端扭转型室性心动过速

58. 患者，男，72 岁。胸闷、心悸发作 2 小时。查体：心律完全不规则，第一心音强弱不等，脉搏短绌。其最可能的心电图表现是(　　)
A. P 波消失，代之以大小不等的 f 波
B. P 波消失，代之以锯齿状的 F 波
C. P 波和 QRS 波群无固定关系，以各自节律出现

D. PR 进行性延长，直至发生 QRS 脱落，周而复始

E. 频发提早出现的宽大畸形的 QRS 波，后伴随完全代偿间歇

59. 患者，男，70 岁。尿毒症病史。心电图示 QRS 波群增宽，R 波降低，S 波加深，ST 段压低，S 波与 T 波相连，几乎呈直线状，心室率缓慢，P 波消失。首先考虑的诊断是(　　)

A. 室性早搏　　B. 室性逸搏　　C. 左束支传导阻滞

D. 窦性早搏　　E. 高血钾

60. 患者，男，80 岁。急性心肌梗死入院。心电监护中突然发现 QRS-T 完全消失，代之以形态不一、大小不等、节律极不规则的心室波，频率 250～500 次/分。最可能出现的临床表现是(　　)

A. 阿-斯综合征　　B. 胸痛　　C. 血压升高

D. 端坐呼吸　　E. 心悸

（二） B 型题

A. 30°　　B. 60°　　C. 90°

D. 120°　　E. 150°

1. Ⅰ导联轴与Ⅲ导联轴的夹角是(　　)

2. V_1导联轴与 V_5导联轴的夹角是(　　)

A. 红色　　B. 黄色　　C. 绿色

D. 黑色　　E. 白色

3. 描记心电图时，右上肢导联线的颜色是(　　)

4. 描记心电图时，V_1导联线的颜色是(　　)

A. Ⅰ导联　　B. Ⅱ导联　　C. Ⅲ导联

D. aVR 导联　　E. aVL 导联

5. 心电图机正极接左下肢，负极接左上肢的导联是(　　)

6. 心电图机正极接左上肢，负极接无关电极的导联是(　　)

A. 胸骨右缘第 4 肋间

B. 左锁骨中线与第 5 肋间相交处

C. 左腋中线与 V_4水平相交处

D. 左腋前线与 V_4水平相交处

E. 左腋后线与 V_4水平相交处

7. V_5导联的探查电极的放置位置是(　　)

8. V_7导联的探查电极的放置位置是(　　)

A. U 波　　B. TP 段　　C. T 波

D. ST 段　　E. QT 间期

9. 反映心室早期复极化过程电位和时间变化的是(　　)

10. 反映心室晚期快速复极化过程电位和时间变化的是(　　)

A. PR 间期　　B. QRS 时间　　C. R 峰时间
D. ST 段　　E. QT 间期

11. 代表心室除极和复极总时间的是(　　)
12. 代表房室传导时间的是(　　)

A. 异常 Q 波　　B. 冠状 T 波　　C. 高耸 T 波
D. ST 段弓背抬高　　E. ST 段下斜型压低

13. 心内膜下心肌缺血超急性期，在面对缺血区的导联上记录到的心电图改变是(　　)
14. 心外膜下心肌损伤急性期，在面对损伤区的导联上记录到的心电图改变是(　　)

A. V_1、V_2、V_3
B. V_3、V_4、V_5
C. V_1 ~ V_6
D. Ⅱ、Ⅲ、aVF
E. Ⅰ、aVL、V_5、V_6

15. 前间隔心肌梗死出现特征性改变的导联是(　　)
16. 下壁心肌梗死出现特征性改变的导联是(　　)

A. 一度房室传导阻滞
B. 二度房室传导阻滞
C. 三度房室传导阻滞
D. 窦性心动过缓
E. 窦性停搏

17. 窦性 P 波规则出现，后均随 QRS 波群，PR 间期 0.16 秒，RR 间期 1.2 秒，其心电图诊断是(　　)
18. 窦性 P 波规则出现，后均随 QRS 波群，PR 间期 0.24 秒，RR 间期 0.8 秒，其心电图诊断是(　　)

A. 单源性室性早搏　　B. 多源性室性早搏　　C. 多形性室性早搏
D. 并行收缩型室性早搏　　E. 间位性室性早搏

19. 同一导联中，室性早搏形态不同，且联律间期不等的是(　　)
20. 同一导联中，室性早搏形态虽异，但联律间期相等的是(　　)

A. 一度房室传导阻滞
B. 二度Ⅰ型房室传导阻滞
C. 二度Ⅱ型房室传导阻滞
D. 高度房室传导阻滞
E. 三度房室传导阻滞

21. PR 间期固定，有 QRS 波群脱落的是(　　)
22. PR 间期延长，无 QRS 波群脱落(　　)

A. qR 型　　B. rS 型　　C. QS 型
D. QR 型　　E. rsR′型

23. 左前分支传导阻滞时，Ⅰ、aVL 导联的 QRS 波群形态是(　　)
24. 左后分支传导阻滞时，Ⅰ、aVL 导联的 QRS 波群形态是(　　)

(三) 多项选择题

1. 复极的平台期离子流动的情况是(　　)
A. Na^+内流　　B. Ca^+内流　　C. K^+外流
D. Cl^-外流　　E. Mg^+外流
2. 下列关于心电图测量的描述，正确的是(　　)
A. 测量 ST 段抬高的程度，应自等电位线上缘垂直量至 ST 段上缘
B. 测量 ST 段压低的程度，应自等电位线上缘垂直量至 ST 段下缘
C. 斜行向上的 ST 段，以 J 点作为判断 ST 移位的依据
D. 斜行向下的 ST 段，以 J 点后 0.06~0.08 秒处作为判断 ST 移位的依据
E. 一般选择 PR 段作为等电位线判断 ST 段的偏移
3. 正极接左下肢的导联有(　　)
A. Ⅱ导联　　B. Ⅲ导联　　C. aVF 导联
D. Ⅰ导联　　E. aVR 导联
4. 与体表所记录到的电位强度有关的因素有(　　)
A. 心肌细胞数量
B. 电极位置与心肌细胞的距离
C. 传导系统长短
D. 电极方位与去极方向构成的角度
E. 心脏大小
5. 出现电轴左偏的有(　　)
A. 垂位心　　B. 左前分支传导阻滞　　C. 肺气肿
D. 左心室肥大　　E. 正常婴幼儿
6. P 波时间>0.11 秒，且切迹双峰间距≥0.04 秒，临床常见于(　　)
A. 左心房肥大　　B. 心房内传导阻滞　　C. 左心室内传导阻滞
D. 左心室肥大　　E. 右心房肥大
7. 导致低电压的常见临床情况有(　　)
A. 肺气肿　　B. 心包积液　　C. 心室肥厚
D. 心肌炎　　E. 心肌梗死
8. 可出现继发性 ST-T 改变的有(　　)
A. 心室肥大　　B. 束支传导阻滞　　C. 心肌缺血
D. 心室预激　　E. 心肌炎
9. 下列各项，QRS 波群>0.12 秒的有(　　)

A. 交界性逸搏　B. 心室预激　C. 右束支传导阻滞
D. 左前分支传导阻滞　E. 室性早搏

10. 左心房肥大的心电图表现有(　　)
A. P 波双峰切迹
B. P 波≥0.25mV
C. Ptf_{V_1}≤-0.04mm · s
D. 起始 P 波指数>0.03mm · s
E. P 波>0.11 秒

11. 符合右心室肥大心电图特点的是(　　)
A. 右胸导联电压增高　B. V_1导联 R/S>1　C. 电轴右偏
D. P 波高尖　E. QRS 波群>0.12 秒

12. 左冠状动脉前降支发生阻塞常引起的梗死部位有(　　)
A. 左室前壁　B. 左室侧壁　C. 左室后下壁
D. 室间隔前部　E. 室间隔后部

13. 正常心律心电图的特点有(　　)
A. P 波在 aVR 导联倒置
B. 频率 60~100 次/分
C. QRS 波群时间≤0.10 秒
D. PR 间期 0.12~0.20 秒
E. 节律基本规则

14. 符合心房颤动心电图特点的有(　　)
A. 心房率 100~180 次/分
B. 房室传导比例不规则
C. 锯齿状的 F 波
D. 颤动波形态不一致
E. 无等电位线

15. 符合心房扑动心电图表现的有(　　)
A. RR 间距绝对不规则
B. QRS-T 无法辨认
C. P 波被 F 波取代
D. 心房率 250~350 次/分
E. QRS 波群形态大小不同

16. 符合逆行 P 波（P′）特点的有(　　)
A. P′波时限>0.11 秒
B. P′波双峰，间距≥0.04 秒
C. P′波可出现在 QRS 波群之前或之后
D. P′波电压≥0.25mV

E. P′在Ⅱ、aVF 导联倒置

17. 典型预激综合征和束支传导阻滞的鉴别要点有（　　）

A. P 波形态　　B. P 波时限　　C. PR 间期

D. 预激波　　E. QRS 波时限

18. 属于动态心电图检查适应证的有（　　）

A. 探求患者心悸、气促、头昏、晕厥、胸痛等症状的病因

B. 对心律失常进行定性和定量分析

C. 心肌缺血及心律失常药物疗效的评价

D. 心脏病患者预后的评价

E. 检测与起搏器有关的心律失常

19. 不适合进行运动平板试验的临床情况有（　　）

A. 不典型胸痛　　B. 不稳定型心绞痛　　C. 急性心包炎

D. 严重主动脉瓣狭窄　　E. 急性肺栓塞

20. 下列各项，属于心电图运动试验阳性判断标准的是（　　）

A. 典型心绞痛　　B. 血压升高　　C. U 波倒置

D. 室性早搏　　E. 缺血型 ST 段压低

二、填空题

1. 正常的心电活动始于______，传导至______延搁 0.05~0.07 秒，然后沿希氏束、______、浦肯野纤维顺序传导至心室肌。

2. 连接循序出现的各个瞬间综合向量的顶端所构成的环形轨迹，称为______；其在三个互相垂直的平面（额面、横面和右侧面）上的投影形成______；在额面上再次向______投影，形成各肢体导联的心电图；在横面上再次向______投影，即为各胸导联的心电图。

3. 某一导联正、负电极之间假想的连线，称为该导联的______。导联轴的方向是从该导联的______极指向______极的方向。六个肢体导联的导联轴构成______，反映心脏上下、左右的电位变化。各胸导联构成______，反映心脏左右、前后的电位变化。

4. 就电生理意义而言，______波反映左右心房除极过程中的电位和时间变化；______波反映左右心室除极过程中的电位和时间变化；______波反映心室晚期快速复极的电位和时间变化

5. 心电图记录纸上的每一小格横向距离代表______，纵向距离代表______。当心电图机走纸速度为 25mm/s，定准电压 1mV 使曲线移位 10mm 时，心电记录纸每小格代表的时间是______ 秒，电压是______ mV。

6. 正常 P 波时间≤______秒，振幅<______ mV；正常 QRS 波群时间______秒；正常成人心率在正常范围时，PR 间期正常值是______秒。

7. QRS 波群的统一命名方法是：首先出现的位于参考水平线以上的正向波称为______波，该波之前的负向波称为 ______ 波；如果 QRS 波只有负向波，则称为

______波。

8. 正常成人胸导联的 QRS 波群，自 V_1 至 V_5，R 波逐渐______，S 波逐渐______。V_3、V_4 导联 R/S 接近于 1，称为______。如果右心室波形出现在过渡区，提示心脏沿长轴发生______转位，常见于______等病理情况。

9. V_1 导联上，P 波前一部分的正向波的高度与宽度的乘积，称为______，反映______去极化的电位变化；P 波终末负向波的振幅与时间的乘积，称为______，反映______去极化的电位变化。

10. 左室肥大时，R_{V_5} 或 R_{V_6} >____ mV，$R_{V_5}+S_{V_1}$ >____ mV（男性）或>________ mV（女性）。

11. 如果冠状动脉发生闭塞，随着时间的推移会在心电图上先后出现______、______、______ 3 种类型的基本图形。

12. 按心律失常的发生原理，可分为 ______ 和 ______ 两大类。过早搏动属于______。

13. 成人窦性心律的频率>100 次/分时，称为______。窦性心律的起源未变，但节律显著不匀齐，称为______。

14. 异位性心动过速主要由______或______引起，也有小部分和触发活动有关。

15. 心房颤动时 f 波频率为______次/分，心房扑动时 F 波频率为______次/分，心室扑动的正弦波频率为______次/分。

16. 室速持续时间<30 秒且自发终止者，称为______。室速时 QRS 波群呈多种形态者，称为______。QRS 波群围绕基线上下扭转，伴有 QT 间期延长者，称为______。

17. 心脏任何部位的心肌不应期延长所引起的激动传导延缓或阻断，统称为______；根据其发生部位的不同，分为______、______、______和______。

18. 经组织学证实的常见预激的附加传导路径有______、______、______。其中 WPW 综合征常由______引起，为临床最为常见的预激类型。

19. 心电图运动试验的预期心率：极量运动时为______次/分，次极量运动时则为__________次/分。

20. 平板运动试验中，心电图出现 ST 段下斜型或水平型下移大于或等于______ mV，持续时间大于______分钟可判断为运动试验阳性。

三、名词解释

1. 心电向量
2. 导联轴
3. R 峰时间
4. 心电轴
5. J 点
6. 冠状 T 波
7. 病理性 Q 波

8. 二联律
9. 代偿间歇
10. 间位性（或插入性）室性过早搏动
11. “R′onT”型室性过早搏动
12. 室性融合波
13. 心室预激
14. 窦室传导

四、是非判断分析题

1. 患者有高血压病史 10 余年，心电图检查未见异常，说明该患者并不存在左心室肥大的靶器官损害。

2. ST 段呈下斜型或水平型下降，提示心内膜下心肌缺血损伤，可据此诊断为冠状动脉粥样硬化性心脏病。

3. 老年患者出现显著的窦性心动过缓，心率<50 次/分，考虑窦房结退行性变，可诊断为病态窦房结综合征。

4. 房性早搏和室性早搏可以根据 QRS 波的形态来鉴别。房性早搏的 QRS 波形态正常，而室性早搏的 QRS 宽大畸形。

5. 患者口服地高辛 1 个月，随访心电图见 ST 段呈“鱼钩状”改变，考虑洋地黄中毒，当立即停用洋地黄。

五、问答题

1. 如何目测心电轴？简述心电轴偏移的临床意义。
2. 简述 ST 段抬高型心肌梗死急性期的心电图特点。
3. 简述变异型心绞痛与典型心绞痛心电图表现的不同点。
4. 简述心房颤动和心房扑动的鉴别要点。
5. 简述逸搏与早搏的不同点。
6. 简述窦性停搏的心电图表现及临床意义。
7. 简述折返产生的基本电生理条件。
8. 简述交界性逸搏心律与室性逸搏心律的区别。

六、分析题

1. ST 段移位的类型有哪些？并述其临床意义。

2. 如何通过心电图诊断心肌梗死？

3. 患者，女，45 岁。活动后心慌、胸闷 5 年，双下肢浮肿 2 个月，加重伴憋喘半个月。既往有反复发热、关节痛史。查体：二尖瓣面容，双下肢轻度浮肿，心尖搏动向左移，心尖部可触及舒张期震颤，心浊音界呈梨形增大，P_2亢进伴分裂，心尖部S_1亢进，可闻及舒张期隆隆样杂音及二尖瓣开瓣音。心电图检查：窦性心律，心电轴右偏，P 波时限

0.16秒，呈前低后高双峰型，以Ⅱ、V_5导联明显，R_{V1} 1.5mV，R_{aVR} 1mV，$R_{V1}+S_{V5}$ > 1.17mV，R/S>1，继发性ST-T改变，V_1导联的R峰时间为0.06秒。

该病例最可能的诊断是什么？诊断依据是什么？

4. 患者，男，68岁。有冠心病心绞痛病史2年。3小时前活动中再发胸痛，疼痛较既往严重，自服硝酸甘油疗效不明显。疼痛持续40分钟后逐渐缓解，伴有汗出、气短，来医院就诊。刻下已无明显胸痛，心电图检查示V_1~V_6导联T波倒置，无明显ST段抬高或压低。急查TnI 0.93μg/L↑。

首先考虑的诊断是什么？为什么？

5. 患者，女，58岁。心悸阵作伴黑矇2次。发作时心电图示室上性心动过速。平时心电图可见PR间期<0.12秒，QRS增宽，起始部粗钝。

首先考虑的诊断是什么？为什么？

参考答案

一、选择题

（一）A型题

1. C 2. D 3. B 4. C 5. D 6. D 7. B 8. E 9. E 10. B 11. B 12. B 13. A 14. A 15. D 16. C 17. C 18. E 19. D 20. B 21. B 22. C 23. D 24. A 25. D 26. E 27. C 28. B 29. A 30. B 31. A 32. C 33. A 34. B 35. C 36. D 37. D 38. D 39. B 40. A 41. C 42. C 43. C 44. C 45. A 46. A 47. D 48. B 49. C 50. B 51. D 52. C 53. E 54. E 55. D 56. B 57. E 58. A 59. E 60. A

（二）B型题

1. D 2. C 3. A 4. E 5. C 6. E 7. D 8. E 9. D 10. C 11. E 12. A 13. B 14. D 15. A 16. D 17. D 18. A 19. B 20. C 21. C 22. A 23. A 24. B

（三）多项选择题

1. BC 2. ACD 3. ABC 4. ABDE 5. BD 6. AB 7. ABDE 8. ABD 9. BCE 10. ACE 11. ABC 12. AD 13. ABCDE 14. BDE 15. CD 16. CE 17. CD 18. ABCDE 19. BCDE 20. AE

二、填空题

1. 窦房结；房室结；左右束支
2. 心电向量环；心电向量图；各肢体导联轴；各胸导联轴
3. 导联轴；负；正；额面六轴系统；横面六轴系统。
4. P；QRS；T。

5. 时间；电压；0.04；0.1。

6. 0.11；0.25；0.06~0.10；0.12~0.20。

7. R；Q；QS。

8. 增大；变小；过渡区波形；顺钟向；右心室肥大。

9. 起始P波指数；右心房；P波终末电势；左心房。

10. 2.5；4.0；3.5。

11. 缺血；损伤；坏死。

12. 激动起源异常；激动传导异常；激动起源异常。

13. 窦性心动过速；窦性心律不齐。

14. 异位节律兴奋点兴奋性增高；折返激动。

15. 350~600；250~350；150~250。

16. 非持续性室速；多型性室速；尖端扭转型室速。

17. 传导阻滞；窦房阻滞；房内阻滞；房室阻滞；室内阻滞。

18. 房室旁道（Kent束）；房结旁道（James束）；结室旁道；束室旁道（Mahaim纤维）；房室旁道（Kent束）。

19. 220-年龄；195-年龄。

20. 0.1；1。

三、名词解释

1. 心电向量——由于心肌激动的过程中参与的心肌细胞不断变化，电偶产生的电量强度和方向也在不断变化，这种既有大小又有方向的心电物理量称为心电向量。

2. 导联轴——某一导联正、负电极之间假想的连线，称为该导联的导联轴。

3. R峰时间——R峰时间旧称类本位曲折时间或室壁激动时间，指QRS波群起点至R波顶端垂直线的间距。代表心室肌除极时，激动自电极下局部心内膜面到达心外膜面所需的时间。

4. 心电轴——心室除极过程中全部瞬间综合向量进一步综合而成的总向量（平均心电向量），称为平均QRS心电轴，简称心电轴。

5. J点——QRS波群终末部与ST段起始部的交接点，称J点，反映心室肌早期快速复极化（1期）的电位变化。J点大多在等电位线上，但常随ST段偏移而发生移位。

6. 冠状T波——心外膜下（或透壁性）心肌缺血，心外膜下心肌整个除复极时间明显延迟，复极顺序发生异常。心电图表现为面对缺血区的导联出现T波倒置，倒置T波尖深，双支对称，称“冠状T波”

7. 病理性Q波——心肌缺血坏死时，面向坏死区的心电图导联出现Q波时间≥0.03秒，振幅≥1/4R，称为病理性Q波。出现Q波的导联反映了心肌梗死的部位，其宽度和深度代表了心肌坏死的范围和深度。

8. 二联律——某些频发的期前收缩可见一定的配对规律，每个窦性心搏后均跟着1个过早搏动，连续发生3次或3次以上，称为二联律。

9. 代偿间歇——提前出现的异位搏动代替了一个正常窦性搏动，其后出现一个较正常心动周期为长的间歇，称代偿间歇。

10. 间位性（或插入性）室性过早搏动——有时在心率较慢的情况下，在相邻的两个窦性激动之间插入一个室性过早搏动，称为间位性（或插入性）室性过早搏动，其后无代偿间歇。

11. “R′onT”型室性过早搏动——如果室性过早搏动恰好落在前一窦性心搏的易损期（T波顶点及其附近），称为“R′onT”型室性过早搏动，易引发阵发性室性心动过速或心室颤动。

12. 室性融合波——指由异位激动和窦性激动各自兴奋心室的一部分，重合而成的形态介于异位激动和窦性激动之间的P波或QRS波群称室性融合波。

13. 心室预激——指冲动经正常房室传导系统以外的先天性房室附加通道下传心室，属于捷径传导。由于旁路的传导速度快，因此经旁道下传的部分冲动提早兴奋心室的一部分，引起部分心室肌提前激动，其余心室肌由经正常房室传导途径下传的激动兴奋。

14. 窦室传导——当血钾>8.5mmol/L时，心房肌纤维受抑制不能接受窦房结发出的激动，但激动可直接经三个结间束通过房室结区传入心室，心电图上P波消失，称为“窦室传导”。

四、是非判断分析题

1. 答：错误。心电图上的QRS波群是左、右心室电激动的综合表现。如果左、右心室相反方向的心电向量相互抵消，则心电图可在正常范围内；并且心脏去极化、复极化向量的方向与大小还会受到不同心外因素的影响。因此，心电图诊断心室肥大存在局限性，需结合其他临床资料综合分析判断。

2. 答：错误。ST-T改变只是非特异性心肌复极异常的共同表现。除冠心病外，其他心血管疾病（如心肌病、心肌炎、瓣膜病、心包炎等）及许多心电异常（如显性预激综合征、束支传导阻滞、室性心律失常等）也可出现ST-T改变。低钾、高钾等电解质紊乱、药物（洋地黄、奎尼丁等）以及自主神经调节障碍也可影响ST-T。因此，在根据ST-T改变做出“心肌缺血”或“冠状动脉供血不足”的心电图诊断前，必须结合临床资料进行鉴别诊断。

3. 答：错误。凡能引起窦房结缺血、纤维化、炎症、退行性变者均可能是病态窦房结综合征的病因，除了窦房结退行性变外，冠心病、心肌炎、心肌淀粉样变性等都是常见病因。并且，病态窦房结综合征的心电图表现除了持续而显著的窦性心动过缓，不易用阿托品等药物纠正外，常伴有窦性停搏或窦房阻滞，且在显著窦性心动过缓的基础上，常出现室上性快速心律失常（房速、房扑、房颤等）。

4. 答：错误。QRS波的形态确实是两者鉴别诊断的依据之一，但是并不绝对。当房性早搏伴心室内差异性传导时，提早的房性冲动传到房室传导系统时，由于束支的反应性存在不一致，一侧束支已脱离不应期，而另一侧束支仍处于不应期，冲动只能沿一侧束支下传，则引起异位房性激动后随的 QRS 形态异常增宽而呈现束支阻滞图形，而起源于室间隔上部的室早形态可延正常传导组织下传，QRS 形态接近正常。

5. 答：错误。使用一定剂量的洋地黄制剂即可出现上述心电图改变，其发生与个体差异、原有的基础心电图等因素有关，称为洋地黄化。洋地黄化不能视为洋地黄的毒性反应。洋地黄中毒主要表现为各种心律失常，如频发性（二、三联律）及多源性室性期前收缩，严重者可发生室性心动过速甚至室颤、阵发性房速伴不同比例的房室传导阻滞、阵发性交界性心动过速伴房室脱节、窦性心动过缓、窦性停搏及窦房阻滞、心房扑动、心房颤动及各种程度的房室阻滞。

五、问答题

1. 答：根据Ⅰ与Ⅲ导联 QRS 波群的主波方向，可估测心电轴的大致方位：若Ⅰ、Ⅲ导联 QRS 主波均向上，为心电轴不偏；若Ⅰ导联的主波向上，Ⅲ导联的主波向下，为电轴左偏；若Ⅰ导联的主波向下，Ⅲ导联的主波向上，则为电轴右偏；若Ⅰ、Ⅲ导联 QRS 主波均向下，则为不确定电轴。

心电轴轻度右偏，不一定是病态，可见于正常婴幼儿、垂位心脏、肺气肿和轻度右心室肥大。心电轴显著右偏，多为病态，可见于左后分支传导阻滞、右心室肥大，也可见于左心室起源的室速、广泛心肌梗死等。

心电轴轻度或中度左偏，不一定是病态，可见于妊娠、肥胖、腹水、横位心脏和轻度左心室肥大。心电轴显著左偏，多为病态，见于左前分支传导阻滞、左心室肥大，也可见于右心室起源的室速等。

2. 答：急性期开始于梗死后数小时或数日，可持续 6 小时～7 天。此期坏死型 Q 波、损伤型 ST 段抬高和缺血型 T 波倒置可同时并存及演变，而以病理性 Q 波或 QS 波出现为进入急性期的特征。心电图可见：①病理性 Q 波或 QS 波。②ST 段逐渐升高呈弓背型，并可与 T 波融合成单向曲线，继而 ST 段向等电位线逐渐下降。③T 波由直立逐渐演变为对称性倒置。

3. 答：典型心绞痛发作时心电图特点为：面对缺血区的导联上出现 ST 段水平型或下垂型压低≥0.1mV，T 波倒置、低平或双向。变异型心绞痛发作时心电图特点为：ST 段抬高，常伴 T 波高耸，对应导联则表现为 ST 段压低。

4. 答：心房颤动与心房扑动的主要鉴别点在于：①房颤波（f 波）大小不等、间距不均、形态各异，而房扑波（F）间距匀齐、波形一致、连续呈锯齿状；②房颤时心室率完全不规则，而房扑时的心室率随不同的房室传导比例（多为 2∶1 或 4∶1）而定，心室律可规则，也可因传导比例变化而不规则。

5. 答：逸搏是基本心搏延迟或阻滞，下级潜在起搏点被动地发出激动而产生的心脏搏动，具有保护作用。按逸搏发生的部位分为房性、房室交界性和室性。逸搏的 QRS 波群的特点分别与相应的早搏相似，其差别是：①早搏提前发生，而逸搏则在长间歇后发生，属延迟出现。②早搏系主动性异位节律，而逸搏则属被动性异位节律。

6. 答：窦房结在一段时间内暂时停止发放冲动，导致心房和心室活动相应停止。

在心电图上表现为：在规则的PP间距规则的心电图记录中，突然出现一个或多个显著延长的PP间距。长PP间距与基本的窦性PP间距之间无整倍数关系。较长时间的窦性停搏后可出现窦性心律，也可出现房室交界性逸搏或室性逸搏。

7. 答：折返是指心脏激动进入环形传导途径，并又回到或指向激动的起始部位的现象。折返激动的形成与持续，一般需要以下基本条件：①心脏至少两个部位的传导性与不应期各不相同，相互连接形成一个闭合的折返环。②折返环的一条通道在一定条件（如适时的过早搏动）下发生单向阻滞。③另一通道传导减慢，使原先发生阻滞的通道有足够的时间恢复兴奋性。④原先阻滞的通道再次激动从而完成一次折返。

8. 答：交界性逸搏心律是最常见的逸搏心律，见于病态窦房结综合征以及三度房室传导阻滞等情况，其QRS波群呈交界性搏动特征，频率一般为40~60次/分，慢而规则。室性逸搏心律多见于双结（窦房结及房室结）病变或发生于束支水平的三度房室传导阻滞，其QRS波群宽大畸形，频率一般为20~40次/分，慢而规则，亦可以不十分规则。

六、分析题

1. 答：压低的ST段与R波顶点的垂线形成的夹角等于90°者，称为水平型ST段压低；夹角大于90°者，称为下斜型ST段压低。ST段抬高常发生在V_2、V_3导联，V_2导联更常见，但男性应<0.2mV，女性应<0.15mV，其他导联均不应超过0.1mV。某些正常年轻人，部分导联J点上移，ST段呈凹面向上抬高，其后有直立的T波，通常称为早期复极，属正常变异。

ST水平型压低及下斜型压低对诊断心肌缺血有较大的临床意义。ST段压低也可见于低血钾、洋地黄作用、预激综合征、心室肥大及室内传导阻滞等。相邻导联ST段上抬超过正常范围且弓背向上，常见于急性心肌梗死、变异型心绞痛、室壁瘤；若为弓背向下抬高，则见于急性心包炎。

2. 答：①如果在一份心电图上看到具有缺血、损伤、坏死特征的综合图形，则心肌梗死诊断基本成立。②典型的S-T段抬高型心肌梗死有其特有的演变规律。随访观察心电图的演变过程，对心肌梗死的诊断及其病情的估计也具有重要意义。

3. 答：最可能的诊断是风湿性二尖瓣狭窄，心功能不全。诊断依据：①女，45岁，既往有反复发热、关节痛史，提示有风湿性二尖瓣狭窄的好发性别与年龄，可能有风湿热病史，故可与老年性二尖瓣环或环下钙化、先天性狭窄及结缔组织病等相鉴别。②具有风湿性二尖瓣狭窄，心功能不全的临床表现：活动后心慌、胸闷5年，双下肢浮肿2个月，加重伴憋喘半个月；二尖瓣面容，双下肢轻度浮肿，心尖搏动向左移，心尖部可触及舒张期震颤，心浊音界呈梨形增大，P_2亢进伴分裂，心尖部S_1亢进，可闻及舒张期隆隆样杂音及二尖瓣开瓣音。以上症状、体征提示劳力性呼吸困难、心源性哮喘、肺动脉高压、二尖瓣狭窄、心功能不全。③心电图检查：窦性心律，心电轴右偏，P波时限0.16秒，呈前低后高双峰型，以Ⅱ、V_5导联明显，R_{V_1} 1.5mV，R_{aVR} 1mV，$R_{V1}+S_{V5}$ > 1.17mV，R/S>1，继发性ST-T改变，V_1导联的R峰时间0.06秒，提示右心房异常、右心室肥大。

4. 答：首先考虑的诊断是非 ST 段抬高型心肌梗死。诊断依据：①患者既往有心绞痛病史，但此次发作与既往心绞痛相比，时间更长、程度更剧烈，含服硝酸甘油效果差，此为典型心绞痛与恶化型劳力性心绞痛及心肌梗死在症状上的不同。②心肌损伤标志物升高提示有心肌缺血坏死，是心肌梗死与恶化型劳力性心绞痛的鉴别点。③心肌梗死患者心电图上有无明显 ST 段抬高（或有抬高而未达标准），是非 ST 段抬高型心肌梗死与 ST 段抬高型心肌梗死的鉴别要点。因此，此例患者胸痛伴有 TnI 阳性，心电图仅有 T 波倒置的表现，首先考虑非 ST 段抬高型心肌梗死。

5. 答：根据该患者室上性心动过速的发作及发作间期具有心室预激特点的心电图表现，考虑由 Kent 束参与传导预激综合征。预激系先天性疾病，本身不引起症状。但由于旁路的存在，冲动易在旁路和正常下传通路间形成折返而产生心动过速。具有预激心电图表现者，心动过速的发生率为 1.8%，并随年龄增长而增加。其中大约 80%心动过速发作为房室折返性心动过速。

第二十三章 肺功能检查

习 题

一、选择题

(一) A 型题

1. 肺活量是指( )
   A. 深吸气量加补呼气量
   B. 深吸气量加功能残气量
   C. 潮气量加补呼气量
   D. 潮气量加功能残气量
   E. 吸气量加补呼气量
2. 功能残气量是指( )
   A. 尽最大力量呼气末肺内所含气量
   B. 平静呼气后肺内所含气量
   C. 尽最大力量吸气末肺内所含气量
   D. 平静吸气末肺内所含气量
   E. 潮气量减去补呼气容积
3. 最大呼气中段流量的临床意义是( )
   A. 评价早期小气道阻塞的指标
   B. 测定呼吸道有无阻力的重要指标
   C. 通气储备能力的考核指标
   D. 用来评估肺组织弹性
   E. 判断是否有胸廓畸形引起的肺活量降低
4. 与肺泡通气量最相关的因素为( )
   A. 残气量　　B. 生理无效腔量　　C. 肺活量
   D. 时间肺活量　　E. 肺总量
5. 用于协助诊断支气管哮喘的方法是( )
   A. 支气管激发试验　　B. 用力肺活量　　C. 肺泡通气量
   D. 肺泡弥散功能测定　　E. 最大呼气流量-容积曲线测定
6. 作为判定肺泡弥散功能的指标是( )

A. 肺泡毛细血管血流量

B. CO_2与 O_2之比

C. 通气/血流比值

D. 肺弥散量

E. 气体与血红蛋白的结合力

7. 下列哪一项检查属于小气道功能测定(　　)

A. 肺活量测定　　B. 最大通气量测定　　C. 每分通气量测定

D. 血气分析　　E. 最大呼气流量-容积曲线测定

8. 临床上肺泡弥散功能检查的主要目的是为了了解哪一种气体的交换情况(　　)

A. 氧气　　B. 二氧化碳　　C. 氮气

D. 一氧化碳　　E. 水蒸气

9. 最大通气量与以下哪一项最无关系(　　)

A. 胸肺弹性回缩力　　B. 呼吸肌强弱　　C. 体力强弱

D. 气道阻力　　E. 残气量的大小

10. 下列哪一项不是通过肺量计直接测定所得(　　)

A. 残气量　　B. 补吸气量　　C. 肺活量

D. 深吸气量　　E. 补呼气量

11. 下列哪一项检查不能反映通气功能(　　)

A. 最大通气量　　B. 每分通气量　　C. 第 1 秒用力呼气容积

D. 功能残气量　　E. 最大呼气流量-容积曲线测定

12. 肺弥散功能降低不会见于下列哪一种情况(　　)

A. 肺气肿　　B. 肺间质纤维化　　C. 肺水肿

D. 贫血　　E. 真性红细胞增多症

(二) B 型题

A. 肺通气量$>$10L/min　　B. 肺通气量$<$3L/min　　C. 500mL

D. 150mL　　E. PEF 日变异率$\geq$20%

1. 对诊断支气管哮喘有意义的是(　　)
2. 解剖无效腔的体积为(　　)
3. 通气不足是指(　　)

A. 深吸气后肺内所含的全部气量

B. 在平静吸气后所能吸入的最大气量

C. 在平静呼气末再用力呼气时所能呼出的最大气量

D. 在平静呼气末再用力吸气时所能吸入的最大气量

E. 在平静呼吸的基础上，每次吸入或呼出的气量

4. 潮气容积是指(　　)
5. 肺总量是指(　　)

A. 无效腔比率　B. 通气/血流比值　C. 一分钟通气量
D. 第1秒用力呼气容积　E. 一秒率

6. $FEV_{1.0}$是指(　　)
7. $FEV_{1.0}/FVC\%$是指(　　)
A. 用力肺活量　B. 最大通气量　C. 肺泡通气量
D. 解剖无效腔　E. 生理无效腔
8. 深吸气至肺总量位时，以最大用力、最快速度所能呼出的全部气量是(　　)
9. 在呼吸性细支气管以上的气道中不参与气体交换的气体是(　　)

(三) 多项选择题

1. 肺功能检查的内容包括(　　)
A. 肺容积　B. 肺通气　C. 肺换气
D. 气道阻力测定　E. 气道反应性测定
2. 深吸气量的组成包括(　　)
A. 补吸气容积　B. 补呼气容积　C. 潮气容积
D. 肺活量　E. 残气量
3. 最大自主通气量可用来评估(　　)
A. 肺总量　B. 肺血流量　C. 肺组织弹性
D. 气道阻力　E. 胸廓弹性和呼吸肌肉力量
4. 有关解剖无效腔的描述，正确的是(　　)
A. 解剖无效腔又称死腔气
B. 死腔气约为150mL
C. 死腔气参与气体交换
D. 死腔气约与潮气容积相等，为500mL
E. 死腔气不参与气体交换，仅在呼吸细支气管以上气道中起传导作用
5. 与肺有效气体交换有关的因素是(　　)
A. 通气量
B. 血流量
C. 二氧化碳浓度
D. 胸膜腔内压
E. 吸入气体的分布和通气与血流二者的比例关系以及气体的弥散
6. 气流阻力和肺顺应性可影响吸入气体的分布，能降低肺顺应性的有(　　)
A. 间质性肺炎　B. 肺纤维化　C. 肺气肿
D. 肺淤血　E. 肺水肿
7. 可导致不均匀的气流阻力的因素有(　　)
A. 支气管痉挛　B. 气管受压　C. 肺结核
D. 肺水肿　E. 肺部感染

8. 通气/血流比值失调常见于(　　)
A. 肺炎　　B. 肺不张　　C. 呼吸窘迫综合征
D. 肺栓塞　　E. 肺水肿

二、填空题

1. 肺换气功能与气体在肺内分布状态、________、________、________、________等因素密切相关。
2. 四种基础肺容积由________、________、________、________组成。
3. 四种基础肺容量包括________、________、________、________。
4. 每分钟静息通气量________提示通气过度，可造成________。
5. 每分钟静息通气量________提示通气不足，可造成________。

三、名词解释

1. 肺活量
2. 通气功能
3. 肺泡通气量
4. $FEV_{1.0}$
5. 支气管激发试验

四、是非判断分析题

1. 潮气容积是指平静呼吸时，一次吸入和呼出的气量。约25%来自肋间肌的收缩，75%依赖膈肌的运动完成。

2. 最大呼气中段流量，可作为评价早期小气道阻塞的指标，但是$FEV_{1.0}$/FVC%却比MMEF能更好地反应小气道阻塞情况。

3. 通过支气管舒张试验来判断气道阻塞的可逆性，若$FEV_{1.0}$改善率超过15%则可判断气道可逆。

五、问答题

1. 简述肺功能检查的适应证。
2. 简述肺通气功能障碍的程度。
3. 简述支气管舒张试验的适应证及其临床意义。

参考答案

一、选择题

(一) A型题

1. A　2. B　3. A　4. B　5. A　6. D　7. E　8. A　9. E　10. A　11. D　12. E

（二）B型题

1. E 2. D 3. B 4. E 5. A 6. D 7. E 8. A 9. D

（三）多项选择题

1. ABCDE 2. AC 3. CDE 4. ABE 5. ABE 6. ABCDE 7. AB 8. ABCDE

二、填空题

1. 通气量；血流量；通气/血流比值；气体的弥散。
2. 潮气容积；补吸气容积；补呼气容积；残气容积。
3. 深吸气量；功能残气量；肺活量；肺总量。
4. >10L/min；呼吸性碱中毒。
5. <3L/min；呼吸性酸中毒。

三、名词解释

1. 肺活量——指尽力吸气后所能呼出的最大气量。VC = IC + ERV 或者 VC = VT + IRV+ERV。

2. 通气功能——是指单位时间内随呼吸运动进出肺的气量和流速。

3. 肺泡通气量——是指静息状态下每分钟进入呼吸性细支气管及肺泡进行气体交换的有效通气量。

4. $FEV_{1.0}$——是指最大吸气到肺总量位后，开始呼气第1秒之内的快速呼出量。

5. 支气管激发试验——指通过化学、物理、生物等人工刺激，使支气管平滑肌收缩，并通过肺功能检查指标的变化来判断支气管是否缩窄及其程度的方法，是检测气道高反应性最常用、最准确的临床检查。

四、是非判断分析题

1. 答：正确。潮气容积是指平静呼吸时，一次吸入和呼出的气量。约25%来自肋间肌的收缩，75%依赖膈肌的运动完成。

2. 答：错误。最大呼气中段流量（MMEF），可作为评价早期小气道阻塞的指标，与 $FEV_{1.0}$/FVC%相比，MMEF 能更好地反应小气道的阻塞情况。

3. 答：错误。通过支气管舒张试验来判断气道阻塞的可逆性，若 $FEV_{1.0}$改善率超过15%，且其绝对值增加200mL，可判断气道可逆。

五、问答题

1. 答：鉴别呼吸困难、慢性咳嗽的原因；诊断支气管哮喘、慢性阻塞性肺疾病；评价肺功能损害的性质和类型以及严重程度，判断预后；胸腹部手术及其他手术的术前评估；评定药物或其他治疗方法的疗效；职业性肺疾病劳动力鉴定；鉴别气道阻塞的类型等。

2. 答：肺通气功能障碍的程度分级，见下表：

严重程度	$FEV_{1.0}$占预计值百分比
轻度	≥70%
中度	60%~69%
中重度	50%~59%
重度	35%~49%
极重度	<35%

3. 答：适应证：①有合并气道阻塞的疾病，如支气管哮喘、慢性阻塞性肺疾病、弥漫性泛细支气管炎、过敏性肺泡炎等。②有气道阻塞征象，需排除非可逆性气道阻塞，如上气道阻塞。

临床意义：①慢性阻塞性肺疾病的诊断及严重程度分级。②支气管哮喘的诊断。③评价某种支气管舒张药物的疗效，以指导用药。

第二十四章 内镜检查

习 题

一、选择题

（一） A 型题

1. 下列哪项不是胃镜检查的适应证（ ）
   A. 吞咽困难 B. 黑便 C. 食管静脉曲张
   D. 胃穿孔急性期 E. 食管异物
2. 下列哪项不是肠镜检查的适应证（ ）
   A. 反复鲜血便 B. 大便习惯改变 C. 妊娠期妇女
   D. 炎症性肠病 E. 腹痛、消瘦者
3. 下列哪项不是支气管镜检查的适应证（ ）
   A. 原因不明的咯血
   B. 原因不明的干咳
   C. 严重心肺功能不全
   D. 胸片提示肺部块状阴影
   E. 反复发作的肺炎
4. 下列哪项不是胃镜检查的禁忌证（ ）
   A. 严重心肺功能不全 B. 休克 C. 神志不清
   D. 上消化道穿孔急性期 E. 食管静脉曲张
5. 下列哪项不是肠镜检查的禁忌证（ ）
   A. 肛门狭窄 B. 妊娠期妇女 C. 严重心肺功能不全
   D. 精神失常 E. 内镜下止血
6. 下列哪项不是支气管镜检查的禁忌证（ ）
   A. 严重心肺功能不全 B. 严重凝血功能障碍 C. 哮喘发作
   D. 极度衰弱 E. 大咯血药物无法控制

（二） B 型题

A. 消化道出血 B. 腹部包块 C. 肛门狭窄
D. 胃穿孔急性期 E. 腹痛、消瘦者

1. 胃镜检查的禁忌证( )
2. 肠镜检查的禁忌证( )
   A. 胃镜检查　B. 十二指肠镜　C. 支气管镜
   D. 肠镜　E. 小肠镜
3. 年轻患者，空腹痛，黑便，首选检查为( )
4. 中年患者，消瘦，便中鲜血，首选检查为( )

（三）多项选择题

1. 肠镜检查的适应证包括( )
   A. 反复鲜血便
   B. 慢性腹泻
   C. 炎症性肠病的诊断和随访
   D. 结肠癌术后随访
   E. 妊娠期妇女
2. 胃镜检查的适应证包括( )
   A. 黑便
   B. 反复周期性上腹痛
   C. 反复胃灼热、嗳气等经治疗疗效不佳者
   D. 上消化道异物
   E. 上消化道出血经药物治疗无效者
3. 支气管镜检查的适应证包括( )
   A. 反复咯血病因不明者
   B. 肺部包块
   C. 哮喘急性发作
   D. 不明原因的肺不张或胸腔积液者
   E. 反复发作或吸收缓慢的肺炎
4. 内镜下治疗包括( )
   A. 镜下止血　B. 息肉切除　C. 早期癌症镜下治疗
   D. 消化道狭窄扩张　E. 消化道支架置入

二、名词解释

1. 治疗内镜
2. 内镜学

三、填空题

1. 上消化道内镜包括________和______________。
2. 胃镜检查，一般患者应空腹至少________小时以上。

3. 我国食管癌、胃癌高发，________检查是最佳的早期诊断方法。
4. 肠镜检查的肠道并发症有________、______________和____________。

四、是非判断分析题

1. 大多情况下，上消化道内镜检查的禁忌证是相对的。
2. 哮喘急性发作时可进行常规支气管镜检查。
3. 支气管镜检查无法获取细胞学和病理学结果。
4. 主动脉瘤有破裂危险者为支气管镜检查的禁忌证。

五、问答题

1. 简述内镜检查的适应证和禁忌证的相对性。

参考答案

一、选择题

（一）A型题

1. D　2. C　3. C　4. E　5. E　6. E

（二）B型题

1. D　2. C　3. A　4. D

（三）多项选择题

1. ABCD　2. ABCDE　3. ABDE　4. ABCDE

二、名词解释

1. 治疗内镜——随着医学发展，内镜从单纯的内镜下检查发展到镜下治疗，如内镜下止血。随着各种内镜附件的发明和使用，如圈套器、高频电刀、氩气刀、支架等，形成了新兴的治疗内镜领域，开创了微创治疗新纪元。

2. 内镜学——电子内镜的快速发展，对疾病的诊断和治疗所起的作用越来越大，已形成一个崭新的诊治领域，称为内镜学。

三、填空题

1. 胃镜；十二指肠镜。
2. 8。
3. 胃镜。
4. 肠出血；肠穿孔；肠系膜损害。

四、是非判断分析题

1. 答：正确。

2. 答：错误。哮喘急性发作时不可进行常规支气管镜检查。

3. 答：错误。支气管镜检查可通过细胞灌洗获取细胞学结果，通过活检可获取病理学结果。

4. 答：正确。

五、问答题

答：大多情况下，内镜检查的禁忌证是相对的，并随着医学的发展而改变，以快速发展的胃镜技术为例，有一些内镜检查适应证，如消化道狭窄、严重心肺功能不全仍旧是胃镜检查的禁忌证。但随着生命支持系统的发展，内镜技术由诊断为主向诊断、治疗并重发展，许多禁忌证已从绝对禁忌证向相对禁忌证改变，如随着麻醉技术的应用，烦躁无法配合的患者可以在麻醉下进行内镜检查；消化道大出血曾是胃镜检查的绝对禁忌证，但随着内镜治疗技术的发展，临床反而提出了急诊胃镜的概念，即在出血 24~72 小时内尽可能创造内镜检查和内镜止血的条件，急诊内镜成为消化道出血重要的止血手段。所以，随着医学的发展，禁忌证将成为一种个体化和相对的概念。

第二十五章 脑电图及脑电地形图检查

习　题

一、选择题

(一) A 型题

1. 国际 10~20 系统头皮脑电图记录的电极一般包括(　　)
   A. 19 个记录电极和 1 个参考电极
   B. 18 个记录电极和 2 个参考电极
   C. 19 个记录电极包括 FPz 和 Oz 电极
   D. 18 个记录电极不包括 FPz 和 Oz 电极
   E. 18 个记录电极包括 FPz 和 Oz 电极
2. 通常不属于病理性放电的波是(　　)。
   A. 3Hz 棘慢复合波
   B. 棘波
   C. 尖波
   D. 6Hz 及 12Hz 的棘慢复合波
   E. 三相尖波
3. 睁-闭眼试验的特点是(　　)
   A. 闭眼时 α 波无变化
   B. 闭眼时 α 波阻滞
   C. 睁眼时 α 波阻滞
   D. 睁眼时 α 波无变化
   E. 正常成人 α 波不受睁闭眼的影响
4. 产生脑电活动节律的主要部位是(　　)
   A. 新皮层　　B. 丘脑　　C. 脑干
   D. 苍白球　　E. 红核
5. 关于癫痫样放电产生的叙述，错误的是(　　)
   A. 神经元之间可形成环路，对癫痫样放电的产生起重要作用
   B. 兴奋性神经递质可增加神经元的兴奋性
   C. 单个巨大神经元的异常动作电位足以形成脑电图上可记录到的癫痫样放电

D. 去极化漂移（PDS）是癫痫样放电的基础

E. 脑内多种病理性因素可导致细胞内外离子分布异常，使神经元兴奋性异常增高

6. 脑电图频率分为四个主要频带，其中快波频带指(　　)

A. β 频带　　B. γ 频带　　C. α 和 β 频带

D. θ 频带　　E. δ 频带

7. 降低电极与头皮之间阻抗的方法，不正确的是(　　)

A. 认真清洗头皮

B. 磨砂膏去除皮脂

C. 在头皮和电极用导电膏

D. 长时间记录用火棉胶固定

E. 用 75%的酒精消毒

8. 尖波的时限为(　　)

A. 小于 50 毫秒　　B. 50~70 毫秒　　C. 70~100 毫秒

D. 70~200 毫秒　　E. 大于 200 毫秒

9. 在 6 波上重叠低波幅的快波称为(　　)

A. 复形慢波　　B. 多形性波　　C. 双相波

D. 三相波　　E. 多相波

10. 支配肌肉随意性运动的发起部位在(　　)

A. 中央前回　　B. 中央后回　　C. 颞下回

D. 颞中回　　E. 丘脑

11. 丘脑非特异性核团主要接受(　　)

A. 脑干网状结构传入的冲动

B. 各种浅感觉冲动

C. 各种深感觉冲动

D. 平衡觉冲动

E. 各种躯体感觉的冲动

（二） B 型题

A. 耳电极参考　　B. 乳突电极参考　　C. 平均参考

D. 中线参考　　E. 额极参考

1. 最容易被心电活动激活的是(　　)

2. 最易因头部运动产生干扰图形的是(　　)

A. 常规脑电图　　B. 剥夺睡眠常规脑电图　　C. 视频脑电图

D. 动态脑电图　　E. 多导睡眠监测脑电图

3. 儿童失神癫痫宜做的检查为(　　)

4. 鼾症宜做的检查为(　　)

A. 棘波　B. 3Hz 棘慢复合波　C. 三相波
D. 尖波　E. 周期性波

5. 常见于典型失神患者的波是(　　)
6. 时程 70~200 毫秒的波是(　　)
7. 时程小于 70 毫秒的波是(　　)

（三）多项选择题

1. 描写脑电波的常用术语包括(　　)
A. 位相　B. 活动　C. 节律
D. 阵发　E. 偶发
2. 脑内兴奋性递质不包括(　　)
A. 谷氨酸和门冬氨酸
B. 谷氨酸和 γ-氨基丁酸
C. 门冬氨酸和甘氨酸
D. 甘氨酸和 γ-氨基丁酸
E. 谷氨酸和甘氨酸
3. 下列哪些不是躯体感觉的传导中枢(　　)
A. 额叶　B. 颞叶　C. 顶叶
D. 枕叶　E. 岛叶

二、填空题

1. 暴发-抑制是大脑________和________广泛损伤或抑制的表现，高波幅暴发性活动与低电压或电抑制交替出现。

2. 波幅是两个电极之间________的大小，是指________到________的垂直高度。

3. 脑电图诱发试验是通过各种________或________的方式诱发异常波，特别是癫痫样波的出现，以提高脑电监测的阳性率。

三、名词解释

1. 脑电图诱发试验
2. 频带

四、是非判断分析题

1. 儿童正常脑电图（EEG）以快波为主，随年龄增加快波逐渐减少，而 α 波逐渐增加；14~16 岁儿童的 EEG 接近成人。

2. 位相亦称时相，指脑电波形与时间的关系。以基线为准，某一脑电波波顶位于基线以下者称为负相波，位于基线以上者称为正相波。

五、问答题

1. 成人脑电图有何特点?
2. 常见的脑电波波形有哪些?
3. 阵发性异常（癫痫样放电）脑电波波形有何表现?

六、分析题

患者，女，6岁。2个月来反复突发突止的意识障碍，表现为突然动作中断，呆立凝视，呼之不应，手中物体掉落，但从不跌倒，持续数秒钟后意识恢复。

该患者应做何种检查以明确诊断?

参考答案

一、选择题

（一） A型题

1. A　2. D　3. C　4. B　5. C　6. A　7. E　8. D　9. A　10. A　11. E

（二） B型题

1. B　2. A　3. C　4. E　5. B　6. D　7. A

（三） 多项选择题

1. ABCD　2. BCDE　3. ACDE

二、填空题

1. 皮层；皮层下。
2. 电位差；波顶；波底。
3. 生理性；非生理性。

三、名词解释题

1. 脑电图诱发试验——是通过各种生理性或非生理性的方式诱发异常波，特别是癫痫样波的出现，以提高脑电监测的阳性率。

2. 频带——脑波频率范围在0.1~100Hz，主要在0.3~70Hz，将脑波频率分为若干频率组，称为频带，用希腊字母命名为α波、β波、θ波、δ波、γ波。

四、是非判断分析题

1. 答：错误。儿童正常脑电图以慢波为主，随年龄增加慢波逐渐减少，而α波逐渐增加；14~16 岁儿童的 EEG 接近成人。

2. 答：错误。位相亦称时相，指脑电波形与时间的关系。以基线为准，某一脑电波波顶位于基线以上者称为负相波，位于基线以下者称为正相波。

五、问答题

1. 答：在清醒、安静和闭目放松的状态下，脑电的基本节律以 α 节律为主。α 指数约占 75%，双侧枕区 α 节律波幅最高，调幅最好，生理反应最明显；β 活动在 20%以下，主要分布在额叶和颞叶；并可见少量 θ 波，偶见 δ 波。脑电波分布有正常的部位差别，左右对称，波幅在正常范围，诱发试验有正常反应，睡眠周期及睡眠波正常出现，且无异常阵发性电活动。

2. 答：①正弦样波：波的上升及下降支清楚光滑，波顶和波底较圆钝似正弦曲线，负相与正相成分基本相当。正常 α、θ、δ 波都为正弦样波。

②双相波：脑电波沿基线向上、向下各偏转一次，形成正负或负正双相。

③三相波：脑电波沿基线上下偏转三次，形成“负-正-负”三相，频率多在 1. 5~2. 5Hz，一般为中至高波幅慢波。

④棘波：波顶尖锐，形似尖钉，每个波持续时限在 20~70 毫秒以下，波幅多大于 100μV，多以负相为主。

⑤尖波：波顶尖而波底宽，上升支较陡，下降支较缓，时限在 70~200 毫秒。

⑥复合波：由两个或两个以上的波组成的不可分割的整体。

⑦重叠波：是在较慢的脑电波上重叠以波幅较低、频率较快的波，当重叠波的切迹深度达主峰的 2/3 时应视作两个波。

3. 答：癫痫样放电包括棘波、尖波、棘慢复合波、尖慢复合波、多棘波、多棘慢复合波等。不同的放电通常提示不同类型的癫痫发作或癫痫综合征。

六、分析题

答：①行常规脑电图或动态脑电图检查。②行头部 MRI 检查。

第二十六章 病历书写

习 题

一、选择题

（一） A 型题

1. 住院病历应在患者入院后多长时间内完成( )

A. 4 小时　　B. 12 小时　　C. 24 小时

D. 36 小时　　E. 48 小时

2. 住院患者的所有记录中，记录最完全、内容最丰富的是( )

A. 入院记录　　B. 病程记录　　C. 首次病程记录

D. 住院病历　　E. 转科记录

3. 病程记录的内容不包括( )

A. 重要医嘱的更改及其理由

B. 特殊检查的结果及其分析

C. 他科会诊的意见

D. 与家属或有关人员的谈话记录

E. 重要既往史的修改或补充

4. 下列关于病程记录的叙述，错误的是( )

A. 根据病情一日一记

B. 病情稳定者可 3 日一记

C. 危重患者隔日一记

D. 手术后患者应连续记录 3 天

E. 病情稳定的慢性病或恢复期患者至少 5 天记录一次

5. 下列哪项不符合编写病历的基本要求( )

A. 尽量使用通俗易懂的语言

B. 不得随意涂改

C. 条理清楚、系统完整

D. 真实反映病情和诊治经过

E. 必须按规定的格式书写

6. 书写病历摘要的主要目的是( )

A. 突出主诉、体征及实验室检查的主要结果
B. 便于向上级医师汇报病情
C. 提示诊断依据
D. 有利于鉴别诊断
E. 使其他医师或会诊医师了解病情

7. 如因旧病复发而再次住院，下列哪项可以从略(　　)
A. 既往史、个人史
B. 主诉
C. 入院前的详细病情
D. 现病史
E. 诊断与治疗经过

8. 病历摘要的内容不包括(　　)
A. 主要的病史　B. 体格检查的主要资料　C. 实验室检查阳性结果
D. 器械检查的阳性结果　E. 病情分析及诊疗计划

9. “肝-颈静脉回流征”一般应当放在什么地方书写(　　)
A. 腹部　B. 心脏血管　C. 头部
D. 颈部　E. 肝脏

10. 书写“体格检查”部分的内容时，首先应当书写的是(　　)
A. 一般情况　B. 皮肤、黏膜　C. 生命体征
D. 淋巴结　E. 头部及其器官

11. 新出现的症状与体征，并发症的出现；原诊断的修改、补充以及新诊断的确定，并说明其根据；治疗操作的经过情况、疗效及其反应等，应当写在(　　)
A. 完整住院病历　B. 病程记录　C. 首次病程记录
D. 入院记录　E. 出院记录

12. 真实客观地记录患者住院期间的全部病情经过(　　)
A. 病程记录　B. 首次病程记录　C. 会诊记录
D. 转科记录　E. 出院记录

13. 提出初步诊断及依据，并拟定近期的诊疗计划，应当写在(　　)
A. 病程记录　B. 首次病程记录　C. 会诊记录
D. 转科记录　E. 出院记录

14. 他科医师对病史、体征的补充，对诊断、进一步检查及诊疗的意见，应当写在(　　)
A. 病程记录　B. 首次病程记录　C. 会诊记录
D. 转科记录　E. 出院记录

15. 患者住院期间出现了其他科情况，经有关科会诊同意转科后，应当书写(　　)
A. 病程记录　B. 首次病程记录　C. 会诊记录
D. 转科记录　E. 出院记录

（二）B 型题

A. 转出记录　　B. 转入记录　　C. 住院病历
D. 入院记录　　E. 出院记录

1. 转出科医师书写，内容包括主要病情、转出理由、本科诊断、目前情况及治疗措施的是（　）
2. 转入科医师书写，内容包括转科原因、转科前的病情、转入时的问诊及体格检查结果，重点写明转入本科诊治的疾病情况的是(　　)

A. 6 小时　　B. 12 小时　　C. 24 小时
D. 36 小时　　E. 48 小时

3. 死亡记录应当在患者死亡后多少时间内完成(　　)
4. 出院记录应当在患者出院后多少时间内完成(　　)

（三）多项选择题

1. 入院诊断包括(　　)
A. 病因诊断　　B. 病理解剖诊断　　C. 病理生理诊断
D. X 线诊断　　E. 心电图诊断
2. 住院后初步诊断的内容包括(　　)
A. 已确定的诊断　　B. 可能的诊断　　C. 症状诊断
D. X 线诊断　　E. 心电图诊断
3. 现病史应围绕主诉记录，其内容包括(　　)
A. 病变发生的时间　　B. 诱因及始发症状　　C. 发展过程和伴随症状
D. 曾经患过的疾病　　E. 诊治经过
4. 出院记录的内容包括(　　)
A. 入院日期及入院时情况
B. 诊断、治疗经过
C. 他科会诊意见
D. 出院时情况
E. 出院后注意事项
5. 病程记录的内容包括(　　)
A. 患者的自觉症状和体征的变化
B. 他科会诊意见
C. 诊疗操作的经过
D. 家属及有关人员的反映、希望和意见
E. 定期做出阶段小结
6. 病程记录的内容包括(　　)
A. 各级医师查房意见

B. 各种器械检查的结果及其分析
C. 既往史、家族史
D. 治疗反应及改变用药的理由
E. 对临床诊断的补充、修正及其依据

7. 转出记录的内容包括(　　)
A. 主要病情　　B. 诊治经过　　C. 转出原因
D. 提请转入科注意情况　　E. 治疗意见

8. 死亡记录的内容包括(　　)
A. 入院原因
B. 病例摘要
C. 住院情况
D. 病情转危过程、抢救经过
E. 死亡时间及死亡原因

二、填空题

1. 住院病历的病史部分包括主诉、现病史、________、________、________、________和________。

2. 危、急、重患者的病历应________完成，因抢救危急患者未能及时书写病历的，应在抢救结束后________内据实补记。

3. 首次病程记录，由经治医师或值班医师在患者入院的______内完成，其中应简要综述、分析入院时所采集的有关病史、体征和其他检查资料，提出________，并拟定近期的________。

4. 因旧病复发而再次住院，需将过去________及 ________的病情与治疗经过详细记入病历，而对既往史、个人史等可以从略，但如有新的情况应加以补充。

5. 转科记录包括两种：①________，由转出科室医师书写；②________，由接受科室医师书写。

三、名词解释

1. 病历
2. 病程记录
3. 电子病历

四、是非判断分析题

1. 病历书写过程中出现错字时，应当用修正液覆盖错字，再重新写。
2. 病历应当使用圆珠笔书写。
3. 各项记录书写结束时应在右下角签名字的缩写，字迹应清楚易认。

五、问答题

1. 试述病历书写的基本要求
2. 试述日常病程记录的内容。

参考答案

一、选择题

（一） A 型题

1. C 2. D 3. E 4. C 5. A 6. E 7. A 8. E 9. D 10. C 11. B 12. A 13. B 14. C 15. D

（二） B 型题

1. A 2. B 3. C 4. C

（三） 多项选择题

1. ABC 2. AB 3. ABCE 4. ABDE 5. ABCDE 6. ABDE 7. ABCD 8. BCDE

二、填空题

1. 既往史；个人史；婚姻史；月经及生育史；家族史。
2. 及时；6 小时。
3. 8 小时；初步诊断及依据；诊疗计划。
4. 病历摘要；上次出院后至本次入院前。
5. 转出记录；转入记录。

三、名词解释

1. 病历——病历是临床医师根据对患者的调查研究，将收集到的资料，即问诊、体格检查、实验室检查、器械检查等各项检查结果，加以综合分析、归纳整理后书写成的记录。

2. 病程记录——是患者在住院期间病情发展变化和诊治过程的全面跟踪记录。

3. 电子病历——医务人员在医疗活动过程中使用医疗机构的电子病历系统，形成的文字、符号、图表、影像、切片等医疗数据化信息，并能实现采集、存储、管理、传输、访问和在线帮助的医疗记录。

四、是非判断分析题

1. 答：错误。病历书写过程中出现错字时，应当用双线画在错字上，保留原记录清楚可辨，并注明修改时间，修改人签名。

2. 答：错误。病历应当使用蓝黑墨水、碳素墨水书写，需复写的资料可用蓝或黑色油水的圆珠笔书写。

3. 答：错误。各项记录书写结束时应在右下角签全名，字迹应清楚易认。

五、问答题

1. 答：

（1）内容真实，书写及时：以严谨的作风和科学的态度书写病历，各项记录客观、及时，真实地反映病情和诊疗经过，不能臆想和虚构。这不仅关系到病历质量，也反映出医师的品德和作风。

（2）条理清楚，系统完整：病历书写应条理清楚，系统完整，重点突出。各项、各次记录要依次注明记录时间。

（3）格式规范，表述准确：病历有特定的格式及内容要求，医师必须按规定的格式及内容书写。病历书写要运用规范的汉语和汉字，要使用通用的医学词汇和术语，力求精练、准确。通用的外文缩写和无正式中文译名的症状、体征、疾病名称等可以使用外文。

（4）字迹清晰，修改规范：病历记录字迹要清晰，不可潦草。病历书写过程中出现错字时，应当用双线画在错字上，保留原记录清楚可辨，并注明修改时间，修改人签名。不得采用刮、粘、涂等方法掩盖或去除原来的字迹。凡修改和补充之处，应用红色墨水书写并签全名。记录结束时在右下角签全名并易于辨认。

2. 答：内容包括：①患者的病情变化情况。②重要的辅助检查结果及其临床意义。③上级医师查房意见。④会诊意见。⑤原诊断修改的理由。⑥新诊断确立的依据。⑦所采取的诊疗措施及效果。⑧医嘱更改及理由。⑨向患者及其亲属告知的重要事项等。

第二十七章　诊断步骤和临床思维方法

习　题

一、选择题

（一）A 型题

1. 如为一组有直接因果关系的疾病，书写顺序应当按(　　)
   A. 主病在前，次要疾病在后
   B. 本科疾病在前，他科疾病在后
   C. 主病在前，伴发病在后
   D. 主病在后，并发病在前
   E. 发展顺序排列
2. 下列哪项诊断的意义更大(　　)
   A. 病因诊断　　B. 病理解剖诊断　　C. 病理生理诊断
   D. 并发症的诊断　　E. 伴发疾病的诊断
3. 病变部位、范围、性质以及组织结构改变的诊断是(　　)
   A. 病因　　B. 病理解剖　　C. 病理生理
   D. 并发症　　E. 伴发疾病
4. 心脏病患者出现心房颤动，心房颤动的诊断应当属于(　　)
   A. 病因诊断　　B. 病理形态诊断　　C. 病理生理诊断
   D. 伴发疾病的诊断　　E. 并发症的诊断
5. 指明致病因子及其所引起的疾病的名称，说明疾病的基本性质，是什么诊断(　　)
   A. 并发症　　B. 病理形态　　C. 病理生理
   D. 病因　　E. 伴发疾病
6. 心脏病、肝脏病、肾脏病和营养不良等疾病都可以引起水肿，但心源性水肿时水肿常始于下肢并与体位改变有关。这种关系属于(　　)
   A. 现象与本质　　B. 主要表现与次要表现　　C. 局部与整体
   D. 共性与个性　　E. 典型与不典型
7. 心尖区隆隆样舒张中、晚期杂音见于二尖瓣狭窄，它们之间的关系是(　　)
   A. 现象与本质　　B. 主要表现与次要表现　　C. 局部与整体

D. 共性与个性　　E. 典型与不典型

8. 急性心肌梗死没有心前区疼痛而表现为莫名其妙的牙痛，而右下大叶性肺炎的患者却表现为右上腹痛。患者这些表现之间的关系应归结为(　　)

A. 现象与本质　　B. 主要表现与次要表现　　C. 局部与整体

D. 共性与个性　　E. 典型与不典型

9. 消化性溃疡患者出现上消化道出血、幽门梗阻或穿孔，应视为消化性溃疡的(　　)

A. 主要疾病　　B. 次要疾病　　C. 并发症

D. 伴发疾病　　E. 合并症

10. 肺炎链球菌肺炎的患者，除发热、咳嗽、咳痰、呼吸困难之外，还出现食欲不振、心率加快、尿少、口唇疱疹等。这些表现之间的关系是(　　)

A. 现象与本质　　B. 主要表现与次要表现　　C. 局部与整体

D. 共性与个性　　E. 典型与不典型

11. 最好能用一个主要疾病来解释患者的多种临床现象。这在诊断思维中属于什么原则(　　)

A. 实事求是

B. 一元论

C. 优先考虑常见病、多发病

D. 首先考虑器质性疾病

E. 首先考虑可治性疾病

12. 正确地诊断，更需要的是(　　)

A. 医学基础知识　　B. 医学专业知识　　C. 病史采集

D. 体格检查技巧　　E. 科学的临床思维方法

13. 体格检查时，最后检查的部分是(　　)

A. 一般状态检查　　B. 脊柱四肢检查　　C. 外生殖器检查

D. 神经系统检查　　E. 肛门和直肠检查

14. 下叶肺炎表现为腹痛、急性心肌梗死没有胸痛而表现为胃肠道症状，属于(　　)

A. 现象与本质　　B. 主要表现与次要表现　　C. 局部与整体

D. 共性与个性　　E. 典型与不典型

15. 发现胆囊液性暗区中有一个或多个大小不等的强回声光团，强回声光团后方伴有声影，体位改变时强回声光团依重力方向产生移动，为胆囊结石的典型B型超声表现。这种关系属于(　　)

A. 现象与本质　　B. 主要表现与次要表现　　C. 局部与整体

D. 共性与个性　　E. 典型与不典型

16. 肺炎、肺水肿、肺淤血和肺癌都可以出现肺部湿啰音，但肺炎的湿啰音常局限于某一局部并随病情好转而消失。这种关系属于(　　)

A. 现象与本质　　B. 主要表现与次要表现　　C. 局部与整体

D. 共性与个性　E. 典型与不典型

17. 右下大叶性肺炎属于(　　)

A. 病因诊断　B. 病理解剖诊断　C. 病理生理诊断

D. 并发症的诊断　E. 伴发疾病的诊断

18. 乙型病毒性肝炎属于(　　)

A. 病因诊断　B. 病理解剖诊断　C. 病理生理诊断

D. 并发症的诊断　E. 伴发疾病的诊断

19. 肾功能不全失代偿期属于(　　)

A. 病因诊断　B. 病理解剖诊断　C. 病理生理诊断

D. 并发症的诊断　E. 伴发疾病的诊断

20. 影响患者健康最大或威胁患者生命的疾病属于(　　)

A. 主要疾病　B. 次要疾病　C. 并发症

D. 伴发疾病　E. 他科疾病

21. 在发病机制上与主要疾病有密切关系的疾病属于(　　)

A. 主要疾病　B. 次要疾病　C. 并发症

D. 伴发疾病　E. 他科疾病

22. 在发病机制上与主要疾病无关而同时存在的疾病属于(　　)

A. 主要疾病　B. 次要疾病　C. 并发症

D. 伴发疾病　E. 他科疾病

23. 高动力循环，心脏神经官能症，属于(　　)

A. 病理解剖诊断　B. 病理生理诊断　C. 病因

D. 并发症　E. 伴发疾病

24. 二尖瓣关闭不全，左心房、左心室肥大，属于(　　)

A. 病理解剖诊断　B. 病理生理诊断　C. 心脏瓣膜病

D. 并发症　E. 伴发疾病

25. 消化性溃疡的患者出现上消化道出血、幽门梗阻、胃肠穿孔，属于(　　)

A. 并发症　B. 伴发疾病　C. 病理生理诊断

D. 病理解剖诊断　E. 消化系统疾病

26. 缺血性心脏病的患者同时患有慢性支气管炎、慢性阻塞性肺气肿，属于(　　)

A. 并发症　B. 伴发疾病　C. 病理生理诊断

D. 病理解剖诊断　E. 心血管病

27. 病毒性肝炎、中毒性肝炎、肝淤血、肝脓肿、肝寄生虫及肝肿瘤都有肝肿大，属于(　　)

A. 共性　B. 个性　C. 典型

D. 不典型　E. 肝脏疾病

28. 肝淤血时颈静脉怒张、肝肿大及压痛、肝-颈静脉回流征阳性，属于(　　)

A. 共性　B. 个性　C. 现象

D. 本质　E. 非典型疾病

（二）B 型题

A. 体格检查既要关注阳性体征，也要重视阴性体征
B. 收集临床资料应反映疾病发展的全过程；体格检查不能漏掉任何部位，应有的实验室及辅助检查不能遗漏
C. 问诊条理清晰、有层次，以主诉为线索有顺序的逐一深入；体格检查全面系统，从一般检查，到头、颈、胸、腹、脊柱和四肢关节、生殖器、肛门和直肠、神经系统；实验室检查及辅助检查符合逻辑
D. 问诊、体格检查、实验室及辅助检查必须实事求是，客观真实
E. 注意体格检查的安全性

1. 调查研究，收集资料的全面性原则是指(　　)
2. 调查研究，收集资料的系统性原则是指(　　)
3. 调查研究，收集资料的客观性原则是指(　　)

A. 现象与本质　B. 主要表现与次要表现　C. 共性与个性
D. 局部与整体　E. 典型与不典型

4. 下叶肺炎表现为腹痛、急性心肌梗死没有胸痛而表现为胃肠道症状，属于(　　)
5. 发现胆囊液性暗区中有一个或多个大小不等的强回声光团，强回声光团后方伴有声影，体位改变时强回声光团依重力方向产生移动，为胆囊结石的典型 B 型超声波表现，属于(　　)
6. 肺炎、肺水肿、肺淤血和肺癌都可以出现肺部湿啰音，但肺炎的湿啰音局限于某一局部并随病情好转而消失，属于(　　)

A. 病因诊断　B. 病理解剖诊断　C. 病理生理诊断
D. 并发症诊断　E. 伴发疾病诊断

7. 右下大叶性肺炎属于(　　)
8. 乙型病毒性肝炎属于(　　)
9. 肾功能不全失代偿期属于(　　)

A. 主要疾病　B. 次要疾病　C. 并发症
D. 伴发疾病　E. 其他疾病

10. 影响患者健康最大或威胁患者生命的疾病是(　　)
11. 在发病机制上与主要疾病有密切关系的疾病是(　　)
12. 在发病机制上与主要疾病无关而同时存在的疾病是(　　)

（三）多项选择题

1. 确立诊断的步骤一般包括(　　)

A. 调查研究，搜集资料　B. 全面询问病史及查体　C. 选择必要的检查项目
D. 综合分析，提出诊断　E. 反复实践，验证诊断

2. 建立诊断时的注意事项中正确的有(　　)
   A. 最好能用一个疾病来解释全部临床现象
   B. 不要勉强用一个疾病来加以解释
   C. 优先考虑常见病、多发病
   D. 不要忽视少见病的可能
   E. 不要轻易下器质性疾病的诊断
3. 书写循环系统疾病的诊断时，下列哪些应当归到病理生理诊断内(　　)
   A. 风湿性心脏病　B. 左侧心力衰竭　C. 心房颤动
   D. 心功能Ⅳ级　E. 二尖瓣狭窄
4. 初步诊断不够完善，甚至是错误的原因包括(　　)
   A. 资料搜集不完善
   B. 典型表现还没有表现出来
   C. 工作责任心不强
   D. 检查患者基本功差
   E. 过分依赖或迷信辅助检查结果
5. 临床工作中误诊的原因包括(　　)
   A. 医学经验不足
   B. 问诊及体格检查不细致
   C. 未选择特异性检查
   D. 先入为主，主观臆断
   E. 过分依赖或迷信辅助检查结果
6. 下列诊断中，哪些疾病的病因是不明确的(　　)
   A. 结核性脑膜炎　B. 病毒性肝炎　C. 原发性高血压
   D. 先天性心脏病　E. 特发性血小板减少性紫癜
7. 临床思维的基本原则包括(　　)
   A. 实事求是
   B. 优先考虑功能性疾病
   C. 优先考虑常见病、多发病
   D. 优先考虑不可治性疾病
   E. 一元论
8. 搜集资料时，必须重视资料的（　　）
   A. 客观性　B. 全面性　C. 条理性
   D. 规范性　E. 系统性
9. 临床诊断时搜集资料的内容主要有(　　)
   A. 病史　B. 体格检查　C. 实验室检查
   D. 辅助检查　E. 疾病的流行情况
10. 循环系统疾病的病理生理诊断内容包括(　　)

A. 心功能分级　　B. 心律失常　　C. 心脏大小
D. 休克　　E. 心绞痛

二、填空题

1. 确定诊断的步骤，一般要经历________、________和________三个步骤。

2. 在搜集资料的时候必须重视以下“三个原则”，即________、________和________。

3. 不同疾病可以出现相同的表现，即这些疾病的________；而同一表现在不同疾病中又各有其独特的临床特点，即该病的________。

4. 患者的症状、体征及各项检查结果都是疾病的________，一定的临床表现具有一定的________，这就是________的关系。

5. 指明致病因子及其所引起的疾病的名称的是________诊断；表明疾病引起的功能改变的是________诊断。

6. 正确的诊断，不仅需要丰富的________和熟练的________，更需要掌握科学的________。

7. 识别疾病和临床决策的基本程序应该是：根据问诊和体格检查得出的________安排必要的检查，以 ________诊断。

8. 在一组复杂的临床表现中如能找到某种疾病的________，然后假设为这一疾病来探求该组临床表现的内在联系，那么一个________正确诊断就离之不远了。

9. 在分析临床资料时，考虑一项临床表现可能为哪几种疾病的共性，有助于全面分析产生该项临床表现的________；而抓住其个性则有利于________。

10. 初步诊断是否正确，还需在临床实践中反复验证，即需要经过________ 的过程，才能最后确定诊断，这就是验证或修正诊断的过程。

11. 有些疾病经过询问病史、体格检查和必要的辅助检查后，仍无法肯定诊断，进行诊断性治疗也是一公认可行的准则，但所使用的必须是________的疗法。

12. 当几种疾病同时存在的情况下，要首先考虑________，其次考虑________的诊断。

13. 当鉴别器质性疾病与神经症有困难时，应多考虑________。在没有充分根据可以排除器质性疾病以前，不要轻易下________ 的诊断。

14. 当患者病情不典型，疑有不可治愈性疾病和可治愈性疾病的诊断均可能存在时，应首先考虑 ________。

15. 完整诊断应能反映患者所患疾病的全部状况，其内容包括________诊断、________ 诊断和 ________诊断等。

16. 对一时查不清病因，也难以做出病理解剖和病理生理诊断的疾病，可以其突出的________或________为主题的“待查”方式来处理。

17. 调查研究、搜集资料是确定诊断的第一步骤，它包括采集病史、________和________。

18. 本次就诊的疾病和影响患者健康最大或威胁患者生命的疾病是主要疾病，在发病机制上与主要疾病有密切关系的疾病，称为________；与主要疾病无关而同时存在的疾病，称为________。

三、名词解释

1. 诊断
2. 临床思维方法
3. 并发症
4. 伴发疾病
5. 病因诊断
6. 病理解剖诊断
7. 病理生理诊断
8. 循证医学

四、是非判断分析题

1. 心肌梗死、泌尿系感染、肺炎均是疾病诊断的规范、完整和准确的病名。

2. 临床思维方法是指医师在临床实践过程中收集和评价资料以及做出诊断和处理判断的逻辑推理方法。

3. 确定诊断的过程是医师认识疾病、透过表面现象去探求疾病本质的过程。这个过程的步骤是初步诊断、反复实践、验证诊断。

4. 搜集资料包括病史、实验室检查及辅助检查。

5. 分析和评价临床资料时必须考虑检查结果的灵敏度和特异性，对灵敏度和特异性较高的诊断项目就可以直接判断是某种疾病。

6. 有时器质性疾病可能存在一些功能性疾病的症状，甚至与功能性疾病并存，此时应重点考虑功能性疾病的诊断。

五、问答题

1. 简述临床诊断思维应遵循的基本原则。
2. 简述完整诊断应包括哪些内容。

六、分析题

患者，女，39 岁。患者有食欲不振、腹胀、腹泻、心悸、气促等症状。体格检查：唇发绀；颈静脉怒张，肝-颈静脉回流征阳性；双肺底湿啰音；心率 118 次/分，节律不整齐，第一心音强弱不等，有脉搏短绌，心尖区隆隆样舒张中晚期杂音，P_2亢进、分裂；肝肿大压痛，移动性浊音阳性；双下肢浮肿，膝以下凹陷性水肿。

请从以上表现中找出主要表现，根据主要表现提出诊断，并对所有表现加以分析。

参考答案

一、选择题

（一） A 型题

1. E 2. A 3. B 4. C 5. D 6. D 7. A 8. E 9. C 10. B 11. B 12. E 13. D 14. E 15. A 16. D 17. B 18. A 19. C 20. A 21. C 22. D 23. B 24. A 25. A 26. B 27. A 28. B

（二） B 型题

1. B 2. C 3. D 4. E 5. A 6. C 7. B 8. A 9. C 10. A 11. C 12. D

（三） 多项选择题

1. ADE 2. ABCD 3. BCD 4. ABCDE 5. ABCDE 6. CE 7. ACE 8. ABE 9. ABCDE 10. ABD

二、填空题

1. 调查研究和搜集资料；综合分析和提出诊断；反复实践和验证诊断。
2. 客观性；全面性；系统性。
3. 共性；个性。
4. 临床表现；临床意义；现象与本质。
5. 病因；病理生理。
6. 医学专业知识；诊疗技术；思维方法。
7. 初步诊断；确定、补充、修正或排除。
8. 特征性表现；符合患者实际情况的。
9. 各种可能原因；鉴别诊断和减少误诊。
10. “实践→认识→再实践→再认识”。
11. 针对性强、疗效可靠、观察评价指标明确。
12. 常见病与多发病；罕见病。
13. 器质性疾病、神经症。
14. 可治愈性疾病。
15. 病因；病理解剖；病理生理。
16. 症状；体征。
17. 体格检查；实验室检查及辅助检查。
18. 并发症；伴发疾病。

三、名词解释

1. 诊断——是医师通过诊查获得各种临床资料，经过整理评价、推理判断，做出符合被检者客观实际的结论。

2. 临床思维方法——指医师在临床实践过程中收集和评价资料以及做出诊断和处理判断的逻辑推理方法。

3. 并发症——指原发疾病的进一步发展或是在原发病的基础上产生和导致机体脏器的进一步损害；与主要疾病性质不同，但在发病机制上有密切关系的疾病。

4. 伴发疾病——指与主要诊断的疾病同时存在，对机体和主要疾病可能产生影响，但在发病机制上又不相关的疾病。

5. 病因诊断——明确致病原因，体现疾病的性质，最能反映疾病的发生、发展、转归和预后，对疾病的治疗和预防都有决定性意义的诊断。

6. 病理解剖诊断——体现病理形态特点，反映病变部位、范围、性质以及组织结构改变的诊断。

7. 病理生理诊断——表明疾病引起的功能改变的诊断。

8. 循证医学——将最佳临床证据、专业知识与经验和患者的具体情况三大要素紧密结合在一起，为患者制定最佳医学决策，得到更敏感可靠、更有效和更安全的治疗方案的医学模式。

四、是非判断分析题

1. 答：错误。诊断书写中明确要求疾病诊断的病名书写要完整准确，不要省略修饰词和限定词；疾病的部位要写具体，避免出现笼统的诊断。心肌梗死、泌尿系感染、肺炎都属于笼统的疾病诊断。

2. 答：正确。

3. 答：错误。确定诊断的过程需要四个重要的步骤，即调查研究、搜集资料，分析判断、整理资料，推理判断、提出诊断，反复验证、确定诊断。这些步骤环环相扣，相辅相成。

4. 答：错误。搜集资料内容包括病史、体格检查、实验室检查及辅助检查等。

5. 答：错误。在调查研究、搜集资料的临床实践中，对疾病的认识还停留在感性认识阶段，缺乏系统性和关联性，有些甚至不客观、不真实。必须对这些临床资料进行归纳整理，去粗取精、去伪存真、由表及里、由局部到整体，使临床资料更具有真实性、完整性和系统性。除了对检查结果的分析之外，还要对病史和体格检查等多方面的资料进行全面、客观和系统的分析。

6. 答：错误。临床诊断思维原则中强调：在器质性疾病可能存在一些功能性疾病的症状，甚至与功能性疾病并存时，应重点考虑器质性疾病的诊断。在没有充分根据排除器质性疾病前，不要轻易做出功能性疾病的诊断。

五、问答题

1. 答：临床诊断思维应遵循以下 6 项基本原则：①实事求是的原则：实事求是原则是临床医师诊断疾病的最基本原则。要从客观实际出发，尊重客观规律，既不要主观臆断，也不能随意取舍，更不能不顾客观事实，武断坚持己见。②一元论原则：当疾病有多种临床表现时，抓住主要表现，尽可能以一种疾病去解释多种临床表现；若患者的临床表现确实不能用一种疾病解释时，可再考虑有其他疾病的可能性。③优先考虑常见病、多发病的原则：当几种疾病的可能性都存在时，要首先考虑常见病、多发病，再考虑少见病、罕见病。应考虑当时当地流行和发生的传染病与地方病。④首先考虑器质性疾病的原则：当鉴别器质性疾病与神经症有困难时，应多考虑器质性疾病。在没有充分根据可以排除器质性疾病以前，不要轻易下神经症的诊断。⑤首先考虑可治愈性疾病的原则：当患者病情不典型，疑有不可治愈性疾病和可治愈性疾病的诊断均可能存在时，应首先考虑可治愈性疾病，以便早期、及时地给予恰当的处理。⑥简化思维程序的原则：医师在感知疾病现象后，应首先参照疾病的多种表现逐一对照，逐一排除，抓住关键和特征，把多种诊断倾向归纳到一个最小范围中去，以选择最大可能的诊断。

2. 答：完整诊断包括以下内容：①病因诊断：明确致病原因，体现疾病的性质，最能反映疾病的发生、发展、转归和预后，对疾病的治疗和预防都有决定性的意义。②病理解剖诊断：指出病变部位、范围、性质以及组织结构的改变。③病理生理诊断：表明疾病引起的机体功能改变。④疾病的分型与分期：许多疾病有不同的分型与分期，其治疗及预后各不相同，诊断中应予以明确。⑤并发症的诊断：指原发疾病的进一步发展或是在原发病的基础上产生和导致机体脏器的进一步损害。虽然与主要疾病性质不同，但在发病机制上有密切关系。⑥伴发疾病诊断：指与主要诊断的疾病同时存在，但在发病机制上又不相关的疾病，伴发疾病对机体和主要疾病可能产生影响。

六、分析题

答：在上述众多临床表现中，食欲不振、腹胀、腹泻、肝肿大属于消化系统表现；心悸、气促、下肢浮肿、发绀、颈静脉怒张、肝肿大、肝-颈静脉回流征阳性、双肺底湿啰音、心尖区隆隆样舒张中晚期杂音、P_2亢进、分裂、心率 118 次/分、节律不整齐、第一心音强弱不等、脉搏短绌等属于循环系统疾病的表现；而气促、发绀、双肺底湿啰音既可以是呼吸系统疾病的表现，也可以是循环系统疾病的表现；下肢水肿除可见于循环系统疾病外，还可见于肾脏疾病、肝脏疾病或营养不良等。

上述临床表现中，颈静脉怒张、肝-颈静脉回流征阳性则见于右心衰竭、缩窄性心包炎、心包积液；肝脏肿大可见于肝淤血、肝炎、肝肿瘤、肝脓肿以及肝脏寄生虫病等；P_2亢进、分裂提示肺动脉高压，可见于左心衰竭、肺心病、某些先天性心脏病等；心率 118 次/分、节律不整齐、第一心音强弱不等、脉搏短绌等表现提示心房纤颤，但心房纤颤可见于风湿性心脏病二尖瓣狭窄，也可见于冠心病、甲状腺功能亢进症。移动性浊音提示腹水存在，但是腹水可见于右心衰竭、肝硬化、肾病综合征、结核性腹膜炎、缩窄性心包炎及腹膜转移癌等；腹痛、腹泻虽是消化系统疾病的表现，但也可以见于其他多个系统的病变；食欲不振更是许多疾病都可以有的表现。在上述表现中，只有心尖区隆隆样舒张期中晚期杂音仅见于二尖瓣狭窄，故应该属于二尖瓣狭窄的特征性表现，从而确定患者患风湿性心脏病、二尖瓣狭窄、心房纤颤、全心衰竭。

二尖瓣狭窄的患者，可以因为左心衰竭而有肺淤血，从而导致发绀、呼吸困难（气促）、肺底湿啰音。长期肺淤血可导致肺动脉高压、右心室肥大，进而引起右心衰竭。右心衰竭导致的体循环静脉淤血，可以解释颈静脉怒张、肝肿大、肝-颈静脉回流征阳性、食欲不振、腹胀、腹泻以及腹水、下肢凹陷性水肿等。P_2亢进、分裂，可用肺动脉高压来解释。二尖瓣狭窄是引起心房纤颤的最常见的病因。发绀可用肺淤血引起的气体交换障碍及体循环静脉淤血所致的血流缓慢来解释。

附 模拟试题

模拟试题一

一、A 型题（每小题 1 分，共 40 分）

每小题 5 个备选答案中只有一个正确答案。

1. 引起发热的病因很多，临床上最常见的疾病是(　　)
   A. 感染性发热
   B. 皮肤散热减少
   C. 体温调节中枢功能失常
   D. 心脏、肺、脾等内脏梗死或肢体坏死
   E. 组织坏死与细胞破坏
2. 心悸伴晕厥或抽搐，最常见于（　　）
   A. 一度窦房传导阻滞
   B. 心室颤动、阵发性室性心动过速、病态窦房结综合征
   C. 甲状腺功能亢进症
   D. 心脏神经官能症
   E. 急性失血
3. 下列哪项属于现病史的内容（　　）
   A. 生育史　　B. 习惯与嗜好　　C. 本次发病到就诊的时间
   D. 曾患过的疾病　　E. 职业及工作条件
4. 肝、脾、肾、子宫和腹腔肿物的检查，应当采用(　　)
   A. 浅部触诊　　B. 深部滑行触诊　　C. 双手触诊
   D. 深压触诊　　E. 冲击触诊
5. 小儿左右前额突出，头顶平坦，此种头颅的形态称为(　　)
   A. 小颅　　B. 巨颅　　C. 方颅
   D. 尖颅　　E. 脑积水
6. 下列哪种情况可以导致瞳孔缩小(　　)
   A. 视神经萎缩　　B. 濒死状态　　C. 应用阿托品后
   D. 有机磷农药中毒　　E. 青光眼绝对期
7. 胸骨角标志的是(　　)
   A. 支气管分叉　　B. 心室上缘　　C. 第 3 肋骨

D. 上纵隔区域　　E. 第 1 胸椎

8. 可出现间停呼吸的是(　　)

A. 神经衰弱　　B. 忧郁症　　C. 老年人

D. 颅内高压　　E. 深度睡眠

9. 下列肺脏病变叩诊呈鼓音的是(　　)

A. 肺气肿　　B. 肺炎　　C. 胸腔积液

D. 气胸　　E. 支气管哮喘发作

10. 下列出现病理性支气管呼吸音的是(　　)

A. 大叶性肺炎实变期　　B. 支气管哮喘发作　　C. 肺气肿

D. 阻塞性肺不张　　E. 气胸

11. 右心室肥大时心尖搏动的位置(　　)

A. 向右下移位　　B. 向左下移位　　C. 向左移位

D. 向右移位　　E. 向上移位

12. 水冲脉临床上主要见于(　　)

A. 缩窄性心包炎　　B. 二尖瓣狭窄　　C. 二尖瓣关闭不全

D. 主动脉瓣狭窄　　E. 主动脉瓣关闭不全

13. 中输尿管压痛位于(　　)

A. 髂前上棘水平腹直肌外缘

B. 第 10 肋间隙前端

C. 脐水平腹直肌外缘

D. 两髂前上棘连线的外 1/3 处

E. 腰大肌与第 12 肋交界点

14. 青年高血压患者，脐部右上方听到一粗糙收缩期杂音，首先考虑(　　)

A. 腹主动脉瘤

B. 高血压引起的动脉硬化

C. 肝癌的血管征

D. 高血压性心脏病的杂音传导

E. 肾动脉狭窄

15. 患者，女，67 岁，排尿困难 1 年，加重 2 周，无浮肿。查体：下腹膨隆，叩诊呈浊音，浊音不随体位改变。下列哪种疾病的可能性较大(　　)

A. 肝硬化腹水　　B. 结核性腹膜炎　　C. 肝硬化癌变

D. 尿潴留　　E. 化脓性阑尾炎

16. 急性阑尾炎最主要的症状为(　　)

A. 上腹部疼痛　　B. 脐周疼痛　　C. 转移性右下腹痛

D. 发冷、发热　　E. 恶心、呕吐、便秘或腹泻

17. 阴囊局部皮肤增厚、明显下垂、皱褶变宽变浅、色淡，见于(　　)

A. 阴囊血肿　　B. 阴囊水肿　　C. 过敏反应

D. 象皮肿　　E. 下腔静脉阻塞

18. 双侧对称性指骨间关节增生、肿胀，呈梭状畸形，常见于(　　)

A. 风湿热　　B. 结核性关节炎　　C. 进行性肌萎缩

D. 系统性红斑狼疮　　E. 类风湿关节炎

19. 一侧瞳孔直接光反射消失，对侧间接对光反射消失，病变位于(　　)

A. 同侧视神经　　B. 对侧视神经　　C. 同侧动眼神经

D. 对侧动眼神经　　E. 视交叉

20. 下列属于脑膜刺激征的是(　　)

A. Oppenheim 征　　B. Babinski 征　　C. Lasegue 征

D. Brudzinski 征　　E. Hoffmann 征

21. 下列哪项可引起相对性红细胞增多(　　)

A. 真性红细胞增多症　　B. 大量出汗　　C. 肺心病

D. 发绀型先天性心脏病　　E. 高原生活

22. 全血细胞减少最常见于(　　)

A. 再生障碍性贫血　　B. 急性白血病　　C. 血小板减少性紫癜

D. 应激状态　　E. 急性溶血

23. 关于白细胞核左移，下列叙述哪项较为确切(　　)

A. 外周血杆状核粒细胞增多，甚至出现晚幼粒、中幼粒、早幼粒、原幼粒等更幼稚的细胞为核左移

B. 外周血涂片中出现幼稚细胞称核左移

C. 未成熟的粒细胞出现在外周血中称核左移

D. 分类中发现很多细胞核偏于左侧的粒细胞称核左移

E. 中性粒细胞 5 叶核以上者超过 3%称核左移

24. 诊断原发性血小板减少性紫癜最有意义的指标是(　　)

A. 血小板计数

B. 血小板分布宽度测定

C. 血小板相关免疫球蛋白测定

D. 血小板黏附试验

E. β 血小板球蛋白测定

25. 患者，男，35 岁。HBsAg 阳性史 3 年，腹胀、纳差 1 年。查体：巩膜黄染，颈、胸部可见蜘蛛痣，心、肺未见异常，腹部移动性浊音（+），肝未触及，脾肋下 3cm。最可能的疾病是(　　)

A. 黄疸型肝炎　　B. 肝性脑病　　C. 乙肝后肝硬化

D. 丙型肝炎　　E. 脾功能亢进症

26. 伤寒感染时，肥达反应直接凝集法测定血清抗体效价是(　　)

A. 抗“O”>1：10，抗“H”>1：40

B. 抗“O”>1：20，抗“H”>1：80

C. 抗“O” >1∶40，抗“H” >1∶100

D. 抗“O” >1∶60，抗“H” >1∶140

E. 抗“O” >1∶80，抗“H” >1∶160

27. 电极置于左腋前线与V_4水平线相交处的导联是(　　)

A. V_2　B. V_3　C. V_4

D. V_5　E. V_6

28. 横位心脏可见的电轴变化是(　　)

A. 心电轴左偏　B. 心电轴右偏　C. 心电轴不偏

D. 正常心电轴　E. 心电轴左偏或右偏

29. 右心房异常的心电图主要表现为(　　)

A. P 波时间延长

B. P 波电压增高

C. P 波时间缩短

D. 起始 P 波指数超过正常

E. P 波终末电势低于正常

30. 反映心室早期缓慢复极的电位与时间变化的是（　　）

A. PR 间期　B. PR 段　C. ST 段

D. TP 段　E. QT 间期

31. Ⅰ、V_5、V_6 导联 q 波减小或消失，R 波宽大粗钝，aVR、V_1、V_2 导联呈 QS 型，提示（　　）

A. 右束支传导阻滞　B. 左前分支传导阻滞　C. 左后分支传导阻滞

D. 左束支传导阻滞　E. 房室传导阻滞

32. 毛细血管搏动征的检查部位是(　　)

A. 舌尖　B. 耳垂　C. 睑结膜

D. 指甲末端　E. 手指末端

33. 患者，女，62 岁，劳力性心悸、气促 1 年，昨晚凌晨 2 时突起呼吸困难，不能平卧，咳吐大量粉红色泡沫痰。查体：唇发绀，心尖区触及舒张期震颤，心尖区闻及舒张期隆隆样杂音，第一心音增强，肺部布满大量哮鸣音及湿啰音。该患者的诊断为(　　)

A. 二尖瓣狭窄，急性左心功能衰竭

B. 二尖瓣狭窄，肺部感染

C. 二尖瓣关闭不全伴心力衰竭

D. 二尖瓣脱垂伴心力衰竭

E. 二尖瓣狭窄，急性肺水肿

34. 引起肺泡呼吸音减弱的是(　　)

A. 肺气肿　B. 运动　C. 发热

D. 代谢性酸中毒　E. 甲状腺功能亢进症

35. 下列出现病理性支气管呼吸音的是(　　)
A. 大叶性肺炎实变期　B. 支气管哮喘发作　C. 肺气肿
D. 阻塞性肺不张　E. 气胸
36. 舟状腹的常见原因是(　　)
A. 晚期肝硬化　B. 胃癌晚期　C. 结核性腹膜炎
D. 肠结核　E. 心力衰竭
37. 下列哪一项是腹式呼吸减弱的原因(　　)
A. 结核性胸膜炎　B. 胸部外伤　C. 肺炎
D. 急性腹膜炎　E. 急性胃肠炎
38. 如为一组有直接因果关系的疾病，书写顺序应当按(　　)
A. 主病在前，次要疾病在后
B. 本科疾病在前，他科疾病在后
C. 主病在前，伴发病在后
D. 主病在前，并发病在后
E. 发展顺序排列
39. 下列哪项诊断的意义更大(　　)
A. 病因诊断　B. 病理解剖诊断　C. 病理生理诊断
D. 并发病的诊断　E. 伴发疾病的诊断
40. 患者住院期间出现其他科情况，经有关科会诊同意转科后，应当书写(　　)
A. 病程记录　B. 首次病程记录　C. 会诊记录
D. 转科记录　E. 出院记录

二、多项选择题（每小题1分，共10分）

每小题5个备选答案中有两个或两个以上的答案是正确的，多选、少选均不得分。
1. 引起慢性低热的疾病有哪些(　　)
A. 内分泌疾病　B. 慢性感染　C. 恶性肿瘤
D. 伤寒　E. 肺炎链球菌肺炎
2. 脾脏触诊内容包括(　　)
A. 大小　B. 质地　C. 表面情况
D. 有无压痛　E. 有无摩擦感
3. 脉压增大见于(　　)
A. 主动脉瓣关闭不全　B. 甲状腺功能亢进症　C. 严重贫血
D. 休克　E. 心力衰竭
4. 肾区叩击痛见于(　　)
A. 肾炎　B. 肾盂肾炎　C. 肾结石
D. 肾结核　E. 肾周围炎
5. 肝浊音界扩大见于(　　)

A. 肝癌　　B. 肝脓肿　　C. 急性肝坏死
D. 肝淤血　　E. 多囊肝

6. 引起中性粒细胞减少的药物见于(　　)
A. 氯霉素　　B. 环磷酰胺　　C. 利福平
D. 甲巯咪唑　　E. 卡比马唑

7. 引起网织红细胞增多的疾病是(　　)
A. 溶血性贫血　　B. 缺铁性贫血　　C. 急性失血性贫血
D. 再生障碍性贫血　　E. 巨幼细胞贫血

8. 总蛋白增加主要由球蛋白增加引起，尤其是 γ 球蛋白增高为主。常见于(　　)
A. 慢性病毒性肝炎　　B. 肝硬化　　C. 多发性骨髓瘤
D. 类风湿关节炎　　E. 失血性贫血

9. 正常心律心电图的特点有(　　)
A. P 波在 aVR 导联倒置
B. 频率 60~100 次/分
C. QRS 波群时间≤0. 10 秒
D. PR 间期 0. 12~0. 20 秒
E. 节律基本规则

10. 符合心房扑动的心电图表现有(　　)
A. RR 间距绝对不规则
B. QRS-T 波群无法辨认
C. P 波被 F 波取代
D. 心房率 250~350 次/分
E. QRS 波群形态大小不同

三、填空题（每小题 1 分，共 5 分）

1. 蜘蛛痣出现部位多在________分布区，其发生一般认为与________增多有关。

2. 肝脏质软，如触__________；肝脏质中，如触__________；肝脏质硬，如触__________；

3. 存在于线粒体中的天门冬氨酸氨基转移酶，称为线粒体 AST（ASTm）；存在于线粒体以外胞浆中者，称为上清液 AST（ASTs）。当肝细胞轻度损害时，血清中增加的主要是________；当肝细胞严重损害，线粒体遭到破坏，此时血清中________升高。

4. 就电生理意义而言，________波反映左右心房除极过程中的电位和时间变化，________波反映左右心室除极过程中的电位和时间变化，________波反映心室晚期快速复极的电位和时间变化。

5. 骨髓内______细胞的多少，反映了骨髓的增生情况，一般可依据______的比例加以判定。

四、判断是非题（每小题1分，共5分）

1. 一侧大量胸腔积液患者患侧卧位，可减轻疼痛，且有利于健侧代偿呼吸以减轻呼吸困难。

2. 患者有高血压病史10余年，心电图检查未见异常，说明该患者并不存在左心室肥大的靶器官损害。

3. 网织红细胞增多表示骨髓造血功能减低。

4. 麦氏点位于右髂前上棘与脐连线内1/3与中1/3交界处，阑尾病变时此处有压痛。

5. 内生肌酐清除率常用来评价肾功能损害程度，根据Ccr将肾功能分为四期：51~80mL/min为肾功能不全代偿期；20~50mL/min为肾功能不全失代偿期（氮质血症期）；10~19mL/min为肾衰竭期（尿毒症早期）；＜10mL/min为终末期肾衰竭（尿毒症晚期）。

五、名词解释（每小题2分，共10分）

1. 脉搏绝对不齐
2. 颈静脉怒张
3. 支气管呼吸音
4. 钟摆律
5. 等张尿

六、简答题（每小题5分，共10分）

1. 简述昏迷时神经系统的检查要点及其临床意义。
2. 如何确定腹壁静脉血流方向及其临床意义？

七、论述题（每小题10分，共20分）

1. 病理性支气管呼吸音常见的原因有哪些？请分别说明其产生机制。
2. 常见的病理性蛋白尿有哪些？各有何临床意义？

参考答案

一、A型题

1. A　2. B　3. C　4. C　5. C　6. D　7. A　8. D　9. D　10. A　11. C　12. E　13. A　14. E　15. D　16. C　17. D　18. E　19. C　20. D　21. B　22. A　23. A　24. C　25. C　26. E　27. D　28. A　29. B　30. C　31. D　32. D　33. E　34. A　35. A　36. B　37. D　38. E　39. A　40. D

二、多项选择题

1. ABC　2. ABCDE　3. ABC　4. ABCDE　5. ABDE　6. ABCDE　7. ABCE　8. ABCD　9. ABCDE　10. CD

三、填空题

1. 上腔静脉；雌激素。
2. 唇；鼻；额。
3. ASTs；ASTm。
4. P；QRS；T。
5. 有核；成熟红细胞和有核细胞。

四、判断是非题

1. 答：正确。
2. 答：错误。
3. 答：错误。
4. 答：错误。
5. 答：正确。

五、名词解释

1. 脉搏绝对不齐——心房颤动时，脉搏节律完全无规律，同时有脉搏强弱不一和脉搏短绌。

2. 颈静脉怒张——平卧位颈外静脉充盈的水平超过锁骨上缘至下颌角距离的下2/3；立位或半卧位时，颈静脉明显充盈，称为颈静脉怒张。

3. 支气管呼吸音——为呼吸气流流经声门、气管或主支气管形成湍流所产生的声音，如同将舌抬起经口呼气所发出的“ha”声。其特点为音响强而音调高。

4. 钟摆律——心肌严重受损时，第一心音失去原有的低钝性质，而与第二心音相似，且多有心率增快，舒张期缩短，几与收缩期相等，极似钟摆声，称为钟摆律。

5. 等张尿——肾实质严重损害，尿比重低而固定，常在1.010左右，称为等张尿。

六、简答题

1. 答：观察瞳孔大小：双侧瞳孔缩小见于吗啡、有机磷农药及巴比妥类药物中毒；双侧瞳孔扩大见于阿托品及酒精中毒；双侧瞳孔不等大见于颅内疾患所致的颅内高压，尤其要注意脑疝。

检查有无脑膜刺激征：昏迷伴脑膜刺激征阳性，见于脑膜炎及蛛网膜下腔出血。

检查有无局灶性神经体征，如面瘫、肢瘫、偏瘫等，考虑脑血管疾病及颅内占位性病变。

2. 答：当门静脉循环障碍或上、下腔静脉回流受阻导致侧支循环形成时，腹壁静脉扩张迂曲，称为腹壁静脉曲张。检查时选择一段没有分支的静脉，医师将右手食指和中指并拢压在该段静脉上，然后用一手指紧压，另一手指向外移动，挤出静脉中的血液后放松该手指，另一手指仍紧压不动，观察挤空的静脉是否快速充盈，如果是，则血流方向是从放松手指端流向紧压的手指端。再用同法放松另一手指，进一步证实血流方向。

门静脉高压：由于闭锁的脐静脉再度开放，血流从脐静脉进入腹壁浅静脉，腹壁曲张的浅静脉血流方向正常，呈水母头状。

上腔静脉阻塞：上腹壁或胸壁曲张的浅静脉，血流转向下方由下腔静脉回流。

下腔静脉阻塞：曲张的浅静脉多分布在腹壁的两侧，有时在股外侧及臀部，脐以下的腹壁浅静脉血流方向转向上方进入上腔静脉。

七、论述题

1. 答：

（1）肺组织实变：主要是炎症性肺实变。发炎的肺泡内充满渗出物及炎性细胞，气体无法进入肺泡则肺泡呼吸音不能形成；实变的肺组织传导声音的能力增强，使支气管呼吸音经畅通的气管、支气管以及实变的肺组织传导到胸壁表面而能听到。常见于大叶性肺炎实变期、肺结核（大块渗出性病变），也见于肺脓肿、肺肿瘤及肺梗死。

（2）肺内大空洞：当肺内大空洞与支气管相通，气流进入空洞产生漩涡振动；或支气管呼吸音的音响在空腔内产生共鸣而增强，再加上空腔周围实变的肺组织有利于声波传导，因此，可以听到支气管呼吸音。常见于肺结核、肺脓肿及肺癌形成空洞时。

（3）压迫性肺不张：在胸腔积液、肺部肿块等情况下，肺组织受压发生肺不张时，肺组织致密且支气管畅通。支气管呼吸音可通过畅通的支气管、致密的肺组织传导到体表而听到。见于中等量胸腔积液的上方、大量心包积液时的左肩胛下区域以及肺肿块的周围。

2. 答：常见的病理性蛋白尿有：

①肾小球性蛋白尿：常见于原发性肾小球疾病，如急性肾小球肾炎、慢性肾小球肾炎、肾病综合征和某些继发性肾小球疾病（如糖尿病肾病、系统性红斑狼疮肾病等）。

②肾小管性蛋白尿：常见于肾盂肾炎、间质性肾炎、中毒性肾病（如汞、镉、铋、庆大霉素、多黏菌素等）、肾移植术后及某些中药（如木通、马兜铃）过量等。

③混合性蛋白尿：见于慢性肾小球肾炎后期累及肾小管、间质性肾炎后期累及肾小球及可同时累及肾小球和肾小管的全身性疾病（如糖尿病、系统性红斑狼疮等）。

④溢出性蛋白尿：见于多发性骨髓瘤巨球蛋白血症、大面积心肌梗死及挤压综合征引起的肌红蛋白尿。

⑤组织性蛋白尿：见于肾盂肾炎、尿路肿瘤等。

⑥假性蛋白尿：肾以外泌尿系统疾病产生的脓、血、黏液等成分或阴道分泌物混入，导致尿蛋白定性试验阳性。

模拟试题二

一、A 型题（每小题 1 分，共 40 分）

每小题 5 个备选答案中只有一个正确答案。

1. 就诊时自觉发热，仅感乏力，无其他症状，护士测其体温称在正常口腔温度范围，则其体温为(　　)

A. 35℃以下　　B. 35～36.3℃　　C. 39.1～40℃
D. 36.3～37.2℃　　E. 38～39℃

2. 患者，男，40 岁，无明显诱因近半月来发热、盗汗，不咳嗽，且出现渐进性右侧胸廓扩张受限，呼吸困难渐加重。要考虑(　　)

A. 心肌炎　　B. 心绞痛　　C. 右侧肺炎
D. 右侧肋骨骨折　　E. 右侧胸腔积液

3. 下列哪种疾病不是遗传性疾病（　　）

A. 血友病　　B. 白化病　　C. 糖尿病
D. 精神病　　E. 慢性支气管炎

4. 呕吐物呈浓烈的酸味，见于(　　)

A. 急性胰腺炎　　B. 急性胆囊炎　　C. 幽门梗阻
D. 肠梗阻　　E. 急性胃肠炎

5. 角膜边缘出现黄色或棕褐色环，环外缘较清晰，内缘较模糊，称为凯-费环，见于下列哪种情况(　　)

A. 铁代谢障碍　　B. 钙代谢障碍　　C. 锌代谢障碍
D. 铜代谢障碍　　E. 镁代谢障碍

6. 甲状腺肿大超过胸锁乳突肌外缘，称为(　　)

A. Ⅰ度肿大　　B. Ⅱ度肿大　　C. Ⅲ度肿大
D. Ⅳ度肿大　　E. Ⅴ度肿大

7. 剑突下搏动常见于(　　)

A. 左心室肥大　　B. 右心室肥大　　C. 右位心
D. 胸腔积液　　E. 腹水

8. 心浊音界呈靴形，常见于(　　)

A. 心包积液　　B. 二尖瓣狭窄　　C. 扩张型心肌病
D. 肺心病　　E. 主动脉瓣关闭不全

9. 二尖瓣狭窄患者叩诊心界呈梨形，是由于(　　)

A. 左、右心室均增大
B. 左心房与右心室增大
C. 右心房与右心室增大
D. 左心房及肺动脉段扩大

E. 右心房及肺动脉段扩大

10. 腹壁静脉曲张，其血流方向向下，最可能的诊断为( )

A. 上腔静脉阻塞 B. 下腔静脉阻塞 E. 门静脉阻塞

D. 胸导管阻塞 E. 正常老年人

11. 大量腹水的体征不包括( )

A. 腹部膨胀呈蛙腹 B. 波动感 C. 振水音

D. 腹胀及双下肢浮肿 E. 脐膨出

12. 肝脏浊音区消失，常见于哪些疾病( )

A. 肝癌 B. 肝淤血 C. 急性肝坏死

D. 肝囊肿 E. 急性胃穿孔

13. 腹腔内出血，出现脐周蓝色斑称为( )

A. Cullen 征 B. Murphy 征 C. Courvoisier 征

D. Horner 征 E. Joffrey 征

14. 附睾肿胀而无自觉症状，触之有结节性硬块，无挤压痛，应考虑( )

A. 急性睾丸炎 B. 附睾结核 C. 慢性附睾炎

D. 淋病 E. 流行性腮腺炎

15. 脊柱后凸畸形多见于( )

A. 老年人脊柱后凸 B. 佝偻病 C. 强直性脊柱炎

D. 脊柱结核 E. 发育期姿势不良

16. 关于共济运动检查，下列说法正确的是( )

A. 感觉性共济失调患者进行跟膝胫试验时动作不稳准，睁眼、闭眼对试验无影响

B. 小脑损害患者进行跟膝胫试验时睁眼时正常，闭眼时动作不稳

C. 小脑半球损害患者进行指鼻试验时病变对侧指鼻不准

D. 感觉性共济失调患者进行指鼻试验时睁眼时指鼻准确，闭眼时指鼻不准

E. 小脑半球损害患者进行指鼻试验时睁眼时指鼻准确，闭眼时指鼻不准

17. 患者，女，36 岁，晨起突发头晕、视物旋转，体位改变后明显，伴心慌、胸闷、冒冷汗，每次持续数秒钟后缓解，不伴耳鸣、听力下降，无肢体乏力、麻木，无言语不利、大小便失禁等。该患者最可能损伤的是( )

A. 迷走神经 B. 脑干 C. 小脑

D. 前庭神经 E. 耳蜗神经

18. 下列哪种疾病最常发现中性粒细胞空泡变性( )

A. 中毒 B. 肺炎 C. 恶性肿瘤

D. 大面积烧伤 E. 败血症

19. 引起嗜酸性粒细胞增多的原因是( )

A. 伤寒 B. 应激状态 C. 寄生虫病

D. 库欣综合征

20. 异型淋巴细胞可高达 10%以上的疾病是(　　)
A. 风疹　　B. 病毒性肝炎　　C. 传染性单核细胞增多症
D. 恙虫病　　E. 血管神经性水肿
21. 血小板计数正常，出血时间延长，可能性最大的疾病是(　　)
A. 过敏性紫癜
B. 遗传性出血性毛细血管扩张症
C. 白血病
D. 血小板无力症
E. 单纯性紫癜
22. 主要检查凝血第一阶段外源性途径有无障碍的是(　　)
A. 血小板计数
B. 出血时间测定
C. 活化部分凝血活酶时间测定
D. 血块收缩试验
E. 血浆凝血酶原时间测定
23. 结核性积液可明显升高的是(　　)
A. 溶菌酶　　B. 腺苷脱氨酶　　C. 乳酸脱氢酶
D. 乳酸脱氢酶　　E. 淀粉酶
24. 下列关于 T 波的描述，正确的是(　　)
A. 反映心室早期复极过程
B. 在 R 波为主的导联 T 波直立
C. 正常 T 波前支、后支对称
D. 正常 T 波电压不小于同导联 R 波电压的 1/4
E. 急性心内膜下心肌缺血时 T 波深倒
25. 出现电轴右偏的是(　　)
A. 左室起源的室性心动过速
B. 左前分支传导阻滞
C. 高血压病
D. 大量腹水
E. 妊娠
26. 正常窦性 P 波倒置的导联是(　　)
A. Ⅰ　　B. Ⅱ　　C. aVF
D. aVR　　E. V_5
27. 三度房室传导阻滞时，QRS 波群增宽、畸形，频率 38 次/分，异位起搏点位置是(　　)
A. 心房　　B. 交界区　　C. 希氏束
D. 希氏束分叉以下　　E. 心尖部

28. 长间歇后出现室上性 QRS 波群，其前无 P 波，诊断是(　　)

A. 交界性早搏　B. 交界性逸搏　C. 室性早搏
D. 室性逸搏　E. 房性逸搏

29. 上消化道出血最常见的原因是(　　)

A. 急性糜烂出血性胃炎
B. 消化性溃疡
C. 肝硬化食管下段及胃底静脉曲张破裂出血
D. 胃癌出血
E. 胆道出血

30. 腹痛不伴有黄疸，见于(　　)

A. 急性传染性肝炎　B. 急性胆囊炎　C. 急性溶血
D. 胰头癌　E. 尿路结石

31. 患者自诉左胸痛来诊，急查心酶谱及肌钙蛋白、D-二聚体等均正常，心电图、全胸片均正常。医生经过详细问诊，认为其不属于心绞痛发作特点，其判断依据是(　　)

A. 压榨样痛　B. 含服硝酸甘油可缓解　C. 饱餐易诱发
D. 持续时间为数分钟　E. 针刺样痛

32. 血浆二氧化碳结合力降低见于(　　)

A. 慢性阻塞性肺疾病　B. 使用利尿剂　C. 幽门梗阻
D. 慢性肺心病　E. 感染性休克

33. 外周血血红蛋白、红细胞减少，网织红细胞明显增多，红细胞大小不均，白细胞和血小板增多；骨髓象示增生明显活跃，红系显著增生，见于(　　)

A. 溶血性贫血　B. 缺铁性贫血　C. 再生障碍性贫血
D. 脾功能亢进　E. 白血病

34. 呕吐伴右上腹绞痛，最常见于(　　)

A. 急性肝炎　B. 胆道梗阻　C. 肠梗阻
D. 泌尿系结石　E. 急性胃炎

35. 黑便并蜘蛛痣和肝掌，可见于(　　)

A. 直肠癌　B. 胃癌　C. 溃疡性结肠炎
D. 肝硬化门静脉高压　E. 胆管癌

36. 左心室增大时可出现(　　)

A. 胸骨上窝搏动　B. 剑突下搏动　C. 负性心尖搏动
D. 抬举性心尖搏动　E. 胸骨左缘第 3~4 肋间搏动

37. 一患者胸骨右缘第 2 肋间触及收缩期震颤，提示(　　)

A. 室间隔缺损　B. 动脉导管未闭　C. 肺动脉瓣狭窄
D. 主动脉瓣狭窄　E. 主动脉瓣关闭不全

38. 支气管哮喘时升高最明显的免疫球蛋白是(　　)

A. IgG　　B. IgA　　C. IgM
D. IgD　　E. IgE

39. 有关尿渗量的临床意义，下列说法错误的是(　　)
A. 尿渗量高于血浆渗量表示尿已浓缩，此为高渗尿
B. 尿渗量反映肾浓缩功能优于尿比密
C. 若肾浓缩功能障碍时，尿渗量降低
D. 尿渗量很少受到蛋白质、葡萄糖等大分子物质的影响
E. 正常人禁水 12 小时后，尿渗量/血浆渗量≥1

40. 心脏病患者出现心房颤动，其心房颤动的诊断应当属于(　　)
A. 病因诊断　　B. 病理形态诊断　　C. 病理生理诊断
D. 伴发疾病的诊断　　E. 并发症的诊断

二、多项选择题（每小题 1 分，共 10 分）

每小题 5 个备选答案中有两个或两个以上的答案是正确的，多选、少选均不得分。

1. 咳嗽伴有干啰音见于(　　)
A. 肺炎　　B. 支气管哮喘　　C. 胸膜炎
D. 心源性哮喘　　E. 慢性阻塞性肺疾病

2. 下列肺脏疾病叩诊为鼓音的是(　　)
A. 肺气肿　　B. 肺炎　　C. 胸腔积液
D. 气胸　　E. 肺空洞

3. 正常支气管肺泡呼吸音的听诊部位是(　　)
A. 右肺尖　　B. 腋窝下部　　C. 肩胛间区
D. 喉部　　E. 胸骨角

4. 阵发性睡眠性血红蛋白尿患者，可出现异常的指标有（　　）
A. 红细胞寿命缩短
B. 血浆游离血红蛋白增多
C. 血清结合珠蛋白减低
D. 含铁血黄素尿
E. Ham 试验阳性

5. 原发性血小板减少性紫癜的表现有(　　)
A. 血小板形态大致正常　　B. 骨髓增生活跃　　C. 外周血红细胞减少
D. 骨髓巨核细胞减少　　E. 巨核细胞出现成熟障碍

6. 符合右心室肥大心电图特点的是(　　)
A. 右胸导联电压增高　　B. V_1导联 R/S>1　　C. 电轴右偏
D. P 波高尖　　E. QRS 波群>0. 12 秒

7. 符合心房颤动心电图特点的有(　　)
A. 心房率 100~180 次/分

B. 房室传导比例不规则

C. 锯齿状的 F 波

D. 颤动波形态不一致

E. 无等电位线

8. 符合逆行 P 波（P′）特点的有(　　)

A. P′波时限>0.11 秒

B. P′波双峰，间距≥0.04 秒

C. P′波可出现在 QRS 波群之前或之后

D. P′波电压≥0.25mV

E. P′在Ⅱ、aVF 导联倒置

9. 临床工作中误诊的原因包括(　　)

A. 医学经验不足

B. 问诊及体格检查不细致

C. 未选择特异性检查

D. 先入为主，主观臆断

E. 过分依赖或迷信辅助检查结果

10. 腹部膨隆的病理状况包括(　　)

A. 大量腹水　B. 急性腹膜炎　C. 足月妊娠

D. 腹内炎症包块　E. 腹内巨大肿物

三、填空题（每小题 1 分，共 5 分）

1. 机械性肠梗阻患者，肠鸣音明显________，呈________音调。麻痹性肠梗阻患者肠鸣音__________。

2. 抗环瓜氨酸肽抗体（CCP）阳性，对__________的诊断具有特异性；抗乙酰胆碱受体抗体阳性，有助于诊断________。

3. 对水肿患者，我们要重视水肿出现的________、________、________，水肿是________或________，对称性或________，水肿与体位变化及活动的关系。

4. 触觉语颤传导有两个主要条件，即：①____________；②____________。

5. 出血、血栓性疾病的发病机制可概括为：____________、__________、__________、______________、______________。

四、判断是非题（每小题 1 分，共 5 分）

1. 白细胞管型常见于肾盂肾炎、间质性肾炎、膀胱炎等泌尿系统感染性疾病。

2. 尿胆红素增高见于肝细胞性黄疸及溶血性黄疸。

3. 房性早搏和室性早搏根据 QRS 波的形态来鉴别有决定性意义。房性早搏的 QRS 波形态正常，而室性早搏的 QRS 波宽大畸形。

4. 肝癌、胃癌时，癌细胞转移到左锁骨上窝淋巴结；肺癌、食管癌时，癌细胞转移到右锁骨上窝淋巴结。

5. 幽门梗阻可出现移动性浊音；振水音是肝硬化腹水的重要表现。

五、名词解释（每小题 2 分，共 10 分）

1. 奔马律
2. 腹膜刺激征
3. 匙状甲
4. 类白血病反应
5. Donnan 平衡

六、简答题（每小题 5 分，共 10 分）

1. 何谓血尿、脓尿？各有何临床意义？
2. 二度房室传导阻滞有几型？如何区别？

七、论述题（每小题 10 分，共 20 分）

1. 试述中性粒细胞增多的临床意义。
2. 肝硬化患者有哪些体征？

参考答案

一、A 型题

1. D 2. E 3. E 4. C 5. D 6. C 7. B 8. E 9. D 10. A 11. C 12. E 13. A 14. B 15. D 16. D 17. D 18. E 19. C 20. C 21. D 22. E 23. B 24. B 25. A 26. D 27. D 28. B 29. B 30. E 31. E 32. E 33. A 34. B 35. D 36. D 37. D 38. E 39. E 40. C

二、多项选择题

1. BDE 2. DE 3. ACE 4. ABCDE 5. ABCE 6. ABC 7. BDE 8. CE 9. ABCDE 10. ABDE

三、填空题

1. 亢进；金属；减弱或消失。
2. 类风湿关节炎；重症肌无力。
3. 时间；发展速度；蔓延情况；全身性；局部性；非对称性。
4. 气管和支气管必须畅通；胸膜的脏层及壁层必须接近。
5. 血管壁的结构或功能异常；血小板数量或功能的异常；凝血因子异常；病理性抗凝物质增多或抗凝系统减弱；纤溶活性亢进或减弱。

四、判断是非题

1. 错误。
2. 错误。
3. 错误。
4. 正确。
5. 错误。

五、名词解释

1. 奔马律——由出现在 S_2 之后的病理性 S_3 或 S_4 与原有的 S_1、S_2 组成的节律，在心率加快时（＞100 次/分），极似马奔跑时的蹄声，故称奔马律，是心肌严重损害的体征。

2. 腹膜刺激征——腹痛患者腹壁紧张，同时伴有压痛和反跳痛，称为腹膜刺激征，又称腹膜炎三联征，是各种原因所致急性腹膜炎的重要体征。

3. 匙状甲——指甲中央凹陷，边缘翘起，指甲变薄，表面粗糙有条纹，似匙状。常为组织缺铁及某些氨基酸代谢障碍所致。多见于缺铁性贫血，偶见于风湿热、甲癣等。

4. 类白血病反应——是指机体对某些刺激因素（感染、恶性肿瘤、急性中毒、外伤、休克、急性溶血或出血、大面积烧伤等）所产生的类似白血病表现的外周血象反应。

5. Donnan 平衡——由于脑脊液中蛋白质含量较少，为维持脑脊液和血浆渗透压的平衡，健康人脑脊液中氯化物的含量常较血中为高，此即为 Donnan 平衡。

六、简答题

1. 答：离心后的尿沉渣，若每个高倍镜视野均见到 1~2 个红细胞，即为异常表现；若每个高倍镜视野超过 3 个以上，尿外观无血色者，称为镜下血尿；尿内含血量较多，外观呈红色，称肉眼血尿。血尿常见于急性肾炎、慢性肾炎急性发作、急性膀胱炎、肾结核、肾结石及肾盂肾炎，亦可见于出血性疾病或肿瘤。

尿沉渣离心后每高倍镜视野超过 5 个白细胞或脓细胞，称镜下脓尿，见于肾盂肾炎、膀胱炎、尿道炎及肾结核等。成年女性若生殖系统有炎症，尿内常混入阴道分泌物，镜下除成团的脓细胞外，还可看到多量扁平上皮细胞，应与泌尿系感染相鉴别，需取中段尿复查。

2. 答：根据心电图的不同表现，二度房室传导阻滞通常分为两型：

（1）二度Ⅰ型：又称莫氏（Mobitz）Ⅰ型或文氏型。心电图表现为：①P 波规律出现。②PR 间期呈进行性延长（而 RR 间距则进行性缩短），直至出现一次心室漏搏，其后 PR 间期又恢复为最短，再逐渐延长，直至又出现心室漏搏。这种周而复始的现象，称为房室传导的文氏现象。

（2）二度Ⅱ型：又称莫氏Ⅱ型，即没有文氏现象的二度房室传导阻滞。心电图表现为：①P 波有规律地出现。②发生心室漏搏之前和之后的所有下传搏动的 PR 间期都恒定（正常范围或延长）。③QRS 波群成比例地脱漏，形态一般正常或增宽畸形。房室传导比例常为 2∶1、3∶2、4∶3 等。

二度Ⅱ型房室传导阻滞中，房室传导比例呈 3∶1 或 3∶1 以上（连续 2 个或 2 个以上 P 波后面无 QRS 波群）者，又称为高度房室传导阻滞。

七、论述题

1. 答：反应性粒细胞增多：①感染：化脓性感染为最常见的原因，如流行性脑脊髓膜炎、肺炎、阑尾炎等；还见于某些病毒感染和某些寄生虫感染，如乙型脑炎、狂犬病、急性血吸虫病、肺吸虫病等。②严重组织损伤：如较大手术后 12~36 小时、急性心肌梗死后 1~2 日内较常见。③急性大出血、溶血：如脾破裂或宫外孕输卵管破裂后、急性溶血时红细胞大量破坏导致相对缺氧，以及红细胞破坏的分解产物刺激骨髓贮存池中的粒细胞释放而使白细胞增高。④中毒：如糖尿病酮症酸中毒及安眠药、有机磷农药中毒等。⑤恶性肿瘤：特别是消化道肿瘤（胃癌、肝癌）。⑥其他：器官移植术后出现排异现象、类风湿关节炎、自身免疫性疾病等。

异常增生性粒细胞增多：造血干细胞疾病所致，如急、慢性粒细胞白血病、骨髓纤维化、真性红细胞增多症等。

2. 答：肝硬化早期患者面色萎黄，肝脏轻度肿大，质地偏硬，表面光滑，压痛不明显。晚期患者面色灰暗，皮肤、巩膜多有黄疸，面部、颈部及上胸部可见毛细血管扩张、蜘蛛痣及肝掌。男性患者乳房发育，下肢出现浮肿。肝脏缩小变硬，表面呈结节状。除上述肝功能障碍表现外，并有以下门静脉高压表现：①腹水：腹部膨隆，仰卧时呈蛙腹状，叩诊有移动性浊音，大量腹水时有液波震颤，有时可见脐疝。②静脉侧支循环的形成与开放：脐周及腹壁静脉曲张，但血流方向正常。③脾肿大。

模拟试题三

一、A 型题（每小题 1 分，共 30 分）

每小题 5 个备选答案中只有一个正确答案。

1. 回归热这一热型可见于（　　）

A. 伤寒　　B. 败血症　　C. 风湿热
D. 布氏菌病　　E. 霍奇金病

2. 不属于劳力性呼吸困难的机制的是（　　）

A. 体力活动时回心血量增多
B. 体力活动时耗氧量增加
C. 肺组织弹性减弱及小支气管痉挛
D. 左心室充盈减少

E. 缺氧、二氧化碳潴留刺激呼吸中枢

3. 患者，女，30 岁，发热、咳嗽、咳脓痰 3 天。胸部 CT 提示：右下肺炎。血常规：RBC 2.35×10^{12}/L，Hb 89g/L，WBC 1.2×10^{9}/L，N 82% 。既往患有子宫肌瘤 2 年，B 超提示子宫内 4 枚肌瘤，最大 4.5cm×3.5cm。目前仍有阴道小量出血。现病史提示疾病为(　　)

A. 贫血　　B. 子宫肌瘤　　C. 阴道不规则出血
D. 肺炎　　E. 上呼吸道感染

4. 外耳道长期溢脓，并有恶臭味常见于(　　)

A. 颅底骨折　　B. 外耳道疖肿　　C. 急性中耳炎
D. 急性乳突炎　　E. 胆脂瘤

5. 检查口腔时，在相当于第二磨牙的颊黏膜处出现直径约 1mm 的灰白色小点，周围有红色晕圈，可见于(　　)

A. 鹅口疮　　B. 麻疹早期　　C. Addison 病
D. 核黄素缺乏　　E. 慢性铅中毒

6. 患者，男，35 岁，近 1 个月出现声音嘶哑，伴有左侧眼球内陷，左侧眼睑下垂，甲状腺触诊可见多发结节，质地较硬，呈不规则形，边界不清。考虑哪种疾病的可能性大(　　)

A. 甲状腺功能亢进症　　B. 桥本甲状腺炎　　C. 单纯甲状腺肿
D. 甲状腺囊肿　　E. 甲状腺癌

7. 二尖瓣脱垂时，心脏听诊可闻及(　　)

A. 大炮音　　B. 枪击音　　C. 鸽鸣音
D. 二尖瓣开放拍击音　　E. 收缩中晚期喀喇音

8. 心包积液时可出现(　　)

A. 水冲脉　　B. 交替脉　　C. 重搏脉
D. 奇脉　　E. 迟脉

9. 板状腹常见于(　　)

A. 结核性腹膜炎
B. 慢性盆腔炎
C. 大量腹水
D. 胃肠穿孔致急性腹膜炎
E. 不完全性肠梗阻

10. Courvoisier 征见于下述哪一项(　　)

A. 肝癌　　B. 胃癌　　C. 胆囊癌
D. 胰头癌　　E. 肾癌

11. 一消瘦患者，体检右上腹触及一包块，质硬，表面不平，压痛。应考虑下列哪种疾病(　　)

A. 胆囊癌　　B. 胆囊结石　　C. 肝癌

D. 肝硬化　　　　　　E. 急性肝炎

12. 患者，男，30 岁，饮酒及高脂饮食后 2 小时出现左上腹痛，向左背部放射，阵发性加剧，伴恶心、呕吐，呕吐物为胃内容物，左上腹肌紧张、压痛。考虑下列哪种疾病(　　)

A. 幽门梗阻　　　　B. 消化性溃疡　　　　C. 急性胰腺炎

D. 脾破裂出血　　　E. 肠梗阻

13. 下述哪项是消化性溃疡的主要症状(　　)

A. 慢性节律性上腹痛

B. 反酸嗳气

C. 流涎、恶心呕吐

D. 食欲不振、体重下降

E. 失眠和焦虑

14. 在阴茎头与冠状沟看到结节或触及硬节，伴有暗红色溃疡、易出血，应怀疑(　　)

A. 下疳　　　　　　B. 尿道下裂　　　　　C. 阴茎癌

D. 梅毒　　　　　　E. 结核

15. 脊柱胸段成弧形后凸，仰卧位时也不能伸直，多见于(　　)

A. 老年人脊柱后凸　B. 佝偻病　　　　　　C. 强直性脊柱炎

D. 脊柱结核　　　　E. 发育期姿势不良

16. 外周血网织红细胞减少见于(　　)

A. 溶血性贫血　　　B. 再生障碍性贫血　　C. 缺铁性贫血

D. 巨幼红细胞性贫血　E. 失血性贫血

17. 关于血沉的临床意义，下列哪项意义不大(　　)

A. 判断有无感染

B. 判断有无活动性结核

C. 区别心绞痛与急性心肌梗死

D. 判断有无活动性风湿

E. 区别恶性与良性肿瘤

18. MCV 75fL，MCH 26pg，MCHC 310g/L，见于(　　)

A. 再生障碍性贫血　B. 巨幼细胞贫血　　　C. 尿毒症

D. 急性失血　　　　E. 缺铁性贫血

19. 细菌性痢疾患者的大便性状是(　　)

A. 黏液脓血便　　　B. 鲜血便　　　　　　C. 水样便

D. 米泔样便　　　　E. 灰白色便

20. 不符合渗出液特点的是(　　)

A. 淡黄色液体　　　B. 比重>1.030　　　　C. 黏蛋白定性试验阳性

D. 蛋白含量>30g/L　E. 细胞总数<100×10^6/L

21. 患者脑脊液检验结果：蛋白质定量 58g/L，葡萄糖（-），氯化物 106mmol/L。最可能的诊断为(　　)

A. 脑出血　　B. 化脓性脑膜炎　　C. 结核性脑膜炎
D. 病毒性脑膜炎　　E. 脑肿瘤

22. 相当于心电图 2 期复极的是(　　)

A. QRS 波　　B. ST 段　　C. T 波
D. TP 段　　E. PR 段

23. V_7、V_8、V_9导联主要反映的电位变化是(　　)

A. 前间隔　　B. 右室　　C. 左室侧壁
D. 左室后壁　　E. 左室前壁

24. 可见 ST 段下移的是(　　)

A. 心包炎　　B. 提早复极综合征　　C. 室壁瘤形成
D. 室内传导阻滞　　E. 变异型心绞痛

25. 不符合室性早搏心电图特点的是(　　)

A. P′R 间期>0. 12 秒　　B. QRS 波提早出现　　C. QRS 波宽大畸形
D. 代偿间歇完全　　E. T 波与 QRS 波主波方向相反

26. 动脉导管未闭时杂音性质为(　　)

A. 机器样　　B. 吹风样　　C. 隆隆样
D. 叹气样　　E. 乐音样

27. 间质性肾炎常出现的蛋白尿类型是(　　)

A. 肾小球性蛋白尿　　B. 肾小管性蛋白尿　　C. 混合性蛋白尿
D. 溢出性蛋白尿　　E. 偶然性蛋白尿

28. 提示肾小管病变严重的管型是(　　)

A. 红细胞管型　　B. 透明管型　　C. 蜡样管型
D. 脂肪管型　　E. 颗粒管型

29. 二尖瓣杂音听得较清晰的体位是(　　)

A. 坐位　　B. 立位　　C. 平卧位
D. 左侧卧位　　E. 右侧卧位

30. 气胸可出现的体征是(　　)

A. 桶状胸　　B. 触觉语颤增强　　C. 患侧叩诊呈鼓音
D. 呼吸音增强　　E. 听觉语音增强

二、B 型题（每小题 1 分，共 10 分）

前面有 5 个备选答案，接着提出多个问题。给每一个问题从前面的备选答案中选配一个最合适、最正确的答案。每个备选答案可以选一次或几次，也可一次都不选。

A. 实音　　B. 过清音　　C. 浊音
D. 鼓音　　E. 清音

1. 肺气肿的叩诊音是(　　)
2. 大面积肺炎的叩诊音是(　　)
   A. 甲状腺功能亢进症　B. 桥本甲状腺炎　C. 甲状腺癌
   D. 单纯性甲状腺肿　E. 甲状旁腺腺瘤
3. 肿大的甲状腺质地柔软，可触及震颤，或听诊时能听到“嗡鸣”样血管杂音，可见于(　　)
4. 甲状腺呈弥漫性对称性肿大，也可呈结节性肿大，边界清楚，表面光滑，质地坚韧，甲状腺后可触及颈动脉搏动，见于(　　)
   A. 刺激性蒜味　B. 烂苹果味　C. 氨味
   D. 浓烈的酒味　E. 肝臭味
5. 有机磷中毒患者可出现(　　)
6. 糖尿病酮症酸中毒患者可出现(　　)
   A. 劳力性呼吸困难　B. 肝-颈静脉回流征阳性　C. 咳嗽、咳痰、咯血
   D. 心律失常　E. 胸痛、发绀
7. 右心功能不全时表现的症状是为(　　)
8. 左心功能不全时表现的体征是为(　　)
   A. 胆囊点　B. 麦氏点　C. 上输尿管点
   D. 中输尿管点　E. 肋脊点
9. 右腹直肌外缘与右肋弓下缘交界处为(　　)
10. 右髂前上棘与脐连线中、外1/3交点处为(　　)

三、多项选择题（每小题1分，共10分）

每小题5个备选答案中有两个或两个以上的答案是正确的，多选、少选均不得分。

1. 咯血伴皮肤黏膜出血见于(　　)
   A. 钩端螺旋体病　B. 肾综合征出血热　C. 血小板减少性紫癜
   D. 白血病　E. 慢性阻塞性肺疾病
2. 问诊内容包括(　　)
   A. 一般项目　B. 主诉、现病史　C. 既往史、系统回顾
   D. 个人史、婚姻史　E. 月经史、家族史
3. 导致气管向健侧移位的疾病包括(　　)
   A. 大量胸腔积液　B. 气胸　C. 单侧甲状腺肿大
   D. 肺不张　E. 胸膜粘连
4. 桶状胸可见于(　　)
   A. 肺不张　B. 肺结核　C. 肺气肿
   D. 矮胖体型　E. 老年人
5. 乳房肿块触诊的内容包括(　　)
   A. 部位　B. 大小　C. 硬度

D. 外形　　　　　　E. 压痛及活动度

6. 骨髓检查对下列哪些疾病具有确诊意义(　　)

A. 各型白血病

B. 多发性骨髓瘤

C. 骨髓转移癌

D. 原发性血小板减少性紫癜

E. 疟疾

7. 出现电轴左偏的有(　　)

A. 垂位心　　　　B. 左前分支阻滞　　　　C. 肺气肿

D. 左心室肥大　　　　E. 正常婴幼儿

8. 符合右心室肥大心电图特点的是(　　)

A. 右胸导联电压增高　　　　B. V_1导联 R/S>1　　　　C. 电轴右偏

D. P 波高尖　　　　E. QRS 波群>0.12 秒

9. 咳嗽伴有发热见于(　　)

A. 气管异物　　　　B. 心源性哮喘　　　　C. 呼吸道感染

D. 胸膜炎　　　　E. 气胸

10. 非淋菌性尿道炎病原体包括(　　)

A. 鹦鹉热衣原体　　　　B. 沙眼衣原体　　　　C. 肺炎衣原体

D. 解脲支原体　　　　E. 人型支原体

四、填空题（每小题 1 分，共 5 分）

1. 外周血白细胞数高于________称白细胞增多，低于________称白细胞减少。

2. 红细胞体积正常、大小均一，RDW ________；红细胞体积，大小不均一，RDW ________。

3. 心电图记录纸上的每一小格横向距离代表________，纵向距离代表________。当心电图机走纸速度为 25mm/s，定准电压 1mV 使曲线移位 10mm 时，心电记录纸每小格代表的时间是________ s、电压是________ mV。

4. 正常肠鸣音为__________次/分；肠鸣音活跃为__________次/分；肠鸣音消失为__________分钟未闻及肠鸣音。

5. 房颤的特点为____________、____________、____________。

五、判断是非分析题（每小题 2 分，共 10 分）

1. 打喷嚏或用力排便等可使颅内压降低，常使脑膜炎与脑肿瘤的患者头痛减轻。

2. T 细胞分化抗原是区分不同类型 T 细胞的主要检查方法之一。

3. 咯血伴发热、胸痛、呼吸困难者，见于大叶性肺炎、急性肺水肿等；咯粉红色泡沫痰是结核病的重要特点。

4. 白血病时，骨髓增生明显活跃，有核细胞增多，外周血网织红细胞常明显增多。

5. 急性胆囊炎所致的胆囊肿大，呈囊性感，有明显压痛；壶腹周围癌所致的胆囊肿大，呈囊性感而无压痛；胆囊结石或胆囊癌其肿大的胆囊有实体感。

六、名词解释（每小题 1 分，共 5 分）

1. 三凹征
2. 心音分裂
3. 反跳痛
4. 牵涉痛
5. 体格检查

七、简答题（每小题 5 分，共 10 分）

1. 简述红细胞和血红蛋白减少的临床意义。
2. 嗅诊痰液、呕吐物和呼吸气味有何临床意义？

八、论述题（每小题 10 分，共 20 分）

1. 舒张早期奔马律是如何产生的？有何特点及临床意义？
2. 试述尿液检查的临床意义。

参考答案

一、A 型题

1. E　2. C　3. D　4. E　5. B　6. E　7. E　8. D　9. D　10. D　11. C　12. C　13. A　14. C　15. C　16. B　17. A　18. E　19. A　20. E　21. B　22. B　23. D　24. D　25. A　26. A　27. B　28. C　29. D　30. C

二、B 型选择题

1. B　2. A　3. A　4. B　5. A　6. B　7. B　8. A　9. A　10. B

三、多项选择题

1. ABCD　2. ABCDE　3. ABC　4. CDE　5. ABCDE　6. ABCE　7. BD　8. ABC　9. CD　10. BDE

四、填空题

1. 10×10^9/L（参考值高限）；4.0×10^9/L（参考值低限）。
2. 正常；增高。
3. 时间；电压；0.04；0.1。
4. 3~4；大于 10；3~5。

5. 心律绝对不规则；第一心音强弱不等；脉搏短绌。

五、判断是非题

1. 答：错误。恰恰相反，会使颅内压增高而使头痛加剧。

2. 答：正确。T细胞是由一群功能不同的异质性淋巴细胞组成，在镜下按形态难以区分，可借助于细胞膜表面分子具有不同的抗原进行区别。

3. 答：错误。咯血伴发热、胸痛、呼吸困难者，见于大叶性肺炎、支气管扩张症、肺脓肿等；咯粉红色泡沫痰是急性肺水肿的重要特点。

4. 答：错误。白血病时，白血病细胞干扰骨髓正常造血，红细胞系造血功能减低，网织红细胞减少。

5. 答：正确。急性胆囊炎时，胆囊内有炎性分泌物，有液体无固体物呈囊性感，有炎症，压痛明显；壶腹部周围癌时，胆道梗阻，胆汁引流不畅，胆囊内胆汁潴留而肿大，触之呈囊性感，因无炎症故无压痛。

六、名词解释

1. 三凹征——严重吸气性呼吸困难时出现呼吸肌极度紧张，胸骨上窝、锁骨上窝、肋间隙在吸气时明显凹陷，见于各种原因引起的喉、气管、大支气管的狭窄与梗阻。

2. 心音分裂——因左、右心室活动较正常不同步的时距明显加大，听诊时出现一个心音分成两个部分的现象，称为心音分裂。

3. 反跳痛——检查到腹部压痛后，手指稍停片刻，使压痛感趋于稳定，然后突然将手抬起，此时如患者感觉腹痛骤然加剧，并伴有痛苦表情，称为反跳痛。反跳痛的出现，提示炎症已累及到腹膜壁层。

4. 牵涉痛——指深部疼痛（尤其是内脏痛）扩散到远离脏器的体表，为一特殊的扩散痛。

5. 体格检查——是医师运用自己的眼、耳、鼻、手等感官，或借助于简单的诊断工具如听诊器、叩诊锤、血压计等，来了解患者身体状况的一种最基本的检查方法。

七、简答题

1. 答：生理性见于孕妇妊娠中后期、6个月至2岁婴幼儿及老年人。

病理性见于：①红细胞生成减少：见于造血原料不足（如缺铁性贫血、巨幼细胞贫血）、造血功能障碍（如再生障碍性贫血、白血病等）、慢性系统性疾病（慢性感染、恶性肿瘤、慢性肾病等）。②红细胞破坏过多：见于各种溶血性贫血，如异常血红蛋白病、珠蛋白生成障碍性贫血、阵发性睡眠性血红蛋白尿、葡萄糖-6-磷酸脱氢酶缺乏症、自身免疫性溶血性贫血和脾功能亢进等。③失血：如各种失血性贫血。

2. 答：痰液血腥味见于大咯血患者；恶臭味提示可能患有支气管扩张症或肺脓肿。呕吐物粪臭味见于肠梗阻；烂苹果味并混有脓液见于胃坏疽；酒味见于饮酒和醉酒；浓烈的酸味见于幽门梗阻或狭窄等。呼气有浓烈的酒味见于酒后或醉酒；刺激性蒜味见于有机磷中毒；烂苹果味见于糖尿病酮症酸中毒；氨味见于尿毒症；肝腥味见于肝昏迷。

八、论述题

1. 答：舒张早期奔马律又称室性奔马律、第三心音奔马律，其产生是由于舒张期心室负荷过重，心肌张力减低，室壁顺应性减退，在舒张早期心房血液快速注入心室时，引起已过度充盈的心室壁产生振动所致。其听诊特点为；①音调较低。②强度较弱。③出现在 S_2之后。④听诊最清楚部位：左室奔马律在心尖部；右室奔马律在胸骨下端左缘。⑤左室奔马律呼气末明显，吸气时减弱；右室奔马律吸气时明显，呼气时减弱。舒张早期奔马律的出现反映心室功能低下，心肌功能严重障碍，常见于心力衰竭、急性心肌梗死、心肌炎、扩张性心肌病、高血压心脏病、大量左向右分流的先天性心脏病等。

2. 答：①泌尿系统疾病的诊断和疗效观察：炎症、结核、结石、肿瘤及肾脏移植等，均可引起尿液的变化，治疗后病情好转时尿液可逐步改善。因此，尿液检查是泌尿系统疾病诊断和疗效观察的首选项目。②其他系统疾病的诊断：如糖尿病的尿糖检查、急性胰腺炎的尿淀粉酶检查、黄疸鉴别诊断时的尿三胆检查、多发性骨髓瘤的本－周蛋白尿检查等。在血液、淋巴系统疾病及重金属中毒引起肾损害时，尿液也可出现异常变化。③用药监护：某些药物如庆大霉素、卡那霉素、多黏菌素和磺胺类药等常致肾损害，在用药前和用药过程中需要观察尿液的变化，以确保用药安全。

模拟试题四

一、A 型题（每小题 1 分，共 30 分）

每小题 5 个备选答案中只有一个正确答案。

1. 腹痛不伴有黄疸，见于(　　)
   A. 急性传染性肝炎　　B. 急性胆囊炎　　C. 急性溶血
   D. 胰头癌　　E. 尿路结石
2. 属于急性传染病引起咯血的是(　　)
   A. 肺炎　　B. 二尖瓣狭窄　　C. 肾综合征出血热
   D. 白血病　　E. 系统性红斑狼疮
3. 关于腋测法测体温，下列说法正确的是(　　)
   A. 腋测法测体温安全、简便、不易产生交叉感染
   B. 腋测法为体腔外测量，欠可靠
   C. 正常值为 35~37℃
   D. 冬季老年危重患者，为避免受凉，体温计可放在腋下隔一层内衣进行测量
   E. 高热患者，腋下测量体温只需 5 分钟
4. 某患者出现左侧颜面疼痛、红肿，伴有发热。查体：体温 38℃，左侧颜面可见以耳垂为中心的红肿，触诊有压痛，边界不清楚。考虑哪种疾病可能性大(　　)

A. 腮腺混合瘤　　B. 腮腺恶性肿瘤　　C. 牙龈炎
D. 急性咽炎　　E. 流行性腮腺炎

5. 某患者出现左侧锁骨上窝淋巴结肿大，触诊质地硬，边界不清，表面光滑，无触痛。考虑以下哪种疾病的可能性大(　　)
A. 非特异性淋巴结炎　　B. 肝脏肿瘤转移　　C. 肺癌颈部淋巴结转移
D. 淋巴结结核　　E. 化脓性扁桃体炎

6. 患者，女，62 岁，劳力性心悸气促 1 年，昨晚凌晨 2 时突起呼吸困难，不能平卧，咳吐大量粉红色泡沫痰。查体：唇发绀，心尖区触及舒张期震颤，心尖区闻及舒张期隆隆样杂音，第一心音增强，肺部布满大量哮鸣音及湿啰音。该患者的诊断为(　　)
A. 二尖瓣狭窄急性左心功能衰竭
B. 二尖瓣狭窄肺部感染
C. 二尖瓣关闭不全伴心力衰竭
D. 二尖瓣脱垂伴心力衰竭
E. 二尖瓣狭窄急性肺水肿

7. 腹壁紫纹见于下列哪种情况(　　)
A. 妊娠　　B. 消瘦　　C. 大量腹水
D. 单纯性肥胖　　E. 肾上腺皮质功能亢进或长期服用激素

8. 肠型及蠕动波常见于(　　)
A. 肠结核　　B. 肠穿孔　　C. 肠梗阻
D. 克罗恩病　　E. 溃疡性结肠炎

9. 坐位时胸段明显均匀性后凸，卧位时后凸消失，多见于(　　)
A. 老年人脊柱后凸　　B. 佝偻病　　C. 强直性脊柱炎
D. 脊柱结核　　E. 发育期姿势不良

10. 贫血患者，MCV 增大，RDW 正常，其贫血类型属(　　)
A. 大细胞均一性贫血
B. 大细胞非均一性贫血
C. 正常细胞均一性贫血
D. 正常细胞非均一性贫血
E. 小细胞非均一性贫血

11. 确诊溶血性贫血最直接而确实的实验室指标是(　　)
A. 血浆游离血红蛋白测定
B. 血清结合珠蛋白测定
C. 血红蛋白尿测定
D. 红细胞寿命测定

12. 骨髓原始粒细胞或早幼粒细胞明显增多，并伴有形态改变的疾病是(　　)
A. 急性化脓性感染　　B. 急性淋巴细胞白血病　　C. 慢性粒细胞白血病

D. 急性粒细胞白血病　E. 再生障碍性贫血

13. APTT 和 PT 都有延长见于(　　)

A. A 型血友病　B. B 型血友病　C. 因子ⅩⅢ缺乏症

D. 遗传性因子Ⅶ缺乏症　E. 肝脏疾病

14. 诊断泌尿系统疾病首选的检查项目是(　　)

A. 血液检查　B. 尿液检查　C. 肾功能检查

D. X 线检查　E. B 超检查

15. 尿液颜色呈浓茶色或酱油色，镜检无红细胞，但潜血试验呈强阳性，可见于(　　)

A. 肾结核　B. 肾结石　C. 丝虫病

D. 肾盂肾炎　E. 蚕豆病

16. 粪便镜检有大量脂肪滴，常见的疾病是(　　)

A. 肠易激综合征　B. 慢性胰腺炎　C. 细菌性痢疾

D. 阿米巴痢疾　E. 慢性胆囊炎

17. 暗红色果酱样便，常见的疾病是(　　)

A. 急性胃肠炎　B. 细菌性痢疾　C. 结肠癌

D. 阿米巴痢疾　E. 溃疡性结肠炎

18. 二氧化碳结合力增高，见于(　　)

A. 尿毒症　B. 剧烈呕吐　C. 剧烈腹泻

D. 糖尿病酮症酸中毒　E. 呼吸性碱中毒

19. 患者，男，55 岁，上腹部饱胀不适、隐痛 4 个月。近 1 个月来，食欲不振，时恶心，体重明显减轻，皮肤瘙痒，小便色黄，大便色淡。体检发现皮肤、巩膜黄染，肝脏、胆囊肿大，无压痛。实验室检查示：结合胆红素、总胆红素升高，非结合胆红素正常；尿胆红素阳性。最可能的疾病是(　　)

A. 肝癌　B. 肝硬化　C. 慢性病毒性肝炎

D. 胰头癌　E. 胆囊炎、胆石症

20. 患者，男，30 岁，近 1 年来，常感乏力、头昏，易感冒。10 天前开始出现颜面浮肿。查体：血压 156/100mmHg，眼睑、颜面浮肿，唇甲苍白，双下肢轻度凹陷性水肿，双侧肾区叩击痛。实验室检查：Hb 70g/L；尿液检查：颜色淡黄，比密 1.15，蛋白（++），红细胞（+），白细胞 0～1/HP，少许颗粒管型；血清肌酐 158μmol/L。最可能的诊断是(　　)

A. 急性肾炎　B. 慢性肾炎　C. 急性肾盂肾炎

D. 急性膀胱炎　E. 肾病综合征

21. 原发性肝癌时升高最显著的是(　　)

A. ALT　B. γ-GT　C. ALP

D. MAO　E. LDH

22. 可防止动脉粥样硬化的发生，与冠心病发病呈负相关的指标是(　　)

A. 高密度脂蛋白（HDL）
B. 低密度脂蛋白（LDL）
C. 极低密度脂蛋白（VLDL）
D. 乳糜微粒（CM）
E. 血清总胆固醇（TC）

23. 可作为糖尿病较长期控制程度监控指标的是(　　)
A. 空腹血糖测定　B. 葡萄糖耐量试验　C. 空腹胰岛素测定
D. 胰岛素释放试验　E. 糖化血红蛋白测定

24. 某患者胸片示右上肺大片实变阴影，查血气分析示：PH 7.49，$PaCO_2$ 30mmHg，PaO_2 76mmHg，BE 2.8mmol/L，提示(　　)
A. 代谢性碱中毒
B. 代谢性酸中毒
C. 呼吸性碱中毒
D. 呼吸性酸中毒+代谢性碱中毒
E. 呼吸性碱中毒+代谢性酸中毒

25. 诊断系统性红斑狼疮（SLE）特异性最高的指标是(　　)
A. 类风湿因子
B. 抗核糖核蛋白抗体
C. 可提取性核抗原抗体
D. 抗双链 DNA 抗体
E. 抗酸性核蛋白抗体

26. 下列各项可以通过观察 P 波的方向、形态、出现规律而确定的是(　　)
A. 心电轴偏移　B. 基本心律　C. 钟向转位
D. 心肌供血情况　E. 室内传导情况

27. P 波形态正常，但 PR 间期<0.12 秒，首先考虑的心电图诊断是(　　)
A. 一度房室传导阻滞　B. 预激综合征　C. 交界性早搏
D. 室性早搏　E. 房性早搏

28. Ⅰ导联主波向上，Ⅲ导联主波向下，目测其电轴是(　　)
A. 不偏　B. 左偏　C. 右偏
D. 重度右偏　E. 不确定性电轴

29. 患者，男，70 岁，凌晨静息卧位时出现胸痛，持续 3 小时。心电图检查示：Ⅰ、aVL、$V_1 \sim V_6$ 导联 ST 段压低，伴有 TnI 阳性。首先考虑的诊断是(　　)
A. 变异型心绞痛
B. 卧位心绞痛
C. 不稳定型心绞痛
D. 恶化型劳力性心绞痛
E. 非 ST 段抬高型心肌梗死

30. 患者，女，20岁，突发心悸10分钟。心电图示：P波不可见，但等电位线存在，RR间隔绝对规则，心率220次/分，QRS波群形态正常。首先考虑的诊断是(　　)

A. 窦性心动过速

B. 阵发性室上性心动过速

C. 阵发性室性心动过速

D. 心房颤动

E. 心房扑动

二、B型题（每小题1分，共10分）

前面有5个备选答案，接着提出多个问题。给每一个问题从前面的备选答案中选配一个最合适、最正确的答案。每个备选答案可以选一次或几次，也可一次都不选。

A. 侏儒症　　B. 呆小症　　C. 巨人症

D. 佝偻病　　E. "阉人"征

1. 发育成熟前脑垂体前叶功能亢进可见(　　)

2. 小儿患甲状腺功能减低可见(　　)

A. 明显黄疸，Murphy征阳性，但触不到胆囊

B. 胆囊肿大，具有实体感，无压痛

C. 胆囊不肿大，无压痛

D. 胆囊肿大，呈囊性感，无压痛

E. 明显黄疸，胆囊肿大，无压痛（Courvoisier征阳性）

3. 急性胆囊炎可见(　　)

4. 胰头癌可见(　　)

A. 舌咽神经　　B. 迷走神经　　C. 三叉神经

D. 副神经　　E. 面神经

5. 患者，男，42岁，早晨起床洗脸、漱口时发现口角左歪，右侧额纹消失，右眼不能紧闭，不能吹口哨，伸舌居中。3天前受凉感冒。结合患者病史，考虑损伤部位在(　　)

6. 患者，女，45岁，左侧面部疼痛3个月，呈持续性痛，阵发性加剧。查体发现左侧角膜反射消失，左侧面部眼裂以下痛觉减退。结合患者病史，考虑损伤部位在(　　)

A. 缺铁性贫血　　B. 巨幼细胞贫血　　C. 珠蛋白生成障碍性贫血

D. 再生障碍性贫血　　E. MDS

7. 红细胞体积分布直方图中波峰左移，基底较窄的是(　　)

8. 红细胞体积分布直方图中波峰右移，基底变宽的是(　　)

A. 急性肾炎　　B. 慢性肾炎　　C. 肾病综合征

D. 急性肾盂肾炎　　E. 急性膀胱炎

9. 尿频、尿痛，尿液检查发现蛋白（+），少量白细胞管型，应考虑的诊断是(　　)

10. 间断水肿、腰痛，尿液检查发现蛋白（++），有蜡样管型，应考虑的诊断是(　　)

三、多项选择题（每小题1分，共10分）

每小题5个备选答案中有两个或两个以上的答案是正确的，多选、少选均不得分。

1. 心悸患者的常规检查可选择(　　)
   A. 常规12导心电图　B. 超声心动图　C. X线胸片
   D. 心肌坏死标志物　E. 血常规及血沉
2. 皮肤苍白可见于(　　)
   A. 贫血　B. 主动脉瓣关闭不全　C. 雷诺病
   D. 休克　E. 白癜风
3. 甲状腺功能亢进症常可查到以下哪些眼部体征(　　)
   A. Graefe征　B. Stellwag征　C. Mobius征
   D. Joffroy征　E. 霍纳综合征
4. 下列可引起触觉语颤增强的是(　　)
   A. 大叶性肺炎实变期　B. 肺癌　C. 肺结核空洞
   D. 阻塞性肺不张　E. 气胸
5. 关于心浊音界的组成，下列说法正确的有(　　)
   A. 心左界第2肋间处相当于主动脉
   B. 心左界第3肋间处为左心耳
   C. 心右界第2肋间相当于升主动脉和上腔静脉
   D. 心右界第3肋间为右心室
   E. 心左界第4、5肋间为左心室
6. 腹部膨隆的病理状况包括(　　)
   A. 大量腹水　B. 急性腹膜炎　C. 足月妊娠
   D. 腹内炎症包块　E. 腹内巨大肿物
7. 小脑受损可有哪些临床表现(　　)
   A. 醉酒步态　B. 眩晕　C. 眼球震颤
   D. 吟诗样语言　E. 闭目难立征阳性
8. 溶血性贫血可出现(　　)
   A. 有核红细胞　B. 卡波环　C. 裂细胞
   D. 大红细胞　E. 红细胞大小不均
9. P波时间>0.11秒，且切迹双峰间距≥0.04秒，临床常见于(　　)
   A. 左心房肥大　B. 心房内传导阻滞　C. 左心室内传导阻滞
   D. 左心室肥大　E. 右心房肥大
10. 可出现继发性ST-T改变的有(　　)

A. 心室肥大　　B. 束支传导阻滞　　C. 心肌缺血
D. 心室预激　　E. 心肌炎

四、填空题（每小题1分，共5分）

1. 夜间咳嗽明显，可见于________、________、________。

2. 心脏左右缘被肺遮盖的部分，叩诊呈____________，而不被肺遮盖的部分叩诊呈____________。____________通常心脏反应心脏的实际大小。

3. 第一心音的产生主要是由于________、________引起，标志________开始；第二心音的产生主要是由于________、________引起，标志________开始。

4. 尿红细胞形态，多形性红细胞>80%时，提示____________性血尿，见于各类__________；多形性红细胞<50%时，提示______________性血尿。

5. 体内的氨主要在肝中合成__________而解毒，当肝脏功能严重受损时血氨升高，血氨升高是引起________的重要原因。

五、判断是非分析题（每小题2分，共10分）

1. 潜血试验对鉴别消化道疾病出血有一定意义。消化性溃疡呈间断阳性；消化道恶性肿瘤（如胃癌、结肠癌）呈持续阳性。

2. 痰液呈黄绿色，显微镜检查发现痰液中嗜酸性粒细胞增多，见于肺吸虫病。

3. 腹部触诊时，医生手要温暖，动作应轻柔，从病变区开始，逐渐移向健康部位，边检查边观察患者的表情。

4. 瞳孔缩小常见于有机磷中毒、毒蕈中毒等；瞳孔散大见于阿托品药物影响及青光眼等。

5. 慌张步态见于腓总神经麻痹；黏液性水肿面容是甲状腺功能亢进症的重要表现。

六、名词解释（每小题1分，共5分）

1. 中心性发绀
2. 凯-费环
3. 墨菲征（Murphy sign）
4. 假性延髓性（球）麻痹。
5. Oliver 征

七、简答题（每小题5分，共10分）

1. 简述气管移位的检查方法。
2. 触觉语颤增强有何临床意义？

八、论述题（每小题10分，共20分）

1. 试述幽门梗阻患者的临床表现。

2. 什么叫核左移？试述中性粒细胞核左移的临床意义。

参考答案

一、A 型题

1. E 2. C 3. A 4. E 5. B 6. E 7. E 8. C 9. B 10. A 11. D 12. D 13. E 14. B 15. E 16. B 17. D 18. B 19. D 20. B 21. B 22. A 23. E 24. C 25. E 26. B 27. B 28. B 29. E 30. B

二、B 型题

1. C 2. B 3. A 4. E 5. E 6. C 7. C 8. B 9. D 10. B

三、多项选择题

1. ABCDE 2. ABCD 3. ABCD 4. ABC 5. BCE 6. ABDE 7. ABCDE 8. ABCDE 9. AB 10. ABD

四、填空题

1. 左心衰竭；咳嗽变异性哮喘；肺结核。
2. 相对浊音；绝对浊音；相对浊音界。
3. 二尖瓣；三尖瓣；收缩；主动脉瓣；肺动脉瓣；舒张。
4. 肾小球；肾小球疾病；非肾小球。
5. 尿素；肝性脑病。

五、判断是非分析题

1. 答：正确。消化性溃疡病变分稳定期、活动期，潜血试验呈间断阳性；消化道恶性肿瘤（如胃癌、结肠癌）等，持续有组织坏死、感染、出血等，潜血试验呈持续阳性。

2. 答：错误。显微镜检查发现痰液中嗜酸性粒细胞增多，见于肺吸虫病，且痰中混有血丝或血块。痰液呈黄色混浊，见于呼吸系统化脓性感染，如支气管扩张症、肺脓肿及脓胸向肺组织溃破等。

3. 答：错误。应从健康部位开始触诊，逐渐移向病变区域。否则，患者因疼痛，腹肌紧张、拒按，医生难以对患者进一步检查、比较。

4. 答：正确。瞳孔括约肌受副交感神经（即胆碱能神经）的支配，有机磷中毒、毒蕈中毒时，体内乙酰胆碱蓄积，副交感神经兴奋，瞳孔括约肌收缩，引起瞳孔缩小。瞳孔散大肌受交感神经支配，阿托品等拟交感神经药使瞳孔散大肌扩张，瞳孔散大。青光眼绝对期，眼压显著升高，压迫瞳孔括约肌使其麻痹，瞳孔散大。

5. 答：错误。慌张步态见于震颤性麻痹；黏液性水肿面容是甲状腺功能减退症的重要表现。

六、名词解释

1. 中心性发绀——发绀的特点是全身性的，除四肢与面颊外，亦见于黏膜（包括舌及口腔黏膜）与躯干的皮肤，但皮肤温暖。它是由于心、肺疾病导致 SaO_2降低引起的。

2. 凯-费环——角膜边缘出现黄色或棕褐色环，环外缘较清晰，内缘较模糊，称为凯-费环，见于肝豆状核变性，是铜代谢障碍的结果。

3. 墨菲征（Murphy sign）——急性胆囊炎时，医师将左手掌平放于患者右胸下部，先以左手拇指指腹用适度压力钩压右肋下部胆囊点处（患者感到疼痛为胆囊触痛征阳性），同时嘱患者缓慢深吸气，胆囊下移时碰到用力按压的拇指引起疼痛而使患者突然屏气，即墨菲征阳性。

4. 假性延髓性（球）麻痹——双侧舌咽、迷走神经或其核上受损时出现饮水呛咳、吞咽困难，伴强哭、强笑、咽反射亢进，无舌肌萎缩，称为假性延髓性（球）麻痹。

5. Oliver 征——主动脉弓动脉瘤时，由于心脏收缩时瘤体膨大将气管压向后下，因而每随心脏搏动可以触到气管向下拽动。

七、简答题

1. 答：检查时让患者取舒适的坐位或仰卧位，使颈部处于自然正中的位置。医师将食指和环指分别置于两侧胸锁关节上，然后将中指置于气管之上，观察中指是否在食指和环指中间；或以中指置于气管与两侧胸锁乳突肌之间的间隙，据两侧间隙是否等宽来判断气管有无偏移。

2. 答：触觉语颤增强，主要见于：①肺泡内有炎细胞浸润，因肺组织实变使语颤传导良好，如大叶性肺炎实变期、大片肺梗死等。②接近胸膜的肺内巨大空腔，声波在空洞内产生共鸣，尤其是当空洞周围有炎细胞浸润并与胸壁粘连时，则更有利于声波传导，使触觉语颤增强，如空洞型肺结核、肺脓肿等。

八、论述题

1. 答：幽门梗阻主要症状有上腹胀痛，餐后加重，反复呕吐大量发酵的隔日食物（宿食），呕吐后感觉舒适，严重呕吐可致水、电解质紊乱。

视诊：一般表现为消瘦和脱水，严重者出现恶病质，可见上腹部膨隆、胃蠕动波、胃型及逆蠕动波。

触诊：上腹部紧张度增加。

叩诊：上腹部呈浊音或实音。

听诊：可出现振水音。

2. 答：周围血白细胞分类中性粒细胞杆状核大于5%或出现杆状核以前阶段的幼稚粒细胞，称为核左移。常见于各种病原体所致的感染、大出血、大面积烧伤、大手术、恶性肿瘤晚期等，特别是急性化脓性感染。核左移伴白细胞总数增高者，称为再生性左移，表示机体反应性强，骨髓造血功能旺盛，能释放大量粒细胞至外周血。核左移程度与感染轻重及机体抗感染反应能力密切相关。仅有杆状核粒细胞增多（0.05~0.10）称轻度核左移，表示感染轻，机体抵抗力较强；如杆状核粒细胞在0.10~0.25，并伴有少数晚幼粒细胞甚至中幼粒细胞时，称为中度核左移，表示感染严重；如杆状核粒细胞大于0.25并出现更幼稚的粒细胞（早幼粒、原粒）时，称为重度核左移或类白血病反应，表示感染更为严重。核左移而白细胞总数不增高，甚至减少，称为退行性左移。再生障碍性贫血、粒细胞缺乏症出现这一情况，提示骨髓造血功能减低，粒细胞生成和成熟受阻。严重感染出现退行性左移，表示机体反应性低下，病情极为严重。

模拟试题五

一、A型题（每小题1分，共30分）

每小题5个备选答案中只有一个正确答案。

1. 患者有长期吸烟史，近5年来每年冬春季咳嗽咳痰加重，持续数周至数月不等，近期咳嗽又剧。医生经详细问诊发现其晨起或夜间平卧时咳剧，尽管未摄全胸片，但已对引起咳嗽的病因有初步诊断线索，拟诊为(　　)

   A. 咳嗽变异性哮喘　B. 冠心病　C. 百日咳

   D. 慢性支气管炎　E. 气管异物

2. 下述中咯血最常见的病因是(　　)

   A. 流行性出血热　B. 肺间质纤维化　C. 肺炎

   D. 支气管内膜结核　E. 支气管扩张症

3. 判断营养状态最简便而迅速的方法是观察(　　)

   A. 皮肤弹性　B. 毛发的多少　C. 皮下脂肪充实的程度

   D. 肌肉的发育情况　E. 指甲有无光泽

4. 下肢伸直并外旋，举步时将患侧骨盆抬高以提起下肢，然后以髋关节为中心，脚尖拖地，向外划半个圆圈跨前一步。这种步态见于(　　)

   A. 脑性瘫痪　B. 震颤麻痹　C. 腓总神经麻痹

   D. 小脑疾病　E. 急性脑血管疾病

5. 单侧上睑下垂见于(　　)

   A. 动眼神经麻痹　B. 面神经麻痹　C. 先天性上睑下垂

   D. 重症肌无力　E. 视神经萎缩

6. 颈部强直称为脑膜刺激征，可见于(　　)

   A. 脑膜炎　B. 重症肌无力　C. 颈椎骨质增生

   D. 颈肌痉挛　E. 颈部软组织损伤

7. 蛙腹常见于(　　)

   A. 腹膜转移瘤　B. 肝硬化　C. 心功能不全

D. 心包炎　　E. 肾病综合征

8. 在鉴别腹壁包块与腹腔内包块时，下列哪项是正确的(　　)

A. 腹内包块触诊较软，腹壁包块触诊较硬

B. 仰卧抬头时，腹壁包块更加明显

C. 侧卧时，腹内包块明显可见

D. 双合触诊

E. 平卧位时，腹内包块明显可见

9. 下列哪一项是引起腹壁静脉曲张的原因(　　)

A. 肾囊肿　　B. 心功能不全　　C. 肝硬化门静脉高压

D. 结核性腹膜炎　　E. 心肌炎

10. 老年人骨质退行性变时，常出现(　　)

A. 脊柱前凸　　B. 脊柱后凸　　C. 脊柱侧凸

D. 杵状指　　E. 匙状甲

11. 诊断阵发性睡眠性血红蛋白尿的重要指标是(　　)

A. 抗人球蛋白试验

B. 酸溶血试验

C. 异常血红蛋白测定

D. 高铁血红蛋白还原试验

E. 红细胞渗透脆性试验

12. 骨髓细胞学检查对下列哪种疾病具有明确诊断的作用(　　)

A. 原发性血小板减少性紫癜

B. 各型白血病

C. 粒细胞缺乏症

D. 类白血病反应

E. 溶血性贫血

13. 可出现溢出性蛋白尿的疾病是(　　)

A. 急性肾炎　　B. 肾盂肾炎　　C. 慢性肾盂肾炎

D. 多发性骨髓瘤　　E. 糖尿病肾病

14. 尿中出现大量白细胞及脓细胞的疾病是(　　)

A. 肾结核　　B. 肾结石　　C. 急性肾炎

D. 肾癌　　E. 狼疮性肾炎

15. 患者，女，18 岁，干咳、乏力 2 周，近 5 天来发热、胸痛，伴气促。胸部 X 线检查：右侧中等量胸腔积液。胸水比重 1.025，蛋白定量 35g/L，细胞数 880×10^6/L，可见大量红细胞及淋巴细胞，腺苷脱氨酶（+）。最可能的诊断是(　　)

A. 病毒性胸膜炎　　B. 结核性胸膜炎　　C. 化脓性胸膜炎

D. 癌性胸腔积液　　E. 风湿性胸膜炎

16. HBsAg（+），HBeAg（+），说明此患者(　　)
A. 具有传染性　B. 具有免疫力　C. 病情比较稳定
D. 乙型肝炎恢复期　E. 急性甲型肝炎
17. 白蛋白降低，γ 球蛋白持续升高，提示(　　)
A. 急性肝炎　B. 慢性重型肝炎　C. 原发性肝癌
D. 肾病综合征　E. 肝硬化先兆
18. 反映远端肾单位重吸收功能的试验是(　　)
A. 血清尿酸（UA）测定
B. 血 β_2-微球蛋白（β_2-MG）测定
C. 浓缩-稀释试验
D. 尿 α_1-微球蛋白（α_1-MG）测定
E. 血浆二氧化碳结合力（CO_2CP）测定
19. 患者贫血，面色晦暗，血清肌酐 201μmol/L，尿蛋白（++）、红细胞（+），血氧分压 85mmHg。最可能的疾病是(　　)
A. Ⅱ型呼吸衰竭　B. 糖尿病酮症酸中毒　C. 严重结肠炎腹泻
D. 慢性支气管炎　E. 肾功能衰竭
20. 抗链球菌溶血素“O”升高可见于(　　)
A. IgA 肾病　B. 急性肾小球肾炎　C. 慢性肾小球肾炎
D. 肾病综合征　E. 肾功能衰竭
21. 原发性肝癌时明显增高的肿瘤标志物是(　　)
A. CEA　B. AFP　C. PSA
D. CA125　E. CA19-9
22. 符合右心室肥大的心电图特点是(　　)
A. $R_{I}+S_{III}>2.5mV$
B. $R_{aVL}>0.5mV$
C. $R_{aVR}>0.5mV$
D. $R_{I}>1.2mV$
E. $R_{V_1}>0.5mV$
23. 不符合交界性早搏心电图特点的是(　　)
A. 提早出现室上性 QRS 波
B. P′R 间期>0.12 秒或 P′R 间期>0.20 秒
C. T 波与 QRS 主波方向相同
D. 代偿间歇完全
E. 逆行 P 波有时不可见
24. 房室传导因文氏现象而出现部分阻滞见于(　　)
A. 一度房室传导阻滞
B. 二度Ⅰ型房室传导阻滞

C. 二度Ⅱ型房室传导阻滞
D. 三度房室传导阻滞
E. 间歇性束支传导阻滞

25. 完全性右束支传导阻滞最有特征性的心电图改变是(　　)
A. 心电轴左偏
B. PR 间期延长
C. QRS 时间≥0.12 秒
D. V_1导联 QRS 波群呈 rsR′型
E. 继发性 ST-T 改变

26. 由 James 束传导的预激表现是(　　)
A. PR 间期正常，QRS 增宽，有 δ 波
B. PR 间期正常，QRS 增宽，无 δ 波
C. PR 间期缩短，QRS 正常，无 δ 波
D. PR 间期缩短，QRS 增宽，有 δ 波
E. PR 间期缩短，QRS 增宽，无 δ 波

27. 下列各项，心电图检查最具诊断价值的是(　　)
A. 风湿性心瓣膜病　B. 心肌病　C. 急性心肌梗死
D. 高血压病　E. 肺心病

28. 患者，男，70 岁，尿毒症病史。心电图示：QRS 波群增宽，R 波降低，S 波加深，ST 段压低，S 波与 T 波相连几乎呈直线，心室率缓慢，P 波消失。首先考虑的诊断是(　　)
A. 室性早搏　B. 室性逸搏　C. 左束支阻传导滞
D. 窦性静搏　E. 高血钾

29. 心脏病、肝脏病、肾脏病和营养不良等疾病都可以引起水肿，但心源性水肿时水肿常始于下肢并与体位改变有关。这种关系属于(　　)
A. 现象与本质　B. 主要表现与次要表现　C. 局部与整体
D. 共性与个性　E. 典型与不典型

30. 可引起高钾血症的是(　　)
A. 幽门梗阻　B. 代谢性酸中毒　C. 心功能不全
D. 醛固酮增多症　E. 胃肠引流

二、多项选择题（每小题 1 分，共 10 分）

每小题 5 个备选答案中有两个或两个以上的答案是正确的，多选、少选均不得分。

1. 水肿的产生机理包括(　　)
A. 钠、水潴留
B. 毛细血管滤过压升高
C. 毛细血管通透性增高

D. 血浆胶体渗透压增高
E. 淋巴液或静脉回流受阻

2. 关于心血管疾病，如高血压、低血压等所致眩晕的特点，下列说法正确的是(　　)

A. 一般无真正旋转感　　B. 多伴有听力减退　　C. 少有耳鸣
D. 无眼球震颤　　E. 有原发病的表现

3. 非凹陷性水肿常见于(　　)

A. 心源性水肿　　B. 肾源性水肿　　C. 象皮肿
D. 肝源性水肿　　E. 黏液性水肿

4. 镜面舌可见于下列哪些疾病(　　)

A. 缺铁性贫血　　B. 糙皮病　　C. 慢性萎缩性胃炎
D. 恶性贫血　　E. 猩红热

5. 下列可引起肺下界下移的是(　　)

A. 肺气肿　　B. 腹腔脏器下垂　　C. 胸腔积液
D. 气胸　　E. 肺萎缩

6. 下列可引起听觉语音增强的是(　　)

A. 大叶性肺炎实变期　　B. 肺气肿　　C. 肺结核空洞
D. 阻塞性肺不张　　E. 气胸

7. 心音强度的影响因素有(　　)

A. 胸壁厚度　　B. 肺含气量　　C. 心室收缩力
D. 瓣膜位置及活动性　　E. 心脏大小

8. 急性弥漫性腹膜炎的体征有(　　)

A. 腹肌紧张　　B. 腹部压痛　　C. 反跳痛
D. 腹式呼吸减弱或消失　　E. 肠鸣音亢进

9. 关于 HBsAg 与抗-HBs，下列说法正确的是(　　)

A. HBsAg 与乙肝病毒常同时存在，是传染性指标之一
B. HBsAg（+）也可能是 HBV 携带者
C. HBsAg 持续存在于急性感染恢复期
D. 抗-HBs（+）表示患者曾感染过 HBV
E. 抗-HBs（+）是一种保护性抗体

10. 与体表所记录到的电位强度有关的因素有(　　)

A. 心肌细胞数量
B. 电极位置与心肌细胞的距离
C. 传导系统长短
D. 电极方位与去极方向构成的角度
E. 心脏大小

三、填空题（每小题 1 分，共 10 分）

1. 发热的临床过程分为三个阶段：________、________及________。

2. 血清胱抑素 C（CysC）分子量 13000，能自由通过肾小球滤过膜，在近曲小管几乎全部被摄取、分解。当肾功能损害时，清除率降低，血中 CysC ________。CysC 是诊断肾脏损伤的________指标。

3. 真实反映胰岛 B 细胞分泌胰岛素水平的指标是________，反映近 2~3 个月血糖水平的指标是________，反映糖尿病患者近 2~3 周内血糖水平的是________。

4. 胸膜摩擦感最易触及的部位是____________________。

5. 心脏任何部位的心肌不应期延长所引起的激动传导延缓或阻断，统称为________________；心脏传导系统任何部位的传导逐次减慢，随后发生一次脱漏的心电图表现，称为____________________。

6. 心律失常按其发生机制，可分为____________________和____________________两大类。

7. 肋脊点位于____________________；肋腰点位于______________。

8. 中枢性面瘫时，表现为病变________颜面瘫痪；周围性面瘫时，表现为病变________颜面瘫痪。

9. 一般情况下，瓣膜狭窄越重，______________，__________，则震颤越强；但瓣膜________，反而无震颤。

10. 鲜血便见于________出血；柏油样便见于各种原因所致的__________出血。

四、判断是非分析题（每小题 2 分，共 10 分）

1. 一脑梗死后遗症患者，主要表现为左侧肌力下降、肌张力增高、病理征阳性，其肌张力增高的主要特点为上肢伸肌、下肢屈肌肌张力增高。

2. 关于肝炎病毒相关检测，抗体检测阳性表示为该肝炎病毒感染者；IgM 阳性常提示为现症感染；IgG 阳性提示为现症感染或既往感染。

3. 心肌肌钙蛋白 T 是诊断急性心肌梗死的确定性标志物。

4. 中性粒细胞核左移程度与感染轻重及机体抗感染能力密切相关，机体抗感染力越差，骨髓造血功能减退，核左移越显著。

5. 急、慢性肾炎患者，尿液检查主要阳性发现是白（脓）细胞；肾盂肾炎患者，尿液检查主要阳性发现是红细胞。

五、名词解释（每小题 2 分，共 10 分）

1. 干啰音
2. 交替脉
3. 移动性浊音
4. 交叉性瘫痪
5. “R′onT”型室性过早搏动

六、问答题（每小题 5 分，共 20 分）

1. 如何鉴别器质性与功能性杂音？

2. 简述周围性面瘫与中枢性面瘫的鉴别要点。

3. 舒张早期奔马律是如何产生的？有何临床意义？

4. 简述口咽及扁桃体的检查方法。有何临床意义？

七、分析题（每小题5分，共10分）

1. 患者，女，45岁。劳累后心悸、气促6年，加重2年，发热伴下肢水肿3天。6年前劳累后感到心悸、气促。2年前因受凉咳嗽、心悸、气促加重，咳稀薄白色泡沫样痰，有时痰中带血，色鲜红。3天前，受凉后发热，咳嗽，咽痛，全身酸困，体温波动在37.5~39℃，心悸，气促，下肢水肿。

查体：唇指发绀，半卧位。咽轻度充血，扁桃体Ⅰ度肿大。颈软，颈静脉怒张。两肺底可闻及细湿啰音。心前区弥散性心脏搏动，心脏浊音界向左扩大，心率108次/分，节律绝对不整齐，第一心音强弱不等，$P_2>A_2$，P_2亢进。心尖部闻及4/6级粗糙吹风样收缩期杂音，向左腋下传导；以及隆隆样舒张中晚期杂音，局限，无明显传导。肝肿大，边缘钝，表面光滑，有轻压痛，肝-颈静脉回流征阳性。双下肢膝以下明显凹陷性水肿。

实验室检查：白细胞12.4×10^9/L，中性粒细胞70%，杆状核2%。血沉40mm/h。尿常规：蛋白（±），红细胞0~2/HP。胸部X线片：心影普遍增大，食管钡餐见左房段有显著压迹。心电图示：左心房肥大，呈二尖瓣型P波，双侧心室肥大，心房颤动，心房率590次/分，心室率108次/分。

请对以上病案提出诊断，并说明诊断依据。

2. 患者，男，50岁。因反复上腹部疼痛14年，加重伴呕吐3天入院。14年前，患者在一次暴饮暴食后感上腹不适，并解水样大便3次，到医务室就诊，医生诊为"急性胃肠炎"，给予盐酸小檗碱等药物后好转。但此后稍微多进食一点就感上腹部疼痛，饿则舒适，疼痛以春天最为明显，常伴反酸、打嗝。近1年疼痛更加频繁，并感上腹有时起时消的"气包"和阵阵肠鸣，未引起重视。3天前中午，吃饺子后突感上腹剧痛，口服阿托品也未完全缓解；晚上10时吐出胃内容物，吐后舒适，在医务室诊断为"胃炎"，服盐酸小檗碱仍未缓解，如此反复呕吐已持续3天。

查体：T 37℃，P 105次/分，R 24次/分，BP 100/70mmHg。神清合作，皮肤弹性差，眼眶凹陷，口唇干燥，咽微充血。双肺呼吸音清晰，未闻及啰音，心界不大，心率103次/分，心尖部2/6级吹风样收缩期杂音，不传导。上腹部膨隆，可见从左向右的蠕动波，触之有压痛，无反跳痛，可闻及振水音，肝脾未触及，移动性浊音阴性，双下肢不水肿。

实验室检查：尿常规：蛋白（-），红细胞（-），白细胞（-）；血常规：血红蛋白125g/L，白细胞8.6×10^9/L，中性粒细胞68%，淋巴细胞28%，单核细胞2%，嗜酸性粒细胞2%；肾功能：血肌酐103μmol/L；血气分析：二氧化碳结合力38mmol/L；电解质：Na^+ 134mmol/L，K^+ 4.2mmol/L，Cl^- 87mmol/L。

请对以上病案提出诊断，并说明诊断依据。

参考答案

一、A 型题

1. D 2. E 3. C 4. E 5. A 6. A 7. B 8. B 9. C 10. B 11. B 12. B 13. D 14. A 15. B 16. A 17. E 18. C 19. E 20. B 21. B 22. C 23. B 24. B 25. D 26. C 27. C 28. E 29. D 30. B

二、多项选择题

1. ABCE 2. ACDE 3. CE 4. ACD 5. AB 6. AC 7. ABCD 8. ABCD 9. ABDE 10. ABDE

三、填空题

1. 体温上升；高热持续期；体温下降。
2. 潴留（升高）；敏感、特异。
3. C-肽；血糖化血红蛋白；糖化血清白蛋白。
4. 腋中线第5~7肋。
5. 心脏传导阻滞；文氏现象。
6. 激动起源异常；激动传导异常。
7. 脊柱和第12肋构成的角部；第12肋与腰大肌构成的角部。
8. 对侧下部；同侧全部。
9. 血流速度越快；压力差越大；过度狭窄。
10. 下消化道；上消化道。

四、判断是非分析题

1. 答：错误。脑梗死后遗症患者的肌张力增高、肌力下降为中枢性瘫痪，主要表现为上肢屈肌、下肢伸肌肌张力增高，似折刀样改变。

2. 答：正确。感染肝炎病毒后，先刺激机体产生抗体IgM，IgM阳性常提示为现症感染；经过一段时间后才产生抗体IgG，且存在时间较长，IgG阳性提示为现症感染或既往感染。

3. 答：正确。心肌肌钙蛋白T是心脏特异性抗原，与骨骼肌肌钙蛋白T只有1%左右的交叉反应率。检测特异性高。同时心肌细胞损伤后迅速、持久地释放入血液，血清中心肌肌钙蛋白T升高可达3周。

4. 答：错误。机体抗感染能力差，骨髓造血功能减退，出现核右移，反之出现核左移。轻度核左移，表示感染较轻，机体抵抗力较强；核左移越显著感染越严重。

5. 答：错误。尿中出现白细胞、脓细胞是尿路感染（如膀胱炎、肾盂肾炎）的主要表现。尿路感染为细菌对泌尿系统的直接侵袭，病变部位有化脓性病理变化、白细胞浸润、小脓肿形成等，白细胞、脓细胞可随尿排出。急、慢性肾炎为免疫性炎症，尿中白细胞少，以蛋白和红细胞为主。

五、名词解释

1. 干啰音——是由于气管、支气管或细支气管狭窄或部分阻塞，空气吸入或呼出时发生湍流所产生的声音。

2. 交替脉——是一种节律正常而强弱交替出现的脉搏，多因心肌受损，心室收缩强弱交替所致。

3. 移动性浊音——腹腔内较多液体存留时多潴积于腹腔低处，故在此处叩诊呈浊音。如患者仰卧位，腹中部由于含气的肠管集聚而叩诊呈鼓音，两侧腹部因腹水积聚叩诊呈浊音。检查者自腹中部脐水平面开始向患者左侧叩诊，发现浊音时，板指固定不动，嘱患者右侧卧位，再度叩诊，如呈鼓音，表明浊音移动，称移动性浊音，表明腹腔内游离腹水在1000mL以上。

4. 交叉性瘫痪——即病灶同侧颅神经周围性瘫痪，对侧肢体中枢性瘫痪，是脑干损害的特征性表现。

5. "R′onT"型室性过早搏动——如果室性期前收缩恰好落在前一窦性心搏的易损期（T波顶点及其附近），称为"R′onT"型室性过早搏动，易引发阵发性室性心动过速或心室颤动。

六、问答题

1. 答：功能性与器质性杂音的鉴别见下表：

鉴别点	功能性	器质性
年龄	儿童、青少年多见	不定
部位	肺动脉瓣区和（或）心尖部	不定
性质	柔和，吹风样	粗糙，吹风样，常呈高调
持续时间	短促	较长，常为全收缩期
强度	一般为3/6级以下	常在3/6级以上
震颤	无	3/6级以上常伴有
传导	局限，传导不远	沿血流方向传导较远而广

2. 答：周围性面瘫与中枢性面瘫的主要鉴别点在于：

周围性面瘫是由面神经核或面神经受损引起的瘫痪侧面肌的全瘫。临床表现为瘫痪侧额纹变浅或消失，眼裂变大，不能皱额、闭眼，鼻唇沟变浅，病侧口角下垂，口角偏向健侧，不能吹口哨及鼓腮，患侧面部表情动作完全丧失。病因主要为寒冷刺激、病毒感染、耳部或脑膜感染、听神经瘤等引起。

中枢性面瘫由面神经核上部位（大脑皮层、皮质脑干纤维、内囊、脑桥等）受损所致。皱额、闭眼不受影响，只出现病变对侧下半部面瘫，表现为病变对侧鼻唇沟变浅、口角下垂、口角偏向健侧、不能吹口哨及鼓腮。中枢性面瘫还常合并有同侧（病变对侧）肢体偏瘫及中枢性舌下神经麻痹，常见于脑血管病变、肿瘤或炎症等。

3. 答：舒张早期奔马律又称室性奔马律、第三心音奔马律，其产生是由于舒张期心室负荷过重，心肌张力减低，室壁顺应性减退，在舒张早期心房血液快速注入心室时，引起已过度充盈的心室壁产生振动所致。舒张早期奔马律的出现反映心室功能低下，心肌功能严重障碍，常见于心力衰竭、急性心肌梗死、心肌炎、扩张性心肌病、高血压心脏病、大量左向右分流的先天性心脏病等。

4. 答：检查方法：嘱被检查者头稍向后仰，张口发“啊——”声。医生用压舌板迅速下压舌体，照明下可见口咽组织。咽部充血红肿，分泌物增多，多见于急性咽炎。咽部充血，表面粗糙，并有淋巴滤泡呈簇状增生，见于慢性咽炎。扁桃体红肿增大，可伴有黄白色分泌物或苔片状易剥离假膜，见于扁桃体炎。扁桃体肿大分为3度：Ⅰ度肿大时扁桃体不超过咽腭弓；Ⅱ度肿大时扁桃体超过咽腭弓；Ⅲ度肿大时扁桃体达到或超过咽后壁中线。

七、分析题

1. 答：诊断：慢性心瓣膜疾病，二尖瓣狭窄及关闭不全，全心扩大，心房颤动，全心衰竭，心功能Ⅳ级，上呼吸道感染。

诊断依据：①二尖瓣狭窄及关闭不全：心尖部闻及4/6级粗糙吹风样收缩期杂音，向左腋下传导；以及隆隆样舒张中晚期杂音，局限。②胸部X线片：心影普遍增大，食管钡餐见左房段有显著压迹。③心电图：示左房肥大，呈二尖瓣型P波，双侧心室肥大，心房颤动，心率108次/分，节律绝对不整齐。④全心扩大、全心衰竭：弥散性心脏搏动，心脏浊音界向左扩大。⑤左心衰：6年前劳累后感到心悸、气促，短时间休息可缓解。2年前因受凉咳嗽、心悸、气促加重，咳稀薄白色泡沫样痰，有时痰中带血，色鲜红。3天前因大口咯血，R 32次/分，唇指发绀，半卧位，呼吸音粗糙，两肺底可闻及细湿啰音，$P_2>A_2$，P_2亢进。⑥右心衰：颈静脉怒张，肝肿大有轻压痛，肝-颈静脉回流征阳性，双下肢膝以下明显凹陷性水肿。⑦心功能Ⅳ级：休息时仍感严重心力衰竭症状。⑧上呼吸道感染：3天前受凉后发热，咳嗽，咽痛，全身酸困，体温波动在37.5~39℃。咳嗽，咳稀薄白色泡沫样痰，咽轻度充血，扁桃体Ⅰ度肿大，白细胞12.4 $\times10^9$/L，中性粒细胞70%。

2. 答：诊断：消化性溃疡（胃溃疡），幽门梗阻，代谢性碱中毒。

诊断依据如下：①消化性溃疡（胃溃疡）：反复上腹部疼痛14年，周期性，节律性，进食-疼痛-缓解，春天明显，反酸打嗝。

②幽门梗阻的表现：有消化性溃疡的基础，上腹剧痛，吐出胃内容物，吐后舒适；上腹部膨隆，有蠕动波、压痛、振水音、脱水（皮肤弹性差、眼眶凹陷、口唇干燥等）的表现。

③代谢性碱中毒：呕吐的症状，二氧化碳结合力38mmol/L，Na^+ 134mmol/L，K^+ 4.2 mmol/L，Cl^- 87mmol/L。